आहार एवम् पोषण

(Food and Nutrition)

आहार एवम् पोषण

(Food and Nutrition)

डा. श्रीनन्दन बन्सल (B.M.B.S)

Writer of Various Medical Books

- Bansal's New Illustrated Medical Dictionary (Eng.-Eng.-Hindi)
- Bansal's New Medical Dictionary (Eng.-Eng.)
- Bansal's Medical Dictionary
  बन्सल चिकित्सीय शब्दकोष
  (Eng.-Hindi)
- Bansal's Concise Medical Dictionary (Eng.-Eng.-Hindi)
- Bansal's Nurses' Dictionary (Eng.-Eng.-Hindi)
- Bansal's Nurses' Dictionary (Eng.-Eng.)
- Textbook of Microbiology for Nurses (Hindi)
- Food and Nutrition

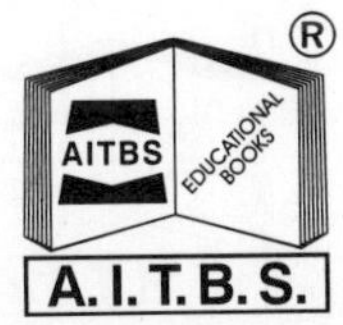

AITBS PUBLISHERS, INDIA

MEDICAL PUBLISHERS

J-5/6, Krishan Nagar, Delhi-110051 (INDIA)

Phone: 011-40167052, 49067602; Fax: 011-22009074

E-mail: aitbsindia@gmail.com & aitbsindia@hotmail.com

First Edition: 2013
Second Edition: 2024

ISBN: 978-93-7473-509-1

Published by:
Virender Kumar Arya for
AITBS Publishers, India
Medical Publishers
J-5/6, Krishan Nagar, Delhi-110051 (INDIA)
Phone: 011-40167052, 49067602; Fax: 011-22009074
E-mail: aitbsindia@gmail.com & aitbsindia@hotmail.com

Printed by AITBS, Delhi

प्रस्तावना (Preface)

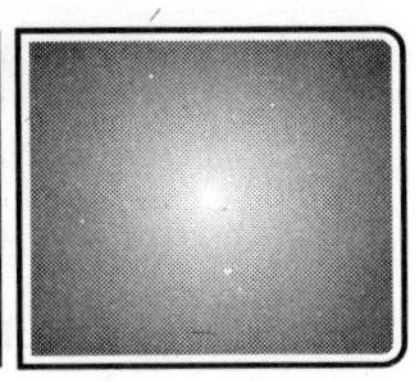

आहार एवम् पोषण के तथ्यों की जानकारी न होने से बहुत से पौषणिक विकार जैसे विटामिन 'A' की कमी होने से रतौंधी (रात में दिखाई न देना), आयोडीन की कमी होने से गलगण्ड (Goitre) का बनना, बच्चों में प्रोटीन की कभी होने से सुखण्डी या सूखा रोग (Marasmus) और कैल्सियम या विटामिन 'D' की कमी होने से बालास्थिविकार (Rickets) हो जाता है, लोहे की कमी होने से रक्ताल्पता, आहार में अत्यधिक वसा या चर्बी का उपभोग करने पर मोटापा तथा कॉरोनरी हृदय रोग एवं कार्बोहाइड्रेट या शुगर आदि अत्यधिक अन्तर्ग्रहण करने पर मधुमेह रोग हो जाता है आदि, जिनकी पोषण में सुधार करके रोकथाम और चिकित्सा की जा सकती है। इस पुस्तक के लिखने का उद्देश्य चिकित्सीय एवम् पराचिकित्सीय व्यक्तियों को, विशेष रूप से परिचर्या छात्रों (Nursing students) को आहार तथा पोषण की समुचित जानकारी उपलब्ध कराना है जो इसे अपने रोगियों के स्वास्थ्य की देख-भाल करने में उपयोग में ला सकें।

पौषणिक स्थिति में सुधार लाने हेतु भारत सरकार ने कुछ कार्यक्रमों को आरम्भ किया जैसे :

- लागू हुआ पोषण कार्यक्रम (Applied Nutrition Programme)
- अनुपूरक भरण कार्यक्रम (Supplementary Feeding Programme)
- स्कूल के बच्चों के लिए मध्याह्न आहार कार्यक्रम (Mid-day Meal Programme for School Children)

विशिष्ट न्यूनताजन्य रोगों को अभिभूत करने के लिए कार्यक्रम :

- राष्ट्रीय गलगण्ड नियन्त्रण कार्यक्रम (National Goitre Control Programme)
- विटामिन A रोगनिरोधक कार्यक्रम (Vitamin A Prophylaxis Programme)

- पौषणिक रक्ताल्पता के प्रति रोगनिरोधक चिकित्सा (Prophylaxis Against Nutritional Anaemia)

एक सन्तुलित आहार का उपभोग करना सबसे अच्छा रहता है जिसमें विभिन्न प्रकार के पोषक अर्थात् प्रोटीन, वसाएँ और कार्बोहाइड्रेट, विटामिन तथा खनिज लोगों के स्वास्थ्य को बनाये रखने के लिए उपयुक्त मात्रा तथा अनुपात में होते हैं जिसका वर्णन अध्याय 6 में किया गया है।

पुस्तक में आहार के घटक एवम् उनके कार्य, विभिन्न प्रकार के आहार, पौषणिक विकार, मोटापा, आहार का संदूषण, अपमिश्रण या मिलावट, भोजन प्रत्यूर्जता या एलर्जी, पकाना और भोजन पर इसके प्रभाव, आहार का परिरक्षण एवम् भण्डारण, पोषण शिक्षा आदि तथा विभिन्न प्रकार के रोगों और विभिन्न वर्गों के लोगों के लिए उपभोग में लाए जाने वाले आहार से सम्बन्धित अध्याय हैं।

अध्याय नं. 10 आहार स्वच्छता है जिसमें भोज्य पदार्थों और दूध द्वारा उत्पन्न रोगों का वर्णन है तथा भोजन विषाक्तता एवम् भोजन द्वारा उत्पन्न अन्य रोगों की रोकथाम के लिए सब्जियों, फलों, दूध, अण्डों, मांस, मछलियों, वधशाला या कसाई खाने की, भक्षण स्थलों या भोजनालयों की तथा भोजन सँभालने वाले व्यक्तियों की स्वच्छता कैसे होनी चाहिए, यह बताया गया है। इसमें भोजन सँभालने वाले व्यक्तियों को दी जाने वाली शिक्षा का भी वर्णन है।

पुस्तक में 25 अध्याय हैं जिनमें सूचकांक के 10 पृष्ठों सहित 448 पृष्ठ हैं तथा 12 चित्र दिए हुए हैं।

मुझे पूर्ण आशा है कि यह पुस्तक 'आहार एवम् पोषण' चिकित्सीय तथा पराचिकित्सीय व्यक्तियों, विशेष रूप से परिचर्या छात्रों के लिए अत्यन्त उपयोगी सिद्ध होगी।

प्रकाशक महोदय श्री विरेन्द्र कुमार आर्य का मैं अत्यनत आभारी हूँ जिन्होंने Food & Nutrition की हिन्दी भाषा में 'आहार एवम् पोषण' पुस्तक लिखने के लिए मुझे प्रेरित किया और पुस्तक को प्रकाशित करके मेरा उत्साह बढ़ाया।

डॉ. श्रीनन्दन बन्सल

विषय-सूची (Contents)

विषय-प्रवेश (Introduction)

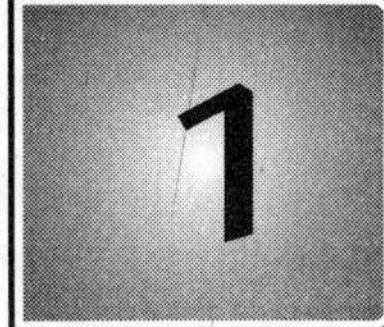

पोषण आहार का एवं उसके स्वास्थ्य के साथ सम्बन्ध का विज्ञान है। इसमें खाद्य पदार्थों के अन्तर्ग्रहण तथा उनके उपभोग से सम्बद्ध सभी प्रक्रियाओं का समावेश होता है जिसके द्वारा शरीर की वृद्धि, उसके विकास, टूट-फूट की मरम्मत एवम् सम्पूर्ण शरीर में अथवा उसके किसी भाग में होने वाली क्रियाशीलताओं को बनाये रखने का कार्य सम्पादित होता है। ये क्रियायें अन्तर्ग्रहण (निगलना), पाचन, अवशोषण तथा उपभोग हैं।

मानव रोगों की विशेष रूप से पौषणिक न्यूनता से उत्पन्न रोगों की रोकथाम करने में तथा स्वास्थ्य को बनाये रखने और उसके उन्नयन के लिए पोषण की एक महत्वपूर्ण भूमिका होती है। कुपोषण (Malnutrition), अल्पपोषण (Undernutrition) तथा पौषणिक विकार (Nutritional disorders) आज की सबसे बड़ी अन्तर्राष्ट्रीय स्वास्थ्य समस्यायें हैं। कुपोषण से कुछ विशिष्ट पौषणिक न्यूनता रोग जैसे बच्चों में क्वाशियोरकोर (Kwashirkor), सूखा या सुखण्डी (Marasmus), विटामिन ए की कमी होने से अन्धापन, कैल्सियम एवम् विटामिन डी की कमी होने से बालास्थिविकार या अस्थिवक्रता (Rickets) तथा लोहे की कमी होने से वयस्कों में भी रक्ताल्पता (Anemia) आदि रोग हो जाते हैं। कुपोषण से संक्रमण जैसे क्षयरोग या राजयक्ष्मा (तपेदिक) का संक्रमण हो जाने की प्रवृत्ति होती है। संक्रमण हो जाने से फिर भोजन के अन्तर्ग्रहण एवम् चयापचय के प्रभावित होने से कुपोषण बढ़ जाता है। अतिपोषण (Overnutrition) भी एक प्रकार का कुपोषण ही है जिससे मोटापा, मधुमेह, उच्च रक्त-चाप (Hypertension), हृद्वाहिकीय (Cardiovascular) रोग, वृक्कीय (Renal) रोग तथा यकृत और पित्ताशय के विकार उत्पन्न हो जाते हैं। अल्पपोषण (Undernutrition) बहुत लम्बे समय से किसी भी कारणवश पर्याप्त भोजन न मिलने के परिणामस्वरूप उत्पन्न दशा है। इसमें शरीर का भार कम हो जाता है, पेशियों का अपक्षय (atrophy) होता है, कमजोरी आ जाती है एवं शोफ (edema) उत्पन्न हो जाता है। अतः एक परिचारिका या नर्स को पोषण का उपयुक्त ज्ञान होना चाहिए।

पोषण से सम्बद्ध शब्द एवम् उनकी व्याख्या–

अतिपरावटुता (Hyperparathyroidism)–परावटु या पैराथाइरॉयड ग्रन्थियों की अत्यधिक क्रियाशीलता के कारण उत्पन्न रोग।

अतिसार (Diarrhea)–बार-बार पतला या जलीय मल विसर्जित होना।

अर्द्धपारगम्य झिल्ली (Semipermeable membrane)–ऐसी झिल्ली जिससे होकर तरल पदार्थ तो गुजर जाते हैं परंतु उनमें घुला पदार्थ नहीं गुजरता।

अपरा (Placenta)–गर्भावस्था काल में गर्भाशय में स्थित एक अण्डाकार या चक्रिकाभ स्पंजी रचना जो माँ एवं भ्रूण को जोड़ती है तथा जिसके द्वारा भ्रूण अपना पोषण ग्रहण करता है।

अम्लरक्तता (Acidosis)–अम्लों के संचयन के कारण रक्त की अम्लता में वृद्धि हो जाना अम्लरक्तता कहलाती है जैसा कि मधुमेह या वृक्कीय रोग में होता है अथवा बाइकार्बोनेटों की अधिक हानि हो जाने से जैसी वृक्कीय रोग में होती है, यह दशा उत्पन्न होती है। अम्लरक्तता में pH कम होता है।

अल्पपरावटुता (Hypoparathyroidism)–परावटु या पैराथाइरॉयड ग्रन्थियों की क्रियात्मक सक्रियता के अत्यधिक कम हो जाने अथवा उन्हें काटकर अलग कर देने से उत्पन्न दशा।

अवटुवामनता (Cretinism)–जन्मजात थाइरॉयड ग्रन्थि के स्राव में कमी होने से हड्डियों एवं कोमल ऊतकों का अपविकास (dystrophy) होने तथा आधारी चयापचय में कमी होने के साथ शारीरिक एवम् मानसिक विकास का रुक जाना।

अवशेष (Residue)–किसी वस्तु का कोई भाग निकल जाने के पश्चात् शेष बचा हुआ भाग जैसे भोजन का पाचन होने के पश्चात् आँत में रहने वाला शेष भाग जिसमें तन्तुओं एवम् अन्य अनावशोषित उत्पादों का समावेश होता है।

अवशोषण (Absorption)–आँत में विद्यमान भोजन के पोषक तत्वों का आन्त्रीय भित्ति की श्लेष्मिक कला से होकर रक्त तथा लसीका परिसंचरण में स्थानान्तरित हो जाना अवशोषण कहलाता है।

अस्वस्थता (Morbidity)–अस्वस्थ होना।

अस्वस्थता दर (Morbidity rate)–प्रति वर्ष 1000 की आबादी पर किसी विशिष्ट रोग से पीड़ित व्यक्तियों की संख्या।

ऑक्सीकरण (Oxidation)–ऑक्सीजन के साथ संयुक्त होने की क्रिया।

ऑक्सीकरणरोधी (Antioxidant)–वह वस्तु जो ऑक्सीकरण को रोक देती है।

ऑक्सीकारक (Oxidant)–ऑक्सीकरण करने वाला।

ऑटोक्लेव (Autoclave)–दाब में वाष्प द्वारा, सामान्यतः 250° F (121°C) तापमान पर विशिष्ट काल तक सामग्रियों का निर्जीवाणुकरण करने वाला उपकरण।

आर्द्रताग्राही (Hygroscopic)–नमी का शीघ्रता से अवशोषण करने वाला।

आधात्री (Matrix)–1. किसी ऊतक का अन्तराकोशिकीय (Intercellular) अर्थात् कोशिकाओं के बीच स्थित पदार्थ जैसे अस्थि आधात्री। 2. वह पदार्थ जिससे कोई रचना जैसे बाल तथा नाखून विकसित होते हैं।

आन्त्रोत्तर (Parenteral)–भोजन प्रणाली के मार्ग द्वारा नहीं बल्कि अन्य विधियों से जैसे अन्तःपेशीय (Intramuscular), अवत्वचीय (Subcutaneous) या अन्तःशिराभ (Intravenous) इन्जैक्शन द्वारा।

आँत के सामान्य जीवाणु (Normal flora of the intestine)–ये आँत में रहने वाले अहानिकारक जीवाणु होते हैं जो जन्म पर विद्यमान नहीं होते बल्कि जन्म के तुरन्त बाद प्रकट होते हैं। इन जीवाणुओं से विटामिन के$_1$(K_1) उत्पन्न होता है और ये रोगोत्पादक जीवों की वृद्धि को रोकते हैं। मुख द्वारा कुछ एन्टीबॉयटिकों का विशेष रूप से ब्रॉड स्पैक्ट्रम एन्टीबॉयटिकों का लम्बे समय तक प्रयोग करते रहने से ये जीवाणु मर जाते हैं जिससे विटामिन K_1 के नष्ट हो जाने से काला (रक्त मिश्रित) मल विसर्जित होता है या मलाशय से रक्तस्राव होता है।

आयन (Ion)–वैद्युत चार्ज का वहन करने वाला कण।

इलास्टिन (Elastin)–एक बहिर्कोशिकीय संयोजी ऊतक प्रोटीन जो धमनियों की मध्यम परतों में पाए जाने वाले लचीले तन्तुओं की मुख्य घटक होती है।

इलैक्ट्रोलाइट (Electrolyte)–ऐसा पदार्थ जो विलयन में विद्युत्चालन के सक्षम होता है और विद्युत्-धारा के प्रवाहित होने से आयनों में विघटित हो जाता है जैसे अम्ल, क्षार एवम् लवण।

उत्प्रेरक (Catalyst)–ऐसा पदार्थ जो सूक्ष्म मात्रा में प्रतिक्रिया में स्वयं प्रभावित हुए बिना किसी रासायनिक प्रतिक्रिया की गति को बढ़ा देता है।

उत्सर्ग (Excreta)–शरीर से उत्सर्जित होने वाला त्याज्य पदार्थ जैसे मल, मूत्र एवं स्वेद या पसीना आदि।

उदासीनता (Apathy)–किसी बात को महसूस न करना, संवेदना या भावावेश की कमी होना।

ऊतक (Tissue)–एक-सी कोशिकाओं का एक समूह जो किसी विशेष कार्य को करती हैं।

एन्जाइम (Enzyme)–जीवित कोशिकाओं द्वारा उत्पन्न एक जटिल प्रोटीन पदार्थ जो उस पदार्थ की रासायनिक प्रतिक्रिया की गति को बढ़ा देता है जिसके प्रति यह विशिष्ट रूप से कार्य करता है और इसलिए यह एक उत्प्रेरक की भाँति कार्य करता है। जिस पदार्थ पर एन्जाइम की क्रिया होती है, उसे कार्यद्रव्य (substrate) कहा जाता है।

एन्जाइम सक्रियकारक (Coenzyme)–एक एन्जाइम सक्रियकारक जो किसी जीव-रासायनिक परिवर्तन को उत्प्रेरित करता है।

FAO–Food and Agriculture Organisation of the United Nations.

एलर्जेन (Allergen)–एलर्जी उत्पन्न करने वाला कोई भी पदार्थ एलर्जेन कहलाता है।

किटोनमयता (Ketosis)–शरीर में एसीटोन (acetone), बीटा- हाइड्रॉक्सीब्यूट्रिक एसिड (beta-hydroxybutyric acid) तथा एसिटोएसीटिक एसिड (acetoacetic acid) किटोन कणों का जमा हो जाना।

कुपोषण (Malnutrition)–यह असंतुलित भोजन (ऐसा भोजन जिसमें किसी एक या अधिक पोषकों की कमी अथवा अधिकता होती है।) ग्रहण करने, भोजन के दोषयुक्त पाचन अथवा अवशोषण के कारण शरीर में आवश्यक पदार्थों की कमी हो जाने से उत्पन्न दशा होती है। व्यक्ति खाना तो भर पेट खाता है परन्तु उसका शरीर नहीं पनपता। इसमें निम्नलिखित का समावेश होता है–

अल्पपोषण (Undernutrition)–यह लम्बे समय तक अपर्याप्त भोजन ग्रहण करने से उत्पन्न दशा होती है जैसे प्रोटीन-ऊर्जा कुपोषण (Protein-energy malnutrition—PEM) जिसमें बच्चों में सूखा रोग या सुखण्डी (Marasmus) तथा क्वाशियोरकोर (Kwashiorkor) उत्पन्न होता है।

अतिपोषण (Overnutrition)–यह लम्बे समय से अत्यधिक भोजन ग्रहण करने से उत्पन्न वैकृत (Pathological) दशा है। इससे मोटापा, मधुमेह हो जाता है एवं बड़ी धमनियों में मेदार्बुद (atheroma) बन जाता हैं।

कृशता या क्षीणता (Emaciation)–शरीर का अत्यन्त क्षीण या पतला-दुबला होना।

केशिका (Capillary)–धमनिकाओं या छोटी धमनियों (arterioles) तथा तनुशिराओं या शिरिकाओं (venules) को जोड़ने वाली सूक्ष्म रक्त वाहिनियों में से

एक सूक्ष्म रक्त वाहिनी केशिका कहलाती है। केशिकाओं की भित्तियों से होकर रक्त तथा ऊतकों के बीच पदार्थों का आदान-प्रदान होता है।

कैल्सीकरण (Calcification)–किसी ऊतक में कैल्सियम लवणों के जमा होने की क्रिया जिससे वह ऊतक कठोर हो जाता है।

कैलोरीमीटर (Calorimeter)–किसी रासायनिक प्रतिक्रिया में उत्पन्न होने वाली ऊष्मा की मात्रा को मापने वाला यन्त्र।

क्रमाकुंचन (Peristalsis)–आँतों में उनकी पेशियों द्वारा उत्पन्न लहर के समान एक गति जिसके द्वारा आँतों की अन्तर्वस्तुएँ आगे को धकेल दी जाती हैं।

गर्भिणी अतिवमन (Hyperemesis gravidarum)–गर्भावस्था में होने वाली अत्यधिक उल्टियाँ जिनसे निर्जलीकरण (dehydration) हो जाता है तथा शरीर का वज़न घट जाता है।

ग्लायाडिन (Gliadin)–गेहूँ के ग्लूटेन में विद्यमान एक जल में अघुलनशील प्रोटीन। गेहूँ के आटे को जल के साथ मिलाने पर बना चिपचिपा पिण्ड ग्लायाडिन के कारण होता है।

1 ग्लास (1 Glass) = 200 मिली.

ग्लूटेन (Gluten)–गेहूँ एवं अन्य अनाजों की एक प्रोटीन जिससे गुँथे हुए आटे में लचीलापन आ जाता है।

ग्राम (Gram)–मैट्रिक प्रणाली में भार की एक इकाई जो 1000 मिलीग्राम के बराबर या 15.432 ग्रेन के बराबर अथवा .03527 औंस के बराबर होता है। 1000 ग्राम एक किलोग्राम के बराबर होते हैं।

1 चाय की चम्मच-भर (1 Teaspoonful) = 5 मिली.

जननग्रन्थि अल्पक्रियता (Hypogonadism)–लिंग ग्रन्थियों की क्रियात्मक सक्रियता में कमी हो जाना जिसके परिणाम स्वरूप लैंगिक विकास में बाधा उत्पन्न हो जाती है।

जल-अपघटन (Hydrolysis)–एक रासायनिक विघटन जिसमें किसी पदार्थ में पानी मिला देने पर वह अपने घटकों में टूट जाता है।

जलोदर (Ascites)–उदरीय गुहा में सीरमी तरल का संचित हो जाना।

जिह्वाशोथ (Glossitis)–जीभ का सूज जाना।

जीवविष (Toxin)–कुछ पौधों, जन्तुओं तथा रोगजनक जीवाणुओं द्वारा उत्पन्न एक विषैला पदार्थ जो एक प्रकार की प्रोटीन होता है।

डिस्सेबेसिया (Dyssebacea)–रिबोफ्लेविन की कमी से होने वाला रोग जिसमें चेहरे के मध्य भाग पर त्वग्वसीय अथवा स्नेहिक ग्रन्थियों का अत्यधिक मात्रा में चिकना स्राव उत्पन्न होता है।

डीएमिनेशन (Deamination)–यह वह प्रक्रिया है जिसके द्वारा शरीर की आवश्यकता से अधिक अमीनो अम्लों का यकृत में नाइट्रोजन-युक्त तथा नाइट्रोजन रहित पदार्थों में विघटन हो जाता है। नाइट्रोजन-युक्त पदार्थों में अमोनिया प्रमुख होती है जो यूरिया में परिवर्तित हो जाती है और मूत्र में उत्सर्जित हो जाती है, अर्थात् डीएमिनेशन वह क्रिया है जिसके द्वारा अमीनो अम्लों से अमोनिया बनती है।

Pot-belly (तोंद)–वसामय उदर।

त्वक्रूक्षता या मेकत्वचा (Phrynoderma or toad skin)–विटामिनों, विशेष रूप से विटामिन ए की कमी होने से त्वचा की अत्यधिक रूक्षता होना, उस पर झुर्रियाँ पड़ जाना तथा उससे पपड़ियाँ उतरना। त्वचा टोड (एक प्रकार का मेढक) की त्वचा के समान हो जाती है।

त्वक्शोथ (Dermatitis)–त्वचा का सूज जाना।

थाइरॉक्सीन (Thyroxine)–अवटु या थाइरॉयड ग्रन्थि का एक आयोडीन-युक्त हार्मोन जो कोशिका की चयापचयी दर को बढ़ाता है। यह अवटु-अल्पक्रियता (hypothyroidism) की चिकित्सा में प्रयोग में लाया जाता है।

दन्तवल्क (Enamel)–शरीर का सफेद, ठोस तथा सबसे अधिक कठोर पदार्थ जो दाँतों के शीर्ष पर चढ़ा होता है।

दुर्गन्धहरण (Deodorization)–दुर्गन्ध को दूर करना अथवा उसे अवशोषित करना।

धनायन (Cation)–धनात्मक वैद्युत आवेश से युक्त एक आयन जो ऋणायन (anion) के विपरीत होता है जैसे कैल्सियम तथा सोडियम आदि।

धमनीकलाकाठिन्य (Atherosclerosis)–धमनियों के अन्त:अस्तरों में मेदार्बुदों (atheromas) के बन जाने के कारण धमनियों की भित्तियों के मोटा तथा कठोर हो जाने के परिणाम स्वरूप धमनियों की अवकोशिकाओं का तंग हो जाना।

धमनीकाठिन्य (Arteriosclerosis)–धमनियों की भित्तियों का मोटा एवम् कठोर हो जाना जिससे उनका लचीलापन तथा संकुचनशीलता समाप्त हो जाती है।

नेत्रश्लेष्मकला (Conjunctiva)–श्लेष्मिक कला जो नेत्रगोलको (eye-balls) को ढके होती है तथा पलकों को आस्तरित करती है।

NIN = National Institute of Nutrition.

परजीवी (Parasite)–एक पौधा अथवा जन्तु जो दूसरे जीवित जीवधारी के ऊपर या उसके भीतर रहता है जिसे पोषद (host) कहते हैं और जिससे यह कुछ लाभ उठाता है या पोषण ग्रहण करता है।

परासरण (Osmosis)–भिन्न सान्द्रता वाले विलयनों को पृथक करने वाली अर्द्धपारगम्य झिल्ली (semipermeable membrane) से होकर अल्प सान्द्रता वाले विलयन का उच्च सान्द्रता वाले विलयन की ओर को जाना परासरण कहलाता है।

परासरणीय दाब (Osmotic pressure)–दो भिन्न सान्द्रता वाले विलयनों को किसी अर्द्धपारगम्य झिल्ली द्वारा अलग किए जाने पर उत्पन्न होने वाला दाब परासरणीय दाब कहलाता है। यह विलयन की सान्द्रता के अनुसार एवं तापमान में परिवर्तन होने के साथ बदलता रहता है। रक्त कोशिकाओं के भीतर के परासरणीय दाब के बराबर परासरणीय दाब डालने वाले विलयन समपरासारी (Isotonic) कहलाते हैं। रक्त कोशिकाओं के भीतर के परासरणीय दाब से अधिक परासरणीय दाब डालने वाले विलयन रक्त कोशिकाओं को सिकोड़ देते हैं, इन्हें अतिपरासारी (Hypertonic) कहा जाता है तथा रक्त कोशिकाओं के भीतर के परासरणीय दाब से कम परासरणीय दाब डालने वाले विलयन रक्त कोशिकाओं को फुला देते हैं जिन्हें अल्पपरासारी (Hypotonic) कहा जाता हैं।

परितृप्ति (Satiety)–भोजन ग्रहण करके पूर्ण तृप्ति होना।

परिरक्षक (Preservative)–औषधियों अथवा खाद्य पदार्थों को खराब होने से बचाने के लिए उनमें मिलाया जाने वाला एक पदार्थ जैसे शुगर, नमक, सिरका तथा इथाइल एल्कोहॉल आदि।

पित्त अम्ल (Bile acids)–पित्त या बाइल में लवणों के रूप में विद्यमान ग्लाइकोकोलिक एसिड (Glycocholic acid) एवं टौरोकोलिक एसिड (Taurocholic acid), दो अम्ल पाए जाते हैं जो आँत में वसाओं के पाचन के लिए आवश्यक हैं।

पित्त लवण (Bile salts)–पित्त या बाइल में सोडियम ग्लाइकोकोलेट (Sodium glycocholate) तथा सोडियम टौरोकोलेट (Sodium taurocholate), दो लवण पाये जाते हैं जो आँत में वसा के पाचन में मदद करते हैं।

पुनःस्थापन, अपचयन (Reduction)–1. सामान्य स्थिति में पुनः स्थापित करना जैसे किसी टूटी हुई हड्डी या किसी हर्निया को पुनः सामान्य स्थिति में

स्थापित करना। 2. किसी पदार्थ से ऑक्सीजन का निकल जाना या उसमें हाइड्रोजन का मिल जाना अथवा उसमें इलैक्ट्रानों की वृद्धि होना।

पूतिरोधक (Antiseptic)–1. वह पदार्थ जो पूतिता (पस पड़ जाना) को रोकता है। 2. वह पदार्थ जो रोगोत्पादक सूक्ष्मजीवों की वृद्धि एवं विकास को रोकता है परन्तु आवश्यक रूप से उन्हें मारता नहीं।

पेलाग्रा (Pellagra)–निकोटिनिक एसिड या नियासिन (विटा. B_7) की कमी से उत्पन्न होने वाला रोग जिसमें त्वक्शोथ (dermatitis) हो जाता है, दस्त आने लगते हैं तथा मनोभ्रंश (dementia) हो जाता है और जो मुख्य रूप से केवल मक्का खाकर जीवित रहने वाले लोगों में होता है।

पोषित करना (Nourish)–जीवन एवं वृद्धि के लिए आवश्यक आहार या अन्य पदार्थों को उपलब्ध कराना।

1 प्याला (1 Cup) = 150 मिली.

प्यूरीन (Purines)–प्यूरीन न्यूक्लियोप्रोटीन पाचन के अन्तिम उत्पाद होते हैं जो विघटित होकर यूरिक एसिड बनते हैं। ये शरीर में भी बन सकते हैं।

प्लाविका या प्लाज्मा (Plasma)–रक्त का तरल भाग जिसमें श्वेत रक्त कोशिकाएँ, लाल रक्त कोशिकाएँ तथा प्लेटलेट निलम्बित रहते हैं।

प्रतिजन (Antigen)–शरीर में बाहर से प्रविष्ट अथवा उसके भीतर उत्पन्न होने वाला एक पदार्थ जिससे शरीर में एन्टीबॉडी उत्पन्न होती है जो विशिष्ट रूप से इस प्रतिजन या एन्टीजन के ही साथ प्रतिक्रिया करती है जैसे जीवाणु, जीवविष (toxins), बाह्य रक्त तथा कुछ औषधियाँ आदि।

प्रतिजैविकी (Antibiotic)–जीवाणुओं की वृद्धि को रोकने वाला अथवा उन्हें नष्ट करने वाला प्राकृतिक या कृत्रिम रूप से निर्मित पदार्थ प्रतिजैविकी या एन्टिबॉयटिक कहलाता है। ऐसे प्रतिजैविकियों या एन्टिबॉयटिकों को जो रोगी के लिए विषाक्त या एलर्जीजनक नहीं होते, संक्रामक रोगों की चिकित्सा में प्रयोग में लाया जाता है।

प्रतिपिण्ड (Antibody)–यह किसी प्रतिजन या एन्टिजन की प्रतिक्रिया की अनुक्रिया में रक्त सीरम में उत्पन्न होने वाला एक प्रोटीन पदार्थ है।

प्रत्यावहन (Regurgitation)–पीछे की ओर को बहना जैसे अपचित भोजन का आमाशय से वापिस मुँह में आ जाना अथवा दोषयुक्त हृदय कपाट से होकर रक्त

का पीछे की ओर बहना जिसका प्रभावित कपाट के अनुसार एओर्टिक, माइट्रल, पल्मोनरी अथवा ट्राइकस्पिड रिगर्गीटेशन नाम दिया गया है।

फली (Legume)–सेम, मटर तथा मूँग, मसूर आदि का फल या फली।

फोमिटेस (Fomites)–Fomes का बहुवचन।

फोम्स (Fomes)–कोई भी वस्तु जैसे कपड़े, तौलिया एवं बर्तन-भाँडे आदि जो किसी रोगोत्पादक जीव को आश्रय देते हैं और उसे संचारित करते हैं।

बड़ी चम्मच भर (Tablespoonful) = 15 मिली.

बफर (Buffer)–ऐसा पदार्थ जिसमें थोड़ी मात्रा में कोई अम्ल या क्षार मिला देने पर उसकी अम्लता या क्षारता में कोई परिवर्तन नहीं होता जैसे रक्त में हीमोग्लोबिन।

बरजर्स डिज़ीज या थ्रॉम्बोएन्जाइटिस ऑब्लीट्रैन्स (Buerger's disease or thromboangitis obliterans)–यह ऐसा रोग है जिसमें पैर की धमनी के अन्तःस्तर (intima) में शोथ उत्पन्न हो जाने के साथ थक्का बन जाने के कारण उसमें अवरोध उत्पन्न हो जाने के परिणामस्वरूप रोगी चलने पर पैर में दर्द होने की शिकायत करता है जो रक्त आपूर्ति में कमी हो जाने के कारण होता है। यह रोग सामान्यतः 20 से 40 वर्ष तक की आयु के व्यक्तियों में होता है जो धूम्रपान करते हैं।

बेस (Base)–1. किसी भी वस्तु का सबसे निचला भाग। 2. किसी मिक्श्चर की मुख्य सामग्री। 3. ऐसा पदार्थ जो अम्ल से संयुक्त होकर लवण बनाता है।

मनोभ्रंश (Dementia)–मस्तिष्क के किसी आंगिक (Organic) रोग के कारण होने वाले मानसिक शक्तियों के ह्रास के साथ बुद्धि के कार्यों में कमी हो जाना।

मर्फीज़ साइन (Murphy's sign)–यह पित्ताशय की सूजन का पता लगाने के लिए एक चिह्न होता है जिसमें दायीं पर्शुका-सीमा (Costal margin) के नीचे अँगुलियों को ले जाकर इसका परिस्पर्शन करके रोगी से लम्बा साँस लेने के लिए कहा जाता है तो पित्ताशय के नीचे उतर कर परीक्षण करने वाली अँगुलियों से टकराने से दर्द होता है।

मलजल, मैला (Sewage)–मल मार्गों या मल की नालियों द्वारा ले जाया जाने वाला अपशिष्ट पदार्थ।

मलबद्धता, कब्ज (Constipation)–कठिनाई से कभी-कभी ही मल विसर्जित होना जिसमें कठोर और सूखा मल निकलता है।

मल मार्ग या मैले की नाली (Sewer)–मलजल या मैले को ले जाने वाली नली।

मानवदेहमिति (Anthropometry)–वह विज्ञान जिसमें मानव शरीर के सभी भागों की मापों का अधययन किया जाता है।

मेदार्बुद (Atheroma)–वसीय व्यपजनन (fatty degeneration) के कारण बड़ी धमनियों की भित्तियों के अन्तःस्तर (intima) पर बनने वाला एक पिण्ड जो धमनीकलाकाठिन्य (Atherosclerosis) में उत्पन्न होता है।

मृतजात या मृतजन्म (Stillbirth)–मृत बच्चों का जन्म होना।

मृत्युज काठिन्य (Rigor mortis)–मृत शरीर का अकड़ जाना।

मृत्यु दर (Mortality rate)–प्रति वर्ष 1000 की आबादी पर मरने वाले लोगों की संख्या।

यूरिया (Urea)–यह मूत्र का मुख्य नाइट्रोजनी घटक तथा प्रोटीन चयापचय का मुख्य नाइट्रोजनी अन्तिम उत्पाद है जो डीएमिनेशन की प्रक्रिया द्वारा अमीनो अम्लों से उत्पन्न अमोनिया से यकृत में बनता है। रक्त में इसकी अधिकता होने से यूरीमिया (uremia) रोग होता है। यूरिया का रक्त में सामान्य मान 30 मिग्रा./100 मिली. रक्त है।

रक्त-अपोहन (Hemodialysis)–रक्त में विद्यमान कुछ रासायनिक पदार्थों की अर्द्धपारगम्य झिल्ली से विसरित होने की दरों में अन्तर होने के कारण, रक्त को अर्द्धपारगम्य झिल्ली से बनी नलियों से गुजार कर इन पदार्थों को रक्त से अलग करना। यह प्रक्रिया एक या दोनों वृक्कों के दोषयुक्त होने या उनके अभाव में रक्त को साफ करने के लिए प्रयोग में लाई जाती है।

रक्ताल्पता (Anemia)–परिसंचारी रक्त में लाल रक्त कोशिकाओं की संख्या में कमी अथवा हीमोग्लोबिन की कमी हो जाने से उत्पन्न दशा जिससे रक्त की ऑक्सीजन वाहन की क्षमता कम हो जाती है, रक्ताल्पता कहलाती है। यह बहुत से रोगों का एक लक्षण होती है जिसमें त्वचा एवम् श्लेष्मिक कला पीली हो जाती है, कमजोरी हो जाती है, सिर में दर्द होता है, चक्कर आते हैं, सांस फूलता है, दिल की धड़कन बढ़ जाती है, स्त्रियों में मासिक धर्म नहीं हो पाता, मन्द ज्वर रहने लगता है तथा गम्भीरावस्था में टखनों पर शोफ (edema) हो जाता है।

रक्तोद (Serum)–रक्त के जमने के पश्चात् रक्त का जलीय भाग सीरम कहलाता है जो फाइब्रिनोजन से रहित प्लाज्मा होता है।

रक्तकणरजंकद्रव्य या हीमोग्लोबिन (Hemoglobin)–यह अस्थि मज्जा (bone marrow) में बनने वाला लाल रक्त कोशिकाओं का लोह-युक्त तथा ऑक्सीजन वाहक वर्णक होता है जिसके कारण रक्त का रंग लाल होता है। यह युवा स्त्री के प्रति 100 मिली. रक्त में 12-16 ग्राम तथा युवा पुरुष के प्रति 100 मिली. रक्त में 14-18 ग्राम एवं बच्चों में कुछ कम होता है।

Retinol equivalent (R.E.)–विटामिन A की सक्रियता को व्यक्त करने के लिए प्रयोग में लाई जाने वाली एक इकाई।

1 R.E. = 3.331 I.U. (I.U. = International unit)

रोगोत्पादक या रोगजनक (Pathogenic)–रोग उत्पन्न करने वाला।

लसीका (Lymph)–लसीका वाहिनियों एवं वसालसीका कुण्ड (Cisterna chyli) में विद्यमान एक रंगहीन, पारदर्शक, स्वच्छ, क्षारीय तरल जिसकी लसीका कोशिकाएँ या लिम्फोसाइट मुख्य कोशिकीय घटक होती हैं।

लाइपिड (Lipid)–यह वसाओं अथवा वसा के समान पदार्थों के किसी वर्ग में से कोई एक होता है जो जल में अघुलनशील तथा वसा घोलकों जैसे एल्कोहॉल, ईथर एवं क्लोरोफार्म में घुलनशील होता है। यह कोशिका संरचना का मुख्य घटक होता है।

वसा-अपघटन (Lipolysis)–वसा का अपघटन होना।

वसाप्रेरक कारक (Lipotropic factors)–वे कारक जो वसाओं के परिवहन तथा उपयोग को बढ़ावा देते हैं और यकृत में वसा के संचयन को रोकने में मदद करते हैं।

वातापेक्षी (Aerobe, Aerobic)–Aerobe : ऑक्सीजन की विद्यमानता में जीवित रहने और पनपने वाला एक सूक्ष्मजीव, Aerobic : केवल ऑक्सीजन की विद्यमानता में जीवित रहने वाला अथवा केवल ऑक्सीजन की विद्यमानता में जीवित रहने वाले जीव से सम्बन्धित।

वातनिरपेक्षी (Anaerobe, Anaerobic)–Anaerobe : ऑक्सीजन के अभाव में जीवित रहने और पनपने वाला एक सूक्ष्मजीव, Anaerobic : ऑक्सीजन के अभाव में जीवित रहने वाला अथवा उससे सम्बन्धित।

वाहक (Carrier)–वह व्यक्ति जो अपने शरीर में रोगोत्पादक जीवों को आश्रय देता है परन्तु उसमें किसी रोग के चिह्न एवं लक्षण दिखाई नहीं देते अतः

वह देखने में स्वस्थ दिखाई देता है परन्तु वह दूसरे लोगों में जीवों को फैलाने के सक्षम होता है और इस प्रकार एक वाहक की भांति कार्य करता है।

विकृतिकरण (Denaturation)–किसी पदार्थ की सामान्य प्रकृति में परिवर्तन करना जैसे एल्कोहॉल या शराब में एसीटोन मिलाकर इसे पीने के अयोग्य बना देना।

विकृतगंधिता (Rancidity)–दुर्गन्धयुक्त अथवा खराब स्वाद वाला होना।

विकृतगंधी (Rancid)–विघटन से, विशेष रूप से वसीय पदार्थ के अपघटन से उत्पन्न दुर्गन्धयुक्त या बदबूदार अथव अप्रिय स्वाद वाला।

विशिष्ट गुरुत्व (Specific gravity)–किसी वस्तु के भार की उसके आयतन के बराबर जल के भार से की गई तुलना की इकाई।

विसरण (Diffusion)–1. किसी पदार्थ के अणुओं की अधिक सान्द्रता के क्षेत्र से कम सान्द्रता वाले क्षेत्र की ओर गति करने की प्रवृत्ति। 2. वह क्रिया जिसके द्वारा बहुत-सी गैसें एक दूसरे में घुसकर घुल-मिल जाती हैं या विभिन्न पदार्थों के घोल यदि एक-दूसरे के सम्पर्क में रख दिये जायें तो वे रखे रहने पर एक-दूसरे में घुल-मिल जाते हैं भले ही वे एक पतली झिल्ली द्वारा एक-दूसरे से अलग हों।

विसुग्राहीकरण (Desensitization)–प्रत्यूर्जता (Allergy) उत्पन्न करने वाले प्रतिजन (Antigen) की सूक्ष्म मात्रा को धीरे-धीरे बहुत ही सूक्ष्म मात्रा में बढ़ाते हुए रोगी को मुख द्वारा या इन्जैक्शन से बार-बार देकर जिससे प्रत्यूर्जता या एलर्जी उत्पन्न न हो जाय, तुरन्त होने वाली एलर्जीजन्य प्रतिक्रिया को रोकना या कम करना विसुग्राहीकरण कहलाता है।

विसंतृप्तिकरण (Desaturation)–वह क्रिया जिसके द्वारा कोई संतृप्त कार्बनिक यौगिक असंतृप्त कार्बनिक यौगिक में बदल जाता है।

शर्करा-अपघटन (Glycolysis)–शरीर में विद्यमान किसी एन्जाइम द्वारा शुगर का जल-अपघटन (hydrolysis) होना जिसके परिणाम स्वरूप वह पाइरुविक एसिड (pyruvic acid) एवं लैक्टिक एसिड (lactic acid) में परिवर्तित हो जाती है।

शरीर परिमाण सूचक (Body mass index—BMI or Quatelet index)–यह मोटापे का आकलन करने के लिए एक सूचक होता है जिसे किलोग्रामों में शरीर के भार को शरीर की ऊँचाई को मीटर में मापकर मीटरों के वर्ग से विभाजित करके उपलब्ध किया जाता है।

$$\text{BMI} = \frac{\text{शरीर का किलोग्राम में भार}}{\text{वर्ग मीटरों में ऊँचाई}}$$

भारतीय स्त्री का आदर्श शरीर परिमाण सूचक (BMI) = 19–24

भारतीय पुरुष का आदर्श शरीर परिमाण सूचक (BMI) = 20–26

यदि शरीर परिमाण सूचक (Body mass index — BMI)उपरोक्त सामान्य सीमा से अधिक होता है तो व्यक्ति को मोटा या अधिक भार वाला माना जाता है।

शेल्फ जीवन-अवधि (Shelf-life)—वह समयावधि जिसके लिए खाने हेतु किसी खाद्य वस्तु को शेल्फ पर सुरक्षित रखा जा सकता है।

शोफ (Edema)—यह शरीर के अन्तराकोशिकीय अवकाशों (Intercellular spaces) में अत्यधिक तरल के संचित हो जाने से उत्पन्न स्थानीय या सार्वदैहिक उत्सेध (सूजन) होता है। सार्वदैहिक शोफ को सर्वांगशोफ (Anasarca) या जलशोफ (Dropsy) कहा जाता है।

श्यानता (Viscosity)—चिपचिपाहट।

श्वसन (Respiration)—वायुमण्डल और शरीर की कोशिकाओं के बीच ऑक्सीजन तथा कार्बन डाइऑक्साइड का विनिमय जिसमें अन्तःश्वसन (Inspiration) और निःश्वसन (Expiration) का समावेश होता है। अन्तःश्वसन में ऑक्सीजन को ग्रहण किया जाता है जो फुफ्फुसीय वायुकोष्ठों (Pulmonary alveoli) में पहुँचती है और वहाँ पर विसरण द्वारा ऑक्सीजन रक्त में मिश्रित हो जाती है तथा शरीर की कोशिकाओं में ले जायी जाती है और शरीर की कोशिकाओं से कार्बन डाइऑक्साइड रक्त के द्वारा वायुकोष्ठों में ले जाई जाती है जहाँ से निःश्वसन में बाहर निकल जाती है।

संलक्षण (Syndrome)—लक्षणों एवं चिह्नों का एक समूह जो सामूहिक रूप से किसी रोग विशेष का संकेत देते हैं जैसे पाद दाह संलक्षण (Burning feet syndrome) एवं अपवृक्कीय संलक्षण (Nephrotic syndrome) आदि।

समस्थिति (Homeostasis)—शरीर की सामान्य शरीरवृत्तिक अवस्था में स्थिरता बनी रहना।

सहकारक (Cofactor)—एक कारक जिसके साथ अन्य कारक को ठीक प्रकार से कार्य करने के लिए संयुक्त होना पड़ता है।

सुभेद्य (Vulnerable)—आसानी से रोगग्रस्त या क्षतिग्रस्त हो जाने वाला।

सुस्ती (Lethargy)—आलस्य।

सूक्ष्मजीव (Micro-organisms)–बहुत ही छोटे जीव जैसे जीवाणु (bacteria) या एककोशिकीय जन्तु (unicellular animal)।

स्कन्दन (Coagulation)–जमने की क्रिया या थक्के का बनना जैसे रक्त के स्कन्दन में होता है।

स्तम्भक (Astringent)–रक्त वाहिनियों को संकुचित करके रक्तस्राव को रोकने वाला अथवा स्राव की प्रोटीन को जमाकर स्रवण को रोकने वाला कारक जैसे फेरिक क्लोराइड, जिंक ऑक्साइड तथा टैनिक एसिड आदि स्तम्भक कहलाता है।

स्वलयन (Autolysis)–1. कोशिकाओं अथवा ऊतकों का कोशिकाओं में ही विद्यमान एन्जाइमों द्वारा स्वतः अवखण्डन (disintegration) हो जाना जैसे मृत्यु के पश्चात् या किसी विकृतिजन्य अवस्था में होता है। 2. शरीर की कोशिकाओं का अपने ही सीरम द्वारा नष्ट हो जाना।

स्वच्छमण्डल (Cornea)–यह नेत्रगोलक (eyeball) की तन्तुमय बाह्य परत का साफ पारदर्शक अगला भाग होता है जिससे नेत्रगोलक की सतह का लगभग 1/6 भाग बनता है।

स्वास्थ्यवर्द्धक अथवा स्वच्छता सम्बन्धी (Sanitary)–1. अच्छे स्वास्थ्य को बढ़ावा देने वाला। 2. स्वच्छ वातावरण सम्बन्धी।

हॉर्मोन (Hormone)–हॉर्मोन किसी ग्रन्थि, अंग अथवा शरीर के किसी भाग में बहुत ही सूक्ष्म मात्रा में बनने वाला एक रासायनिक पदार्थ होता है जो रक्त के द्वारा शरीर के किसी दूसरे भाग या अंग में ले जाया जाता है और यह रासायनिक क्रिया द्वारा उद्दीप्त करके उसकी क्रियाशीलता को बढ़ा देता है या कम कर देता है अथवा अन्य हॉर्मोन के स्रवण को बढ़ा देता है या कम कर देता है।

हृद्शूल (Angina pectoris)–इसमें परिहृद् (कॉरोनरी) धमनी के संकुचित होने से हृदय को पर्याप्त रक्त की आपूर्ति न होने के कारण उरोस्थि (sternum bone) के नीचे अचानक तेज दर्द होता है तथा छाती जकड़ने लगती है, श्रम करने पर दर्द बढ़ जाता है और यह अक्सर बायें कँधे की ओर फैलकर नीचे बाँह में चला जाता है अथवा ऊपर जबड़े में पहुँच जाता है।

क्षारमयता (Alkalosis)–रक्त में क्षारों के संचित हो जाने से क्षारीयता के बढ़ जाने अथवा उसमें से अम्लों के कम हो जाने से उत्पन्न दशा को क्षारमयता कहा जाता है। क्षारमयता में pH बढ़ जाता है।

❑ ❑ ❑

आहार के घटक एवम् उनके कार्य (Constituents of Food and their Functions)

2

आहार का वर्गीकरण (Classification of Food)

निम्नलिखित विधियों से आहारों का वर्गीकरण किया गया है–

(1) आहारों का उद्‌गम के अनुसार वर्गीकरण

1. जन्तु उद्‌गम के खाद्य पदार्थ जैसे दूध, अण्डे, मछली, मांस आदि।

2. वनस्पति उद्‌गम के खाद्य पदार्थ जैसे सब्जियाँ, अनाज, दालें, मेवें आदि।

(2) आहारों या खाद्य पदार्थों के रासायनिक संघटन के अनुसार वर्गीकरण

1. प्रोटीन
2. वसाएँ
3. कार्बोहाइड्रेट
4. विटामिन
5. खनिज

(3) प्रमुख कार्य के अनुसार आहारों का वर्गीकरण

1. शरीर का निर्माण करने वाले खाद्य पदार्थ जैसे दूध, अण्डे, मुर्गी, मछली, मांस, दालें एवं मेवें आदि।

2. शक्ति प्रदान करने वाले खाद्य पदार्थ जैसे अनाज, शुगर या चीनी, जागरी, गुड़; जड़ वाली सब्जियाँ जैसे मूली, शलज़म, गाजर, चुकन्दर आदि तथा कन्द (tubers) सब्जियाँ जैसे आलू, शकरकंद, अरबी, प्याज, लहसुन आदि एवं वसाएँ या घी तथा तेल आदि।

3. रक्षात्मक खाद्य पदार्थ–सब्जियाँ, फल एवं दूध आदि।

(4) पौषणिक मान के अनुसार खाद्य पदार्थों का वर्गीकरण

1. अनाज एवम् छोटे अनाज
2. दालें
3. सब्जियाँ
4. काष्ठफल (Nuts) तथा तिलहन (Oil-seeds)

5. फल
6. जान्तव खाद्य पदार्थ
7. वसाएँ (घी एवं तेल आदि)
8. शुगर या चीनी एवं जागरी
9. मसाले एवं चटनियाँ
10. विविध प्रकार के खाद्य पदार्थ

पोषक (Nutrients)

पोषक वे रासायनिक पदार्थ होते हैं जिनकी आवश्यकता ऊतकों की मरम्मत के लिए, शरीर की वृद्धि, उसके विकास एवम् उसके ठीक प्रकार से कार्य करने के लिए और जिन्दगी बनाये रखने के लिए होती है। विभिन्न आयु में, गर्भावस्था तथा दुग्ध स्रवण काल में, बीमारी में और चोट लग जाने पर पोषकों की आवश्यकता में अन्तर हो जाता है। आहार में लगभग 50 विभिन्न प्रकार के पोषक होते हैं। अधिकांश प्राकृतिक खाद्य पदार्थों में एक से अधिक पोषक होते हैं। प्रत्येक पोषक के शरीर में कुछ विशिष्ट कार्य होते हैं। पोषकों को निम्न दो मुख्य वर्गों में विभाजित किया गया है।

I. बृहत्पोषक (Macronutrients)

इनके अन्तर्गत प्रोटीनों, वसाओं तथा कार्बोहाइड्रेटों का समावेश होता है जिन्हें भोजन से बड़ी मात्राओं में ग्रहण किया जाता है और भोजन का मुख्य भाग इन्हीं का होता है। ये शक्ति-उत्पादक कारक होते हैं जो कैलोरियों के रूप में शरीर को आवश्यक शक्ति प्रदान करते हैं और शरीर की कोशिकाओं के संरचात्मक घटकों में परिवर्तित हो जाते हैं अथवा आवश्यकता से अधिक होने पर ये शरीर में वसा के रूप में संचित हो जाते हैं। इन पोषकों का उपयुक्त उपभोग हो जाने के लिए समुचित मात्रा में लघुपोषकों की आवश्यकता होती है। भारतीय आहार में निम्न अनुपातों में इन पोषकों से कुल शक्ति की आपूर्ति होती है :

प्रोटीन	–	7-15%
वसाएँ	–	10-30%
कार्बोहाइड्रेट	–	65-80%

II. लघुपोषक (Micronutrients)

इनके अन्तर्गत विटामिनों एवं खनिजों का समावेश होता है। बहुत सूक्ष्म मात्राओं में इनकी आवश्यकता होने के कारण इन्हें लघुपोषक (micronutrients) कहा जाता है। इनकी मात्रा एक मिलीग्राम के अंश से लेकर कुछ ग्राम तक होती है। शरीर की कोशिकाओं एवं ऊतकों के उपयुक्त चयापचय (metabolism) एवं उनके ठीक प्रकार से कार्य करने के लिए इनकी आवश्यकता होती है।

बृहत्पोषक (Macronutrients)

प्रोटीन (Proteins)

प्रोटीन परिवर्ती मात्राओं में कार्बन, हाइड्रोजन, ऑक्सीजन, नाइट्रोजन तथा सल्फर या गन्धक से बनी जटिल कार्बनिक (organic) नाइट्रोजन-युक्त यौगिक होती हैं जो प्राकृतिक रूप में पेड़-पौधों तथा जन्तुओं में पाई जाती हैं। कुछ प्रोटीनों में फॉस्फोरस और लोहा भी पाया जाता है तथा यदा-कदा अन्य तत्त्व भी पाए जाते हैं। प्रोटीन कार्बोहाइड्रेटों तथा वसाओं से इस बात में भिन्न हैं कि इनमें कार्बन, हाइड्रोजन एवं ऑक्सीजन के अतिरिक्त नाइट्रोजन भी होती हैं। एक युवा व्यक्ति के शरीर के भार का लगभग 20% प्रोटीनों का होता है जिनका एक तिहाई भाग पेशियों में, दसवाँ भाग त्वचा में, पाँचवा भाग उपास्थियों एवं अस्थियों में तथा शेष भाग ऊतकों एवं शरीर के तरलों में पाया जाता है। प्रोटीन कोशिकाओं के प्लाज़्मा की मुख्य घटक होती हैं। शरीर को 7-15% शक्ति प्रोटीनों से मिलती है। जब शरीर को प्रोटीनों से पर्याप्त शक्ति उपलब्ध नहीं होती है तो पहले शरीर के वसा भण्डारों का उपयोग होता है और बाद में शरीर शक्ति के स्रोत के रूप में पेशीय प्रोटीनों का उपयोग करता है।

प्रोटीन छोटी इकाइयों से मिलकर बनी होती हैं जिन्हें अमीनों अम्ल (amino acids) कहते हैं। ये प्रोटीन पाचन के अन्तिम उत्पाद होते हैं जो छोटी आँत की दीवार से अवशोषित हो जाते हैं। मानव शरीर के लिए आवश्यक 24 अमीनों अम्ल होते हैं जिनमें से 9 को अनिवार्य अमीनों अम्ल (essential amino acids—EAA)कहा जाता है क्योंकि शरीर के द्वारा पर्याप्त मात्रा में इनका निर्माण नहीं हो सकता और इसीलिए इन्हें भोजन से प्राप्त करना होता है। ये निम्न प्रकार के होते हैं–

1. ल्यूसीन (Leucine)
2. आइसोल्यूसीन (Isoleucine)
3. लाइसीन (Lysine)
4. मिथियोनीन (Methionine)
5. फिनाइलालैनीन (Phenylalanine)
6. थ्रियोनीन (Threonine)
7. वैलीन (Valine)
8. ट्रिप्टोफैन (Tryptophan)
9. हिस्टीडीन (Histidine)

प्रोटीन का अन्तर्ग्रहण होने पर सभी अनिवार्य अमीनो अम्लों की आवश्यकता की पूर्ति होनी चाहिए क्योंकि नये ऊतकों का तब तक निर्माण नहीं हो सकता जब तक आहार में सभी अनिवार्य अमीनो अम्ल विद्यमान न हों। आयु बढ़ने के साथ-साथ अनिवार्य अमीनो अम्लों की आवश्यकता शीघ्रता से कम होती जाती है। एक शिशु के लिए आहार की गुणवत्ता एक वयस्क की अपेक्षा अधिक शोचनीय है।

अनावश्यक अमीनो अम्लो (Non-essential amino acids) का संश्लेषण शरीर के भीतर होता है। इनके अन्तर्गत आर्जीनीन (arginine), एस्पैरागिनिक एसिड (asparaginic acid), सेरीन (serine), ग्लूटेमिक एसिड (glutamic acid), प्रोलीन (proline) एवं ग्लाइसीन (glycine) आदि का समावेश होता है।

दोनों, अनिवार्य या आवश्यक एवं अनावश्यक अमीनों अम्ल ऊतक प्रोटीनों के संश्लेषण के लिए आवश्यक हैं। आवश्यक अमीनो अम्लों को भोजन से प्राप्त करना होता है जबकि अनावश्यक अमीनो अम्लों को शरीर के द्वारा संश्लेषित किया जा सकता है।

एक प्रोटीन को जैविक रूप से पूर्ण (biologically complete) कहा जाता है यदि इसमें मानव आवश्यकताओं के लिए सभी आवश्यक अमीनो अम्ल पर्याप्त मात्रा में विद्यमान हों। जब एक या अधिक आवश्यक अमीनो अम्ल की कमी होती है तो प्रोटीन को जैविक रूप से अपूर्ण (biologically incomplete) कहा जाता है।

जन्तु प्रोटीन वनस्पति प्रोटीनों से श्रेष्ठ होती हैं क्योंकि ये जैविक रूप से पूर्ण होती हैं जैसे दूध तथा अण्डे की प्रोटीनों में सभी अमीनो अम्ल होते हैं जो मानव के लिए सर्वाधिक उपयुक्त होती हैं।

प्रोटीन के कार्य (Funtions of Proteins)

1. प्रोटीनों के पेशियों, शरीर के अंगों, अन्तःस्रावी अथवा नलिकाहीन ग्रन्थियों (endocrine glands), अस्थि आधात्री (bone matrix), दाँतों, त्वचा, बालों तथा नाखूनों आदि की वृद्धि एवं विकास के लिए आवश्यक होने के कारण इनसे शिशुओं और बहुत छोटे बच्चों में शरीर का निर्माण होता है।

2. शरीर के ऊतकों की मरम्मत और उनकी रक्षा करना।

3. प्रोटीन शक्ति (4 कैलोरियाँ प्रति एक ग्राम) प्रदान करती हैं।

4. परासरणीय दाब (osmotic pressure) कायम रखना।

5. गर्भावस्था में भ्रूणीय विकास।

6. स्त्री को दुग्धस्रवण काल में दुग्ध निर्माण के लिए प्रोटीन की आवश्यकता होती है।

7. कुछ पदार्थों का संश्लेषण जैसे–

- एन्टीबॉडियाँ (Antibodies)
- प्लाज्मा प्रोटीन (Plasma proteins)
- हीमोग्लोबिन (Hemoglobin)
- एन्जाइम जैसे ट्रिप्सिन (trypsin) एवं पेप्सिन (pepsin)
- हार्मोन जैसे इन्सुलिन तथा थाइरॉक्सीन
- स्कन्दन कारक (Coagulation factors)

8. प्रोटीनों का शरीर की रोगक्षम यान्त्रिकी (immune mechanism) से सम्बन्ध होता है जैसे गम्भीर प्रोटीन-शक्ति कुपोषण (severe protein-energy malnutrition) में कोशिका मध्यस्थ रोगक्षमता अनुक्रिया (cell mediated immune response) एवं श्वेत रक्त कोशिकाओं की जीवाणुनाशक क्रिया कम हो जाती है।

प्रोटीन के स्रोत (Sources of Proteins)

प्रोटीनों के आहारों से उपलब्ध निम्न दो प्रकार के स्रोत होते हैं–

(A) जन्तु स्रोत (Animal sources)–जन्तु उद्गम की प्रोटीन दूध, पनीर, अण्डों, मछली एवं मांस आदि में पाई जाती हैं।

जन्तु प्रोटीनों में सभी आवश्यक अमीनो अम्ल उपयुक्त मात्रा में होते हैं अतः इन्हें प्रथम श्रेणी की प्रोटीन कहा जाता है। उच्च जैविक मान (biological value) होने और ठीक प्रकार से पाचन हो जाने के कारण अण्डे की प्रोटीन सबसे अच्छी होती हैं।

(B) वनस्पति प्रोटीन (Vegetable proteins)–वनस्पति प्रोटीन अनाजों में, छोटे अनाजों में, दालों, काष्ठफलों, तिलहनों, सब्जियों तथा फलों में पाई जाती हैं। वनस्पति प्रोटीनों में एक या दो अमीनो अम्लों की कमी होती है अतः वनस्पति प्रोटीनों को द्वितीय श्रेणी की प्रोटीन कहा जाता है। विकासशील देशों में जैसे भारत में अनाज तथा दालें आहार–प्रोटीन के मुख्य स्रोत होते हैं क्योंकि ये सस्ते, आसानी से उपलब्ध हो जाने वाले होते हैं और अधिक मात्रा में इनका उपभोग होता है। कुछ लोग जन्तु प्रोटीन को केवल धार्मिक कारणों से ग्रहण नहीं करते।

तालिका 1 : कुछ खाद्य पदार्थों में प्रोटीन की मात्रा (ग्राम/प्रति 100 ग्राम)

जन्तु आहार (Animal Foods)

दूध (गाय का)	– 3.5	अण्डा (मुर्गी का)	– 13.3
दूध (मानव)	– 1.2	मछली	– 21.5
पनीर	– 18.3	मांस	– 18.5

वनस्पति आहार (Vegetable Foods)

अनाज (Cereals)		***दालें (Pulses)***	
गेहूँ	– 11.8	उड़द	– 24.0
चावल	– 7.0	अरहर	– 22.3
मक्का	– 11.1	मूँग	– 24.0
छोटे अनाज (Millets)		मसूर	– 25.0
ज्वार	– 10.4	चना	– 17.1
बाजरा	– 11.6	मटर (सूखी)	– 19.7
रागी	– 7.3	सोयाबीन	– 42.0

सब्जियाँ (Vegetables)		मूँगफली	– 26.7
आलू	– 1.6	पिस्ता	– 19.8
फल (Fruits)			
केला	– 1.0		
काष्ठफल (Nuts–Dry fruits)			
अखरोट	– 15.6		
काजू	– 21.2		

प्रोटीनों की अनुपूरक क्रिया

जब दो या अधिक शाकाहारी खाद्य पदार्थों को एक साथ ग्रहण किया जाता है जैसे गेहूँ को जिसमें आवश्यक अमीनो अम्ल लाइसीन की कमी होती है, चपाती या रोटी के रूप में दाल के साथ खाया जाता है जिसमें मिथियोनीन की कमी होती है तो ये एक दूसरे की कमी को पूरा करते हैं और फिर आवश्यक अमीनो अम्लों के लिहाज से जन्तु प्रोटीन के तुल्य एक प्रोटीन उपलब्ध होती है। इस प्रकार अनाजों, दालों एवं सब्जियों का मिश्रित भोजन ग्रहण करने से शाकाहरी को प्रथम श्रेणी की प्रोटीन उपलब्ध होनी सम्भव हो जाती है। इसे प्रोटीन की अनुपूरक क्रिया (supplementary action) कहा जाता है।

प्रोटीन पोषण की स्थिति का निर्धारण

प्रोटीन पोषण की स्थिति को सीरम एल्ब्युमिन सान्द्रता की माप लेकर निर्धारित किया जाता है। यह प्रति 100 मिली. रक्त सीरम में 3.5 ग्राम से अधिक होना चाहिए, 100 मिली. रक्त सीरम में 3.5 ग्राम होने पर मन्द श्रेणी का कुपोषण समझा जाता है, 3 ग्राम या इससे कम होने पर गम्भीर कुपोषण होने का संकेत मिलता हैं

प्रोटीन की गुणवत्ता (Quality of Protein)

सभी प्रकार की प्रोटीने एक-सी गुणवत्ता वाली नहीं होतीं। वे निम्न प्रकार से एक दूसरे से भिन्न होती हैं।

पाचन-क्षमता गुणांक (Digestibility co-efficient)–यह निगली हुई प्रोटीन का पाचन पूर्ण होने के पश्चात् उसका रक्त धारा में अवशोषण होने की प्रतिशतता है। कोई व्यक्ति 100 ग्राम प्रोटीन खाता है तो पूरी 100 ग्राम प्रोटीन का अवशोषण नहीं होगा। भिन्न प्रकार की प्रोटीन का अवशोषण भिन्न होता है।

जैविक मान (Biological value)–यह ऊतकों की वृद्धि एवं उनकी सुरक्षा के लिए शरीर में प्रतिधरित नाइट्रोजन की आहार से अवशोषित नाइट्रोजन के साथ प्रतिशतता है। कुछ नाइट्रोजन मूत्र एवं मल के साथ शरीर से बाहर निकल जाती है।

शुद्ध प्रोटीन उपभोग (Net protein utilization—NPU) प्रतिशतता :

$$\frac{\text{पाचन-क्षमता गुणांक} \times \text{जैविक मान}}{100}$$

अर्थात् शुद्ध प्रोटीन उपभोग प्रतिशतता पाचन-क्षमता गुणांक (digestibility coefficient) एवं जैविक मान (Biological value) के गुणनफल को 100 से विभाजित करने से प्राप्त होता है।

प्रोटीन पर ऊष्मा के प्रभाव (Effects of Heat on Protein)

खाना पकाने की सामान्य अवस्थाओं में भोजन प्रोटीन की पाचन-क्षमता में सामान्यतः सुधर होता है और अमीनो अम्लों की उपलब्धता में कोई हानि नहीं पहुँचती। कच्ची मटर, सोयाबीन आदि में ट्रिप्सिन एन्जाइम निरोधक होते हैं जिनसे प्रोटीनों की पाचन-क्षमता कम हो जाती है। मन्द ऊष्मा से ये निरोधक नष्ट हो जाते हैं और प्रोटीन की पाचन-क्षमता बढ़ जाती है और इससे पौषणिक मान बढ़ जाता है परन्तु शुगर के होने पर प्रोटीन को गर्म करने पर गम्भीर हानि पहुँचती है जैसे बिस्कुटों को पकाने या सेंकने की क्रिया में होता है।

प्रोटीन की दैनिक आवश्यकता

इण्डियन कौंसिल ऑफ मेडिकल रिसर्च (Indian Council of Medical Research—ICMR)ने सन् 1989 में एक भारतीय वयस्क के लिए प्रतिदिन प्रति किलोग्राम शरीर के भार पर 1 ग्राम प्रोटीन लेने की संस्तुति की है यह मानते हुए कि आहार प्रोटीन का शुद्ध प्रोटीन उपभोग (NPU) 65% होता है।

तालिका 2. भारतीयों के लिए प्रोटीन की अनुशंसित दैनिक आवश्यकता

आयु वर्ग	प्रोटीन की दैनिक आवश्यकता	प्रोटीन (ग्राम)
पुरुष	60 किलोग्राम शरीर के भार वाला	60
स्त्री	50 किलोग्राम शरीर के भार वाली	50
	गर्भावस्था में (छठे माह तक)	65
	दुग्ध स्रवण काल में (0-6 माह)	75
शिशु (बालक)	1—3 वर्ष	22
	4—6 वर्ष	29
	7—9 वर्ष	40
किशोरों के लिए	10—12 वर्ष	54
	13—15 वर्ष	70
	16—18 वर्ष	78
किशोरियों के लिए	10—12 वर्ष	57
	13—15 वर्ष	65
	16—18 वर्ष	63

छोटे बच्चों (0-6 वर्ष) को प्रतिदिन प्रति किलोग्राम शरीर के भार पर वयस्कों की अपेक्षा अनुपात में अधिक प्रोटीन की आवश्यकता होती है क्योंकि इनमें कुपोषण होने की अधिक सम्भावना होती है।

स्त्रियों के लिए गर्भावस्था में प्रोटीन की आवश्यकता अपनी सामान्य आवश्यकता से लगभग 15 ग्राम प्रतिदिन बढ़ जाती है और दुग्ध स्रवणकाल (0-6 माह) में लगभग 25 ग्राम प्रतिदिन बढ़ जाती है।

उपरोक्त दशाओं के अतिरिक्त दैनिक प्रोटीन आवश्यकता क्षयकारी रोगों जैसे तपेदिक आदि में भी बढ़ जाती है, स्त्रियों में मासिक धर्म में अत्यधिक रक्तस्राव होने पर, दुर्घटना हो जाने पर रक्तस्राव होने पर तथा जल जाने पर ऊतकों के नष्ट हो जाने पर दैनिक प्रोटीन आवश्यकता बढ़ जाती है

प्रोटीन की मात्रा (Protein Quantity)

प्रोटीन के स्रोत के रूप में खाद्य पदार्थों का मूल्यांकन करने की विधि जिससे यह निर्धारित करना है कि उनकी शक्ति मान की कितनी प्रतिशतता उनके प्रोटीन अंश

से मिलती है। इसे प्रोटीन-शक्ति अनुपात या प्रतिशतता (Protein Energy Ratio or Percentage) कहा जाता है।

$$\text{प्रोटीन-शक्ति प्रतिशत (PE percent)} = \frac{\text{प्रोटीन से उपलब्ध शक्ति}}{\text{आहार में कुल शक्ति}} \times 100$$

दूध (गाय) की PE% 20, दाल की 24, चावल की 8, आलू की 6, केले की 4 तथा मछली की 80 है।

यदि PE 4% से कम होती है तो प्रोटीन अपर्याप्त होती है और व्यक्ति प्रोटीन की आवश्यकता की पूर्ति के लिए पर्याप्त भोजन ग्रहण नहीं कर पायेगा। यह अनुशंसित किया गया है कि कुल दैनिक ऊर्जा अन्तर्ग्रहण का प्रोटीन का भाग 15-20% होना चाहिए।

प्रोटीन की न्यूनता

रक्त में प्रोटीन की मात्रा कम होने को अल्पप्रोटीनरक्तता (Hypoproteinemia) कहा जाता है। 7-15% शक्ति शरीर को प्रोटीनों से मिलती है। जब शरीर को प्रोटीनों से पर्याप्त शक्ति नहीं मिलती है तो पहले शरीर के वसा भण्डारों का उपयोग होता है और बाद में शरीर शक्ति के स्रोत के रूप में पेशी प्रोटीन का उपभोग करता है। प्रोटीन की कमी होने से 6 माह से 3 वर्ष तक की आयु के बच्चों में प्रोटीन-शक्ति कुपोषण (Protein-energy malnutrition—PEM) होता है जो भारत में एक व्यापक रोग है।

प्रोटीन की अधिकता

रक्त में प्रोटीन की अधिकता हो जाना अतिप्रोटीनरक्तता (Hyperproteinemia) कहलाती है। यदि आवश्यकता से बहुत अधिक प्रोटीन का उपभोग होता है तो अतिरिक्त प्रोटीन का केवल शक्ति के स्रोत के रूप में ही प्रयोग होता है और शरीर के निर्माण तथा ऊतकों की मरम्मत में इसका प्रयोग नहीं होता। परन्तु प्रोटीनों को कार्बोहाइड्रेटों की मात्रा से अधिक मात्रा में नहीं लेना चाहिए क्योंकि कार्बोहाइड्रेट शक्ति (Calories) के बढ़िया स्रोत हैं।

प्रोटीन की न्यूनता एवं अधिकता से उत्पन्न रोगों का "पौषणिक विकार (Nutritional Disorders)" अध्याय में सविस्तार वर्णन किया गया है।

प्रोटीन का उपभोग

मुखी गुहा के थूक में कोई प्रोटीन-अपघटनकारी (proteolytic) एन्जाइम नहीं होता अतः प्रोटीन का पाचन केवल आमाशय में होने से शुरू होता है। आमाशय में जठरीय ग्रन्थियों से स्रवित होने वाला पैप्सिन एन्जाइम तथा जठरीय या आमाशयिक रस का हाइड्रोक्लोरिक एसिड प्रोटीन को पैप्टोन (peptones) एवं प्रोटियोसिस (proteoses) में विघटित कर देता है। दूध के मामले में, दुग्ध प्रोटीन कैज़िनोजन (Caseinogen) हाइड्रोक्लोरिक एसिड में विद्यमान एन्जाइम रेनिन (renin) की क्रिया से पहले कैज़िन (casein) में परिवर्तित हो जाता है। कैज़िन के कैल्सियम के साथ संयोजित हो जाने पर कैल्सियम कैज़ीनेट (calcium caseinate) बनता है। पैप्सिन कैल्सियम कैज़ीनेट को पैप्टोन में परिवर्तित कर देता है। अब प्रोटीन के पाचन का मुख्य भाग छोटी आँत में होता है। मुख्य प्रोटीन-अपघटनकारी एन्जाइम अग्न्याशयिक रस (pancreatic juice) में होते हैं जो छोटी आँत के ऊपरी भाग (ड्योडिनम) में निष्कासित हो जाता है। ये एन्जाइम ट्रिप्सिन (trypsin) तथा काइमोट्रिप्सिन (chymotrypsin) हैं जो प्रारम्भिक आहार प्रोटीन से उत्पन्न पैप्टोनों को साधारण पॉलीपैप्टाइडों (polypeptides) में परिवर्तित कर देते हैं। बाद में, छोटी आँत की श्लेष्मिक कला से स्रवित होने वाला इरिप्सिन (erepsin) एन्जाइम पॉलीपैप्टाइडों को अमीनों एसिडों में विघटित कर देता है। ये आहार के (बर्हिर्जात) अथवा आवश्यक अमीनो एसिड आन्त्रीय श्लेष्मकला की रक्त केशिकाओं से होकर रक्त परिसंचरण में अवशोषित हो जाते हैं और प्रतिहारी शिरा (portal vein) द्वारा यकृत में पहुँच जाते हैं। फिर वहाँ से अमीनो एसिड अपने-अपने ऊतकों में पहुँच जाते हैं जहाँ पर शरीर द्वारा उनका उपभोग हो जाता है।

जन्तु उद्गम की प्रोटीनो की अपेक्षा वनस्पति प्रोटीनो में सेल्युलोज़ (cellulose) होने के कारण इनका पाचन कम मात्रा में होता है।

वसाएँ (Fats)

वसाएँ भी मानव शरीर के लिए आवश्यक बृहत्पोषक (Macronutrients) हैं। इनसे शरीर को अधिकतम शक्ति उपलब्ध होती है, एक ग्राम वसा से 9 कैलोरियाँ उपलब्ध होती हैं और वसाएँ बहुत से कार्य करती हैं। कार्बोहाइड्रेटों की भाँति वसाएँ भी कार्बन, हाइड्रोजन एवं ऑक्सीजन से बनी होती हैं परन्तु ये कार्बोहाइड्रेटों से इस

बात में भिन्न हैं कि इनमें ऑक्सीजन बहुत कम होती हैं और कार्बन बहुत अधिक होता है। ये 20°C तापमान पर ठोस होती हैं और इस तापमान पर इनके द्रव अवस्था में होने पर इन्हें तेल कहा जाता है। वसाएँ पानी में अघुलनशील होती हैं परन्तु ईथर आदि में घुलनशील होती हैं। वसाओं का जलअपघटन (hydrolysis) होने पर ग्लिसरॉल (glycerol) एवं वसीय अम्लों की उत्पत्ति होती है अर्थात् ग्लिसरॉल तथा वसीय अम्ल वसा पाचन के अन्तिम उत्पाद हैं।

ग्लिसरॉल (Glycerol)–यह वसाओं के साबुनीकरण (saponification) से उपलब्ध एक मीठा, चिपचिपा तरल होता है।

वसीय अम्ल (Fatty Acids)

वसा के पाचन के परिणामस्वरूप छोटी आँत में वसीय अम्ल एवं ग्लिसरॉल बनते हैं जो आन्त्रीय भित्ति में विद्यमान दुग्धवाहिनियों (lacteals) या लसीकावाहिनियों (lymphatics) से होकर लसीका (lymph) में अवशोषित हो जाते हैं और फिर अन्त में रक्त धरा में चले जाते हैं। सर्वाधिक महत्वपूर्ण वसीय अम्ल लॉरिक (lauric), पाल्मीटिक (palmitic), स्टीयरिक (stearic), लाइनोलीक (linoleic), लाइनोलेनिक (linolenic), एराकीडोनिक (arachidonic), तथा ओलीक (oleic) अम्ल आदि हैं।

आवश्यक वसीय अम्ल (Essential fatty acids)–ये वसीय अम्ल वे होते हैं जो मानव शरीर द्वारा नहीं बन सकते और स्वास्थ्य को बनाये रखने के लिए आवश्यक होते हैं। ये केवल भोजन से ही प्राप्त हो सकते हैं। ये जन्तु वसाओं की अपेक्षा वनस्पति तेलों में अधिक मात्रा में पाए जाते हैं। तीन वसीय अम्ल जिनके नाम लाइनोलीक, लाइनोलेनिक एवं एराकीडोनिक एसिड हैं, आवश्यक वसीय अम्ल हैं जिनमें से लाइनोलीक एसिड सर्वाधिक महत्वपूर्ण है क्योंकि यह अन्य आवश्यक अम्लों जैसे लाइनोलेनिक तथा एराकीडोनिक एसिड के उत्पादन के लिए एक आधार का काम करता है।

वसीय अम्लों को निम्न दो वर्गों में विभाजित किया गया है–

1. संतृप्त वसीय अम्ल (Saturated fatty acids)
2. असंतृप्त वसीय अम्ल (Unsaturated fatty acids)

1. संतृप्त वसीय अम्ल (Saturated Fatty Acids)

जब वनस्पति तेलों को अनुकूलतम तापमान एवं दाब में किसी उत्प्रेरक (catalyst) की विद्यमानता में हाइड्रोजन से संयोजित किया जाता है अर्थात् उन्हें हाइड्रोजन से संतृप्त किया जाता है तो द्रव तेल अर्द्धठोस या ठोस वसा में परिवर्तित हो जाते हैं जिन्हें 'वनस्पति घी या वेजि़टेब्ल घी' कहा जाता है। वनस्पति तेलों में हाइड्रोजन मिलाने की इस क्रिया को उद्‌जनीकरण (Hydrogenation) कहा जाता है। उद्‌जनीकरण के दौरान असंतृप्त वसीय अम्ल संतृप्त वसीय अम्लों में परिवर्तित हो जाते हैं जिनमें और अधिक हाइड्रोजन को अवशोषित करने की क्षमता नहीं होती। उद्‌जनीकरण या हाइड्रोजिनेशन के पश्चात् वनस्पति तेलों अर्थात् वनस्पति घी को उष्ण एवं नम जलवायु में भी लम्बे समय तक रखा जा सकता है। परन्तु वनस्पति घी या वेजि़टेब्ल घी में बहुमूल्य आवश्यक वसीय अम्ल एकदम से बहुत कम हो जाते हैं जैसे मूँगफली के तेल में 28% वसीय अम्ल होते हैं जबकि हाइड्रोजिनेशन होने पर उनकी मात्रा घटकर केवल 2% रह जाती है। क्योंकि वनस्पति घी में वसा में घुलनशील विटामिनों की कमी होती है अतः सरकारी नियम के अधीन प्रति 100 ग्राम वनस्पति घी में 2500 1 U (1 U = International Unit) विटामिन A तथा 175 1 U विटामिन D मिलाया जाता है।

संतृप्त वसीय अम्लों के उदाहरण लौरिक, पाल्मीटिक तथा स्टियरिक एसिड हैं जो अधिकतर जन्तु वसाओं में पाए जाते हैं परन्तु ये वनस्पति तेलों में भी जैसे मूँगफली के तेल तथा नारियल के तेल आदि में भी पाए जाते हैं। मानव पोषण में संतृप्त वसीय अम्लों को कम मात्रा में लेने से रक्त में कोलेस्ट्रॉल की मात्रा कम हो जाती है। जब वसीय अम्ल संतृप्त प्रकार के होते हैं अर्थात् उनमें हाइड्रोजन परमाणुओं की पूर्ण संख्या होती है तथा जो और अधिक हाइड्रोजन का अवशोषण करने के सक्षम नहीं होते तो वह विशेष वसा जिसमें वे होते है, संतृप्त वसा कहलाती है। उदाहरण घी, मक्खन तथा विभिन्न प्रकार की कृत्रिम रूप से सतृंप्त की गयी वसाएं जैसे मारजै़रीन (margarine) एवं वनस्पति आयोजन जैसे डालडा और रथ आदि हैं। संतृप्त वसा सामान्यतः ठोस अवस्था में पाई जाती है और उसकी शीघ्र ही जम जाने की प्रवृत्ति होती है। संतृप्त वसाओं जैसे घी और मक्खन आदि से रक्त में कोलेस्ट्रॉल बढ़ जाता है।

2. असंतृप्त वसीय अम्ल (Unsaturated Fatty Acids)

ये वसीय अम्ल हाइड्रोजन से संतृप्त नहीं होते अत: इनमें अतिरिक्त हाइड्रोजन को अवशोषित करने की क्षमता होती है। ओलीक एसिड, लाइनोलीक एसिड तथा लाइनोलेनिक एसिड आदि असंतृप्त वसील अम्ल होते हैं। ये वसीय अम्ल शरीर में नहीं बनते अत: इन्हें भोजन से उपलब्ध कराया जाता है। इनका सेवन करने से रक्त म ` ˙ क ा ` ल ` स्Æ़ k ˘ ण a k g u

जब वसीय अम्ल असंतृप्त प्रकार के होते हैं तो वह विशेष वसा जिसमें वे होते हैं असंतृप्त वसा कहलाती है। वास्तव में सभी प्राकृतिक वनस्पति तेल और समुद्री मछलियों से उत्पन्न तेल असंतृप्त प्रकार के होते हैं।

असंतृप्त वसीय अम्लों को आगे एक-असंतृप्त (monounsaturated) वसीय अम्लों तथा बहुअसंतृप्त वसीय अम्लों (polyunsaturated fatty acids) में विभाजित किया गया है। असंतृप्त वसीय अम्ल को उस समय एक-असंतृप्त वसीय अम्ल कहा जाता है जब असंतृप्तिकरण (unsaturation) एक 'डबल बाण्ड' तक ही सीमित होता है जैसे ओलीक एसिड। जब वसीय अम्ल की रासायनिक संरचना में दो या अधिक डबल बाण्ड होते हैं तो इसे बहुअसंतृप्त वसीय अम्ल कहा जाता है जैसे लाइनोलेनिक एसिड, लाइनोलीक एसिड तथा एराकीडोनिक एसिड। लाइनोलोनिक एसिड तथा लाइनोलीक एसिड आवश्यक वसीय अम्ल होते हैं। असंतृप्त वसीय अम्ल सामान्यत: वनस्पति तेलों में एवं समुद्री मछली के तेलों में पाए जाते हैं।

तालिका 3 : विभिन्न वसाओं का वसीय अम्ल अंश (प्रतिशत)

वसाएँ (Fats)	संतृप्त वसीय अम्ल (Saturated fatty acids)	एक-असंतृप्त वसीय अम्ल (Mono-unsaturated acids)	बहुअसंतृप्त वसीय अम्ल (Polyunsaturated fatty acids)
मूँगफली का तेल	19	50	31
नारियल का तेल	92	6	2
खजूर का तेल	46	44	10
सोयाबीन का तेल	14	24	62
मकई का तेल	8	27	65

बिनौलों का तेल (Cotton-seed oil)	25	25	50
सूरजमुखी के बीज का तेल	8	27	65
मक्खन	60	37	3
मारज़ैरीन	25	25	50

तालिका 4 : आवश्यक वसीय अम्लों के आहार के स्रोत

आवश्यक वसीय अम्ल	आहार के स्रोत	प्रतिशत
लाइनोलीक एसिड (Linoleic acid)	मूँगफली का तेल	39
	सरसों का तेल	15
	खजूर का तेल	9
	नारियल का तेल	2
	तिल का तेल	40
	सोयाबीन का तेल	51
	सूरजमुखी का तेल	56
	मकई का तेल	57
लाइनोलेनिक एसिड (Linolenic acid)	सोयाबीन का तेल	7
	हरी पत्तियाँ	विविधता
एराकीडोनिक एसिड (Arachidonic acid)	दूध	0.4 - 0.6
	अण्डे, मांस	0.3 - 0.5

वसाओं के स्रोत (Sources of Fats)

वसाओं के आहार के स्रोतों को निम्न प्रकार से वर्गीकृत किया गया है–

(A) जन्तु वसाएँ (Animal fats)

(B) वनस्पति वसाएँ (Vegetable fats)

(C) अन्य स्रोत (Other sources)

(A) जन्तु वसाएँ (Animal Fats)

ये दूध, पनीर, घी, मक्खन, अण्डे की जर्दी, मछली के तेल और मांस हैं। जन्तु वसाएँ अधिकांशतः संतृप्त वसाएँ होती हैं और वे आवश्यक वसीय अम्लों को घटिया स्रोत हैं परन्तु विटामिन A और D की बढ़िया स्रोत हैं।

(B) वनस्पति वसाएँ (Vegetable Fats)

ये वनस्पति तेल जैसे सरसों का तेल, मूँगफली का तेल, तिल का तेल तथा नारियल का तेल आदि हैं तथा वसाएँ बादाम, काजू एवं अखरोट आदि मेवों में पायी जाती हैं।

जन्तु एवं वनस्पति वसाओं को प्रत्यक्ष वसाएँ कहा जाता है क्योंकि इन्हें नग्न नेत्रों से देखा जा सकता है, इन्हें इनके प्राकृतिक स्रोत से अलग किया जा सकता है जैसे घी और मक्खन को दूध से अलग किया जा सकता है तथा उनका आहार में अन्तर्ग्रहण का आकलन आसानी से किया जा सकता है।

(C) अन्य स्रोत (Other Sources)

थोड़ी मात्रा में वसा बहुत से अन्य खाद्य पदार्थों में भी पाई जाती है जैसे अनाजों, दालों तथा काष्ठफलों आदि में पायी जाती है। ऐसी वसाएँ गुप्त या अप्रत्यक्ष होती हैं और नग्न नेत्रों से दिखाई नहीं देतीं और प्रतिदिन के आहार में उनके अन्तर्ग्रहण का आकलन करना कठिन होता है। इन्हें अदृश्य वसाएँ कहा जाता है।

उदाहरण :

चावल	–	3%
गेहूँ	–	3%
ज्वार	–	4%
बाजरा	–	6.5%

भारत में अनाजों तथा दालों आदि का अधिक उपभोग होने पर पर्याप्त मात्रा में अदृश्य वसाएँ उपलब्ध होती हैं। अतः भारत में प्रतिदिन अदृश्य वसाएँ प्रत्यक्ष या दृश्य वसाओं की अपेक्षा अधिक खर्च होती हैं।

तालिका 5 : वसा के महत्वपूर्ण स्रोत (प्रतिशत)

गाय का दूध	–	3.5	काजू	–	46
घी	–	100	सोयाबीन	–	19.5
मक्खन	–	81	अण्डा	–	13.3
बादाम	–	58.9	मांस	–	13.3
मूँगफली	–	40	मछली	–	3.2

परिष्कृत करना (Refining)—परिष्करण वह क्रिया है जिसके द्वारा तेलों को वाष्प एवं क्षार आदि से संसाधित करके उनकी गुणवत्ता तथा स्वाद को उन्नत किया जाता है।

वसाओं के कार्य (Functions of Fats)

1. वसाओं का मुख्य कार्य शक्ति प्रदान करना है। वसाएँ उच्च शक्ति वाले खाद्य पदार्थ होते हैं। वसा के प्रत्येक ग्राम से 9 कैलोरियाँ ऊर्जा उपलब्ध होती है जो कार्बोहाइड्रेट और प्रोटीन द्वारा प्रदत्त शक्ति से दुगनी होती है।
2. वसाएँ वसा में घुलनशील विटामिन A, D, E तथा K की वाहक होती हैं और उनके अवशोषण के लिए आवश्यक हैं।
3. वसाएँ शरीर में आन्तरिक अंगों जैसे हृदय, वृक्कों तथा आँतों आदि को सहारा देती हैं।
4. वसाओं से भोजन स्वादिष्ट होता है।
5. त्वचा के नीचे स्थित वसा की परत ऊष्मा-रोधी होती है जिससे यह जाड़े के मौसम में शरीर की सतह से ऊष्मा की हानि को कम करके शरीर का तापमान सामान्य बनाये रखती है।
6. वसाओं से शक्ति उपलब्ध होने के कारण प्रोटीनों से शक्ति उपलब्ध होने की आवश्यकता नहीं होती।
7. वसाएँ, विशेष रूप से वनस्पति वसाएँ आवश्यक वसीय अम्लों की बढ़िया स्रोत हैं जिनकी वृद्धि, कोशिका कला की रचनात्मक अखण्डता तथा बिम्बाणुओं या प्लेटलेटों की चिपचिपाहट में कमी लाने के लिए शरीर को आवश्यकता होती है।
8. प्रचुर मात्रा में आवश्यक वसीय अम्लों से युक्त भोजन को ग्रहण करने से सीरम कोलेस्ट्रॉल एवं लो-डैन्सिटी लाइपोप्रोटीन कम हो जाती है।
9. बहुअसंतृप्त (polyunsaturated) वसीय अम्ल प्रोस्टेग्लैण्डिनो (prostaglandins) अर्थात् स्थानीय. हार्मोनों के पूर्वगामी होते हैं जो शरीर के बहुत से शरीरवृत्तिक (physiological) कार्यों पर नियंत्रण करने में एक भूमिका अदा करते हैं जैसे रक्तधार या वाहिकामय समस्थिति (homeostasis), आमाशय में अम्ल स्राव, जठरान्त्रीय (gastrointestinal) गतिशीलता, फेफड़ों की शरीरवृत्ति (physiology), वृक्कीय कार्य एवं प्रजनन।

10. कोलेस्ट्रॉल जो एक प्रकार की वसा होता है, स्टैरॉयड हार्मोनों का एक पूर्वगामी है, तन्त्रिका-ऊतक का एक अवयव है तथा पित्त या बाइल का एक सामान्य घटक है। कोलेस्ट्रॉल चयापचय (metabolism) में महत्वपूर्ण है।

वसा की विशिष्टताएँ (Characteristics of Fat)

उद्जनीकरण (Hydrogenation)–किसी उत्प्रेरक की विद्यमानता में हाइड्रोजन के असंतृप्त वसा के साथ मिलने से एक द्रव असंतृप्त वसा एक ठोस संतृप्त वसा में परिवर्तित हो जाती है।

पायसीकरण या इमल्सीकरण (Emulsification)–वसाएँ द्रवों के साथ पायस या इमल्सन बनाने के सक्षम होती हैं अर्थात् बड़ी वसा गोलिकाएँ छोटी-छोटी गोलिकाओं में टूट जाती हैं जो आँत में समान रूप से वितरित कण होती हैं और यह क्रिया अधिकतर पित्त अम्लों की क्रिया द्वारा सम्पादित होती है जिससे सतह तनाव कम हो जाता है।

साबुनीकरण (Saponification)–इसका अभिप्राय: वसा का साबुन में परिवर्तित होना है, वसा का जल-अपघटन होने या किसी क्षार के द्वारा वसा के विखण्डित हो जाने से ग्लिसरॉल और वसीय अम्ल बनते हैं अर्थात् साबुन बनती है।

विकृतगंधिता (Rancidity)–वसाओं के कमरे के तापमान पर बहुत अधिक वायुमण्डलीय ऑक्सीजन में रहने पर इनकी गन्ध और स्वाद बदल जाते हैं जिसे विकृतगंधिता कहा जाता है।

वसाओं पर ऊष्मा का प्रभाव–वसाओं को अत्यधिक गर्म करने पर उनके ग्लिसरॉल में विघटित हो जाने पर एक तीखा यौगिक उत्पन्न होता है जिसे एक्रोलिन (Acrolin) कहते हैं जो आन्त्रीय श्लेष्मकला के लिए क्षोभक होता है।

संतृप्त वसाओं (saturated fats) जैसे घी, मक्खन तथा कृत्रिम रूप से तैयार संतृप्त वनस्पति घी आदि से रक्त में कोलेस्ट्रॉल बढ़ जाता है जबकि इसके विपरीत असंतृप्त वसाओं (unsaturated fats) जैसे सरसों के तेल, मूँगफली के तेल या तिल के तेल आदि का प्रयोग करने से रक्त में कोलेस्ट्रॉल कम होता है।

वसाओं की दैनिक आवश्यकता

इण्डियन कौंसिल ऑफ मेडिकल रिसर्च (ICMR) ने सन् 1989 में वसाओं के द्वारा कुल ऊर्जा अन्तर्ग्रहण के प्रतिदिन 20% से अधिक अन्तर्ग्रहण न करने की संस्तुति की है। वसा अन्तर्ग्रहण का कम से कम 50% आवश्यक वसीय अम्लों से भरपूर वनस्पति तेलों का होना चाहिए। भोजन में 15 ग्राम वनस्पति तेल होने चाहिएँ।

तालिका 6 : भोजन में वसा की अनुशंसित मात्रा

वर्ग	विवरण	शरीर भार किलोग्राम	कुल ऊर्जा किलोकैलोरियाँ/दिन	वसा ग्राम/ दिन
पुरुष	बैठे रहने का (श्रम रहित) कार्य		2425	
	मामूली श्रम का कार्य	60	2875	20
	कठोर श्रम का कार्य		3800	
स्त्री	बैठे रहने का (श्रम रहित) कार्य		1875	
	मामूली श्रम का कार्य	50	2225	20
	कठोर श्रम का कार्य		2925	
	गर्भवती स्त्री	50	+300	30
	दुग्ध स्रवण काल में			
	0-6 माह		+550	
	6-12 माह	50	+400	45
बच्चे	1-3 वर्ष	12.2	1240	
	4-6 वर्ष	19.0	1690	25
	7-9 वर्ष	26.9	1950	
	10-12 वर्ष (लड़के)	35.4	2190	
	10-12 वर्ष (लड़कियाँ)	31.5	1970	22
	13-15 वर्ष (लड़के)	47.8	2450	
	13-15 वर्ष (लड़कियाँ)	46.7	2060	22
	16-18 वर्ष (लड़के)	57.1	2640	
	16-18 वर्ष (लड़कियाँ)	49.9	2060	22

शरीर में वसा का उपभोग

जब कोई व्यक्ति भोजन ग्रहण करता है तो यह आमाशय में प्रवेश करता है जहाँ पर गैस्ट्रिक लाइपेस एन्जाइम भोजन की वसा का कुछ हद तक जल-अपघटन (जल-अपघटन वसा में जल मिलाकर उसे सूक्ष्म कणों में विखण्डित करने की क्रिया है) करता है। फिर भोजन ग्रहणी या ड्योडिनम में पहुँचता है जहाँ पर लाइपेस एन्जाइम से युक्त अग्न्याशयिक रस (pancreatic juice) निष्कासित होता है और छोटी आँत की श्लेष्मकला के आन्त्रीय रस (succus entericus) से भी लाइपेस एन्जाइम स्रवित होता है। अतः ड्योडिनम में भोजन का अधिक जल-अपघटन होता है और पित्त (bile) के स्रवण से वह इमल्सीकृत भी हो जाता है। लाइपेस एन्जाइम द्वारा जल-अपघटन से विच्छेदित होकर तथा पित्त द्वारा इमल्सीकरण होने से वसा छोटी आँत के प्रथम भाग ड्योडिनम में ग्लिसरॉल एवं वसीय अम्लों में खण्डित हो जाता है।

ग्लिसरॉल एवं वसीय अम्ल छोटी आँत की भित्तियों में विद्यमान अंकुरकों (villi) से अवशोषित हो जाते हैं और दुग्धवाहिनियों में अर्थात् अंकुरकों में विद्यमान सूक्ष्म लसीका वाहिनियों में प्रवेश कर जाते हैं और उनकी लसीका (lymph) के साथ मिश्रित हो जाते हैं। ग्लिसरॉल एवं वसीय अम्ल लसीका के साथ मिश्रित होकर बहुत सी बड़ी लसीका वाहिनियों द्वारा वसालसीका महाकुण्ड (cisterna chyli) अर्थात् वक्षीय वाहिनी (thoracic duct) के उद्‌गम के चौड़े भाग में पहुँचते हैं जहाँ से वे अन्ततः वक्षीय वाहिनी द्वारा रक्त धारा में पहुँच जाते हैं और प्रतिहारी शिरा (portal vein) द्वारा यकृत में पहुँच जाते हैं जहाँ पर उनमें कुछ परिवर्तन होते हैं। ग्लिसरॉल एवं वसीय अम्ल रक्त में परिसंचरण करते हुए शरीर की प्रत्येक कोशिका में पहुँचते हैं जहाँ पर उनका ऊष्मा एवं ऊर्जा प्रदान करने में उपभोग हो जाता है। कुछ ग्लिसरॉल और वसीय अम्ल वसा भण्डारों के रूप में संचित हो जाते हैं जिनमें विटामिन A और D होते हैं।

कार्बोहाइड्रेट (Carbohydrates)

आहार का तीसरा मुख्य घटक कार्बोहाइड्रेट है जो ऊर्जा का मुख्य स्रोत है, प्रति ग्राम कार्बोहाइड्रेट से 4 किलोकैलोरियाँ (Kcals) उपलब्ध होती हैं। यह वसाओं के ऑक्सीकरण के लिए और कुछ अनावश्यक अमीनो अम्लों के संश्लेषण के लिए भी

आवश्यक है। कार्बोहाइड्रेट ऐसे यौगिक होते हैं जिनमें कार्बन, हाइड्रोजन तथा ऑक्सीजन होती है। हाइड्रोजन तथा ऑक्सीजन उसी अनुपात में होती है जिसमें वे जल में होती हैं अर्थात् वे 2:1 के अनुपात में होती हैं। कार्बोहाइड्रेट हमारे शरीर के लिए ऊर्जा के मुख्य स्रोत हैं। कुल ऊर्जा आवश्यकता के लगभग 70% की आपूर्ति कार्बोहाइड्रेटों से होती है।

कार्बोहाइड्रेटों को निम्न प्रकार से वर्गीकृत किया गया है–

I	मोनोसैक्केराइड (Monosachharides)	ग्लूकोज़, फ्क्टोज़ एवं गैलेक्टोज़
II	डाइसैक्केराइड (Disachharides)	सुक्रोज़ (इक्षु-शर्करा), लैक्टोज़, माल्टोज़
III	पॉलिसैक्केराइड (Polysachharides)	स्टार्च, ग्लाइकोजन, सेल्यूलोज़, पैक्टिन

मोनोसैक्केराइड (Monosachharides)

इनमें एक मात्र शुगर इकाई होती है। ये कार्बोहाइड्रेटों के सर्वाधिक साधारण रूप हैं जो और अधिक साधारण रूपों में जलअपघटित नहीं हो सकते। ये पॉलिसैक्केराइडों एवं डाइसैक्केराइडों के पाचन के परिणाम स्वरूप उत्पन्न होते हैं। मोनोसैक्केराइडों की रासायनिक संरचना में विद्यमान कार्बन अणुओं की संख्या के अनुसार इन्हें biose (2-कार्बन), triose (3-कार्बन), tetrose (4-कार्बन), pentose (5-कार्बन) तथा hexose (6-कार्बन) में वर्गीकृत किया गया है। कार्बोहाइड्रेट आँत से केवल मोनोसैक्केराइडों के रूप में ही अवशोषित होते हैं। ये ग्लूकोज़, फ्क्टोज़ तथा गैलेक्टोज़ होते हैं। ग्लूकोज़ और फ्क्टोज़ को ऐसे ही ग्रहण किया जा सकता है अर्थात् इन्हें पाचन की आवश्यकता नहीं होती, ये सीधे ही आँत से अवशोषित हो जाते हैं अथवा ये अन्य कार्बोहाइड्रेटों से उत्पन्न हो सकते है।

ग्लूकोज़ (Glucose)

ग्लूकोज़ कार्बोहाइड्रेट पाचन का अन्तिम उत्पाद होता है और शरीर की शक्ति के लिए प्रमुख स्रोत होता है। यह जल में आसानी से घुलकर मीठा स्वाद देने वाला

सफेद, रवेदार पाउडर होता है। यह आमाशय से शीघ्र ही अवशोषित हो जाता है। अतिरिक्त ग्लूकोज़ ग्लाइकोजन में परिवर्तित हो जाता है जो आवश्यकता पड़ने पर प्रयुक्त होने के लिए यकृत एवं पेशियों में संचित हो जाता है और जब यह और अधिक होता है तो वसा में परिवर्तित हो जाता है जो वसीय ऊतक (adipose tissue) में संचित हो जाती है। सामान्य रक्त शुगर (ग्लूकोज़) स्तर (उपवासीय) 80 से 110 मिग्रा. प्रति 100 मिली. रक्त है जो इन्सुलिन नामक हार्मोन द्वारा कायम रहता है। इन्सुलिन की कमी होने पर कम मात्रा में ग्लूकोज़ ग्लाइकोजन में परिवर्तित होता है जिससे रक्त में ग्लूकोज़ का स्तर बढ़ जाता है और सामान्य से ऊपर हो जाता है, यह दशा अतिग्लूकोज़रक्तता (hyperglycemia) कहलाती है। जब ग्लूकोज़ स्तर वृक्कीय प्रभाव सीमा (renal threshold) से ऊपर पहुँच जाता है तो ग्लूकोज़ मूत्र में प्रकट होने लगता है, इस दशा को शर्करामेह (glycosuria) कड़ा जाता है जो मधुमेह का एक लक्षण है। इन्सुलिन की अधिकता होने पर अधिक ग्लूकोज़ ग्लाइकोजन में परिवर्तित हो जाता है जिससे रक्त में ग्लूकोज़ स्तर सामान्य से नीचे पहुँच जाता है, इस दशा को अल्पग्लूकोज़रक्तता (hypoglycemia) कहा जाता है।

फलशर्करा (Fructose)

इसे लेव्यूलोज़ (levulose) भी कहा जाता है। यह ग्लूकोज़ से अधिक मीठी होती है। यह भी सुक्रोज़ का जल-अपघटन होने से उपलब्ध होती है। यह hexose होती हैं अर्थात् इसमें कार्बन के 6 परमाणु होते हैं। यह फलों के रस एवं शहद आदि में पायी जाती है। यह ऊर्जा का एक स्रोत उपलब्ध कराने हेतु चयापचयित हो जाती है या ग्लाइकोजन में परिवर्तित होकर शरीर में संचित हो जाती है।

गैलेक्टोज़ (Galactose)

यह एक साधारण hexose शुगर है। यह प्रकृति में स्वतंत्र रूप से नहीं पायी जाती बल्कि लैक्टोज़ के जल-अपघटन में ग्लूकोज़ के साथ बनती है। यह मस्तिष्क एवं तन्त्रिकीय ऊतक में पाए जाने वाले सेरीब्रोसाइडों (cerebrosides) का एक घटक है अतः यह पौषणिक दृष्टि से महत्वपूर्ण है। यह पाचक नली में शीघ्र ही अवशोषित हो जाता है, यकृत में यह ग्लूकोज़ में परिवर्तित हो जाता है और ग्लाइकोजन के रूप में संचित हो जाता है।

डाइसैक्केराइड (Disachharides)

ये दो मोनोसैक्केराइडों के बने होते हैं।

सुक्रोज़ (इक्षु-शर्करा)–यह गन्ने में तथा चुकन्दर की जड़ में पाया जाता है। अतः यह बड़े पैमाने पर गन्ने या चुकन्दर से बनाया जाता है। यह ग्लूकोज़ एवं फ्रक्टोज़ के एक-एक अणु के घनीकरण से बनता है। यह आन्त्रीय रस में पाए जाने वाले एन्जाइम सुक्रेज़ (sucrase) के द्वारा आसानी से ग्लूकोज़ तथा फ्रक्टोज़ में जलअपघटित हो जाता हैं।

सुक्रोज़ के पाचन के परिणाम स्वरूप उत्पन्न मोनोसैक्केराइडों का छोटी आँत में अवशोषण हो जाता है और ये यकृत में पहुँच जाते हैं जहाँ पर ये ग्लाइकोजन में परिवर्तित हो जाते हैं और इसी रूप में संचित हो जाते हैं यदि इनकी तुरन्त ही ऊर्जा के लिए आवश्यकता नहीं होती।

लैक्टोज़–यह सभी स्तनधारियों (mammals) के दूध में पाया जाने वाला एक डाइसैक्केराइड है। इसका आन्त्रीय रस में पाए जाने वाले एन्जाइम लैक्टेज़ (lactase) के द्वारा जलअपघटन होने पर ग्लूकोज़ तथा गैलेक्टोज़ की उत्पत्ति होती है। ग्लूकोज़ और गैलेक्टोज़ के एक-एक अणु के घनीकरण से लैक्टोज़ बनता है। जीवाणु जैसे दूध के खट्टा होने में लैक्टोज़ को लैक्टिक एसिड (lactic acid) एवं ब्यूटीरिक एसिड (butyric acid) में परिवर्तित कर सकते है। स्तनधारियों या स्तनपायियों के दूध में 4% से 7% लैक्टोज़ होता है। मूत्र में इसके पाए जाने से बच्चे का दूध पीना छोड़ देने के पश्चात् दूध के प्रवाह में अवरोध उत्पन्न हो जाने का संकेत मिलता है।

माल्टोज़–यह माल्ट, माल्ट उत्पादों एवं अंकुरित बीजों में पाया जाने वाला एक डाइसैक्केराइड है। यह उस समय बनता है जब भोजन में विद्यमान स्टार्च का पाचन हो जाता है अर्थात् लार ग्रन्थियों एवं अग्न्याशय से उत्पन्न एन्जाइम एमाइलेस से इसका जल-अपघटन हो जाता है और यह एन्जाइम माल्टेज़ (maltase) से ग्लूकोज़ में परिवर्तित हो जाता है। माल्टोज़ स्टार्च के जल-अपघटन द्वारा अंकुरण के दौरान अनाजों में बनता है।

पॉलिसैक्केराइड (Polysachharides)

ये उच्च आण्विक भार (atomic weight) वाले जटिल कार्बोहाइड्रेट होते हैं जो सामान्यतः जल में अघुलनशील होते हैं और मोनोसैक्केराइडों के कई अणुओं के संघनित होने से बनते हैं जो शीघ्र ही अवशोषित और स्वांगीकृत (assimilated) हो जाते हैं। पॉलिसैक्केराइड हमारे दैनिक आहार के मुख्य भाग होते हैं।

स्टार्च–स्टार्च प्रकृति में बहुत से ग्लूकोज़ अणुओं के संघनित होने से बनने वाला एक पॉलिसैक्केराइड है। यह अनाजों में जैसे गेहूँ, चावल, मक्का, जौ आदि में, दालों में, भूमिगत सब्जियों जैसे आलू, शकरकन्द एवं चुकन्दर आदि में तथा फलों जैसे केले, सेव, अमरूद और आम आदि में पाया जाता है। यह जल में अघुलनशील होता है। यह उच्च आण्विक भार वाला होता है और इसका पूर्ण जल-अपघटन हो जाने पर इससे मोनोसैक्केराइडों की उत्पत्ति होती है जिनका शीघ्र ही अवशोषण हो जाता है। जब कुछ फल पक जाते हैं तो स्टार्च शुगर में बदल जाती है जबकि कुछ सब्जियाँ जैसे मटर शुगर को स्टार्च में बदल देती है जब उसके बीज विकसित हो रहे होते हैं।

ग्लाइकोजन–यह "जन्तु स्टार्च" कहलाता है जो एक सफेद-सा पाउडर होता है जो जन्तु यकृत या जिगर (liver) एवं पेशियों तथा अन्य जन्तु ऊतकों से बनता है। यह यकृत और पेशियों में पाया जाता है। जब शरीर में विलयन के रूप में विद्यमान साधारण शुगर (ग्लूकोज़) की आवश्यकता नहीं हाती तो यह जन्तु स्टार्च या ग्लाइकोजन के रूप में यकृत एवं पेशियों में जमा हो जाता है। ग्लाइकोजन पुनः ग्लूकोज में परिवर्तित हो जाता है जब शरीर के सक्रिय होने पर ग्लूकोज की आवश्यकता होती है। एक वयस्क का ग्लाइकोजन (कार्बोहाइड्रेट) भण्डार लगभग 500 ग्राम होता है। किसी व्यक्ति के उपवास करने पर यह शीघ्रता से खाली होने लगता है।

सेल्यूलोज़–यह कार्बोहाइड्रेट का एक अपचनीय घटक है जिसका पौषणिक मान (nutritive value) बहुत कम होता है। इससे भोजन में रेशा उपलब्ध होता है।

तन्तु या रेशें (Fibres)

भोजन के रेशों का जठरान्त्रीय पथ (gastrointestinal tract) में पाचक रस द्वारा पाचन नहीं होता और पाचन के पश्चात् इनमें कोई परिवर्तन हुए बिना ये ऐसे ही रह जाते हैं जबकि अन्य सभी घटकों का जैसे प्रोटीन, वसा, स्टार्च एवं शुगर का पाचन एवं अवशोषण हो जाता है। पौधों की कोशिका भित्तियाँ सेल्यूलोज़ (तन्तुओं या रेशों) की बनी होती हैं जिससे फलों, सब्जियों विशेष रूप से पत्तियों वाली सब्जियों तथा अनाजों में काफी मात्रा में तन्तु या रेशें पाए जाते हैं। तन्तुओं या रेशों से कैलोरी रहित भोजन प्राप्त होता है क्योंकि इनसे ऊर्जा उपलब्ध नहीं होती।

तन्तुओं या रेशों के कार्य (Action of Fibres)

1. जब भोजन के साथ रेशों को ग्रहण किया जाता है तो ये रेशे पानी को सोख कर मल का आयतन बढ़ा देते हैं जिससे आँतों की क्रमाकुंचन गतियाँ (peristaltic movements) बढ जाती हैं और इसके परिणामस्वरूप पेट साफ हो जाता है अर्थात् इनसे कब्ज में आराम पहुँचता है।
2. रेशों से शरीर का वज़न भी घटता है जिससे ये शरीर को पतला करने में मदद करते हैं।
3. कुछ प्रकार के रेशों से रक्त में कोलेस्ट्रॉल कम होता है।
4. ऐसे भोजन से जिसमें तन्तु या रेशे अधिक होते हैं, प्रोटीन, वसा तथा साधारण कार्बोहाइड्रेट का अन्तर्ग्रहण कम करने से कॉरोनरी हृदय रोग से कुछ सुरक्षा हो जाती है। कुछ रेशों की प्रवृत्ति कोलेस्ट्रॉल को बाँध लेने और आन्त्रीय पथ से इसका अवशोषण कम करने की होती है।
5. रेशों से युक्त भोजन ग्रहण करने से आँत के कैंसर से सुरक्षा हो सकती है।

तन्तुओं अथवा रेशों की दैनिक आवश्यकता - 10 से 12 ग्राम

पैक्टिन (Pectin)–यह नीबू-वंश के फलों के छिलकों या सेव के गूदे से उपलब्ध होने वाला एक विशुद्ध कार्बोहाइड्रेट है। सेल्यूलोज़ एवं पैक्टिन मानव द्वारा स्वांगीकृत नहीं होते बल्कि ये मल का आयतन बढ़ा देते हैं।

जरा-सा भी अतिरिक्त कार्बोहाइड्रेट वसा में परिवर्तित हो जाता है जो वसा भण्डारों या वसीय ऊतक के रूप में जमा हो जाता है। शरीर के दुबला होने पर ग्लाइकोजन ग्लूकोज में विघटित हो जाता है जो ऑक्सीकृत हो जाता है और ऊर्जा उत्पन्न होती है जिसका शरीर में उपयोग होता है।

कार्बोहाइड्रेट के कार्य (Functions of Carbohydrates)

1. कार्बोहाइड्रेट का मुख्य कार्य शक्ति प्रदान करना है। ग्लूकोज़ के ऑक्सीकृत होने पर इसके एक ग्राम से 4 किलोकैलोरियाँ शक्ति प्राप्त होती है।
2. कार्बोहाइड्रेटों से जैसे शुगर से भोजन अधिक सुगन्धित तथा स्वादिष्ट हो जाता है।
3. सेल्यूलोज़ और पैक्टिन आँतों की क्रमाकुंचक गतियों को उद्दीप्त करते हैं जिससे पेट साफ हो जाता है और कब्ज में आराम पहुँचता है।

4. कार्बोहाइड्रेट भोजन के पाचन एवं उसके अवशोषण में भी मदद करते हैं। कार्बोहाइड्रेट की पाचन क्रिया छोटी आँत में होती है।
5. कार्बोहाइड्रेट लैक्टोज़ की मदद से आँत में वांछित जीवाणुओं की वृद्धि होने में मदद करते हैं जो विटामिन बी कॉमप्लैक्स के बनने के लिए उपयोगी होते हैं।
6. ग्लूकोज़ शरीर में अमीनो अम्लों के संश्लेषण में मदद करता है।
7. लैक्टोज़ कैल्सियम के अवशोषण एवं उसके उपभोग को बढ़ाता है।
8. कार्बोहाइड्रेटों की न्यूक्लिक एसिड, तन्त्रिकीय ऊतक के गैलेक्टोसाइड (galactoside) तथा संयोजी ऊतक के आधात्री (matrix) के निर्माण के लिए आवश्यकता होती है।
9. **प्रोटीन बचाने का कार्य**–शरीर शक्ति के स्रोत के रूप में कार्बोहाइड्रेट का उपयोग करेगा जब इसकी भोजन में पर्याप्त रूप से आपूर्ति हो जाती है और यह प्रोटीन को ऊतक निर्माण के उद्देश्य के लिए बचा लेता है।

कार्बोहाइड्रेट की दैनिक आवश्यकता

एक सामान्य वयस्क को प्रतिदिन लगभग 400 ग्राम कार्बोहाइड्रेट लेने की आवश्यकता होती है।

कार्बोहाइड्रेटों का शरीर में उपभोग–लारमय ग्रन्थियों से स्रवित मुख के थूक में पाए जाने वाले टाइलिन (ptyalin) एन्जाइम से आंशिक रूप से कार्बोहाइड्रेटों का पाचन हो जाता है जिसके परिणामस्वरूप पॉलिसैक्केराइड डाइसैक्केराइड में परिवर्तित हो जाता है। भोजन के आमाशय में पहुँच जाने पर आमाशय के हाइड्रोक्लोरिक एसिड से कार्बोहाइड्रेट भोजन का कुछ जल–अपघटन हो जाता है जिसके परिणाम स्वरूप डाइसैक्केराइड का आंशिक विघटन हो जाता है। फिर भी कार्बोहाइड्रेट का पाचन मुख्य रूप से तथा इसका अन्तिम अवशोषण छोटी आँत में होता है। छोटी आँत की श्लेष्मिक कला की कोशिकाओं से एन्जाइम 'सुक्रेज' सुक्रोज़ के लिए, 'लैक्टेज़' लैक्टोज़ के लिए तथा 'माल्टेज़' माल्टोज़ के लिए स्रवित होते हैं। पाचन के समय एन्जाइम एमाइलेस से युक्त अग्न्याशयिक रस (pancreatic juice) ड्योडिनम में निष्कासित होता है। एमाइलेस शरीर में प्रमुख कार्बोहाइड्रेट विघटनकारी एन्जाइम है। इस प्रकार निगल लिया गया कार्बोहाइड्रेट भोजन चाहें वह पॉलिसैक्केराइड अथवा डाइसैक्केराइड हो या मोनोसैक्केराइड ही क्यों न हो, पाचन की क्रमिक अवस्थाओं से गुजर कर अन्त

में साधारण मोनोसैक्केराइडों में विघटित हो जाता है। केवल जटिल कार्बोहाइड्रेट भोजन से उत्पन्न मोनोसैक्केराइड हो अथवा मोनोसैक्केराइड के रूप में ही भोजन ग्रहण किया गया हो, कार्बोहाइड्रेट का मोनोसैक्केराइड के रूप में ही आन्त्रीय श्लेष्मिक कला से होकर रक्त परिसंचरण में अवशोषण होता है जो बाद में प्रतिहारी शिराओं (portal veins) द्वारा यकृत में पहुँचता है जहाँ पर इसका चयापचय (metabolism) होता है।

शक्ति का मुख्य स्रोत ग्लूकोज़ है। ग्लूकोज़ की मात्रा शरीर की तुरन्त की आवश्यकता से तथा सामान्य रक्त शुगर (ग्लूकोज़) स्तर को कायम रखने से अधिक होने पर यह पॉलिसैक्केराइड में बदल जाता है जिसे ग्लाइकोजन कहा जाता है जो यकृत एवं पेशियों में संचित हो जाता है। ग्लूकोज़ का ग्लाइकोजन में परिवर्तित होना ग्लाइकोजनन (glycogenesis) कहलाता है। शरीर की माँग होने पर सार्वदैहिक रक्त परिसंचरण में प्रवाहित होने के लिए ग्लाइकोजन पुनः ग्लूकोज़ में परिवर्तित हो जाता है। ग्लाइकोजन की ग्लूकोज़ में परिवर्तित होने की क्रिया को शर्कराजनन (glycogenolysis) कहा जाता है।

प्रोटीनो, वसाओं एवम् कार्बोहाइड्रेटों की न्यूनता तथा उनकी अधिकता से उत्पन्न होने वाले रोगों का वर्णन पौषणिक विकार (Nutritional disorders) के अध्याय में किया गया है।

लघुपोषक (Micronutrients)

विटामिन (Vitamins)

एक विटामिन बहुत से आहारों में पाए जाने वाले कार्बनिक यौगिकों के एक वर्ग का होता है जो शरीर के अच्छे स्वास्थ्य को बनाये रखने एवं सामान्य कार्यों के लिए बहुत ही सूक्ष्म मात्राओं में आवश्यक होते हैं यद्यपि इनसे शक्ति उत्पन्न नहीं होती, न ही ये शरीर का निर्माण करते हैं। इन्हें लघुपोषकों (Micronutrients) की श्रेणी में रखा गया है। विटामिन 6 प्रकार के होते हैं अर्थात् विटामिन A, B, C, D, E तथा K। प्रत्येक विटामिन का करने के लिए एक विशिष्ट कार्य होता है और किसी भी विशेष विटामिन की कमी होने पर विशिष्ट न्यूनता रोग उत्पन्न हो जाते हैं।

शरीर के सामान्य रूप से कार्य करने एवं अच्छे स्वास्थ्य के लिए सामान्यतः एक अच्छे सन्तुलित आहार में स्वस्थ व्यक्ति की आपूर्ति करने हेतु उपयुक्त मात्राओं में

सभी विटामिन होते हैं परंतु फिर भी बढ़ते हुए बच्चों, गर्भवती स्त्रियों, दूध पिलाने वाली माताओं में, शारीरिक दुर्बलता एवं किसी जीर्ण रोग के रोगनिवृत्ति काल (convalescence period) में अधिक विटामिनों की आवश्यकता होती है।

विटामिनों को दो वर्गों में विभाजित किया गया है–

(A) वसा-घुलनशील (Fat-soluble) विटामिन – बिटामिन A, D, E तथा K

(B) जल-घुलनशील (Water-soluble) विटामिन – विटामिन B तथा C

वसा में घुलनशील विटामिन

विटामिन A

विटामिन A को वृद्धि प्रवर्तक कारक (growth-promoting factor) भी कहा जाता है क्योंकि यह शरीर की वृद्धि के लिए आवश्यक है और इसे संक्रमणरोधी (anti-infective) विटामिन भी कहा जाता है क्योंकि यह संक्रमण से शरीर की रक्षा करता है। विटामिन A के अन्तर्गत दोनों, एक पूर्वनिर्मित (preformed) विटामिन रेटीनॉल (retinol) तथा एक पूर्वगामी या पूर्व विटामिन (precursor or provitamin) बीटा-कैरोटीन का समावेश होता है। लगभग 30% बीटा-कैरोटीन आन्त्रीय श्लेष्मकला में रेटीनॉल में परिवर्तित हो जाता है। यह क्रिया कुपोषण से ग्रस्त बच्चों में तथा ऐसे बच्चों में जिन्हें दस्त हो रहे होते हैं, बहुत कम होती है। पित्त लवणों (bile salts) से रेटीनॉल तथा बीटा-कैरोटीन दोनों का अवशोषण सुसाध्य हो जाता है। वायु के होने पर उच्च तापमान में अनावृत होने पर विटामिन A शीघ्रता से नष्ट हो जाता है। विटामिन E के होने से शरीर में विटामिन A नष्ट नहीं होता। विटामिन A रेटीनॉल के रूप में यकृत में जमा हो जाता है।

लगभग 6 माइक्रोग्राम बीटा-कैरोटीन = 1 माइक्रोग्राम रेटीनॉल

1 पुरानी अन्तर्राष्ट्रीय इकाई विटामिन A = 0.3 माइक्रोग्राम रेटीनॉल

विटामिन A के स्रोत

विटामिन A जन्तु आहार में और साथ ही वनस्पति आहार में भी पाया जाता है। जन्तु आहारों में विटामिन A पूर्वनिर्मित विटामिन A (रेटीनॉल) के रूप में पाया जाता है और वनस्पति आहारों में पूर्वगामी या पूर्व विटामिन (बीटा-कैरोटीन) के रूप में पाया जाता है।

विटामिन A (रेटीनॉल) के जन्तु स्रोत–विटामिन A के जन्तु स्रोत दूध, पनीर, मक्खन, घी, अण्डे की ज़र्दी, मछली के जिगर के तेल, जिगर एवं मांस आदि हैं। मछली के जिगर के तेल रेटीनॉल के सबसे अच्छे स्रोत हैं। एक चाय की चम्मच भर कॉड लीवर ऑयल या शार्क लीवर ऑयल से लगभग 6000 अन्तर्राष्ट्रीय इकाई (International Unit — IU)विटामिन A प्राप्त होता है।

विटामिन A के वनस्पति स्रोत–गहरी हरी पत्तियों वाली सब्जियाँ, पत्तियाँ जितनी अधिक हरी होती हैं, उनमें उतना ही अधिक कैरोटीन होता है। पालक, चौलाई, धनिया, पोदीना, पत्तागोभी, मेथी, काशीफल, लौकी, बथुआ, पीली या लाल सब्जियाँ जैसे गाजर, चुकन्दर एवं टमाटर आदि, फल जैसे पका पपीता और पका आम आदि विटामिन A के बढ़िया स्रोत हैं।

पुष्टीकृत आहार (Fortified Foods)–विटामिन A से पुष्टीकृत आहार जैसे वनस्पति घी, मारजैरीन एवं दूध आदि विटामिन A के महत्वपूर्ण स्रोत हो सकते हैं।

तालिका 7 : कुछ चयनित आहारों में विटामिन A की मात्रा

आहार	माइक्रोग्राम/ 100 ग्राम	आहार	माइक्रोग्राम/ 100 ग्राम
गाजर	1167	पनीर	350
पालक	607	मक्खन	825
चौलाई	515	अण्डा	140
हरी पत्तियाँ	300	मारजैरीन	900
टमाटर	84	कॉड लीवर ऑयल	18,000
पका पपीता	118	हैलीबट लीवर ऑयल	900,000
पका आम	313	यकृत या जिगर (बैल का)	16,500
दूध (गाय का)	38	मछली	40

विटामिन A के कार्य

1. विटामिन A त्वचा तथा नेत्रों के इपीथीलियमी ऊतक एवं साथ ही आन्त्रीय, श्वसनीय और मूत्रीय पथ के अस्तर की इपीथीलियमी कोशिकाओं की

सुस्वस्थता तथा उनके सामान्य रूप से कार्य करने को बनाये रखने के लिए आवश्यक है।

2. यह शरीर की वृद्धि, विशेष रूप से हडिड्यों की वृद्धि के लिए आवश्यक है।
3. विटामिन A एक संक्रमणरोधी (anti-infective) विटामिन है अर्थात् यह संक्रमण से शरीर की रक्षा करता है।
4. यह नेत्रों की रेटिना की शलाकाओं (rods) में पाए जाने वाले वर्णक (pigment) अर्थात् रोह्डोप्सिन (Rhodopsin) या विजुअल पर्पिल (visual purple) को पुनर्जीवित कर देता है जो तीव्र प्रकाश में विरंजित हो गया होता है और तब धुधँले प्रकाश में भी पुनः ठीक से दिखाई देने लगता है।
5. इसकी शरीर की रोगक्षमता-रक्षा यान्त्रिकी (Immunological defence mechanism) में एक भूमिका होती है।
6. बीटा-कैरोटीन बहुत महत्वपूर्ण ऑक्सीकरणरोधी (antioxidant) विटामिन है जो धमनी कलाकाठिन्य (atherosclerosis) को उत्पन्न नहीं होने देता और फिर कॉसेनरी हृदय रोग नहीं हो पाता।
7. विटामिन A पुरुषों में सामान्य जननीय कार्य को बनाये रखने के लिए आवश्यक है।
8. ऐसा विश्वास किया जाता है कि यह त्वचा में वयोवृद्धि प्रक्रिया (aging process) को रोकता है अर्थात् वृद्धावस्था में त्वचा में होने वाले परिवर्तन नहीं हो पाते।

विटामिन A की दैनिक आवश्यकता

निम्नलिखित तालिका में लोगों के विभिन्न वर्गों के लिए रेटीनॉल एवं बीटा-कैरोटीन पदों में विटामिन A की दैनिक आवश्यकताएँ दी हुई हैं–

तालिका 8 : विटामिन A की दैनिक आवश्यकता (ICMR द्वारा अनुशंसित)

	वर्ग	रेटीनॉल (माइक्रोग्राम)	बीटा-कैरोटीन (माइक्रोग्राम)
वयस्क	पुरुष	600	2400
	स्त्री	600	2400

	गर्भावस्था	600	2400
	दुग्धस्रवण काल	950	3800
शिशु	0-12 माह	350	1200
बच्चे	1-6 वर्ष	400	1600
	7-12 वर्ष	600	2400
किशोरावस्था	13-19 वर्ष	600	2400

वसा में घुलनशील विटामिन होने के कारण यह शरीर में संचित हो सकता है। लगभग 90% अर्थात् लगभग 100,000 माइक्रोग्राम विटामिन A यकृत में संचित होता है जिसका 6 से 9 माह तक उपयोग हो सकता है। अधिक विटामिन A का उपभोग करने पर इसकी विषाक्तता हो जाती है जो विटामिन A का अन्तर्ग्रहण करना छोड़ देने पर समाप्त हो जाती है।

संचयन तथा भोजन बनाने के दौरान 50% विटामिन A नष्ट हो जाता है, सब्जियों में 15 से 20% कैरोटीन की हानि उस समय होती है जब उन्हें कमरे के तापमान पर केवल 24 घण्टे के लिए रख दिया जाता है।

विटामिन A की न्यूनता और अधिकता से होने वाले रोगों का वर्णन "पौषणिक विकार (Nutritional disorders) अध्याय में किया गया है।

विटामिन D

विटामिन D को बालास्थिविकाररोधी (antirachitic) विटामिन भी कहा जाता है क्योंकि यह बच्चों की बालास्थिविकार या रिकेट्स से रक्षा करता हैं। विटामिन D समूह में कैल्सीफैरोल (Calciferol—Vit. D_2), कोलीकैल्सीफैरोल (Cholecalciferol—Vit. D_3), किरणित 22 डाइहाइड्रोअर्गोस्ट्रॉल (irradiated 22-dihydroergosterol—Vit. D_4), और किरणित डीहाइड्रोसाइटोस्ट्रॉल (irradiated dehydrositosterol) का समावेश होता है। पौषणिक दृष्टि से कैल्सीफैरोल या विटामिन D_2 तथा कोलीकैल्सीफैरोल या विटामिन D_3 महत्त्वपूर्ण हैं। कैल्सीफैरोल (विटामिन D_2) पौधों में बनता है जब पौधों में पाया जाने वाला अर्गस्ट्रॉल अल्ट्रावॉयलेट प्रकाश के प्रति अनावृत हो जाता है। कोलीकैल्सीफैरोल (विटामिन D_3) त्वचा के सूर्य-प्रकाश में अनावृत होने पर सूर्य-प्रकाश की अल्ट्रावायलेट किरणों

के विकिरण द्वारा कार्बनिक रसायन 7-डी-हाइड्रोकोलेस्ट्रॉल (त्वचा में पाया जाने वाला एक स्टैरॉल) से त्वचा की बाह्य परत या बाह्यत्वचा (epidermis) की गहन परत में बनता है। यह जन्तु वसाओं तथा मछली के जिगर के तेलों में भी पाया जाता है। विटामिन D अधिकांशत: वसा भण्डारों में जमा होता है। वास्तव में भोजन के विटामिन D_3 (कोलीकैल्सीफैरोल) की बिल्कुल आवश्यकता नहीं होती यदि सूर्यप्रकाश प्रर्याप्त रूप से उपलब्ध होता है। यह प्रतिदिन 5 मिनट ही सूर्यप्रकाश में रहने पर शरीर में पर्याप्त मात्रा में बन सकता है। गोरी त्वचा वाले व्यक्तियों में अधिक विटामिन D बनता है क्योंकि गोरी त्वचा को अधिक सूर्य की अल्ट्रावॉयलेट किरणे बेध सकती हैं अर्थात् काली त्वचा में 5 से 30% की अपेक्षा 50 से 70% तक बेध सकती हैं।

वास्तव में विटामिन D को एक हार्मोन समझा जाता है और विटामिन नहीं समझा ज़ाता क्योंकि किसी हार्मोन के समान यह किसी अंग जैसे त्वचा की ऊतक कोशिकाओं में संश्लेषित होता है तथा रक्त द्वारा दूरस्थ लक्ष्य अंग जैसे छोटी आँत और अस्थियों में पहुँचाया जाता है और वहाँ इन पर विटामिन D की क्रिया होती है।

विटामिन D को अन्तर्राष्ट्रीय इकाई (International Unit — IU)में मापा जाता है। एक अन्तर्राष्ट्रीय इकाई (IU) = 0.025 µg (mcg या माइक्रोग्राम) कैल्सीफैरोल अर्थात् अन्तर्राष्ट्रीय इकाईयों (IU) को माइक्रोग्रामों (µg या mcg) में बदलने के लिए इकाइयों को 40 से विभाजित किया जाता है।

विटामिन D के स्रोत–विटामिन D सूर्यप्रकाश तथा खाद्य पदार्थों दोनों से उत्पन्न होता है।

सूर्यप्रकाश–विटामिन D शरीर में त्वचा में अधिक मात्रा में विद्यमान 7-डीहाइड्रोकोलेस्ट्रॉल पर सूर्यप्रकाश की अल्ट्रावॉयलेट किरणों की क्रिया से त्वचा में बनता है। वायु प्रदूषण तथा काली त्वचा सूर्य की अल्ट्रावॉयलेट किरणों को छान कर अलग कर सकती हैं। काली त्वचा से 95% अल्ट्रावॉयलेट किरणें छन कर अलग हो सकती हैं। इसलिए विटामिन D नीग्रो लोगों या काले लोगों की त्वचा में पर्याप्त रूप में नहीं बनता।

आहार–विटामिन D केवल जन्तु उद्‌गम के खाद्य पदार्थों में पाया जाता है और वनस्पति उद्‌गम के खाद्य पदार्थों में नहीं पाया जाता जैसे दूध, मक्खन, अण्डा, यकृत (liver), मछली वसा तथा मछली जिगर के तेल आदि। मछली जिगर के तेलों को यद्यपि भोजन नहीं समझा जाता, विटामिन D के सबसे बढ़िया स्रोत होते हैं। कुछ

आहारों को जैसे दूध, मारज़ैरीन, वनस्पति घी तथा शिशु के भोजन आदि को कृत्रिम रूप से विटामिन D से पुष्टिकृत किया जाता है।

तालिका 9 : कुछ आहारों के प्रति 100 ग्राम में माइक्रोग्रामों एवं अन्तर्राष्ट्रीय इकाईयों (International Units — IU)में विटामिन D की मात्रा

भोज्य पदार्थ	विटामिन D माइक्रोग्रा./100 ग्राम	I.U./100 ग्राम
मछली के यकृत का तेल		
यकृत का तेल	500-10,000	20,000-400,000
मछली (Cod) के यकृत का तेल	200-750	8,000-30,000
मछली के जिगर का तेल (B.P.)	200	8000
शार्क के यकृत का तेल	30-100	1200-4000
अन्य भोज्य-पदार्थ		
वसा, मछली	5-30	200-1200
मुर्गी का अण्डा	1.25-1.5	50-60
अण्डे की सफेदी	3-4	120-160
मक्खन	0.5-1.5	20-60
घी (तपाया हुआ मक्खन)	0.5-1.5	20-60
दूध (ताजा सम्पूर्ण)	0.05-0.1	2-4

विटामिन D शरीर में वसीय ऊतकों तथा यकृत में संचित होता है।

विटामिन D के कार्य

विटामिन D भोजन के कैल्सियम तथा फॉस्फोरस का आँत से अवशोषण होने में मदद करता है और रक्त में इनकी सान्द्रता को बनाये रखता है अतः इसकी अस्थियों एवं दाँतों के सामान्य कैल्सीकरण तथा उनके विकास के लिए आवश्यकता होती है। यह वृक्कीय नलिकाओं से कैल्सियम और फॉस्फोरस के पुनःअवशोषण को बढ़ाता है तथा उन्हें कैल्सियम फॉस्फेट के रूप में नवीन अस्थि के निर्माण स्थल पर उपलब्ध कराता है। पैराथाइरॉयड ग्रन्थियाँ 'पैराथार्मोन (parathormone)' हार्मोन के

द्वारा कैल्सियम और फॉस्फोरस के चयापचय को नियमित करती हैं। इससे शरीर की सामान्य वृद्धि होती है।

विटामिन D की दैनिक आवश्यकता

विटामिन D सामान्यतः सूर्यप्रकाश में त्वचा में बनता है अतः पर्याप्त सूर्यप्रकाश में अनावृत होने पर ICMR द्वारा दैनिक विटामिन D की आवश्यकता की संस्तुति नहीं की जाती। यदि सूर्यप्रकाश उपलब्ध नहीं होता है या अपर्याप्त सूर्यप्रकाश होता है तो विटामिन D की निम्न प्रकार से आवश्यकता होती है।

विटामिन D की दैनिक आवश्यकताएँ निम्न प्रकार से हैं :

शिशु एवं बच्चे	–	5 माइक्रोग्राम (200 IU)
वयस्क	–	2.5 माइक्रोग्राम (100 IU)
गर्भावस्था तथा दुग्धस्रवण काल	–	10 माइक्रोग्राम (400 IU)

विटामिन D की कमी होने से मुख्य रूप से बच्चों में बालास्थिविकार या रिकेट्स (rickets) तथा स्त्रियों में अस्थिमृदुता (osteomalacia) रोग उत्पन्न होता है। विटामिन D की न्यूनता तथा अधिकता से उत्पन्न होने वाले रोगों के लिए अध्याय "पौषणिक विकार (Nutritional Disorders)" देखें।

विटामिन E

इस विटामिन को टोकोफैरॉल (tocopherol) भी कहा जाता है, सर्वाधिक शक्तिशाली तथा सक्रिय प्रकार का alpha-tocopherol है जो व्यापारिक रूप से संश्लेषित किया जाता है। इसे बन्धयतारोधी (anti-sterility) विटामिन भी कहा जाता है क्योंकि यह पुरुष में बन्धयता की रोकथाम और उसका उपचार करता है। विटामिन E के आन्त्रीय भित्ति में अवशोषित होने के लिए वसाओं एवं पित्त लवणों (bile salts) की आवश्यकता होती है। यह गर्म करने पर और अम्लों में भी नष्ट नहीं होता। अल्ट्रावॉयलेट किरणों से विटामिन E का विघटन हो जाता है। इसे अन्तर्राष्ट्रीय इकाई (International units — IU)में व्यक्त किया जाता है। वयस्कों में विटामिन E का सामान्य प्लाज्मा स्तर 0.8 और 1.4 mg. के बीच प्रति 100 मिली. है।

विटामिन E के स्रोत

यह व्यापक रूप से खाद्य पदार्थों में पाया जाता है, विटामिन E के सबसे बढ़िया स्रोत वनस्पति तेल हैं। यह मछली के जिगर के तेलों में भी पाया जाता है। यह अकुंरित अनाज या चने, गहरी हरी पत्तियों वाली सब्जियों, फलियों, सूरजमुखी के बीजों, सोयाबीन, बिनौलों (cotton seeds), मकई, काष्ठफलों, दूध, मक्खन और अण्डे की ज़र्दी आदि से उत्पन्न होता है। जन्तु उद्‌गम के आहारों में विटामिन E कम होता है।

विटामिन E के कार्य

1. यह पेशियों के कार्यों को बढ़ावा देता है और पेशियों के विकास के लिए आवश्यक है।
2. इसकी वाहिकाविस्फारक क्रिया (Vasodilator action) होती है अत: इसका उपयोग हृद्‌शूल (Angina pectoris), बर्जर के रोग (Buerger's disease) या सविरामी खंजता (Intermittent claudication) एवं रेनाड्स रोग (Raynaud's disease) आदि में होता है।
3. यह सामान्य जनन (reproduction) के लिए आवश्यक है। यह गर्भस्राव (abortion) की रोकथाम करता है तथा पुरूषों में बन्धयता की चिकित्सा करता है अत: इसे बन्धयतारोधी विटामिन भी कहा जाता है।
4. इससे वृद्धावस्था की रोकथाम होती है या वह देर से आती है।
5. यह धमनीकलाकाठिन्य (atherosclerosis) से होने वाले कॉरोनरी हृदय रोग की रोकथाम करता है।
6. इससे कैंसर विकसित नहीं हो पाता।
7. यह रक्त-अपघटन या रक्तसंलयन (haemolysis) से लाल रक्त कोशिकाओं की रक्षा करता है।
8. विटामिन E असंतृप्त वसीय अम्लों के ऑक्सीकरण को रोकता है और एक ऑक्सीकरणरोधी (antioxidant) के रूप में कार्य करता है।
9. यह कोशिका कलाओं की दृढ़ता एवं अखण्डता को बनाये रखने में मदद करता है।

10. यह रोगक्षम अनुक्रिया (immune response) को उन्नत करता है। विटामिन E यकृत, पेशी तथा शरीर की वसा में संचित होता है।

तालिका 10 : कुछ तेल और वसा में विटामिन E की मात्रा

तेल और वसा	विटामिन E	mg/100 gm
मक्खन	2.4	–
नारियल तेल	8.3	3.6
सरसों का तेल	32.0	8.6
मूंगफली का तेल	22.0	11.00
चावल की भूसी का तेल	91.0	58.0
सोयाबीन का तेल	118.0	15.9

दैनिक आवश्यकता

ICMR के द्वारा प्रस्तावित विटामिन E की दैनिक आवश्यकता 5 से 15 IU या 0.8 मिग्रा. प्रति ग्राम उपभुक्त आवश्यक वसीय अम्ल हैं अथवा पुरुषों के लिए 10 मिग्रा. तथा स्त्रियों के लिए 8 मिग्रा. प्रतिदिन लेने की अनुमति है। पेशीय रोग, गर्भस्राव तथा बन्धयता आदि की चिकित्सा के लिए विटामिन E की प्रतिदिन 100 से 400 IU की बड़ी मात्रा में लेने का परामर्श दिया जाता है। अपनी वाहिकविस्फारक क्रिया के कारण इसे बड़ी मात्राओं में अर्थात् 400 IU से 800 IU की मात्रा में हृद्शूल, बर्जर के रोग या सविरामी खंजता तथा रेनाड्स रोग आदि में दिया जाता है।

विटामिन E की न्यूनता तथा अधिकता से उत्पन्न होने वाले रोगों के लिए अध्याय "पौषणिक विकार (Nutritional Disorders)" देखें।

विटामिन K

विटामिन K को रक्तस्रावरोधक (anti-hemorrhagic) कारक भी कहा जाता है क्योंकि यह शरीर से रक्तस्राव होने या खून बहने को रोकने में मदद करता है। मुख्य रूप से दो प्रकार के विटामिन K होते हैं। एक विटामिन K_1 या फाइटोमैनाडियोन (phytomenadione) तथा दूसरा K_2 या मैनाडियोन (menadione)। जल में

घुलनशील विटामिन K के अनुरूप व्यापारिक रूप से विटामिन K बनाया जाता है। विटामिन K यकृत में संचित होता है।

प्राकृतिक स्रोत

विटामिन K गहरी हरी पत्तियों वाली सब्जियों जैसे पालक में प्रचुर मात्रा में पाया जाता है। इसके अतिरिक्त यह पत्तागोभी, फूलगोभी, टमाटर, सोयाबीन, कुछ फलों, दूध, अण्डों, मछलियों, यकृत तथा मांस आदि में भी पाया जाता है। गाय का दूध मानव दूध की अपेक्षा बढ़िया होता है क्योंकि गाय के प्रति लीटर दूध में 60 माइक्रोग्राम विटामिन K होता है जबकि प्रति लीटर मानव दूध में 15 माइक्रोग्राम विटामिन K होता है। विटामिन K_2 सामान्य आन्त्रीय जीवाणुओं की क्रिया द्वारा बड़ी आँत में बनता है। किसी मुखी एन्टिबॉयटिक का एक सप्ताह से अधिक समय तक सेवन करने पर सामान्य आन्त्रीय जीवाणु जो विटामिन K_2 के स्रोत होते हैं, नष्ट हो जाते हैं और इस प्रकार एन्टिबॉयटिक विटामिन K की कमी उत्पन्न कर सकता है।

कार्य–विटामिन K शरीर में रक्त के जमने में मदद करता है क्योंकि यह यकृत में प्रोथ्रॉम्बिन के बनने से सम्बद्ध है जो रक्त के जमने के लिए आवश्यक है। इसकी कमी होने से शरीर के किसी भी स्थान से रक्तस्राव होने लगता है। अतः इसे रक्त के स्कन्दक (Coagulant) अर्थात रक्त को जमाने वाले के रूप में अथवा रक्तस्राव को रोकने के लिए प्रयोग में लाया जाता है।

दैनिक आवश्यकता

चूँकि सामान्यतः विटामिन K की कमी नहीं होती है अतः 1CMR द्वारा इसकी दैनिक आवश्यकता की संस्तुति नहीं की गई है अथवा एक वयस्क को प्रतिदिन 2 से 3 मिग्रा. विटामिन K की आवश्यकता होती है अथवा एक वयस्क के शरीर के प्रति किलोग्राम भार पर 0.03 मिग्रा. विटामिन K की संस्तुति की गई है।

अन्य वसा में घुलनशील विटामिनों की तरह जम जाने पर, खनिज तेलों द्वारा तथा वसाओं के बासी हो जाने पर विटामिन K नष्ट हो सकता है। यह ऊष्मा तथा खाना बनाने की प्रक्रिया का प्रतिरोधी होता है अर्थात इनसे विटामिन K नष्ट नहीं होता।

विटामिन K की न्यूनता तथा अधिकता से उत्पन्न होने वाले रोगों के लिए अध्याय "पौषणिक विकार (Nutritional Disorders)" पढ़े।

जल में घुलनशील विटामिन (Water-soluble Vitamins)

विटामिन B कॉम्प्लैक्स

विटामिन B कॉम्प्लैक्स जल में घुलनशील विटामिनों का एक समूह है जो 2 से 4 घण्टे तक अत्यधिक गर्म करने पर नष्ट हो जाते हैं। इसमें निम्नलिखित विटामिनों (घटकों) का समावेश होता है जिससे इसे B कॉम्प्लैक्स कहते हैं। प्रत्येक सदस्य विटामिन या घटक को करने के लिए एक अलग कार्य होता है। सभी B विटामिन परस्पर सम्बन्धित होते हैं।

1. विटामिन B_1 या थायामीन हाइड्रोक्लोराइड (Thiamine hydrochloride) अथवा एन्यूरीन हाइड्रोक्लोराइड (Aneurine hydrochloride)
2. विटामिन B_2 या रिबोफ्लेविन (Riboflavine)
3. विटामिन B_6 या पाइरीडॉक्सीन हाइड्रोक्लोराइड (Pyridoxine hydrochloride)
4. नियासिन या निकोटिनिक एसिड (Niacin or nicotinic acid)
5. विटामिन B_{12} या सियानोकोबालामिन (Cyanocobalamin)
6. फोलिक एसिड (Folic acid)
7. पैन्टोथैनिक एसिड (Pantothenic acid)
8. कोलीन (Choline)
9. इनोसिटॉल (Inositol)
10. बायोटिन (Biotin)
11. पैरा-अमीनोबेन्जोइक एसिड (Para-aminobenzoic acid)

1. विटामिन B_1 या थायामीन हाइड्रोक्लोराइड अथवा एन्यूरीन हाइड्रोक्लोराइड (Thiamine Hydrochloride or Aneurine Hydrochloride)

यह जल में घुलनशील और विशेष रूप से क्षारीय माध्यम में ताप-अस्थिर है अर्थात् गर्मी से नष्ट हो जाने वाला होता है। विटामिन B_1 शरीर में अधिक मात्रा में संचित नहीं होता, एक सामान्य वयस्क के शरीर में केवल 25-30 मिलीग्राम

विटामिन B_1 पाया जाता है अतः कुछ ही सप्ताहों में इसकी कमी उत्पन्न हो जाती है। यह पौधों एवं जन्तु खाद्य पदार्थों से उत्पन्न होता है परन्तु थोड़ी मात्रा में यह पाचक नली में भी बनता है।

स्रोत (Sources)–विटामिन B_1 अधिकांश पौधों के एवं जन्तुओं के खाद्य पदार्थों में पाया जाता है। महत्वपूर्ण स्रोत हैं–भारतीय लोगों के भोजन में विटामिन B_1 के मुख्य स्रोत अनाज जैस चावल और गेहूँ हैं जिनसे कुल आपूर्ति का 60-85% उपलब्ध होता है। चावलों एवं अनाज की भूसी में पॉलिशदार मशीन-कुटे चावल तथा गेहूँ के आटे की अपेक्षा अधिक विटामिन B_1 होता है। अनाजों के अतिरिक्त दालें, सब्जियाँ, फलियाँ, फल, तिलहन, काष्ठफल विशेष रूप से मूँगफलियाँ, दूध, यीष्ट, अण्डे, मछली तथा मांस आदि विटामिन B_1 के स्रोत हैं। शिशुओं के लिए दूध विटामिन B_1 का एक महत्वपूर्ण स्रोत है।

विटामिन B_1 (थायामीन हाइड्रोक्लोराइड) के कार्य

1. विटामिन B_1 कार्बोहाइड्रेट के उपभोग या उसके चयापचय (metabolism) के लिए आवश्यक है। जितना अधिक कार्बोहाइड्रेट ग्रहण किया जाता है, उसी के अनुरूप विटामिन B_1 की आवश्यकता बढ़ जाती है।
2. यह अच्छी भूख लगने एवं सामान्य पाचन को बनाये रखने के लिए आवश्यक है।
3. यह तन्त्रिकाओं के सामान्य कार्यों एवं उनके स्वास्थ्य को कायम रखने तथा तन्त्रिका-तन्त्र सम्बन्धी रोगों से मनुष्य की रक्षा करने के लिए आवश्यक है।
4. मस्तिष्क के कार्य में इसकी विशिष्ट भूमिका होती है।
5. यह हृदय रोगों और तन्त्रिकीय रोगों से शरीर की रक्षा करता है।
6. यह वृद्धि को प्रभावित करता है।
7. यह शरीर को स्वस्थ बनाये रखने और उसका विकास होने के लिए आवश्यक है।

तालिका 11 : विटामिन B_1 (थायामीन हाइड्रोक्लोराइड) के आहार के स्रोत

वनस्पति उद्गम के आहार (मिग्रा./100 ग्राम)		जन्तु उद्गम के आहार (मिग्रा./100 ग्राम)	
पूर्ण गेहूँ	0.45	गाय का दूध	0.05
चावल, कच्चे घर में कुटे हुए	0.21	मुर्गी का अण्डा	0.10
चावल, मिल के कुटे हुए	0.06	मटन	0.18
चने की दाल	0.48	जिगर, भेड़	0.36
मूँगफली	0.90		
बादाम	0.24		

विटामिन B_1 निम्न दशाओं में नष्ट हो जाता है–

1. मिल की चावलों को कूटने की प्रक्रिया में चावलों से विटामिन B_1 नष्ट हो जाता है।
2. जल में घुलनशील होने के कारण चावलों को धोने और उन्हें पकाने के दौरान और अधिक विटामिन B_1 नष्ट हो जाता है।
3. सब्जियों तथा फलों को लम्बे समय तक रखा रहने पर सामान्यतः उनका अधिकांश विटामिन B_1 नष्ट हो जाता है।
4. अनाजों को पाक-सोडा (सोडियम बाइकार्बोनेट) के साथ पकाने तथा रोटी को सेंकने पर भी विटामिन B_1 नष्ट हो जाता है।

दैनिक आवश्यकता

एक वयस्क को विटामिन B_1 की दैनिक आवश्यकता 1.2 से 2 मिग्रा. या अन्तर्ग्रहीत प्रति 1000 किलोकैलोरियाँ शक्ति पर 0.5 मिग्रा. है। शरीर में लगभग 30 मिग्रा विटामिन B_1 होता है और यदि इससे अधिक दिया जाता है तो यह मूत्र में उत्सर्जित हो जाता है। शिशुओं के लिए 20 माइक्रोग्राम विटामिन B_1 प्रति 100 मिली. दूध की संस्तुति की गई है। विस्तृत वर्णन के लिए तालिका नं. 10 देखें।

तालिका 12 : विटामिन B_1 (थायामीन हाइड्रोक्लोराइड) की दैनिक आवश्यकता

वर्ग	विवरण	शरीर भार (किग्रा.)	विटामिन B_1 (मिग्रा./दिन)
पुरुष	बैठे रहने का (श्रम रहित) कार्य		1.2
	मामूली श्रम का कार्य	60	1.4
	कठोर श्रम का कार्य		1.6
स्त्री	बैठे रहने का (श्रम रहित) कार्य		0.9
	मामूली श्रम का कार्य	50	1.1
	कठोर श्रम का कार्य		1.2
	गर्भवती स्त्री	50	+0.2
	दूध पिलाने वाली माँ		
	0-6 माह		+0.3
	6-12 माह	50	+0.2
शिशु	0-6 माह	5.4	55 µg/किग्रा.
	6-12 माह	8.6	50 µg/किग्रा.
बच्चे	1-3 वर्ष	12.2	0.6
	4-6 वर्ष	19.0	0.9
	7-9 वर्ष	26.9	1.0
	10-12 वर्ष (लड़के)	35.4	1.1
	10-12 वर्ष (लड़कियाँ)	31.5	1.0
	13-15 वर्ष (लड़के)	47.8	1.2
	13-15 वर्ष (लड़कियाँ)	46.7	1.0
	16-18 वर्ष (लड़के)	57.1	1.3
	16-18 वर्ष (लड़कियाँ)	49.9	1.0

2. विटामिन B_2 या रिबोफ्लेविन (Riboflavine)

यह पीले रंग का वर्णक (pigment) होता है जो पादप खाद्य पदार्थों में व्यापक रूप से वितरित रहता है और थोड़ी मात्रा में जन्तु खाद्य पदार्थों में मिलता है। यह गर्मी में एवं अम्ल विलयन में स्थिर रहता है, नष्ट नहीं होता परन्तु रोशनी में विघटित हो जाता है।

प्राकृतिक स्रोत–विटामिन B_2 या रिबोफ्लेविन प्रचुर मात्रा में हरी पत्तियों वाली सब्जियों, दूध और दुग्ध उत्पादों, मूँगफली, यीस्ट, अण्डे, मुर्गी, मछली, मांस तथा जिगर आदि में पाया जाता है। अनाज और दालें अपेक्षाकृत विटामिन B_2 के घटिया स्रोत हैं परन्तु चूँकि जिन आहारों में विटामिन B_2 पाया जाता है उनका अधिक मात्रा में उपभोग होता हैं जिससे भारतीय आहारों में अधिक रिबोफ्लेविन की प्राप्ति होती है। अंकुरण से अनाजों एवं दालों का रिबोफ्लेविन का अंश बढ़ जाता है। यह जीवाणुओं द्वारा शरीर में भी बनता है।

तालिका 13 : विटामिन B_2 (रिबोफ्लेविन) के आहार के स्रोत

वनस्पति उद्‌गम के आहार	मिग्रा./100 ग्राम
पत्तियों वाली सब्जियाँ	0.15 - 0.30
सम्पूर्ण अनाज	0.10 - 0.16
मशीन–कुटा अनाज	0.03 - 0.08
दालें	0.21 - 0.32
जन्तु उद्‌गम के आहार	**मिग्रा./100 ग्राम**
दूध, गाय का	0.19
मुर्गी का अण्डा	0.40
यकृत भेड़ का	1.70
मांस	0.14

विटामिन B_2 (रिबोफ्लेविन) के कार्य

1. रिबोफ्लेविन की प्रोटीनों, वसाओं और कार्बोहाइड्रेटों के चयापचय में संलिप्त बहुत–सी एन्जाइम प्रणालियों में एक महत्वपूर्ण भूमिका होती है।
2. यह वृद्धि के लिए आवश्यक है।
3. यह ऊतक की मरम्मत से सम्बद्ध होता हैं।
4. इसकी कोशिकीय ऑक्सीकरण में एक भूमिका होती है।

दैनिक आवश्यकता

रिबोफ्लेविन की दैनिक आवश्यकता सब के लिए अन्तर्ग्रहीत प्रति 100 किलोकैलोरी शक्ति पर 0.6 मिग्रा. है या यह एक शिशु के लिए 0.7 मिग्रा. से वयस्क के लिए 1.7 मिग्रा. प्रतिदिन है जो गर्भावस्था एवं दुग्धस्रवण काल में बढ़ जाती है।

चिकित्सीय उद्देश्य के लिए विटामिन B_2 या रिबोफ्लेविन 5 मिग्रा. लम्बे समय तक दिन में दो से तीन बार तक दिया जा सकता है।

तालिका 14 : विटामिन B_2 या रिबोफ्लेविन की दैनिक आवश्यकता

वर्ग	विवरण	शरीर भार किग्रा. में	विटामिन B_2 (मिग्रा/दिन)
पुरुष	बैठे रहने का (श्रम रहित) कार्य		1.4
	मामूली श्रम का कार्य	60	1.6
	कठोर श्रम का कार्य		1.9
स्त्री	बैठे रहने का (श्रम रहित) कार्य		1.1
	मामूली श्रम का कार्य	50	1.3
	कठोर श्रम का कार्य		1.5
	गर्भवती स्त्री	50	+0.2
	दूध पिलाने वाली माँ		
	0-6 माह		+4
	6-12 माह	50	+0.2
शिशु	0-6 माह	5.4	65 μg/किग्रा./दिन
	6-12 माह	8.6	60 μg/किग्रा./दिन
बच्चे	1-3 वर्ष	12.2	0.7
	4-6 वर्ष	19.0	1.0
	7-9 वर्ष	26.9	1.2
	10-12 वर्ष (लड़के)	35.4	1.3
	10-12 वर्ष (लड़कियाँ)	31.5	1.2
	13-15 वर्ष (लड़के)	47.8	1.5
	13-15 वर्ष (लड़कियाँ)	46.7	1.2
	16-18 वर्ष (लड़के)	57.1	1.6
	16-18 वर्ष (लड़कियाँ)	49.9	1.2

3. विटामिन B_6 या पाइरीडॉक्सीन हाइड्रोक्लोराइड (Pyridoxine Hydrochloride)

विटामिन B_6 तीन रूपों में पाया जाता है : पाइरीडॉक्सीन (pyridoxine), पाइरीडॉक्सल (pyridoxal) एवं पाइरीडॉक्सामीन (pyridoxamine) जिनके मानव शरीर में एक-से कार्य होते हैं। यह जल में घुलनशील होता है और सम्पूर्ण पादप तथा जन्तु जगत में व्याप्त रहता है। खाना पकाने या उबालने पर दूध और मांस का अधिकांश विटामिन B_6 नष्ट हो जाता है। खाना बनाते समय सब्जियों से इस विटामिन की हानि बहुत कम होती है। इसकी कमी बहुत कम होती है क्योंकि सन्तुलित आहार में सामान्यत: पाइरीडॉक्सीन हाइड्रोक्लोराइड पर्याप्त मात्रा में होता है।

प्राकृतिक स्रोत–विटामिन B_6 दूध, पनीर, अण्डे की ज़र्दी, मछली, यकृत, मांस, अनाजों, दालों, मूँगफलियों, यीस्ट, सोयाबीन, फलियों, फलों और सब्जियों में पाया जाता है।

विटामिन B_6 (पाइरीडॉक्सीन हाइड्रोक्लोराइड) के कार्य

(1) विटामिन B_6 की अमीनो अम्लों, वसाओं तथा कार्बोहाइड्रेटों के चयापचय में एक महत्वपूर्ण भूमिका होती है।

(2) यह तन्त्रिकाओं की सामान्य दशा बनाये रखने के लिए आवश्यक है। विटामिन B_6 के आरोग्यकर प्रभाव–इसके निम्न रोगों में लाभकारी प्रभाव होते हैं :

1. प्रात: वमन (Morning sickness) अर्थात् गर्भावस्था के प्रथम कुछ महीनों में सुबह के समय जी मिचलाना एवं उल्टी होना।
2. संज्ञाहरण (Anesthesia) के पश्चात् जी मिचलाना एवं उल्टी होना।
3. क्षयरोग (Tuberculosis) की चिकित्सा में प्रयुक्त औषधि आइसोनियाजिड (isoniazid) का लम्बे समय तक प्रयोग होने पर विटामिन B_6 न्यूनता संलक्षण उत्पन्न होना।
4. विकिरण रोग (Radiation sickness)
5. नवजात शिशु में तन्त्रिकीय विकार (Nervous disorders)
6. कम्पन एवं आक्षेप (Convulsions)
7. लघुलोहितकोशिकीय रक्ताल्पता (Microcytic anemia)

तालिका 15 : भोज्य-पदार्थों में विटामिन B_6 की मात्रा

भोज्य पदार्थ	विटामिन B_6 (mg/100 gm)	भोज्य पदार्थ	विटामिन B_6 (mg/100 gm)
सूखी ईस्ट	0.7-4.0	दुग्ध चूर्ण (सम्पूर्ण)	0.4-0.7
चावल की ऊपरी परत	0.6-08	दुग्ध चूर्ण (वसा रहित)	0.5-0.8
गेहूँ की भूसी	1.1-1.3	अण्डा	0.5-1.0
गेहूँ के अंकुर	0.8-1.4	माँस	0.2-0.3
यकृत	0.5-0.7	ताजा दूध	0.06-0.12
		परिष्कृत अनाज	0.04-0.10
		फल	0.02-0.06
		सब्जियाँ	0.02-0.07
		सम्पूर्ण अनाज	0.3-0.5
		फलियाँ	0.2-0.5
		गिरी और तिलहन	0.3-0.6

दैनिक आवश्यकता

वयस्कों के लिए विटामिन B_6 की दैनिक आवश्यकता अन्तर्ग्रहीत प्रोटीन की मात्रा के अनुसार घटती-बढ़ती है, यदि आहार में 100 ग्राम प्रोटीन होती है तो 1.25 मिग्रा. विटामिन B_6 की आवश्यकता होती है। सामान्यत: वयस्कों को प्रतिदिन 2 मिग्रा. विटामिन B_6 की आवश्यकता होती है, गर्भावस्था और दुग्धस्रवण काल में अधिक विटामिन B_6 की अर्थात् प्रतिदिन 2.5 मिग्रा. की आवश्यकता होती है।

तालिका 16 : विटामिन B_6 या पाइरीडॉक्सीन हाइड्रोक्लोराइड की दैनिक आवश्यकता

वर्ग	विवरण	शरीर भार (किग्रा. में)	विटामिन B_6 (मिग्रा./दिन)
पुरुष	बैठे रहने का (श्रम रहित) कार्य		
	मामूली श्रम का कार्य	60	2.0
	कठोर श्रम का कार्य		
स्त्री	बैठे रहने का (श्रम रहित) कार्य		
	मामूली श्रम का कार्य	50	2.0
	कठोर श्रम का कार्य		
	गर्भवती स्त्री	50	2.5
	दूध पिलाने वाली माँ		
	0-6 माह		
	6-12 माह	50	2.5
शिशु	0-6 माह	5.4	0.1
	6-12 माह	8.6	0.4
बच्चे	1-3 वर्ष	12.2	
	4-6 वर्ष	19.0	0.9
	7-9 वर्ष	26.9	1.6
(लड़के)	10-12 वर्ष	35.4	
(लड़कियाँ)	10-12 वर्ष	31.5	1.6
(लड़के)	13-15 वर्ष	47.8	
(लड़कियाँ)	13-15 वर्ष	46.7	2.0
(लड़के)	16-18 वर्ष	57.1	
(लड़कियाँ)	16-18 वर्ष	49.9	2.0

4. नियासिन या निकोटिनिक एसिड (Niacin or Nicotinic Acid)

यह विटामिन B कॉम्प्लैक्स का एक महत्त्वपूर्ण घटक है। इसकी कमी होने से पैलाग्रा (Pellagra) नामक रोग उत्पन्न होता है जिससे इसे पैलाग्रा-निरोधक घटक भी कहा जाता है और इसका उपयोग पैलाग्रा की चिकित्सा में किया जाता है। मानव शरीर में एक आवश्यक अमीनो एसिड ट्रिप्टोफेन (tryptophan) इसके पूर्वगामी के रूप में कार्य करता है। यह ऊष्मा स्थिर होता है अर्थात् गर्मी से नष्ट न होने वाला होता है।

प्राकृतिक स्रोत–नियासिन या निकोटिनिक एसिड आवश्यक अमीनो एसिड ट्रिप्टोफेन से बनता है। 1 मिग्रा. नियासिन भोजन के 60 मिग्रा. ट्रिप्टोफेन से बनता है। अत: प्रचुर मात्रा में ट्रिप्टोफेन से युक्त भोजन से पर्याप्त नियासिन उपलब्ध होता है। अनाज (सम्पूर्ण गेहूँ, चावल), दालें, मूँगफली, मछली, मुर्गी, यकृत तथा मांस नियासिन के और/या ट्रिप्टोफेन के अच्छे स्रोत हैं। दूध नियासिन का एक घटिया स्रोत है परन्तु इसकी प्रोटीनों में ट्रिप्टोफेन प्रचुर मात्रा में होता है जो शरीर में नियासिन में परिवर्तित हो जाता है।

नियासिन या निकोटिनिक एसिड के कार्य

1. नियासिन या निकोटिनिक एसिड एन्जाइमों की क्रिया द्वारा प्रोटीनों, वसाओं एवं कार्बोहाइड्रेटों के चयापचय के लिए आवश्यक है।
2. नियासिन त्वचा के सामान्य रूप से कार्य करने के लिए भी आवश्यक है अत: इसके आहार में पर्याप्त मात्रा में पाए जाने पर त्वचा रोग नहीं होते। इसकी कमी होने से पैलाग्रा नामक त्वचा रोग उत्पन्न होता है अत: यह पैलाग्रा की चिकित्सा में प्रयुक्त होता है।
3. यह आँतों के सामान्य रूप से कार्य करने के लिए भी आवश्यक है।
4. यह तन्त्रिकीय संस्थान के सामान्य रूप से कार्य करने के लिए भी आवश्यक है।
5. इसकी वाहिकाविस्फारक क्रिया (Vasodilator action) होती हैं जिससे इसका हृद्शूल या एन्जाइना पैक्टोरिस तथा बर्जर के रोग या thromboangitis obliterans आदि की चिकित्सा में प्रयोग होता है।
6. इससे रक्त में कोलेस्ट्रॉल का स्तर नीचा हो जाता है।

तालिका 17 : भोज्य-पदार्थों में नियासीन की मात्रा

भोज्य पदार्थ	नियासीन (mg/100 g)	भोज्य पदार्थ	नियासीन (mg/100 g)
सूखी ईस्ट	25-35	मक्का	0.6-1.2
यकृत	16-20	कंद-मूल	0.5-1.0
चावल की ऊपरी परत	16-18	अन्य भाजियाँ	0.2-0.6
मूंगफली	14-15	दूध	0.2
सम्पूर्ण अनाज	3-5	अण्डे	0.2
फलियां	2-3	मांस	6-7
परिष्कृत अनाज	05.1.2	मछली	3-4

दैनिक आवश्यकता

प्रतिदिन 1000 किलोकैलोरियाँ शक्ति के अन्तर्ग्रहण पर 6.6 मिग्रा. नियासिन के ग्रहण करने की संस्तुति की गई है। विस्तृत वर्णन के लिए निम्न तालिका देखें।

तालिका 18 : नियासिन या निकोटिनिक एसिड की दैनिक आवश्यकता

वर्ग	विवरण	शरीर भार किग्रा. में	नियासिन (मिग्रा./दिन)
पुरुष	बैठे रहने का (श्रम रहित) कार्य		16
	मामूली श्रम का कार्य	60	18
	कठोर श्रम का कार्य		21
स्त्री	बैठे रहने का (श्रम रहित) कार्य		12
	मामूली श्रम का कार्य	50	14
	कठोर श्रम का कार्य		16
	गर्भवती स्त्री	50	+2
	दूध पिलाने वाली माँ		
	0-6 माह		
	6-12 माह	50	+3
शिशु	0-6 माह	5.4	710 μg/किग्रा. शरीर भार
	6-12 माह	8.6	650 μg/किग्रा. शरीर भार
बच्चे	1-3 वर्ष	12.2	8
	4-6 वर्ष	19.0	11
	7-9 वर्ष	26.9	13
(लड़के)	10-12 वर्ष	35.4	15
(लड़कियाँ)	10-12 वर्ष	31.5	13
(लड़के)	13-15 वर्ष	47.8	16
(लड़कियाँ)	13-15 वर्ष	46.7	14
(लड़के)	16-18 वर्ष	57.1	17
(लड़कियाँ)	16-18 वर्ष	49.9	14

नियासिन या निकोटिनिक एसिड का न्यूनता रोग उत्पन्न हो जाने पर इसकी 200 मिग्रा. तक की उच्च मात्रा को विभाजित मात्राओं में प्रतिदिन दिया जा सकता है।

5. विटामिन B_{12} या सियानोकोबालामिन (Cyanocobalamin)

विटामिन B_{12} या सियानोकोबालामिन रक्तोत्पत्ति (hemopoiesis) अर्थात् लाल अस्थि मज्जा में लाल रक्त कोशिकाओं के विकसित होने के लिए आवश्यक है, इसलिए इसे "रक्तवर्द्धक तत्त्व (hematinic principle)" या "रक्ताल्पतारोधी घटक (anti-anemic factor)" भी कहा जाता है। यह बहिरस्थ कारक (extrinsic factor) है (जो बाहर से भोजन के साथ आता है) जो इलियम के अन्तिम भाग से अवशोषित हो जाता है तथा इसके अवशोषण के लिए आमाशय की भित्तियों से स्रवित आमाशयिक रस (gastric juice) में विद्यमान एक पदार्थ अर्थात् अन्तःस्थ कारक (intrinsic factor) की आवश्यकता होती है जो शरीर में विद्यमान होता है।

स्रोत (Sources)–विटामिन B_{12} जन्तु उद्‌गम के खाद्य पदार्थों में पाया जाता है। यह दूध, पनीर, अण्डे, मछली, जिगर तथा मांस आदि में पाया जाता है तथा जीवाणुओं द्वारा आँत में भी बनता है। यह पादप उद्‌गम के खाद्य पदार्थों में नहीं पाया जाता।

यकृत विटामिन B_{12} का मुख्य भण्डार है। लगभग 2 मिग्रा. विटामिन B_{12} यकृत में संचित होता है तथा अन्य 2 मिग्रा. शरीर में कहीं और संचित होता है। इन भण्डारों से 1 से 3 वर्ष तक विटामिन B_{12} की कमी नहीं हो पाती। इन्हीं आरक्षित भण्डारों के कारण विटामिन B_{12} की कमी बहुत कम होती है।

विटामिन B_{12} या सियानोकोबालामिन के कार्य

1. विटामिन B_{12} या सियानोकोबालामिन रक्तोत्पत्ति अर्थात् लाल अस्थि मज्जा में परिपक्व लाल रक्त कोशिकाओं के बनने के लिए आवश्यक है अतः इसे "रक्तवर्द्धक तत्त्व" (hematinic principle) या "रक्ताल्पतारोधी घटक" (anti-anemic factor) कहते हैं।
2. यह DNA के निर्माण के लिए आवश्यक है।
3. यह तन्त्रिकीय ऊतकों की रक्षा करने वाले वसीय पदार्थ माइलिन के निर्माण के लिए आवश्यक है।

ICMR (1981) द्वारा अनुशंसित विटामिन B_{12} की दैनिक आवश्यकता

• सामान्य वयस्क	1 माइक्रोग्राम/दिन
• गर्भावस्था	1.5 माइक्रोग्राम/दिन
• दुग्धस्रवण काल	1.5 माइक्रोग्राम/दिन
• शिशु एवं बच्चे	0.2 माइक्रोग्राम/दिन

न्यूनता–विटामिन B_{12} की कमी होने में कम से कम 3 वर्ष लग जाते हैं क्योंकि यकृत में विटामिन B_{12} के बड़े-बड़े भण्डार होते हैं। निम्नलिखित कारणों से इसकी कमी हो सकती है–

1. आहार में विटामिन B_{12} की कमी हो सकती है अथवा विशुद्ध शाकाहारियों में इसकी कमी होती है। इसकी कमी अधिकांशतः पक्के शाकाहारियों में होती है जो दूध तक नहीं पीते हैं।
2. आमाशयिक अपक्षय (gastric atrophy) होने के कारण अन्तःस्थ कारक (intrinsic factor) की कमी हो जाना।
3. इलियम के अन्तिम भाग का रोगग्रस्त होना जिससे विटामिन B_{12} के अवशोषण के लिए स्थान की कमी हो जाती है अथवा वह लुप्त हो जाता है जैसे क्रोह्न्स रोग (Crohn's disease) में होता है।

विटामिन B_{12} की कमी होने पर प्रणाशी रक्ताल्पता (pernicious anemia), सुषुम्ना रज्जु का अनुतीव्र संयुक्त ह्रास (Subacute combined degeneration of the spinal cord), अतिग्लूकोज़रक्तता (Hyperglycemia) हो जाती है और भूख नहीं लगती।

तालिका 19 : विटामिन B_{12} के मुख्य स्रोत

भोज्य पदार्थ	Vitamin B_{12} (माइकोग्राम/ 100 gm)	भोज्य पदार्थ	Vitamin B_{12} (माइकोग्राम/ 100 gm)
बकरे का मांस	11	सुअर का यकृत	59
मछली	23	दुध (सम्पूर्ण)	2.4
मुर्गी का अंडा	11	दुध (वसा रहित)	32
बकरे का यकृत	120	बकरी का दुध	0.1
		स्त्री का दूध	0.02

उपयोग–विटामिन B_{12} का प्रणाशी रक्ताल्पता तथा सुषुम्ना रज्जु के अनुतीव्र संयुक्त ह्रास की चिकित्सा में एवम् लाल अस्थि मज्जा में लाल रक्त कोशिकाओं के निर्माण के लिए उपयोग किया जाता है।

6. फोलिक एसिड (Folic acid)

फोलिक एसिड मानव के लिए आवश्यक बहुत अधिक महत्वपूर्ण विटामिनों में से एक है। इसे फोलासिन (folacin) भी कहा जाता है।

फोलिक एसिड दो रूपों में आहार में पाया जाता है : स्वतन्त्र फोलेट तथा आबद्ध फोलेट। कुल फोलेटों में दोनों वर्गों का समावेश होता है। स्वतन्त्र फोलेट प्रारम्भिक रूप से छोटी आँत के समीपस्थ भाग से शीघ्र ही अवशोषित हो जाता है। आबद्ध फोलेट की उपलब्धता अनिश्चित होती है। यह ऊष्मा अस्थिर होता है अर्थात् यह गर्म करने पर नष्ट हो जाता है।

स्रोत (Sources)–फोलिक एसिड बहुत से प्रकार के खाद्य पदार्थों में पाया जाता है। ताजी हरी पत्तियों वाली सब्जियाँ, फल तथा यकृत या जिगर फोलिक एसिड के अच्छे स्रोत हैं। दूध, अण्डा तथा मांस फोलिक एसिड के घटिया स्रोत हैं। अनाजों में भी फोलिक एसिड कम होता है। दालों में अनाजों की अपेक्षा अधिक फोलिक एसिड होता है।

तालिका 20 : फोलिक एसिड के आहार के स्रोत

आहार	माइक्रोग्राम/ 100 ग्राम	आहार	माइक्रोग्राम/ 100 ग्राम
सोयाबीन	30	मूँगफली	16
हरी पत्तियों वाली सब्जियाँ	30	अण्डा	10
मटर	24	जिगर	150
सेव	6	मछली	15
दूध	1.5	मांस	14

फोलिक एसिड के कार्य

1. फोलिक एसिड लोहितकोशिकाजनन (erythropoiesis) या लाल रक्त कोशिकाओं के बनने के लिए आवश्यक है।
2. फोलिक एसिड DNA (जिससे क्रोमोसोम बनता है) सहित न्यूक्लिक एसिड के बनने में भाग लेता है।
3. यह मस्तिष्क के सामान्य रूप से कार्य करने के लिए आवश्यक है।

तालिका 21 : भोज्य पदार्थों में फोलिक एसडि की मात्रा

भोज्य पदार्थ	फोलिक एसिड (मा.ग्रा./100 ग्रा.)	भोज्य पदार्थ	फोलिक एसिड (मा.ग्रा./100 ग्रा.)
दूध और दुग्ध पदार्थ :		**गिरी और तिलहन :**	
भैंस का दूध	3.3	सूखा खोपरा	15.3
गाय का दूध	5.6	ताजा खोपरा	11.7
बकरी का दूध	0.7	तिल्ली	51.0
स्त्री का दूध	1.3	मूंगफली	16.0
भैंस के दूध का दही	3.3	**दलहन :**	
फल :		बंगाली चना चूर्ण	34.0
पके टमाटर	14.0	बंगाली चने की दाल	32.0
अनाज :		भुंजा हुआ बंगाली चना	22.0
बाजरा	14.7	काले चने की दाल	24.0
इटालियन ज्वार	4.2	काला बटला	69.0
ज्वार	14.0	हरे चने की दाल	24.5
सूखी मक्का	14.0	मसूर	14.5
जई का आटा	32.0	सूखे मटर	4.6
रागी	5.2	लाल चना	19.0
उसना चावल	8.0	सोयाबीन	8.7
		हरी पत्ती वाली सब्जियाँ :	
मशीन से परिष्कृत चावल	4.1	चौलाई	41.0
सम्पूर्ण गेहूँ	14.2	पत्ता गोभी	13.3
गेहूँ का आटा-चापड़ सहित	12.1	पोदीना	9.7

भोज्य पदार्थ	फोलिक एसिड (मा.ग्रा./100 ग्रा.)	भोज्य पदार्थ	फोलिक एसिड (मा.ग्रा./100 ग्रा.)
पालक	51.0	हरा केला	1.6
अन्य सब्जियाँ :		लौकी	3.0
गाजर	5.0	**मछली एवं अन्य समुद्री आहार :**	
कचालू	16.0	म्रिगल	9.7
प्याज (बड़े)	1.5	ताजे चिंगट	15.7
आलू	3.0	**अन्य मांसीय भोज्य-पदार्थ :**	
अरबी	0.9	भैंस का मांस	4.6
बैंगन	5.0	मुर्गी का अण्डा	70.5
गवार फली	50.0	मुर्गी	3.2
ककड़ी	12.6	बकरे का मांस	0.5
सेम	15.5	बकरे का यकृत	61.2
भिण्डी	25.3		

फोलिक एसिड की दैनिक आवश्यकता

गर्भावस्था के दौरान फोलिक एसिड की दैनिक आवश्यकता सबसे अधिक होती है। गर्भावस्था के दौरान इससे शिशुओं के जन्म का भार बढ़ जाता है और कम जन्म भार वाले बच्चों के पैदा होने की सम्भावना नहीं होती।

तालिका 22 : फोलिक एसिड की दैनिक आवश्यकता

वर्ग	विवरण	शरीर भार (किग्रा. में)	फोलिक एसिड (मिग्रा./दिन)
पुरुष	बैठे रहने का (श्रम रहित) कार्य मामूली श्रम का कार्य कठोर श्रम का कार्य	60	100
स्त्री	बैठे रहने का (श्रम रहित) कार्य मामूली श्रम का कार्य कठोर श्रम का कार्य	50	100

	गर्भवती स्त्री	50	400
	दूध पिलाने वाली माँ		
	0-6 माह		
	6-12 माह	50	150
शिशु	0-6 माह	5.4	
	6-12 माह	8.6	25
बच्चे	1-3 वर्ष	12.2	30
	4-6 वर्ष	19.0	40
	7-9 वर्ष	26.9	60
(लड़के)	10-12 वर्ष	35.4	
(लड़कियाँ)	10-12 वर्ष	31.5	70
(लड़के)	13-15 वर्ष	47.8	
(लड़कियाँ)	13-15 वर्ष	46.7	100
(लड़के)	16-18 वर्ष	57.1	
(लड़कियाँ)	16-18 वर्ष	49.9	100

न्यूनता–शरीर में फोलिक एसिड का भण्डार केवल 5 से 10 मिग्रा. होता है अतः इसकी कमी जल्दी ही हो जाती है। यह ताप अस्थिर है अतः खाद्य पदार्थों को अधिक पकाने पर यह नष्ट हो जाता है। इसकी कमी मात्र घटिया ख़ाना खाने से हो सकती है और सामान्यतः गर्भावस्था तथा दुग्धस्रवण काल में इसकी कमी होती है जब इसकी आवश्यकताएँ बढ़ जाती हैं। शराबियों में भी फोलिक एसिड की कमी हो सकती है।

7. पैन्टोथेनिक एसिड (Pantothenic Acid)

इसका सम्बन्ध एड्रीनल कार्टेक्स के कार्य से है। कॉर्टिकोस्टैरायडों के बनने में इसकी भूमिका होती है जो अधिवृक्क प्रान्तस्था (Adrenal cortex) से उत्पन्न होने वाले हार्मोन हैं। यह ताप अस्थिर है और भोजन पकाने पर नष्ट हो जाता है। यह क्षार द्वारा विघटित हो जाता है। मानव रक्त में पैन्टोथेनिक एसिड सामान्यतः 18 से 35 मिग्रा. प्रति 100 मिली. रक्त होता है जो एन्जाइम सक्रियकारक (Co-enzyme) के रूप में अधिकांशतः कोशिकाओं में पाया जाता है। सभी प्रकार के खाद्य पदार्थों में पैन्टोथेनिक एसिड के पाए जाने के कारण मनुष्य में इसकी कमी बहुत कम होती है।

स्रोत (Sources)–पैन्टोथेनिक एसिड ताजी सब्जियों, फलों, गेहूँ के आटे, यीस्ट, दूध, अण्डे की ज़र्दी, यकृत तथा मांस आदि में पाया जाता है और व्यापारिक रूप से कैल्सियम पैन्टोथिनेट के रूप में उपलब्ध होता है।

पैन्टोथेनिक एसिड के कार्य

(1) यह चयापचयी प्रक्रियाओं के लिए (विशेष रूप से कार्बोहाइड्रेट चयापचय के लिए) आवश्यक है।

(2) यह अधिवृक्क प्रान्तस्था (adrenal cortex) से कॉर्टिकोस्टैरायड हार्मोनों के उत्पादन में मदद करता है।

(3) यह एसिटाइलकोलीन (acetylcholine) के संश्लेषण में मदद करता है।

(4) यह वृद्धि के लिए आवश्यक है।

तालिका 23 : पैन्टोथेनिक एसिड की दैनिक आवश्यकता

वर्ग	मिग्रा./दिन	वर्ग	मिग्रा./दिन
शिशु	1.25 से 2.5	वयस्क	10
बच्चे	5 से 8	गर्भवती स्त्री एवं	
किशोरावस्था	5 से 9	दूध पिलाने वाली माँ	5 से 10

तालिका 24 : भोज्य पदार्थों में पेन्टोथेनिक एसिड की मात्रा

भोज्य पदार्थ	पेन्टोथेनिक एसिड (mg/100 g)	भोज्य पदार्थ	पेन्टोथेनिक एसिड (mg/100 g)
गेहूँ के अंकुर	2-3	अण्डे	1.5-1.6
चावल की परत	3-4	मांस	0.3-0.4
सूखी ईस्ट	10-11	दुध	0.3-0.4
यकृत (बकरी, भेड़, बैल)	7-8	मछली	0.5-0.6
सम्पूर्ण अनाज	0.6-1.5	सब्जियाँ	0.2-1.0
तिलहन	0.6-2.1	फल	0.1-0.3
		फलियाँ	0.6-2.2

पैन्टोथेनिक एसिड की कमी बहुत कम होती है क्योंकि यह सभी सामान्य खाद्य वस्तुओं में पाया जाता है।

8. कोलीन (Choline)

कोलीन फॉस्फोलाइपिडों (phospholipids) का एक अवयव है जो शरीर में कोशिकाओं के आवश्यक घटक हैं अतः शरीर में विद्यमान सभी जीवित कोशिकाओं में कोलीन होता है। यह एक वसाप्रेरक कारक (lipotrophic factor) है और यकृत से वसा का वाहन करने में भाग लेता है।

स्रोत—कोलीन सब्जियों, फलियों, फलों, अनाजों, दूध, यीस्ट, अण्डे की ज़र्दी तथा मांस आदि में पाया जाता है।

कोलीन के कार्य

(1) कोलीन एक वसाप्रेरक कारक है और यह यकृत से वसा का वाहन करने में भाग लेता है।

(2) यह वसीय ऊतकों के निष्कासन में मदद करता है।

(3) कोलीन रक्त में वसीय अम्लों एवं कोलेस्ट्रॉल के ऑक्सीकरण में तेजी लाता है जिससे रक्त में वसा तथा कोलेस्ट्रॉल का जमाव नहीं हो पाता।

(4) यह तन्त्रिका-संचारी (Neurotransmitter) एसिटाइलकोलीन के संश्लेषण में सहायक होता है अतः यह तन्त्रिका आवेगों के स्थानान्तरण के लिए आवश्यक है।

तालिका 25 : कोलिन के मुख्य स्रोत

भोज्य पदार्थ	कोलिन (mg/100 g)	भोज्य पदार्थ	कोलिन (mg/100 g)
सम्पूर्ण अनाज	110-146	फल	12-24
गेहूँ के अंकुर	400-450	दुध	15-18
चावल की परत	150-180	अण्डा	504
तिलहन	95-165	यकृत (सुअर, बकरी)	550-660
सब्जियाँ	20-80	मांस	84-96

दैनिक आवश्यकता

कोलीन की दैनिक आवश्यकता ज्ञात नहीं है। फिर भी असंतृप्त वसाओं तथा एल्कोहॉल के अन्तर्ग्रहण पर निर्भर करते हुए 10 मिग्रा. कोलीन प्रतिदिन लिया जा सकता है।

न्यूनता–कोलीन की कमी होने पर वसीय ह्रास (fatty degeneration) होने के कारण यकृत की वृद्धि हो जाती है। वसीय यकृत और शराबियों के यकृत के सिरोह्सिस में कोलीन से लाभ पहुँचता है।

9. इनोसिटॉल (Inositol)

इनोसिटॉल रासायनिक संरचना में एक एल्कोहॉल होता है जिसका सम्बन्ध ग्लूकोज़ अर्थात् एक मोनोसैक्करेाइड से है। यह वसाप्रेरक कारक है और प्लाज़्मा लाइपोप्रोटीनों तथा कोशिका कला के फॉस्फोलीपाइडों में पाया जाता है। इनोसिटॉल कोलीन से सम्बद्ध होकर यकृत, वृक्क, हृदय पेशी, मस्तिष्क तथा नेत्रों में पाया जाता है। खाना बनाने की प्रक्रिया में इसकी कुछ मात्रा नष्ट हो जाती है। मनुष्य में इसकी कमी बहुत कम होती है।

स्रोत–इनोसिटॉल हरी पत्तियों, सन्तरे, नींबू, अंकुरित गेहूँ, यीस्ट तथा लैसीथिन (Lecithin) आदि में पाया जाता है।

इनोसिटॉल के कार्य

(1) इनोसिटॉल यकृत से वसा का वाहन करने में भाग लेता है और इसलिए यकृत में वसा का संचयन नहीं हो पाता। अतः यकृत कोशिकाओं के कार्य में सुधार लाने हेतु और/या यकृत में वसीय परिवर्तन को ठीक करने के लिए इसका बहुधा औषधि के रूप में उपयोग होता है। यह मल्टीविटामिन योगों के एक अवयव के रूप में उपलब्ध होता है।

(2) इसका एक शामक प्रभाव होता है अतः यह अनिद्रा और चिंता में आराम पहुँचाता है।

दैनिक आवश्यकता

10 मिग्रा.

न्यूनता—इनोसिटॉल की कमी होने से खालित्य या गंजापन हो जाता है अथवा बाल झड़ने लगते हैं और इसलिए इनोसिटॉल का उपयोग खालित्य या गंजेपन की चिकित्सा में किया जाता है। इनोसिटॉल की कमी होने से शरीर की वृद्धि भी नहीं हो पाती।

10. बायोटिन (Biotin)

बायोटिन को पूर्व में विटामिन 'H' कहा जाता था। इसे anti-egg white injury factor (avidin) भी कहा जाता था। अण्डे की सफेदी में विद्यमान सक्रिय तत्त्व जो 'egg white injury' उत्पन्न करने के लिए उत्तरदायी होता है, एक प्रोटीन होता है जिसे Avidin कहते हैं। बायोटिन की शरीर में बहुत कम मात्रा में आवश्यकता होती है अर्थात् प्रतिदिन 1 माइक्रोग्राम की आवश्यकता होती है और चूँकि यह सभी सामान्य खाद्य पदार्थों में पाया जाता है अतः इसकी कमी बहुत कम होती है। बायोटिन ऊष्मा, प्रकाश एवं अम्लों के प्रति बहुत स्थायी होता है अर्थात् इनका बायोटिन पर कोई प्रभाव नहीं होता। एन्टिबॉयटिकों के प्रयोग से बायोटिन नष्ट हो जाता है। कच्चे अण्डे की सफेदी से इसके अवशोषण में बाधा उत्पन्न हो जाती है। आन्त्रीय जीवाणुओं से कुछ बायोटिन का संश्लेषण होता है।

बायोटिन के स्रोत

यह सभी सामान्य खाद्य पदार्थों में पाया जाता है अतः मनुष्य में इसकी कमी बहुत कम होती है। अनाज, डेरी उत्पाद और मांस आदि इसके घटिया स्रोत हैं जबकि दालें, काष्ठफल एवं फूलगोभी आदि सब्जियाँ अच्छे स्रोत हैं।

बायोटिन के कार्य

(1) बायोटिन त्वचा तथा तन्त्रिकीय प्रणाली को स्वस्थावस्था में बनाये रखने में सहायक होता है।

(2) बायोटिन का चयापचय में महत्वपूर्ण कार्य होता है और यह शरीर में वसीय अम्लों के संश्लेषण के लिए आवश्यक है।

(3) यह हीमोग्लोबिन के निर्माण में सहायक होता है।

(4) यह ग्लाइकोजन के बनने में भी सहायता करता है जो यकृत में ऊर्जा संचयन का एक रूप है।

बायोटिन की दैनिक आवश्यकता

प्रतिदिन वयस्कों के लिए 50 से 60 माइक्रोग्राम, बच्चों के लिए 20 से 40 माइक्रोग्राम तथा शिशुओं के लिए 10 से 15 माइक्रोग्राम बायोटिन की आवश्यकता होती हैं।

न्यूनता–गाय के प्रति लीटर दूध में लगभग 50 मिग्रा. बायोटिन होता है जबकि प्रति लीटर मानव दूध में केवल 4 मिग्रा. बायोटिन होता है। माँ का दूध पीने वाले तथा अतिसार (दस्त आने) से ग्रस्त शिशुओं में बायोटिन की कमी होती है।

कच्चे अण्डे की सफेदी में पाया जाने वाला पदार्थ जिसे avidin कहते हैं, एक ग्लाइकोप्रोटीन (glycoprotein) है जो बायोटिन को बाँध लेता हैं और इसलिए यह पाचक नली से उसके अवशोषण को रोक देता है। इसलिए ऐसे वयस्कों में बायोटिन की कमी हो जाती है जिन्होंने प्रतिदिन 4 से 12 कच्चे अण्डों का उपभोग किया हो और 1 से 4 क्वार्ट शराब पी हो।

•

11. पैरा-अमीनोबैन्जोइक एसिड (Para-amino Benzoic Acid—PABA)

पैरा-अमीनो बैन्जोइक एसिड शरीर में फोलिक एसिड के बनने के लिए आवश्यक है। पैरा-अमीनोबैन्जोइक एसिड का मुख्य कार्य सूर्य की अल्ट्रावॉयलेट किरणों के हानिकारक प्रभावों को रोकना एवं उन्हें ठीक करना है। यह समय से पूर्व बालों को सफेद होने से रोकता है। यह बहुधा अन्य बी-कॉम्प्लैक्स विटामिनों के साथ मुखी गोलियों एवं द्रव योगों के रूप में प्रयोग में लाया जाता है। इसका लोशन या क्रीम के रूप में सूर्यदाह, अत्यधिक वर्णकता (pigmentation) के कारण त्वचा पर उत्पन्न गहरे चकत्तों एवं सम्भावित त्वचा के कैंसर में अकेले या अन्य कुछ औषधियों के संयोजन में स्थानीय रूप में चिकित्सा में प्रयोग किया जाता है। आजकल सूर्य की अल्ट्रावॉयलेट किरणों के हानिकारक प्रभावों के प्रति सुरक्षा के लिए अधिकांश सन-स्क्रीन लोशनों में एक महत्त्वपूर्ण अवयव के रूप में पैरा-अमीनोबैन्जोइक एसिड होता है। इस प्रकार से यह एक महत्त्वपूर्ण सूर्य से रक्षा करने वाला कारक (sun protection factor) समझा जाता है।

विटामिन C या एस्कार्बिक एसिड (Vitamin C or Ascorbic Acid)

विटामिन C को 'एन्टि स्कारब्यूटिक विटामिन (anti-scorbutic vitamin)' भी कहा जाता है क्योंकि इसकी कमी होने से स्कर्वी नामक रोग उत्पन्न हो जाता है और यह स्कर्वी के प्रति कार्य करता है। विटामिन सी जल में घुलनशील विटामिन है और जल में घुलनशील होने के कारण यह शरीर में संचित नहीं हो सकता। यह ऊष्मा अस्थिर है और ऊष्मा के प्रति सभी विटामिनों की अपेक्षा सबसे अधिक संवेदनशील होता है अर्थात् भोज्य पदार्थ को गर्म करने पर तुरन्त ही नष्ट हो जाता है। धूम्रपान करने से विटामिन सी नष्ट हो जाता है। एक सिगरेट के धूम्रपान से 25 मिग्रा. विटामिन सी का उपयोग हो जाता है अर्थात् एक सन्तरे के तुल्य उपयोग हो जाता है। यह अम्लीय माध्यम में अपेक्षाकृत स्थायी रहता है। किसी प्रकार के दबाव से अर्थात् मानसिक दबाव में और शारीरिक दबाव जैसे अत्यधिक गर्मी या ठण्ड में, थकान या बीमारी में भी विटामिन सी की कमी हो जाती है। सामान्य वयस्क के शरीर में लगभग 5 ग्राम विटामिन सी होता है।

स्रोत (Sources)–विटामिन सी आमला, नींबू या नींबू के रस में, टमाटरों, हरी पत्तियों वाली सब्जियों जैसे पालक, पत्तागोभी, चौलाई आदि में, जड़ की सब्जियों जैसे मूली एवं शलजम आदि में, कन्दों जैसे आलू तथा प्याज आदि में पाया जाता है। फलों में जैसे अमरूद, सन्तरे, पके आम, पके पपीते, सेव और अनन्नास में भी विटामिन सी होता है। अंकुरित दालों में जैसे चने की दाल में विटामिन सी होता है। दूध, मछली और मांस में बहुत कम मात्रा में विटामिन सी होता है, यद्यपि माँ के दूध में अच्छी मात्रा में विटामिन सी होता है। आमला ताज़ी तथा सूखी दोनों अवस्थाओं में विटामिन सी का अच्छा स्रोत है, इसके बाद अमरूद का नम्बर आता है।

तालिका 26 : विटामिन सी के आहारों के स्रोत

खाद्य पदार्थ	मिग्रा./100 ग्राम	खाद्य पदार्थ	मिग्रा./100 ग्राम
फल		सन्तरा	68
आमला	700	पका आम	24
अमरूद	300	सेव	28
नीम्बू-रस	63	अनन्नास	63
		पका पपीता	46

खाद्य पदार्थ	मिग्रा./100 ग्राम	खाद्य पदार्थ	मिग्रा./100 ग्राम
सब्जियाँ		मूली	15
पत्तागोभी	124	आलू	17
चौलाई	99	बैंगन	12
पालक	28	हरी मिर्च	180
फूलगोभी	56	प्याज़	11
टमाटर	27	*अकुंरित दालें*	
		चने की दाल	16

जन्तु आहार–दूध, मछली और मांस आदि में बहुत कम मात्रा में विटामिन सी होता है।

विटामिन C या एस्कार्बिक एसिड के कार्य

(1) विटामिन C कोलोजन (संयोजी ऊतकों में विद्यमान एक मजबूत, तान्तव अघुलनशील प्रोटीन) के निर्माण के लिए आवश्यक हैं जो रक्त वाहिनियों, संयोजी ऊतकों, अस्थियों एवं उपास्थियों (cartilages) के लिए एक अवलम्ब आधात्री (supporting matrix) अर्थात् आधारी पदार्थ को उपलब्ध कराता हैं। इससे स्पष्ट हो जाता है कि क्यों विटामिन सी की कमी होने से यह सहारा निष्फल हो जाता है जिसके परिणामस्वरूप स्थानीय रक्तस्राव होता है और अस्थियों में आसानी से अस्थि-भंग हो जाता है।

(2) यह संक्रमण से लड़ने के लिए शरीर की प्रतिरोधशक्ति बढ़ाता है और इसलिए शरीर की ठण्ड लगने, खाँसी, न्यूमोनिया तथा तपेदिक आदि से रक्षा करता है।

(3) यह ज़ख्म भरने में मदद करता है।

(4) विटामिन सी की कार्बोहाइड्रेट मैटाबोलिज़्म में महत्त्वपूर्ण भूमिका होती है।

(5) इसकी लोहे के अवशोषण और उसके मैटाबोलिज़्म में महत्त्वपूर्ण भूमिका होती है।

(6) यह एक ऑक्सीकरणरोधी (antioxidant) होता है अतः वृद्धावस्था आने को रोकता है या वृद्धावस्था देरी से आती है।

(7) यह धमनीकलाकाठिन्य (Atherosclerosis) को रोकता है।

(8) यह कॉरोनरी हृदय रोग होने से बचाव करता है।

(9) विटामिन सी ऊतक कोशिकाओं में कैंसरीय परिवर्तन होने को रोकता है।

(10) यह लाल रक्त कोशिकाओं तथा श्वेत रक्त कोशिकाओं की परिपक्वता के लिए आवश्यक है।

दैनिक आवश्यकता

एक वयस्क के लिए विटामिन सी की दैनिक आवश्यकता 40 मिग्रा. है और गर्भवती तथा दूध पिलाने वाली स्त्रियों को 80 मिग्रा. विटामिन सी की प्रतिदिन आवश्यकता होती है, शिशुओं को 25 मिग्रा. प्रतिदिन एवं बड़े बच्चों को विटामिन सी की उतनी ही आवश्यकता होती है जितनी साधारण वयस्कों के लिए अर्थात् 40 मिग्रा. प्रतिदिन होती है। दस्त आने पर तथा जठर-अनम्लता (Achlorhydria) आदि में इसका अवशोषण कम हो जाता है। ऐसे मामलों में विटामिन सी की दैनिक आवश्यकता 80 मिग्रा. हो जाती है। आवश्यकता की प्रतिदिन आपूर्ति की जाती है, यदि अधिक विटामिन सी ग्रहण कर लिया जाता है तो वह मूत्र में ही उत्सर्जित हो जाता है।

विटामिन सी की कमी हो जाने पर स्कर्वी नामक रोग उत्पन्न होता है।

नोट : जल में घुलनशील विटामिन बी कॉम्प्लैक्स और विटामिन सी की कमी तथा उनकी अधिकता से उत्पन्न होने वाले रोगों के लिए देखें अध्याय ''पौषणिक विकार (Nutritional disorders)''।

खनिज (Minerals)

खनिज पृथ्वी से उत्पन्न होने वाले अकार्बनिक, समांग (homogenous) ठोस पदार्थ होते हैं। वे मानव शरीर में भी पाए जाते हैं और बृहत्पोषकों (macronutrients) या शक्ति उत्पादक आहार कारकों की अपेक्षा भोजन के साथ खनिज लवणों के रूप में बहुत कम मात्रा में ग्रहण किए जाते हैं तथा विटामिनों के साथ-साथ ये ''लघुपोषकों'' (micronutrients) के वर्ग के होते हैं। इनकी वृद्धि, मरम्मत और शरीर के सभी प्राणाधार कार्यों के नियमन के लिए आवश्यकता होती है।

इन आवश्यक खनिजों को निम्न दो वर्गों में विभाजित किया गया है–

(A) बृहत् खनिज (Major Minerals)

इनकी बड़ी मात्रा में आवश्यकता होती है जैसे हमारे भोजन में प्रतिदिन इनकी 100 मिग्रा. या इससे अधिक की आवश्यकता होती है। निम्न 8 बृहत् खनिज होते हैं–

1. कैल्सियम (Calcium — Ca)
2. फॉस्फोरस (Phosphorus — P)
3. सोडियम (Sodium — Na)
4. क्लोरीन (Chlorine — Cl)
5. पोटेशियम (Potassium — K)
6. मैग्नीशियम (Magnesium — Mg)
7. गन्धक (Sulphur — S)
8. स्ट्रोनशियम (Strontium — Sr)

(B) लघु खनिज या सूक्ष्ममात्रिक तत्त्व (Minor Minerals or Trace Elements)

इनकी बहुत ही थोड़ी मात्राओं में आवश्यकता होती है, प्रतिदिन कुछ मिलीग्रामों से अधिक की आवश्यकता नहीं होती। लघु खनिज या सूक्ष्ममात्रिक तत्त्व शरीर में एन्जाइमों की चयापचयी प्रतिक्रियाओं में भाग लेते हैं। फिर भी लोहे तथा आयोडीन के सिवाय सभी आवश्यक सूक्ष्ममात्रिक तत्त्वों के कार्य एवं उनकी दैनिक आवश्यकता को ठीक से समझा नहीं गया है। लघु खनिजों या सूक्ष्ममात्रिक तत्त्वों का जिनका मानव पोषण में कुछ निश्चित कार्य है, संख्या में निम्न 8 हैं–

1. लोहा (Iron — Fe)
2. आयोडीन (Iodine — I)
3. ताँबा (Copper — Cu)
4. फ्लुयोरीन (Fluorine — F)
5. मैंगनीज़ (Manganese — Mn)
6. जिंक (Zinc — Zn)

7. कोबाल्ट (Cobalt — Co)
8. सेलेनियम (Selenium — Se)

(A) बृहत् खनिज (Major Minerals)

ये मनुष्य में स्पष्ट रूप से पहचाने जाने वाले रोगों से सम्बद्ध हैं। ये निम्नलिखित हैं–

1. कैल्सियम (Calcium — Ca)

कैल्सियम चाँदी के समान सफ़ेद धात्त्विक तत्त्व है जिसका Ca प्रतीक है। यह शरीर का एक बृहत् खनिज तत्त्व है और यह एक वयस्क के शरीर के भार का 1.5 से 2% होता है। एक औसत वयस्क के शरीर में लगभग 1200 ग्राम कैल्सियम होता है जिसका 98% कैल्सियम फॉस्फेट के रूप में हड्डियों में पाया जाता है और शेष कोमल ऊतकों में पाया जाता है। सामान्य रक्त कैल्सियम स्तर 9 से 11 मिग्रा. प्रति 100 मिली. रक्त है। जब रक्त में कैल्सियम सामान्य से कम होता है तो इस दशा को अल्पकैल्सियमरक्तता (hypocalcemia) कहा जाता है, जब यह सामान्य से अधिक होता है तो इस दशा को अतिकैल्सियमरक्तता (hypercalcemia) कहा जाता है।

स्रोत (Sources)–1. दूध : एक लीटर गाय के दूध से लगभग 1200 मिग्रा. तथा मानव दूध से लगभग 300 मिग्रा. कैल्सियम प्राप्त होता है। 2. दुग्ध उत्पाद जैसे पनीर, दही, मलाई निकाला दूध एवं मक्खन आदि। 3. अण्डे। 4. मछली। 5. सब्जियाँ : हरी पत्तियों वाली सब्जियाँ जैसे पालक और चौलाई आदि तथा अन्य सब्जियाँ जैसे मूली, गाजर, चुकन्दर, भिण्डी और प्याज आदि। 6. अनाज। 7. छोटे अनाज। 8. दालें। 9. बादाम। 10. पीने का पानी जिससे प्रतिदिन लगभग 200 मिग्रा. कैल्सियम उपलब्ध होता है।

कैल्सियम के कार्य

(1) कैल्सियम हडिड्यों और दाँतों के निर्माण तथा उनकी कठोरता के लिए आवश्यक है।

(2) रक्त के जमने में भाग लेता है।

(3) पेशी संकुचन एवं शिथिलन में इसकी भूमिका होती है तथा यह पेशियों की क्रियाशीलता को बनाये रखता है।

(4) यह हृदय की क्रिया को नियन्त्रित करता है।

(5) यह रक्त कोशिकाओं की पारगम्यता (permeability) को नियमित करता है।

(6) यह कोशिका कलाओं को साबुत बनाये रखता है।

(7) यह एसिटाइलकोलीन जो एक तन्त्रिका तन्तु से दूसरे तन्त्रिका तन्तु तक आवेगों का संचारण करने के लिए आवश्यक पदार्थ होता है, के बनने और खण्डित होने को नियमित करता है और इसलिए यह तन्त्रिका-पेशीय उत्तेज्यता की सामान्य अवस्था को कायम रखता है।

(8) यह आन्त्रीय भित्ति से विटामिन B_{12} के अवशोषण में मदद करता है।

(9) कैल्सियम द्वारा वसा-विखण्डित अग्न्याशयिक एन्जाइम (Fat splitting pancreatic enzyme) सक्रियित होता है।

चिकित्सीय महत्त्व के कैल्सियम के लवण

कैल्सियम कार्बोनेट (Calcium carbonate)–खड़िया में पाया जाने वाला एक बारीक, सफेद, स्वादहीन एवं गन्धहीन पाउडर जो अम्लनाशक (antacid) के रूप में कार्य करता है।

कैल्सियम क्लोराइड (Calcium chloride)–इसका स्वाद नमकीन होता है और इसका उपयोग अल्पकैल्सियमरक्तता में रक्त में कैल्सियम की मात्रा बढ़ाने के लिए तथा मैग्नीशियम विषाक्तता में एक प्रतिकारक के रूप में किया जाता है।

कैल्सियम ग्लूकोनेट (Calcium gluconate)–यह एक दानेदार सफेद पाउडर होता है जिसमें कोई गन्ध नहीं होती और न ही कोई स्वाद होता है तथा जिसके कार्य कैल्सियम क्लोराइड के कार्यों के समान होते हैं।

कैल्सियम लैक्टेट (Calcium lactate)–यह एक सफेद, गन्धहीन और स्वादहीन पाउडर होता है जिसका कैल्सियम ग्लूकोनेट के विकल्प के रूप में मुख द्वारा या इन्जैक्शन द्वारा प्रयोग किया जाता है। इसका जीर्ण लैड विषाक्तता (Chronic lead poisoning or plumbism) की चिकित्सा में प्रयोग होता है।

तालिका 27 : कैल्सियम के भोज्य स्रोत

भोज्य पदार्थ	कैल्सियम की मात्रा (mg/100 g)	भोज्य पदार्थ	कैल्सियम की मात्रा (mg/100 g)
रागी	330	दूध (सम्पूर्ण)	1200
Sesbania की पत्तियाँ	1130	दूध (सप्रेटा)	1370
गाजर की पत्तियाँ	500	पनीर	790
चौलाई की पत्तियाँ	500	बकरी का दूध	170
छोटी मछलियाँ (सूखी)	1800	गाय का दूध	120

कैल्सियम आक्ज़ेलेट (Calcium oxalate)—यह रवों के रूप में मूत्र में पाया जाता है और कुछ वृक्कीय अश्मरियों (renal calculi) का एक घटक होता है।

कैल्सियम पैन्टोथिनेट (Calcium pantothenate)—यह विटामिन बी कॉम्प्लैक्स के घटकों में से एक है जिसका सामान्यत: burning feet syndrome में प्रयोग किया जाता है।

कैल्सियम फॉस्फेट (Calcium phosphate)—यह एक सफेद पाउडर होता है जो अत्यम्लता (hyperacidity) की चिकित्सा में अम्लनाशक के रूप में प्रयोग में लाया जाता है।

कैल्सियम सल्फेट (Calcium Sulphate)—यह एक सफ़ेद पाउडर होता है जो पानी को सोखता है और प्लास्टर ऑफ पेरिस बनाने के काम आता है।

दैनिक आवश्यकता

एक औसत शरीर वाले वयस्क को प्रतिदिन 400 मिग्रा. तथा गर्भवती एवं दूध पिलाने वाली स्त्रियों को 1 से 1.5 ग्राम कैल्सियम की आवश्यकता होती है, प्रतिदिन शिशुओं को 500 मिग्रा., 1 से 9 वर्ष तक की आयु के बच्चों को 400 मिग्रा., 10 से 15 वर्ष तक की आयु के लड़के एवं लड़कियों को 600 मिग्रा. और 16 से 18 वर्ष तक की आयु के लड़के तथा लड़कियों को 500 मिग्रा. कैल्सियम की आवश्यकता होती है। गर्भवती तथा दूध पिलाने वाली स्त्रियों को अधिक कैल्सियम की आवश्यकता होती है क्योंकि गर्भावस्था तथा शैशव काल में शिशुओं की हडिड्याँ बनती हैं।

कैल्सियम की कमी होने पर वयस्कों में अस्थिसुषिरता (Osteoporosis), बच्चों में बालास्थिविकार (Rickets) तथा स्त्रियों में विशेष रूप से गर्भावस्था में अस्थिमृदुता (Osteomalacia) हो जाती है। कैल्सियम की अधिकता होने पर उच्च रक्त-चाप (hypertension) हो जाता है, अस्थियों की अतिवृद्धि हो जाती है और यह कैल्सियम फॉस्फेट के रूप में मूत्र में उत्सर्जित होता है जो मूत्रण के पश्चात् सफेद चूने के समान जमीन पर जम जाता है।

2. फॉस्फोरस (Phosphorus — P)

फॉस्फोरस एक अधात्विक रासायनिक तत्त्व है जिसका P प्रतीक है। यह अस्थियों के एवं दाँतों के निर्माण तथा उनके विकास के लिए आवश्यक है और उनमें कैल्सियम फॉस्फेट के रूप में पाया जाता है तथा सभी जीवित कोशिकाओं एवं शरीर के तरलों में सोडियम फॉस्फेट और पोटेशियम फॉस्फेट के रूप में पाया जाता है।

फॉस्फोरस का सामान्य सीरम स्तर वयस्क में 2.5 से 4.5 मिग्रा. प्रति 100 मिली. और बच्चों में 4.0 से 5.0 मिग्रा. प्रति 100 मिली. सीरम है। बालास्थिविकार (Rickets) में फॉस्फोरस का स्तर 3 मिग्रा. प्रति 100 मिली. सीरम से कम हो जाता है। फॉस्फोरस और कैल्सियम की सीरम सान्द्रता का व्युत्क्रम सम्बन्ध (reciprocal relationship) है अर्थात् यदि एक बढ़ता है तो दूसरा घट जाता है। अतिफॉस्फोरसरक्तता (hyperphosphatemia) में अल्पकैल्सियमरक्तता (hypocalcemia) तथा अल्पफॉस्फोरसरक्तता (hypophosphatemia) में अतिकैल्सियमरक्तता (hypercalcemia) हो जाती है। औसत वयस्क शरीर में विभिन्न रूपों में 600 से 900 ग्राम फॉस्फोरस होता है। 70% से 80% फॉस्फोरस कैल्सियम फॉस्फेट के रूप में हडिड्यों और दाँतों में पाया जाता है।

फॉस्फोरस तात्त्विक रूप में बहुत विषैला होता है, इससे तीव्र शोथ उत्पन्न हो जाता है। फॉस्फोरस के अवशोषण और उसके मैटाबोलिज़्म के लिए विटामिन D की आवश्यकता है। अतिरिक्त फॉस्फोरस वृक्कों द्वारा मूत्र में तथा आँतों द्वारा मल में उत्सर्जित हो जाता है, लगभग 60% फॉस्फेटों के रूप में मूत्र में उत्सर्जित होता है।

स्रोत—मछलियाँ फॉस्फोरस की सबसे बढ़िया स्रोत हैं। इसके अतिरिक्त फॉस्फोरस सब्जियों जैसे पालक, पत्तागोभी, मूली, गाजर, सोयाबीन और आलू आदि में, फलों जैसे सेव आदि में, अनाजों (गेहूँ, चावल और मक्का) में, काष्ठफल जैसे मूँगफली,

बादाम आदि में तथा जन्तु आहारों में जैसे दूध, पनीर, अण्डे की ज़र्दी और मांस आदि में पाया जाता है।

फॉस्फोरस के कार्य

(1) फॉस्फोरस कैल्सियम एवं विटामिन D के साथ संयोजन में हडिड्यों और दाँतों के निर्माण तथा उनकी कठोरता के लिए आवश्यक है।

(2) यह चयापचय या मैटाबोलिज़्म, विशेष रूप से कार्बोहाइड्रेट मैटाबोलिज़्म के लिए अत्यावश्यक है।

(3) तन्त्रिका-तन्त्र के स्वस्थ बने रहने के लिए इसका विशेष महत्त्व है, यह मस्तिष्क को शक्तिशाली बनाता है।

(4) यह शरीर की कोशिकाओं का एक आवश्यक भाग है और शरीर की प्रत्येक कोशिका में पाया जाता है।

(5) यह कोशिका न्यूक्लिक एसिडों जैसे DNA या RNA का एक आवश्यक घटक है।

दैनिक आवश्यकता

अनाजों में पाया जाने वाला फॉस्फोरस दूध, अण्डों, मछली और मांस में पाए जाने वाले फॉस्फोरस की अपेक्षा कुछ कम मात्रा में उपलब्ध होता है क्योंकि यह फाइटिन (phytin) के साथ संयोजित होकर फाइटिक एसिड (phytic acid) के रूप में पाया जाता है। अत: ऐसे व्यक्तियों को जो मुख्य रूप से अनाज आधारित आहारों का उपभोग करते हैं, उनकी अपेक्षा जो अधिक मात्रा में दूध, अण्डे, मछली एवं मांस का उपभोग करते हैं, फॉस्फोरस की आवश्यकता अधिक होती है। कैल्सियम (Ca) तथा फॉस्रोरस (P) का अनुपात (Ca : P) एक वयस्क के लिए 1:1, शिशुओं और 1 से 3 वर्ष तक की आयु के बच्चों के लिए हडिड्यों की बहुत शीघ्रता से वृद्धि होने के कारण माँग बढ़ जाने पर 1:1.5 होना चाहिए। वयस्क पुरुषों एवं स्त्रियों में कैल्सियम तथा फॉस्फोरस दोनों की 400-400 मिग्रा. की आवश्यकता होती है। गर्भवती एवं दूध पिलाने वाली स्त्रियों को 1000 मिग्रा. (1 ग्राम) कैल्सियम और 1000 मिग्रा. फॉस्फोरस उपलब्ध होना चाहिए। शिशुओं और तीन वर्ष तक की आयु के बच्चों को प्रतिदिन 500 मिग्रा. कैल्सियम तथा 750 मिग्रा. फॉस्फोरस की आवश्यकता होती है।

बड़े बच्चों को अर्थात् 3 से 9 वर्ष तक की आयु के बच्चों को 400-400 मिग्रा. कैल्सियम और फॉस्फोरस की आवश्यकता होती है, 10-15 वर्ष तक की आयु के लड़के और लड़कियों को 600-600 मिग्रा. की तथा 16-18 वर्ष तक की आयु के लड़के और लड़कियों को 500-500 मिग्रा. की कैल्सियम और फॉस्फोरस की आवश्यकता होती है।

न्यूनता–फॉस्फोरस व्यापक रूप से सभी खाद्य पदार्थों में पाया जाता है। अनाजों एवं दालों में पाए जाने वाले फॉस्फोरस की अपेक्षा दूध और जन्तु आहारों में अधिक फॉस्फोरस पाया जाता है। एक व्यक्ति निगले गए फॉस्फोरस में से अधिकांश को अवशोषित कर लेता है। अतः सामान्यतः फॉस्फोरस की कमी नहीं होती, यदि फॉस्फोरस की कमी होती है तो यह अत्यम्लता (hyperacidity) में प्रयुक्त एक अम्लनाशक (antacid) एल्युमीनियम हाइड्रॉक्साइड के लम्बे समय तक तथा अधिक मात्रा में ग्रहण करने पर हो सकती है। भोजन में फॉस्फोरस की कमी भोजन के शोधन और उसके बनाने की क्रिया में भी हो सकती है।

असामान्य रूप से रक्त में फॉस्फोरस की मात्रा कम (2 मिग्रा./100 मिली. रक्त या इससे कम) हो जाने को अल्पफॉस्फोरसरक्तता (hypophosphatemia) कहा जाता है जिसके साथ अतिकैल्सियमरक्तता (hypercalcemia) होती है अर्थात् रक्त में कैल्सियम की मात्रा बढ़ी हुई होती है। असामान्य रूप से फॉस्फोरस की रक्त में बढ़ी हुई मात्रा को अतिफॉस्फोरसरक्तता (hyperphosphatemia) कहा जाता है जिसके साथ अल्पकैल्सियमरक्तता (hypocalcemia) होती है अर्थात् रक्त में कैल्सियम की मात्रा कम होती है।

कैल्सियम (Ca) तथा फॉस्फोरस (P)

कैल्सियम एवं फॉस्फोरस मानव शरीर के लिए दो बहुत ही महत्त्वपूर्ण आवश्यक खनिज हैं। इन दोनों बृहत् खनिजों पर एक साथ विचार किया जाता है क्योंकि इनकी आवश्यकताएँ, आन्त्रीय अवशोषण एवं चयापचय आपस में सम्बन्धित होते हैं। दोनों ही परावटु ग्रन्थि (parathyroid gland) के हार्मोन पैराथार्मोन और विटामिन D से नियन्त्रित होते हैं, जबकि कैल्सियम प्रत्यक्ष रूप से तथा फॉस्फोरस अप्रत्यक्ष रूप से नियन्त्रित होते हैं।

3. सोडियम (Sodium—Na)

सोडियम एक कोमल धात्त्विक तत्त्व है जिसका Na प्रतीक है। एक सामान्य मानव वयस्क शरीर में लगभग 100 ग्राम सोडियम आयन (Na^+) होता है जो शरीर में बहिर्कोशिकीय (extracellular) तरल (प्लाज़्मा, ऊतक तरल और लसीका) का मुख्य घटक है। यह हवा या पानी में शीघ्र ही ऑक्सीकृत हो जाता है।

सोडियम की मूत्र एवं स्वेद (पसीना) से होकर शरीर से हानि हो जाती है। सामान्यत: उत्सर्जित सोडियम की मात्रा अन्तर्ग्रहीत सोडियम की मात्रा के बराबर होती है। सोडियम जैसा खाद्य पदार्थों में होता है, उसी रूप में ग्रहण किया जाता है अथवा खाना बनाते समय उसे स्वादिष्ट बनाने के लिए उसमें मिलाये जाने वाले सामान्य लवण (Common salt) के रूप में अन्तर्ग्रहीत किया जाता है। अन्तर्ग्रहीत सोडियम शीघ्र ही जठरान्त्रीय पथ (gastrointestinal tract) से अवशोषित हो जाता है, पूर्णत: बहिर्कोशिकीय तरल में वितरित हो जाता है और अन्तत: मूत्र में उत्सर्जित हो जाता है तथा शरीर में संचित नहीं होता।

सोडियम के लवण शरीर में पाए जाते हैं और चिकित्सा में उनका बहुत उपयोग होता है। इसके चिकित्सा में प्रयोग में लाए जाने वाले बहुत महत्त्वपूर्ण लवण निम्नलिखित हैं–

सोडियम एसिटेट (Sodium acetate)–यह मूत्र को क्षारीय बनाने के काम में लाया जाता है और वृक्कीय अपोहन विलयनों (renal dialysis solutions) में इसका प्रयोग होता है। इसका कफोत्सारक (expectorant) तथा मूत्रल (diuretic) के रूप में भी प्रयोग होता है।

सोडियम बाइकार्बोनेट (Sodium bicarbonate—$NaHCO_3$)–यह एक सफेद गन्धहीन पाउडर होता है जिसका मुख द्वारा अत्यम्लता (hyperacidity) में अम्लनाशक (antacid) के रूप में तथा अन्त:शिराभ मार्ग द्वारा अम्लरक्तता (acidosis) में और मूत्र को क्षारीय बनाने के लिए प्रयोग किया जाता है। इसका विलयन के रूप में भी मुख, नासिका तथा योनि के धोवन के लिए बाह्य प्रयोग किया जाता है और यह लघु दाह में मरहम पट्टी करने के लिए भी प्रयोग में लाया जाता है। यह पाक-चूर्ण (Baking powder) के रूप में भी प्रयोग में लाया जाता है अत: इसे खाने का सोडा भी कहा जाता है।

सोडियम कार्बोनेट (Sodium carbonate—$Na_2(CO_3)$)–यह एक सफेद रवेदार पाउडर होता है जो त्वचा रोगों की चिकित्सा में लोशन या क्षारजल-स्नान (alkaline bath) के रूप में प्रयोग में लाया जाता है अत: इसे धोने का सोडा भी कहा जाता है।

सोडियम क्लोराइड (Sodium chloride – NaCl) –सोडियम (Na) तथा क्लोरीन (Cl) मानव जीवन के लिए आवश्यक दो महत्त्वपूर्ण तात्त्विक पदार्थ हैं जो शरीर के सभी तरलों में पाए जाते हैं। ये दोनों तत्त्व सामान्यत: सोडियम क्लोराइड लवण के रूप में प्रकृति में पाए जाते हैं जिस रूप में इन्हें भोजन के साथ ग्रहण किया जाता है। यह सफेद रवेदार यौगिक होता है और रक्त तथा अन्य शरीर के तरलों का मुख्य घटक होता है। यह साधारण नमक होता है जिसे खाना बनाते समय उसमें मिला दिया जाता है तथा भोजन को स्वादिष्ट बनाने के लिए उसमें मिलाया जाता है।

सोडियम क्लोराइड के स्रोत

(1) सोडियम क्लोराइड या साधारण नमक समुद्र के पानी से बनता है और बाजार में उपलब्ध है।

(2) यह प्राकृतिक रूप से बहुत से खाद्य पदार्थों में जैसे सब्जियों में जैसे पालक, फूलगोभी, शलज़म, प्याज़ और मेथी आदि में, जन्तु खाद्य पदार्थों में जैसे अण्डे, मछली और मांस आदि में तथा किसमिस में पाया जाता है। जन्तु स्रोत के खाद्य पदार्थ सोडियम क्लोराइड के बढ़िया स्रोत हैं।

सोडियम क्लोराइड या साधारण नमक के कार्य

(1) सोडियम तथा क्लोरीन आयन शरीर के तरलों में उपयुक्त विद्युत्-अपघट्य सन्तुलन (electrolyte balance) को बनाये रखने के लिए आवश्यक हैं।

(2) सोडियम क्लोराइड रक्त की अम्लता-क्षारता (pH) को सामान्य सीमाओं में कायम रखता है या यह अम्ल-क्षार सन्तुलन को नियमित करता है।

(3) सोडियम क्लोराइड नार्मल सैलाइन विलयन (.9% जलीय विलयन) को बनाने में प्रयुक्त होता है जो समपरासारी या एक से परासरणीय दाब वाला (isotonic) एवं शरीरवृत्तिक (physiological) विलयन होता है और अन्त:शिराभ मार्ग द्वारा या आधान द्वारा (बोतल से चढ़ा कर) निर्जलीकरण की चिकित्सा में प्रयुक्त होता है।

(4) साधारण नमक या सोडियम क्लोराइड भोजन को स्वादिष्ट बनाता है।

(5) यह सभी अंगों की क्रियाशीलता को बनाये रखने में सहायक होता है।

(6) इसका वमनकारी (emetic) के रूप में भी प्रयोग किया जाता है। इसका सेवन करने से उल्टी हो जाती है।

(7) इससे कब्ज़ दूर हो जाता है।

(8) इसका सम्बन्ध तन्त्रिका आवेगों के संचालन से है।

(9) यह प्लाज़्मा तथा ऊतक तरलों के परासरणीय दाब (osmotic pressure) को नियमित करता है।

(10) इसका सम्बन्ध पेशीय संकुचन से है।

(11) यह हृदय पेशी के संकुचन को एवं हृदय-स्पन्द (heart beat) की उत्पत्ति, उसके संचालन तथा अनुरक्षण को नियन्त्रित करता है।

(12) यह मोनोसैक्केराइडों और अमीनो अम्लों के छोटी आँत से अवशोषित होने में मदद करता है।

दैनिक आवश्यकता

साधारण नमक की दैनिक आवश्यकता जलवायु, व्यवसाय और शारीरिक क्रियाशीलता पर निर्भर होती है। गर्म जलवायु में काम करने वाले लोगों को जैसे फैक्ट्रियों में काम करने वालों के लिए जिन्हें भट्टी आदि के सामने कार्य करना पड़ता है और कठोर श्रम करने वाले व्यक्तियों एवं खानों आदि में काम करने वालों के लिए अधिक साधरण नमक की आवश्यकता होती है। एक सामान्य स्वस्थ वयस्क को प्रतिदिन 10 से 15 ग्राम साधारण नमक की आवश्यकता होती है।

न्यूनता—नमक की कमी होने से निर्जलीकरण (dehydration) होता है, उल्टियाँ होती हैं तथा हाथों और पैरों में पेशीय संकुचन होता है। रक्त-चाप कम हो जाता है और गम्भीरावस्था में बेहोशी हो जाती है।

अधिकता—साधारण नमक की शरीर में अधिकता होने पर रक्त-चाप या ब्लड प्रैशर बढ़ जाता है और पहले पावों एवं टखनों पर और फिर पूरे शरीर में शोफ (edema) उत्पन्न हो जाता है।

साधारण नमक के उपयोग पर प्रतिबन्ध—निम्नलिखित दशाओं में भोजन में साधारण नमक को प्रतिबन्धित किया गया है—

- रक्ताधिक्यज़ हृद्पात (Congestive heart failure)–भोजन में साधारण नमक को प्रतिबन्धित किया जाता है जिससे शोफ (edema) कम हो जाता है।
- वृक्कीय रोग–नमक के प्रतिबन्ध से शोफ कम हो जाने के कारण वृक्कीय रोग में लाभ पहुँचता है।
- अन्य किसी भी दशा में नमक का प्रतिबन्ध होता है जिसमें तरल के अवरोधन के साथ शोफ उत्पन्न हो गया हो।
- यकृत का सिरोह्सिस (Cirrhosis liver)–नमक का प्रतिबन्ध होने से उदर में तरल का संचयन नहीं हो पाता।
- गर्भहेतुक विषरक्तता (Toxemia of pregnancy)–तरल के अवरोधन को रोकने के लिए।
- उच्च रक्त-चाप (Hypertension)

असल में अल्प लवण वाले आहार में 200-300 मिग्रा. सोडियम क्लोराइड होना चाहिए और अल्प लवण वाले आहार पर रहने वाले रोगी को सभी लवणयुक्त एवं डिब्बा बंद सब्जियों, आचार-चटनी, नमकीन, पनीर, मक्खन, लवणयुक्त काष्ठफल, डिब्बाबन्द मछलियों और मांस आदि का परिहार कर देना चाहिए।

मामूली अल्प लवण वाले आहार में 400-500 मिग्रा. सोडियम क्लोराइड होता है।

सोडियम साइट्रेट (Sodium citrate)–यह एक सफेद दानेदार पाउडर होता है जो रक्त के लिए एक स्कन्दनरोधी (anticoagulant) के रूप में प्रयोग में लाया जाता है।

सोडियम फ्लुयोराइड (Sodium fluoride — NaF)–यह एक सफेद रवेदार पाउडर होता है जो पीने के पानी में मिलाया जाता है तथा 2% विलयन के रूप में दन्त-क्षरण (dental caries) को रोकने के लिए दाँतों पर लगाया जाता है।

सोडियम आयोडाइड (Sodium iodide — NI)–यह एक रंगहीन रवेदार ठोस होता है जो एक कफोत्सारक (expectorant) के रूप में प्रयुक्त होता है।

सोडियम लैक्टेट (Sodium lactate)–यह एक सार्वदैहिक एवं मूत्रीय क्षारक (alkalizer) है।

सोडियम नाइट्राइट (Sodium nitrite — $NaNO_2$)–यह एक उच्च रक्त-चापरोधी (antihypertensive) और शक्तिशाली वाहिकाविस्फारक (vasodilator) है जिसका सामान्यत: हृद्शूल (angina pectoris) में रक्त-चाप कम करने तथा कॉरोनरी धमनी को विस्फारित करने के लिए प्रयोग किया जाता है।

सोडियम सैलीसिलेट (Sodium salicylate)–यह एक वेदनाहर (analgesic), ज्वरनाशक (antipyretic) तथा आमवातरोधी (anti-rheumatic) है।

4. क्लोरीन (Chlorine — Cl)

क्लोरीन एक हरा-सा, अत्यन्त क्षोभक, बहुत विषैला गैसीय तत्त्व है। यह श्वसनीय पथों की श्लेष्मिक कला के लिए विनाशकारी है और इसे अत्यधिक मात्रा में सांस के साथ अन्दर खींच लेने पर मृत्यु हो जाती है। यह अपने ऑक्सीकरण करने के गुण के कारण एक सक्रिय विरंजक (bleaching) और रोगाणुनाशक है। इसका व्यापक रूप से जल आपूर्ति को विसंक्रमित करने तथा मलजल (sewage) को संसाधित करने के लिए प्रयोग किया जाता है।

दूषित जल को छान कर उसे विसंक्रमित करने के लिए उसमें क्लोरीन विलयन को मिलाया जाता है। क्लोरीन विलयन विरंजक चूर्ण (bleaching powder) से तैयार किया जाता है। क्लोरीन का घोल तैयार करने के लिए 200 ग्राम विरंजक चूर्ण को जिससे 25% क्लोरीन उपलब्ध होती है, एक लीटर जल के साथ मिलाया जाता है जिससे 5% क्लोरीन विलयन तैयार हो जाता है। जल को विसंक्रमित करने के लिए प्रति लीटर जल में 1 बूँद की दर से क्लोरीन विलयन को मिश्रित किया जाता है जिसमें लगभग 2.5 मिग्रा. क्लोरीन होती है। क्लोरीन विलयन को बंद पात्र में अंधेरे में, ठण्डे और सूखे स्थान पर रखा जाता है।

बाजार में क्लोरीन की गोलियाँ भी उपलब्ध हैं। एक लीटर जल शीघ्र ही विसंक्रमित हो जाता हैं जब क्लोरीन की एक गोली इसमें मिला दी जाती है।

क्लोरीन (Cl) सामान्यत: प्रकृति में सोडियम (Na) के साथ सोडियम क्लोराइड लवण के रूप में पायी जाती है जिस रूप में दोनों को भोजन के साथ या अन्य प्रकार से ग्रहण किया जाता है। चूँकि शरीर के तरलों में इलैक्ट्रोलाइटों के रूप में सोडियम एवं क्लोराइड की लगभग बराबर और विपरीत परंतु बहुत सार्थक भूमिका है अत: दोनों पर एक साथ विचार किया जाता है। सोडियम से शरीर के तरलों का सर्वाधिक

महत्त्वपूर्ण धनायन (Cation) बनता है तथा क्लोराइड से सर्वाधिक महत्त्वपूर्ण ;णायन (Anion) बनता है। ये रक्त सहित शरीर के बहिर्कोशिकीय तरलों में प्रचुर मात्रा में पाए जाते हैं। स्वास्थ्य को बनाये रखने के लिए शरीर में जल एवं इलैक्ट्रोलाइटों का संतुलन में होना बहुत आवश्यक है। रक्त में इलैक्ट्रोलाइट संतुलन से रक्त का pH (रासायनिक प्रतिक्रिया) 7.4 पर कायम रहता है। ऐसे बहुत से कारण होते हैं जो रक्त के अम्ल-क्षार संतुलन (pH) में गड़बड़ी पैदा करते हैं जिनका बहुत से रोगों के लक्षणों एवं चिह्नों के प्रकट होने से पता चलता है।

सोडियम रक्त सहित शरीर के बहिर्कोशिकीय तरलों का मुख्य धनायन (Cation) है। क्लोराइड बहिर्कोशिकीय तरलों तथा रक्त का मुख्य ऋणायन (Anion) है। सोडियम क्लोराइड वनस्पति एवं जन्तु दोनों स्रोतों के सभी भोज्य पदार्थों में पाया जाता है यद्यपि सामान्यतः जन्तु स्रोत के खाद्य पदार्थों में अधिक पाया जाता है। यही कारण है कि अल्प लवण वाले आहार की आवश्यकता होने पर आहार केवल ताजी सब्जी से ही तैयार होना चाहिए। सामान्य मिश्रित आहार में लवण की परिवर्ती मात्रा होती है और सामान्य रूप से उष्ण-कटिबन्धी (tropical) देशों के लोग शीतोष्ण (temporate) क्षेत्रों के लोगों की अपेक्षा अधिक नमक खाते हैं और शाकाहारी मांसाहारियों की अपेक्षा कम नमक खाते हैं। स्वाभाविक रूप से मिश्रित दैनिक आहार में लगभग 3 ग्राम नमक होता है। ठण्डे मौसम में प्रतिदिन नमक लेने की अनुशंसित मात्रा 4.5 ग्राम है। उष्णकटिबन्धी देशों के लोगों के लिए (स्वेद या पसीने में काफी मात्रा में हानि होने पर) प्रतिदिन नमक लेने की अनुशंसित मात्रा 5 से 10 ग्राम है। आदतन अधिक नमक खाते रहने से उच्च रक्त-चाप (ब्लड प्रैशर बढ़ जाना) हो जाता है। उच्च रक्त-चाप में तथा ऐसे किसी भी रोग में जिसमें शरीर में तरल का अवरोधन होने के साथ शोफ उत्पन्न हो जाता है, इसे प्रतिबन्धित कर दिया जाता है। फिर भी, बहुत अधिक सूर्य की गर्मी में रहने पर या फैक्ट्रियों में भट्टियों के पास काम करने वालों में पसीना अधिक आने के परिणामस्वरूप शरीर से जल तथा सोडियम क्लोराइड की बहुत हानि होती है। ऐसे मामलों में अत्यधिक पानी के साथ उपयुक्त मात्रा में साधारण नमक को ग्रहण किया जाता है।

तालिका 28 : उष्णकटिबन्धी देशों के लिए सोडियम क्लोराइड (साधारण नमक) की दैनिक आवश्यकता

वयस्क	हलका कार्य	10-15 ग्राम
	कठोर कार्य	15-20 ग्राम
	बहुत कठोर कार्य	25-30 ग्राम
बच्चे एवं किशोर		
लड़के और लड़कियाँ		10-25 ग्राम
स्त्रियाँ	गर्भावस्था प्रथम	
	अर्द्ध भाग	10 ग्राम
	गर्भावस्था द्वितीय	
	अर्द्ध भाग	5 ग्राम
	दुग्धस्रवण काल	15 ग्राम

5. पोटेशियम (Potassium — K)

पोटेशियम शरीर में अन्य तत्त्वों के साथ संयोजन में पाया जाने वाला एक खनिज तत्त्व है और यह शरीर के भार का .35% होता है। वयस्क मानव शरीर में लगभग 250 ग्राम पोटेशियम होता है। इसका प्रतीक K है। सामान्य सीरम पोटेशियम स्तर 3.5 से 5m Eq/l है। पोटेशियम एक लवण पोटेशियम क्लोराइड (potassium chloride — KCl)के रूप में अधिकांशत: (90%) अन्तर्कोशिकीय तरल में पाया जाता है जो कोशिकाओं में होने वाली बहुत सी रासायनिक प्रतिक्रियाओं के लिए आवश्यक है। केवल थोड़ी-सी मात्रा में ही पोटेशियम बहिर्कोशीकीय तरल में पाया जाता है। बड़ी रक्त कोशिकाओं में बड़ी मात्रा में पोटेशियम आयन होता है।

स्रोत–पोटेशियम लगभग सभी खाद्य पदार्थों में पाया जाता है, विशेष रूप से ऐसे खाद्य पदार्थों में जिनमें प्रोटीन होती है, अधिक पाया जाता है अत: सामान्यत: इसकी कमी नहीं होती। पोटेशियम के बढ़िया स्रोत अनाज, दालें, सूखी मटर और सेम, ताजी सब्जियाँ जैसे टमाटर, गाजर, चुकन्दर, पालक, धनिये की पत्तियाँ तथा नींबू आदि, ताजे या सूखे फल जैसे आमला, सन्तरा, अमरूद, केला, सेव एवं पपीता आदि(काष्ठफल(शीरा और जन्तु खाद्य पदार्थ जैसे दूध, ताजी मछली एतं मुर्गी आदि हैं।

तालिका 29 : खाद्य पदार्थों में पोटेशियम की मात्रा (मिग्रा./100 ग्राम)

गेहूँ	315	गाजर	482
मक्का	290	चुकन्दर	300
रागी	408	पालक	570
बाजरा	402	धनिये की पत्तियाँ	453
अरहर की दाल	1104	नींबू	270
मूँग	843	आमला	225
मूँग की दाल	1150	सन्तरा	150
उड़द	650	अमरूद	91
उड़द की दाल	800	केला	88
सूखी मटर	1000	सेव	75
सूखी सेम	1000	पपीता	69
टमाटर	146		

पोटेशियम के कार्य

(1) पोटेशियम कोशिकाओं की अन्तर्वस्तुओं के अम्ल-क्षार संतुलन (pH) को नियमित करता है।

(2) यह कोशिकाओं की अन्तर्वस्तुओं के परासरणी दाब (osmotic pressure) को नियमित करता है।

(3) इसकी तन्त्रिका आवेगों के संचालन में महत्त्वपूर्ण भूमिका होती है।

(4) यह पेशियों की, विशेष रूप से हृदय-पेशी की सामान्य उतेज्यता (excitability) के लिए अत्यावश्यक है।

(5) यह ऊतकों के निर्माण एवं उनकी वृद्धि के लिए अत्यावश्यक है।

(6) यह ग्लाइकोजन के बनने के लिए आवश्यक है।

पोटेशियम के चिकित्सा में प्रयोग में लाए जाने वाले बहुत महत्त्वपूर्ण लवण

1. पोटेशियम एलम (Potassium alum)–यह एल्युमीनियम पोटेशियम सल्फेट है जो शक्तिशाली रक्त स्तम्भक है जिसका रक्तस्राव को रोकने के लिए स्थानीय प्रयोग होता है।

2. पोटेशियम बाइकार्बोनेट (Potassium bicarbonate — $KHCO_3$)–यह सफेद रवों या पाउडर के रूप में होता है जो आमाशय के अम्ल को उदासीन करने एवं अम्ल क्षार असन्तुलन की चिकित्सा करने के लिए प्रयोग में लाया जाता है।

3. पोटेशियम ब्रोमाइड (Potassium bromide — KBr)–इसके सफेद रवे होते हैं या यह पाउडर के रूप में होता है जिसका प्रयोग शामक (sedative) के रूप में किया जाता है।

4. पोटेशियम कार्बोनेट (Potassium carbonate — K_2CO_3)–यह पोटाश कहलाता है। यह एक सफेद रवेदार पाउडर होता है जिसका उपयोग औषधीय एवं रासायनिक योगों में किया जाता है।

5. पोटेशियम क्लोराइड (Potassium chloride — KCl)–इसका उपयोग पोटेशियम की न्यूनता तथा डिजीटैलिस विषाक्तता (digitalis intoxication) की चिकित्सा में किया जाता है।

6. पोटेशियम साइट्रेट (Potassium citrate)–इसका उपयोग क्षारक (alkalizer) के रूप में किया जाता है।

7. पोटेशियम हाइड्रोक्साइड (Potassium hydroxide — KOH)–इसे कॉस्टिक पोटाश भी कहा जाता है। यह एक भूरा-सफेद यौगिक होता है जो साबुन के निर्माण में तथा एक रासायनिक अभिकर्मक के रूप में प्रयुक्त होता है।

8. पोटेशियम आयोडाइड (Potassium iodide — KI)–इसके रंगहीन या सफेद रवे होते हैं जिनसे आयोडीन की एक हल्की-सी गन्ध आती है और इसका उपयोग कफोत्सारक (expectorant) के रूप में किया जाता है।

9. पोटेशियम परमैंगेनेट (Potassium permanganate — $KMnO_4$)–यह गहरे बैंगनी रंग के रवे होते हैं जिनका रक्तस्राव को रोकने के लिए तथा पूतिरोधक (antiseptic) के रूप में स्थानीय प्रयोग किया जाता है।

10. पोटेशियम टारट्रेट (Potassium tartrate)–यह हलका विरेचक (purgative) तथा मूत्रल (diuretic) है।

दैनिक आवश्यकता

एक सामान्य स्वस्थ वयस्क को प्रतिदिन 2 से 5 ग्राम पोटेशियम की आवश्यकता होती है और क्योंकि यह प्रायः सभी खाद्य पदार्थों में पाया जाता है, विशेष रूप से

जिनमें प्रोटीन होती है तो इसकी कमी सामान्यतः नहीं होती। सन्तुलित मिश्रित भोजन से पर्याप्त रूप से आवश्यकता की पूर्ति हो जाती है।

न्यूनता–पोटेशियम को कम मात्रा में ग्रहण करने पर अल्पपोटेशियमरक्तता (hypokalemia) हो जाती है अथवा रक्त में पोटेशियम की कमी हो जाना अल्पपोटेशियमरक्तता कहलाती है।

अधिकता–पोटेशियम का अधिक सेवन करने पर अतिपोटेशियमरक्तता (hyperkalemia) हो जाती है या रक्त में पोटेशियम की अधिकता हो जाना अतिपोटेशियमरक्तता कहलाती है।

6. मैग्नीशियम (Magnesium — Mg)

मैग्नीशियम एक सफेद आवश्यक खनिज है जो अस्थियों का एक घटक है और शरीर की सभी जीवित कोशिकाओं में पाया जाता है, विशेष रूप से हडिड्यों और दाँतों में पाया जाता है। यह फॉस्फेट के साथ संयोजित होकर हडिड्यों और दाँतों में पाया जाता है। यह बहिर्कोशिकीय तरल में भी पाया जाता है। मानव शरीर में लगभग 25 ग्राम मैग्नीशियम होता है जिसका लगभग आधा भाग कंकाल में और लगभग 1/5 कोमल ऊतकों तथा शेष दाँतों आदि में पाया जाता है। रक्त में विद्यमान मैग्नीशियम 2 से 3 मिग्रा./100 मिली. रक्त सीरम या 1.56 मिग्रा./100 मिली. सम्पूर्ण रक्त है। Mg मैग्नीशियम का प्रतीक है।

स्रोत–मैग्नीशियम अनाजों, हरी सब्जियों, फलों तथा जन्तु आहारो जैसे दूध, पनीर और अण्डों आदि में पाया जाता है। केला मैग्नीशियम का सबसे बढ़िया स्रोत है।

मैग्नीशियम के कार्य

(1) मैग्नीशियम सभी जीवित कोशिकाओं के लिए आवश्यक है।

(2) मैग्नीशियम कैल्सियम, सोडियम और पोटेशियम के साथ तन्त्रिका आवेगों के संचारण के लिए तथा उसके फलस्वरूप पेशी संकुचन के लिए आवश्यक है।

(3) यह कैल्सियम और पोटेशियम के सामान्य चयापचय के लिए आवश्यक है।

(4) यह ठीक प्रकार से कार्य करने के लिए, विशेष रूप से मस्तिष्क, सुषुम्ना रज्जु एवं सभी तन्त्रिकाओं के ठीक प्रकार से कार्य करने के लिए अति आवश्यक है

(5) यह प्रोटीन संश्लेषण में संलिप्त होता है।

चिकित्सा में प्रयोग में लाए जाने वाले मैग्नीशियम के बहुत महत्त्वपूर्ण लवण

1. मैग्नीशियम कार्बोनेट (Magnesium carbonate – $MgCO_3$)–यह एक सफेद, गन्धहीन पाउडर होता है जिसे मुख द्वारा अत्यम्लता (hyperacidity) में आमाशय के अम्ल को उदासीन करने के लिए प्रयोग में लाया जाता है।

2. मैग्नीशियम क्लोराइड (Magnesium chloride – $MgCl_2$)–इसका प्रयोग इलैक्ट्रोलाइटों की गड़बड़ी होने की चिकित्सा में तथा अपोहन (dialysis) विलयनों में किया जाता है।

3. मैग्नीशियम ग्लूकोनेट (Magnesium gluconate)–यह शरीर में मैग्नीशियम को प्रतिस्थापित करने के लिए औषधि के रूप में प्रयुक्त होता है।

4. मैग्नीशियम हाइड्रॉक्साइड [Magnesium hydroxide – $Mg(OH)_2$]–यह एक सफेद पाउडर होता है जिसके जल में निलम्बन को मिल्क ऑफ मैग्नीशिया (Milk of magnesia) कहा जाता है। इसका एक विरेचक तथा अम्लनाशक के रूप में प्रयोग किया जाता है।

5. मैग्नीशियम ऑक्साइड (Magnesium oxide – MgO)–यह हल्का मैग्नीशिया (Light magnesia) भी कहलाता है। इसका मृदुविरेचक (laxative), अम्लनाशक के रूप में तथा तन्त्रिकीय विकारों और आक्षेपों (convulsions) की चिकित्सा में प्रयोग किया जाता है।

6. मैग्नीशियम सैलीसिलेट (Magnesium salicylate)–यह एक ज्वरनाशक (antipyretic) तथा वेदनाहर (analgesic) है।

7. मैग्नीशियम सल्फेट (Magnesium sulfate – $MgSO_4$)–इसे इप्सन साल्ट (Epson salt) भी कहा जाता है। यह छोटे रंगहीन रवों के रूप में होता है जिसका विरेचक तथा आक्षेपरोधी (anticonvulsant) के रूप में और शोथरोधी (anti-inflammatory) के रूप में स्थानीय प्रयोग होता है। गर्भावस्था प्रेरित उच्च रक्त–चाप (pregnancy-induced hypertension) की व्यवस्था में एवं अकाल प्रसव को रोकने के लिए इसका अन्तःशिराभ इन्जैक्शन द्वारा प्रयोग किया जाता है।

दैनिक आवश्यकता

यह एक सामान्य वयस्क को प्रतिदिन 200 से 300 मिग्रा. मैग्नीशियम की आवश्यकता होती है। गर्भवती एवं दूध पिलाने वाली स्त्रियों को उनकी कैल्सियम

आवश्यकता की आधी अर्थात् 500 से 750 मिग्रा. मैग्नीशियम की प्रतिदिन आवश्यकता होती है। बड़े बच्चों को प्रतिदिन 150 से 200 मिग्रा. की तथा शिशुओं और स्कूल जाने से पूर्व के बच्चों को प्रतिदिन 100-150 मिग्रा. मैग्नीशियम की आवश्यकता होती है।

न्यूनता–सामान्यत: मैग्नीशियम की कमी नहीं होती क्योंकि यह लगभग सभी खाद्य पदार्थों में पाया जाता है। मैग्नीशियम की कमी जीर्ण अतिसार (chronic diarrhea), यकृत के सिरोह्सिस में, शराबियों में, ऐसे रोगों में जिनमें आँत से मैग्नीशियम का अवशोषण होने में बाधा उत्पन्न हो जाती है तथा गर्भहेतुक विषाक्तता (toxemia of pregnancy) में होती है। शरीर में मैग्नीशियम की कमी होने की दशा को अर्थात् रक्त सीरम में मैग्नीशियम के कम हो जाने को अल्पमैग्नीशियमरक्तता (hypomagnesemia) कहा जाता है।

अधिकता–रक्त सीरम में मैग्नीशियम के बढ़ जाने को अतिमैग्नीशियमरक्तता (hypermagnesemia) कहा जाता है जो अत्यधिक मैग्नीशियम को निगल लिए जाने के कारण हो सकती है या वृक्कीय अपर्याप्तता (renal insufficiency) में वृक्कों द्वारा मैग्नीशियम को उत्सर्जित करने में अक्षमता होने के कारण हो सकती है। अतिमैग्नीशियमरक्तता कभी-कभी गर्भावस्था के दौरान गर्भाक्षेप (eclampsia) की चिकित्सा में मैग्नीशियम के अत्यधिक इन्जैक्शन लग जाने के कारण हो जाती है।

(B) लघु खनिज या सूक्ष्ममात्रिक तत्त्व (Minor Minerals or Trace Elements)

1. लोहा (Iron — Fe)

Fe लोहे का रासायनिक प्रतीक है। मानव पोषण में लोहे का बड़ा महत्त्व है। इससे शरीर के भार का लगभग 0.004% भाग बनता है अर्थात् यह शरीर में 3 से 5 ग्राम होता है। एक वयस्क पुरुष में लोहे का भण्डार लगभग 50 मिग्रा./कि. ग्राम शरीर का भार होता है और वयस्क स्त्री में 32 से 42 मिग्रा./किग्रा. शरीर का भार होता है। नवजात शिशु में लोहे का भण्डार 80 मिग्रा./कि.ग्रा. शरीर का भार होता है। 60-70% लोहा लाल रक्त कोशिकाओं के हीमोग्लोबिन अणु में (हीमोग्लोबिन लोहा — Hb iron) होता है जिसे परिसंचारी लोहा (circulating iron) कहा जाता है। लाल रक्त कोशिकाओं में पाया जाने वाला हीमोग्लोबिन अस्थि मज्जा में बनता है जिससे रक्त का रंग लाल होता है। हीमोग्लोबिन का एक भाग लोहे से युक्त हीम (heme) तथा एक भाग सादी प्रोटीन ग्लोबुलिन से मिलकर बना होता है। हीमोग्लोबिन फेफड़ों से ऑक्सीजन को ऊतकों में ले जाता है। औसत हीमोग्लोबिन स्तर पुरुष में 14-18 ग्राम/100 मिली. रक्त तथा स्त्री में 12-16 ग्राम/100 मिली. रक्त है। एक ग्राम हीमोग्लोबिन में लगभग 3.4 मिग्रा. लोहा होता है। लगभग 10% लोहा पेशियों की मायोग्लोबिन (पेशीय ऊतकों में विद्यमान प्रोटीन जो ऑक्सीजन का वहन और उसका भण्डारण करती है और कार्य में रक्त हीमोग्लोबिन के समान होती है) में पाया जाता है तथा शेष लोहा यकृत, प्लीहा एवं अस्थि मज्जा में संचित हो जाता है।

लोहा अन्तःकोशिकी एन्जाइमों जैसे साइटोक्रोम ऑक्सीडेस (cytochrome oxidase) का एक महत्त्वपूर्ण घटक भी है। परिसंचारी रक्त का हीमोग्लोबिन फेफड़ों से ऑक्सीजन को शरीर की विभिन्न कोशिकाओं में ले जाता है। लोह से युक्त अन्तःकोशिकीय एन्जाइम साइटोक्रोम ऑक्सीडेस ऑक्सीजन के कोशिकीय उपभोग में मदद करता है।

स्रोत–लोहे के दो रूप होते हैं : हीम लोहा (hem iron)–लोहे का वह भाग जो हीमोग्लोबिन में होता है एवं हीम रहित लोहा (non-hem iron)–लोहे का वह भाग जो हीमोग्लोबिन में नहीं होता। हीम लोहे का हीम रहित लोहे की अपेक्षा अवशोषण अच्छी तरह से हो जाता है। ऐसे खाद्य पदार्थ जिनमें हीम लोहा अधिक होता है, जन्तु खाद्य पदार्थ होते हैं जैसे अण्डे की ज़र्दी, मछली, मुर्गी, मांस तथा जिगर आदि। हीम रहित लोहे के स्रोत वनस्पति खाद्य पदार्थ जैसे अनाज, हरी पत्तियों वाली सब्जियाँ जैसे पालक, फलियाँ, तिलहन, काष्ठफल, सूखे फल एवं सेव के समान फल आदि हैं। हीम रहित लोहे की बायोएवेलेबीलिटी (bioavailability–किसी औषधि या पदार्थ की उसके क्रिया करने वाले स्थान पर उपलब्धि का मापदण्ड) कम होती है। जन्तु खाद्य पदार्थ शीघ्र ही उपलब्ध होने वाले लोहे (हीम लोहे) के महत्त्वपूर्ण स्रोत हैं और वे उसी समय ग्रहण किए गए वनस्पति उद्गम के हीम रहित लोहे के अवशोषण को भी बढ़ा देते हैं। औसत सामान्य मिश्रित आहार में 10 से 15 मिग्रा. लोहे का होना समझा जाता है। लोहा लोहे के बर्तनों में खाना बनाने से भी उपलब्ध होता है।

लोहे के कार्य

लोहा शरीर में निम्नलिखित कार्यों के लिए अति आवश्यक है :

(1) लोहा लाल रक्त कोशिकाओं में हीमोग्लोबिन के निर्माण के लिए आवश्यक है।

(2) यह मस्तिष्क के विकास और उसके कार्य के लिए आवश्यक है।

(3) यह पेशीय क्रियाशीलता के लिए आवश्यक है।

(4) यह शरीर के तापमान को नियमित करता है।

(5) यह लाल रक्त कोशिकाओं के हीमोग्लोबिन से ऑक्सीजन को बाँधने के लिए आवश्यक है। हीमोग्लोबिन से संयोजित होकर ऑक्सीजन पूरे शरीर में फैल जाती है।

(6) यह एन्टीबॉडी के उत्पादन में तथा यकृत में औषधियों के निर्विषीकरण (detoxification) में मदद करता है।

(7) यह विटामिन A के पूर्वगामी बीटा-कैरोटीन को विटामिन A में परिवर्तित होने को उत्प्रेरित करता है।

लोहे के चिकित्सा में प्रयोग में लाए जाने वाले बहुत महत्त्वपूर्ण लवण

1. फेरिक क्लोराइड (Ferric chloride — $FeCl_3$)–यह टिंक्चर के रूप में रक्तस्राव को रोकने के लिए प्रयोग में लाया जाता है।

2. फेरिक सल्फेट (Ferric sulphate)–यह एक रक्त-स्तम्भक है जिसका रक्तस्राव को रोकने के लिए स्थानीय प्रयोग किया जाता है।

3. फैरस फ्यूमेरेट (Ferrous fumerate — $C_4H_2FeO_4$)–यह रक्तवर्धक (hematinic) है और रक्ताल्पता (anemia) में इसका प्रयोग किया जाता है।

4. फैरस ग्लूकोनेट (Ferrous gluconate — $C_{12}H_{22}FeO_{14}$)–यह पीले-से पाउडर या दानों के रूप में लोहे का एक योग है। इसे रक्तवर्धक के रूप में प्रयोग में लाया जाता है।

5. फैरस सल्फेट (Ferrous sulfate — $FeSO_4$)–यह हलका पीला, नीला-सा हरा रवों के रूप में होता है जिसे रक्ताल्पता की चिकित्सा में रक्तवर्धक के रूप में मुख द्वारा ग्रहण किया जाता है।

6. फैरस साइट्रेट (Ferrous citrate)–यह एक रक्तवर्धक है।

7. फैरस लैक्टेट (Ferrous lactate)–यह एक रक्तवर्धक है।

दैनिक आवश्यकता

सामान्यत: जब ऊतकों का एवं लाल रक्त कोशिका पिण्ड का विस्तार होता है जैसे बचपन में, किशोरावस्था में, गर्भावस्था में तथा दुग्धस्रवण काल में तो लोहे की आवश्यकता बढ़ जाती है। लगभग 10% लोहा शरीर से उत्सर्जित हो जाता है और लगभग 20% लोहे की हानि उन स्त्रियों में होती है जिन्हें मासिक धर्म होता है तथा भोजन के साथ ग्रहण किये गए उतनी ही मात्रा में लोहे का आँत से अवशोषण हो जाता है। गर्भवती स्त्री में मासिक धर्म में होने वाले लोहे की हानि से बचाव होने के बावजूद अगर्भा स्त्री की अपेक्षा गर्भाशय में बढ़ते हुए भ्रूण की आवश्यकताओं के कारण, अपरा या प्लेसेन्टा में लोहे का अंश होने तथा साथ ही माता के ऊतकों का तथा लाल रक्त कोशिका पिण्ड का विस्तार होने के कारण लोहे की मांग बढ़ जाती है। दुग्धस्रवण काल में यद्यपि मासिक-धर्म से होने वाली लोहे की हानि तो नहीं होती परंतु दूध में लोहे की हानि होने के कारण लोहे की आवश्यकता बढ़ जाती है। अत: इसकी लोहे के लिए आधारी आवश्यकता अगर्भा (non-pregnant) वयस्क स्त्री जैसी ही होती है।

तालिका 30 : लोहे की दैनिक आवश्यकता

वर्ग	विवरण	शरीर भार (किग्रा.)	लोहा (मिग्रा./दिन)
पुरुष	बैठे रहने का (श्रम रहित) कार्य		
	मामूली श्रम का कार्य	60	28
	कठोर श्रम का कार्य		
स्त्री	बैठे रहने का (श्रम रहित) कार्य		
	मामूली श्रम का कार्य	50	30
	कठोर श्रम का कार्य		
	गर्भवती स्त्री	50	38
	दूध पिलाने वाली स्त्री	50	30
बच्चे	1-3 वर्ष	12.2	12
	4-6 वर्ष	19.0	18
	7-9 वर्ष	26.9	26
(लड़के)	10-12 वर्ष	35.4	34
(लड़कियाँ)	10-12 वर्ष	31.5	19

(लड़के)	13-15 वर्ष	47.8	41
(लड़कियाँ)	13-15 वर्ष	46.7	28
(लड़के)	16-18 वर्ष	57.1	50
(लड़कियाँ)	16-18 वर्ष	49.9	30

लोहे की हानियाँ–लोहे की हानि होती हैं :–

1. रक्तस्राव (Hemorrhage)–जब कभी शरीर से रक्त की हानि होती है तो लोहे की भी हानि होती है जिसका कारण शरीरवृत्तिक (Physiological) हो सकता है जैसे मासिक धर्म में और बच्चे का जन्म होने पर रक्तस्राव होने पर होता है अथवा विकृतिजन्य (pathological) हो सकता है जैसे गर्भावस्था में रक्तस्राव होने पर होता है, अकुंशकृमिरुग्णता (अकुंशकृमि द्वारा उत्पन्न रोग), रक्तवमन (खून की उल्टियाँ होना), रुधिरकालामल (melena), खून की पेचिश (bacillary dysentery), अर्श या बवासीर (piles) तथा उदर व्रण (peptic ulcer) आदि में रक्तस्राव होने पर होता है।
2. आधारिक हानियाँ–जैसे मूत्र, स्वेद या पसीना, पित्त या बाइल एवं शरीर की सतह से झड़ी हुई केशिकाओं से होकर लोहे का उत्सर्जित हो जाना।
3. परिवार नियोजन में अन्तर्गर्भाशयी उपकरणों (Intrauterine devices) का प्रयोग करने पर भी लोहे की हानि होती है। लोहे की प्रतिदिन कुल हानि लगभग 1 मिग्रा. होती हैं, स्त्री में मासिक-धर्म के दौरान लोहे की 1 मिग्रा. से अधिक की हानि होती है अर्थात् उसमें लोहे की हानि 2 मिग्रा. होती है।

लोहे की कमी होने पर लोह अल्पताजन्य रक्ताल्पता (Iron deficiency anemia) या अल्पवर्णी लघुलोहितकोशिकीय रक्ताल्पता (hypochromic microcytic anemia) हो जाती है जिसमें लाल रक्त कोशिकाओं का परिमाण सामान्य से कम हो जाता है तथा लाल रक्त कोशिकाओं में हीमोग्लोबिन की मात्रा सामान्य से कम होती है। यह सामान्यतः कुपोषण में होती है।

– लोहे की कमी होने से रोगक्षम संस्थान (Immune system) प्रभावित होता है, इससे कोशिकाओं की संख्या कम हो जाती है और इससे एन्टीबाडियों का उत्पादन कम हो जाता है।

– संक्रमण के प्रति प्रतिरोधशक्ति कम हो जाती है।

– कार्यक्षमता घट जाती है।

– रुग्णता (morbidity) एवं मृत्यु (mortality) दर बढ़ जाती है।

लोहे की कमी होने के कारण

(1) स्त्रियों के मासिक-धर्म के दौरान रक्त की हानि होना, विशेष रूप से यदि यह अधिक हो।

(2) भोजन में लोहे की कमी होना जैसे प्रोटीन तथा लोहे को कम मात्रा में ग्रहण करना।

(3) आन्त्रीय श्लेष्मकला में दोष हो जाने के कारण भोजन के लोहे के अवशोषण में कमी हो जाना जैसे अपावशोषण संलक्षण (malabsorption syndrome) में होता है। यह अधिक मात्रा में फाइटेटों (phytates), फॉस्फेटों, ऑक्जेलेटों तथा औषधीय अम्लनाशकों (जिनका उपयोग अत्यम्लता या अति-हाइड्रोक्लोरिकाम्लता में किया जाता है) के पाए जाने के कारण भी होता है।

(4) लोहे की बढ़ी हुई आवश्यकताएँ जैसे गर्भावस्था, बचपन एवं किशोरावस्था में।

(5) आँत में कृमियों का पाया जाना।

(6) अपनी तुरन्त की तथा भविष्य की आवश्यकताओं के लिए गर्भाशय में भ्रूण का लोहे को खींच लेना।

(7) प्रसव की तीसरी अवस्था में रक्त की हानि होना।

लोहे की अधिकता–लोहे का अत्यधिक उपभोग होने पर अतिरिक्त लोहा अपशिष्ट उत्पाद (waste product) के रूप में मल में उत्सर्जित हो जाता है जिससे मल काला हो जाता है। इसके परिणामस्वरूप भूख कम लगने लगती है, कब्ज हो जाता है या दस्त भी हो सकते हैं। अतिरिक्त लोहा यकृत और प्लीहा में जमा हो सकता है जिससे उनकी वृद्धि हो जाती है। इस दशा को रुधिरलोहवर्णकता (hemachromatosis) कहा जाता है।

लोहे का उपभोग–आँत से अवशोषित अधिकांश लोहे की अस्थि मज्जा के द्वारा हीमोग्लोबिन एवं लाल रक्त कोशिकाओं के निर्माण के लिए आवश्यकता होती है। एक लाल रक्त कोशिका का जीवन काल 120 दिन का होता है। यह फिर नष्ट हो जाती है, हीमोग्लोबिन मुक्त हो जाता है और जालीय अन्त: कला प्रणाली (reticuloendothelial system) में संचित हो जाता है और फिर लोहा बिलीरुबिन (bilirubin) तथा लोह यौगिकों–फैरीटिन (ferritin) एवं हीमोसाइडेरिन

(hemosiderin) में खण्डित हो जाता है। बिलीरुबिन यकृत में पहुँच जाता है और पित्त में उत्सर्जित हो जाता है जबकि लोह यौगिक भविष्य में उपयोग में आने के लिए यकृत एवं प्लीहा में संचित हो जाते हैं। इस प्रकार प्रतिदिन अस्थि मज्जा में कुल हीमोग्लोबिन का लगभग 1/20 भाग प्रतिस्थापित हो जाता है। यह शरीर में लोहे का रक्षण कहलाता है।

संचयन–लोहा एक प्रोटीन के साथ संयोजित होकर एक जटिल यौगिक बनाता है जिसे फैरीटिन कहा जाता है जो मुख्य रूप से यकृत, प्लीहा और अस्थि मज्जा में संचित हो जाता है। अतिरिक्त लोहा जो फैरीटिन के रूप में संचित नहीं हो सकता, हीमोसाइडेरिन के रूप में यकृत में संचित हो जाता है। इस रूप में संचित लोहा शरीर के द्वारा उपभोग में नहीं लाया जा सकता।

2. आयोडीन (Iodine — I)

आयोडीन का रासायनिक प्रतीक I है। आयोडीन एक अति आवश्यक खनिज है जो सूक्ष्ममात्रिक तत्त्वों (लघुपोषकों) के वर्ग का है। एक सामान्य मानव वयस्क शरीर में लगभग 50 मिग्रा. आयोडीन होती है जिसमें से 10 से 15 मिग्रा. थाइरोग्लोबुलिन (thyroglobulin) के रूप में थाइरॉयड ग्रन्थि में पायी जाती है जिसका भार लगभग 25 ग्राम होता है। आयोडीन का रक्त स्तर 8-12 माइक्रोग्राम प्रति 100 मिली. रक्त है।

स्रोत–आयोडान के सबसे बढ़िया स्रोत समुद्री खाद्य पदार्थ जैसे समुद्री मछलियाँ, समुद्री नमक, समुद्र के निकट या समुद्री तट पर उगने वाली सब्जियाँ हैं। थोड़ी मात्रा में आयोडीन अन्य खाद्य पदार्थों में भी पायी जाती है जैसे सब्जियों में विशेष रूप से प्याज़ में जो आयोडीन की एक अच्छी स्रोत है, अनाज, आयोडीन-युक्त नमक, दूध, अण्डे की ज़र्दी, मछली के जिगर के तेल एवं मांस आदि में पायी जाती है। पहाड़ियों की तलहटी के पास के क्षेत्र जैसे हिमालय के क्षेत्र आयोडीन के तुच्छ क्षेत्र होते हैं। जल में सूक्ष्मांश में आयोडीन होती है, केवल 1 से 50 माइक्रोग्राम प्रति लीटर जल होती है। लगभग 90% आयोडीन खाये गए भोजन से प्राप्त होती है, शेष पीने के पानी से मिलती है। मिट्टी में पायी जाने वाली आयोडीन की मात्रा से इसकी दोनों, जल एवं स्थानीय उगे हुए खाद्य पदार्थों में पाया जाना निश्चित होता है।

आयोडीन के कार्य

(1) आयोडीन सभी की सामान्य वृद्धि, शारीरिक एवं मानसिक विकास के लिए अति आवश्यक है।

(2) आयोडीन थाइरॉयड ग्रन्थि को सामान्य रूप से कार्य करने योग्य बनाकर गलगण्ड (goitre) के बनने को रोकती है।

(3) आयोडीन थाइरॉयड ग्रन्थि के उचित रूप से कार्य करने के लिए और इसके हार्मोनो–थाइरॉक्सीन (Thyroxine—T_4) तथा ट्राइआयडोथाइरोनीन (Triiodothyronine—T_3) जिनमें आयोडीन के क्रमश: 4 और 3 परमाणु होते हैं, के बनने के लिए आवश्यक है जिनकी शरीर के चयापचयी कार्यों के लिए आवश्यकता होती है और ये शरीर के तापमान को कायम रखने में भी मदद करते हैं। शरीर की आवश्यकतानुसार थाइरॉयड हार्मोन परिसरीय रक्त परिसंचरण में मुक्त होते हैं–मुख्य रूप से थाइरॉक्सीन (T_4) तथा आंशिक रूप से ट्राइआयडोथाइरोनीन (T_3) के रूप में।

गलगण्डजनक (Goitrogens)

ये गलगण्ड (goitre) को उत्पन्न करने वाले रासायनिक पदार्थ होते हैं। ये थाइरॉयड ग्रन्थि के द्वारा आयोडीन के उपभोग में बाधा उत्पन्न करते हैं। ये भोजन तथा जल में उत्पन्न हो सकते हैं। सब्जियों में जैसे बन्दगोभी, फूलगोभी और मूली आदि में गलगण्डजनक हो सकते हैं। सर्वाधिक महत्त्वपूर्ण आहार के गलगण्डजनक स्यानोग्लाइकोसाइड (cyanoglycosides) तथा थायोस्यानेट्स (thiocyanates) हैं।

चिकित्सा में प्रयोग में लाए जाने वाले आयोडीन के योग

1. आयेडीन-युक्त लवण (Iodized salt)–यह साधारण नमक होता है जिसमें बहुत सूक्ष्म मात्रा में पोटेशियम आयोडाइड मिलाकर उसे आयोडीन से पुष्टिकृत किया जाता है जो बाजार में उपलब्ध है। भारत में गलगण्ड के विकसित होने को रोकने के लिए आयोडीनयुक्त साधारण नमक का उपयोग किया जाता है।

2. ल्यूगोल्स आयोडीन सॉल्यूशन (Lugol's iodine solution)–यह आयोडीन चिकित्सा-पद्धति में प्रयोग में लाया जाने वाला एक तेज आयोडीन विलयन होता है। यह 5 ग्राम आयोडीन तथा 10 ग्राम पोटेशियम आयोडाइड को जल के साथ मिलाकर जल को 100 मिली. तक करके बनाया जाता है।

3. रेडियोसक्रिय आयोडीन (Radioactive iodine)–इसका प्रतीक 131I है। यह आयोडीन का एक समवृत्तिक (isotope) है जिसका परमाणु भार 131 है जिसका उपयोग थाइरॉयड ग्रन्थि के रोगों के निदान तथा विषाक्त गलगण्ड (toxic goitre) और थाइरॉयड ग्रन्थि के कैंसर की चिकित्सा में किया जाता है।

4. टिंक्चर ऑफ आयोडीन (Tincture of iodine)–यह 2% आयोडीन तथा 2.4% सोडियम आयोडाइड विलयन को 50% इथाइल एल्कोहॉल में तनुकृत करके बनाया जाता है। यह त्वचा के लिए विसक्रांमक एवं रोगाणुनाशक के रूप में प्रयोग में लाया जाता है। इसकी केवल 3 बूँदें एक लीटर जल में मिला देने से दूषित जल पीने के लिए सुरक्षित हो जाता है।

5. आयोडोफार्म (Iodoform)–यह किसी क्षार की विद्यमानता में आयोडीन की एसीटोन पर क्रिया होने से उत्पन्न होने वाला एक पीला रवेदार पदार्थ होता है जिससे अप्रिय गन्ध निकलती है। इसका स्थानीय प्रयोग किया जाता है क्योंकि इसकी हलकी जीवाणुरोधी क्रिया होती है।

दैनिक आवश्यकता

वयस्कों के लिए आयोडीन की दैनिक आवश्यकता 150 से 200 माइक्रोग्राम या .15 से 0.2 मिग्रा. हैं। शिुशओं एवं छोटे बच्चों को प्रतिदिन 0.05 से 0.1 मिग्रा. या 50 से 100 माइक्रोग्राम आयोडीन की आवश्यकता होती है। बढ़ते हुए (बड़े) बच्चों, किशोरों, गर्भवती तथा दूध पिलाने वाली स्त्रियों और मानसिक दबाव में रहने वाले लोगों को प्रतिदिन अधिक आयोडीन की आवश्यकता होती है।

तालिक 31 : प्रतिदिन भोजन के साथ ग्रहण की जाने वाली आयोडीन की संस्तुत मात्रा

अवस्थायें	आयोडीन (माइक्रोग्रामों में)	अवस्थायें	आयोडीन (माइक्रोग्रामों में)
शिशु तथा बच्चे		*वयस्क*	
0-1 वर्ष	40-50	पुरूष	150
1-3 वर्ष	70	स्त्री	150
4-6 वर्ष	90	गर्भवती स्त्री	175
किशोर, किशोरियाँ		दूध पिलाने वाली स्त्री	175
10 - 18 वर्ष	140		

आयोडीन की न्यूनता–आयोडीन की न्यूनता पुरूषों की अपेक्षा स्त्रियों में अधिक पायी जाती है और यह किशोरावस्था और गर्भावस्था में अधिक पायी जाती है। आयोडीन की कमी होने से अवटु-अल्पक्रियता (hypothyroidism) या मिक्सीडीमा (myxedema) हो जाता है, गलगण्ड बनने लगता है, बच्चों में अवटुवामनता या क्रेटीनिज़्म (cretinism) हो जाता है, शारीरिक विकास में बाधा उत्पन्न होती है तथा मानसिक कार्य में क्षति पहुँचती है। स्वतःप्रेरित गर्भस्राव (spontaneous abortion) होने, गर्भपात होने, गर्भाशय में भ्रूण की मृत्यु हो जाने, मृत बच्चे का जन्म होने या एक विकृत बच्चे का जन्म होने में वृद्धि हो जाती है।

आयोडीन की अधिकता–आयोडीन अधिक ग्रहण करने से अवटुअतिक्रियता (hyperthyroidism) या अवटुविषाक्तता (thyrotoxicosis) अथवा नेत्रोत्सेधी गलगण्ड (exophthalmic goitre) या ग्रेव्ज़ का रोग (Grave's disease) हो जाता है।

3. ताँबा (Copper — Cu)

ताँबे का प्रतीक Cu है। एक वयस्क के शरीर में ताँबे की कुल मात्रा 100 से 150 मिग्रा. है। सामान्यतः सीरम में ताँबे का स्तर 16 माग्रा./100 मिली. रक्त सीरम है। सामान्य रोज के खाने में लगभग 2 मिग्रा. ताँबा होता है। ताँबा कुछ चयापचयी एन्जाइमों का जिनमें हीमोग्लोबिन संश्लेषण एवं कोशिका श्वसन एन्जाइमों का समावेश होता है, एक अति आवश्यक घटक है। ताँबा प्रत्यास्थ संयोजी ऊतक (elastic connective tissue) की प्रोटीन इलास्टिन का एक घटक है। यह प्रकृति में व्यापक रूप में वितरित है। घटिया प्रकार के भोजन से भी मानव आवश्यकताओं के लिए पर्याप्त ताँबा उपलब्ध हो जाता है। अतः इस खनिज की न्यूनता या अधिकता बहुत कम होती है। ताँबा यकृत में संचित हो जाता है और अतिरिक्त ताँबा पित्त या बाइल में उत्सर्जित हो जाता है या यह वृक्कों द्वारा उत्सर्जित हो जाता है।

स्रोत–ताँबे के बढ़िया स्रोत सब्जियाँ (मूलें एवं कन्द), हरी पत्तियों वाली सब्जियाँ, फलियाँ, फल, दालें, काष्ठफल तथा मांस आदि हैं। ताँबे के सूक्ष्मांश यकृत, मस्तिष्क, हृदय और वृक्कों में पाये जाते हैं। भ्रूण एवं नवजात शिशु में ताँबे की मात्रा इन अंगों में कई गुना बढ़ी हुई होती है और फिर जीवन के प्रथम वर्ष में यह घट जाती है।

दैनिक आवश्यकता

एक वयस्क के लिए ताँबे की दैनिक आवश्यकता लगभग 2.2 मिग्रा. होती है।

ताँबे के कार्य

ताँबे की हीमोग्लोबिन संश्लेषण, संयोजी ऊतक निर्माण एवं अस्थि विकास में कुछ भूमिका होती है।

ताँबे के चिकित्सा में प्रयोग में लाए जाने वाले महत्त्वपूर्ण लवण

1. क्यूप्रिक एसीटेट (Cupric acetate)–यह ज़ख्मों को ठीक करने के लिए उन पर लगाया जाने वाला कॉस्टिक है।

2. क्यूप्रिक क्लोराइड (Cupric chloride)–इसका एक पूतिरोधक (antiseptic) के रूप में जल आपूर्ति तथा तालाबों आदि को संसाधित करने में प्रयोग किया जाता है।

3. क्यूप्रिक साइटे्ट (Cupric citrate)–कॉपर साइट्रेट। यह स्तम्भक (astringent) तथा पूतिरोधक के रूप में प्रयुक्त होता है।

4. क्यूप्रिक सल्फेट (Cupric sulfate)–कॉपर सल्फेट। यह एक क्षोभक (irritant), स्तम्भक (astringent) तथा कवकनाशी (fungicide) के रूप में प्रयुक्त होता है।

ताँबे की न्यूनता–रक्त सीरम में ताँबे की कमी होने को अल्पताम्ररक्तता (hypocupremia) कहा जाता है। यह अपवृक्कता (nephrosis), विल्सन के रोग (Wilson's disease), प्रोटीन-ऊर्जा कुपोषण (protein-energy malnutrition) के रोगियों में तथा लम्बे समय तक केवल गाय का दूध पीने वाले शिशुओं में होती है।

अधिकता–रक्त सीरम में ताँबे की अधिकता होने को अतिताम्ररक्तता (hypercupremia) कहा जाता है। यह सामान्यतः अधिक ताँबे का अन्तर्ग्रहण करने से होती है जो ताँबे के बर्तनों में तैयार किए गए भोजन का उपभोग करने के परिणामस्वरूप हो सकती है या यह कुछ तीव्र या जीर्ण संक्रमणों, गम्भीर रक्ताल्पता (severe anemia), अवटु-अतिक्रियता (hyper-thyroidism), हृद्पेशी-रोधगलन (myocardial infarction) या दिल का दौरा पड़ने, अधिश्वेतकोशिकारक्तता या रक्त कैंसर (leukemia) एवं हॉजकिन के रोग से सम्बद्ध होता है। धात्विक ताँबे को निगल लिए जाने पर तीव्र विषाक्तता उत्पन्न हो जाती है जिसकी जी मिचलाने,

उल्टियाँ होने, रक्तवमन (hematemesis) और रुधिरकालामल (melena) से अभिव्यक्ति होती है।

4. फ्लुयोरीन (Fluorine — F)

फ्लुयोरीन का रासायनिक प्रतीक F है। फ्लुयोरीन एक अत्यावश्यक गैसीय सूक्ष्ममात्रिक तत्त्व है जिसकी बहुत ही थोड़ी मात्रा में आवश्यकता होती है परन्तु चूँकि यह बहुत प्रतिक्रियाशील होती है अत: यह गैसीय रूप में कभी नहीं पायी जाती, यह केवल संयुक्त रूप में पायी जाती है। यह फ्लुयोराइड के रूप में पायी जाती है। लगभग 96% फ्लुयोराइड शरीर में हडिड्यों एवं दाँतों में पायी जाती है। यह पीने के पानी में पायी जाती है जो लगभग 0.5 मिग्रा. प्रति लीटर जल होती है। जब पीने के पानी में फ्लुयोरीन की कमी होती है तो सरकारी अधिकारी पीने के पानी में फ्लुयोराइड को मिलाते हैं। हमारे देश में पीने के पानी में फ्लुयोराइड की मात्रा .5 से .8 मिग्रा. प्रति लीटर जल होनी चाहिए। यह कैल्सियम के साथ संयोजन में मिट्टी में पायी जाती है।

स्रोत–(a) पीने का पानी–फ्लुयोरीन का मुख्य स्रोत पीने का पानी है। भारत के अधिकांश भागों में पीने के पानी में फ्लुयोराइड अंश लगभग 0.5 मिग्रा. प्रति लीटर जल है परन्तु फ्लुयोरोसिस (fluorosis) प्रभावित क्षेत्रों में यह बढ़कर 3 ये 12 मिग्रा. प्रति लीटर जल हो जाता है।

(b) खाद्य पदार्थ–फ्लुयोराइड सूक्ष्मांश में बहुत से पादप तथा जन्तु उद्गम के खाद्य पदार्थों जैसे सब्जियों, पनीर तथा समुद्री मछली आदि में पायी जाती है।

(c) चाय

(d) मिट्टी

एक औसत वयस्क पुरुष पीने के पानी के साथ लगभग 1 मिग्रा. फ्लुयोराइड प्रतिदिन निगलता है। इसके अतिरिक्त प्रतिदिन भोजन से 0.25 से 0.35 मिग्रा. फ्लुयोरीन उपलब्ध होती है।

फ्लुयोरीन के कार्य

(1) फ्लुयोरीन हडिड्यों के सामान्य खनिजीकरण (mineralization) के लिए अति आवश्यक है।

(2) यह दन्तवल्क (tooth enamel) के बनने में अति आवश्यक है।

(3) यह दाँतों को सड़ने से रोकती है।

दैनिक आवश्यकता

हमारे देश में पीने के पानी में फ्लुयोराइड को प्रतिदिन ग्रहण करने की अनुशंसित मात्रा 0.5 से 0.8 मिग्रा. प्रति लीटर जल है। शीतोष्ण (temperate) देशों में जहाँ पर पानी कम पीया जाता है, पीने के पानी में फ्लुयोराइड का अनुकूलतम स्तर 1 से 2 मिग्रा. प्रति लीटर जल स्वीकृत किया गया है।

न्यूनता–पीने के पानी के द्वारा फ्लुयोराइड के अपर्याप्त अन्तर्ग्रहण (.5 मिग्रा. प्रति लीटर जल से कम) से दन्त-क्षरण (dental caries) हो जाता है या दाँत सड़ने (tooth decay) लगते हैं जिसकी रोकथाम के लिए फ्लुयोराइड दन्त मंजन का उपयोग करना चाहिए।

अधिकता–सामान्यत: अधिकारियों द्वारा प्रति 10 लाख में एक भाग अर्थात् 1 लीटर पीने के पानी में 1 मिग्रा. फ्लुयोराइड मिलाया जाता है। पीने के पानी में अधिक मात्रा में फ्लुयोराइड मिलाने पर (5 मिग्रा. प्रति लीटर से अधिक) और ऐसा पानी लम्बे समय तक पीने से फ्लुयोराइड का अन्तर्ग्रहण होने से दन्तज एवं कंकालीय फ्लुयोरोसिस (fluorosis) हो जाता है जिसमें दाँत भूरे रंग से चितकबरे हो जाते हैं और हडिड्याँ कठोर हो जाती हैं तथा उन्हें दबाने पर दर्द होता है। जब बच्चे प्रभावित होते हैं तो अधिकांशत: कशेरुका दण्ड, श्रोणि एवं भुजाओं की अस्थियाँ प्रभावित होती हैं जिससे स्पष्ट विकृति उत्पन्न हो जाती है।

5. मैंगनीज़ (Manganese — Mn)

Mn मैंगनीज़ का रासायनिक प्रतीक है। सामान्य मानव शरीर में जिसका भार 70 किलोग्राम है, लगभग 12 से 20 मिग्रा. मैंगनीज़ होता है। यह सम्पूर्ण शरीर के ऊतकों तथा तरलों में व्याप्त होता है। यकृत, वृक्कों, अग्न्याशय (pancreas), पीयूष ग्रन्थि (pituitary gland) एवं अस्थियों में अन्य ऊतकों की अपेक्षा अधिक मैंगनीज़ होता है। रक्त में मैंगनीज़ बहुत कम होता है, केवल 2 से 3 माइक्रोग्राम प्रति 100 मिली. रक्त होता है।

स्रोत–मैंगनीज़ अनाजों, दालों, भूसी, काष्ठफलों, चाय, कॉफी, हरी पत्तियों वाली सब्जियों, मटर, सेम तथा फलों में जैसे केले आदि में पाया जाता है।

मैंगनीज़ के कार्य

मैंगनीज की चयापचयी कार्यों में एक महत्त्वपूर्ण भूमिका होती है। यह सामान्य अस्थि चयापचय और बहुत सी एन्जाइम प्रतिक्रियाओं के लिए एल्ट अति आवश्यक सूक्ष्ममात्रिक तत्त्व है।

दैनिक आवश्यकता

एक वयस्क के लिए मैंगनीज़ की दैनिक आवश्यकता लगभग 3.7 मिग्रा. है।

न्यूनता–सामान्यत: मनुष्य में मैंगनीज़ की कमी नहीं होती।

अधिकता–मैंगनीज़ की विषाक्तता सामान्यत: खानों में काम करने वाले कर्मचारियों के द्वारा कच्ची मैंगनीज़ की धूल को सांस के साथ अंदर खींच लेने से उत्पन्न होती है जिसमें उनकी बोली अस्पष्ट हो जाती है, हाथों में कम्पन्न होता है तथा संस्तम्भी चाल (spastic gait) हो जाती है जिसमें नितम्ब एवं घुटने के जोड़ हलके से मुड़ जाते हैं, टाँगे आपस में मिल जाती हैं तथा वे एक जकड़ी हुई टाँग के रूप में गति करती हैं।

6. जिंक (Zinc — Zn)

Zn जिंक का रासायनिक प्रतीक है। जिंक या जस्ता एक आवश्यक सूक्ष्ममात्रिक खनिज तत्त्व है जो शरीर के सभी जीवित ऊतकों में पाया जाता है। औसत वयस्क शरीर में 1.4 से 2.3 ग्राम जिंक होता है। यह शरीर में बहुत से एन्जाइमों का एक आवश्यक घटक है। जिंक का रक्त प्लाज़्मा स्तर स्वस्थ वयस्कों में लगभग 96 μg प्रति 100 मिली. रक्त प्लाज्मा तथा स्वस्थ बच्चों में 89 μg प्रति 100 मिली. रक्त प्लाज्मा है। रक्त प्लाज़्मा में इसका स्तर प्रोटीन ऊर्जा कुपोषण (क्वाशियोरकोर) या यकृत के एल्कोहॉलजन्य सिरोह्सिस में कम हो जाता है।

स्रोत–जिंक व्यापक रूप से दोनों, जन्तु तथा वनस्पति उद्‌गम के खाद्य पदार्थों में पाया जाता है। जन्तु खाद्य पदार्थ जैसे दूध, डेरी, उत्पाद, अण्डा, मछली, समुद्री खाद्य पदार्थ और मांस आदि जिंक के अच्छे स्रोत हैं। वनस्पति खाद्य पदार्थ जैसे

चावल, मटर, सेम, अनाज के उत्पाद जैसे रोटी आदि जिंक के घटिया स्रोत हैं। वनस्पति खाद्य पदार्थों में जिंक की जीव-उपलब्धता (bioavailability) कम होती है। ऐसा व्यक्ति जो केवल वनस्पति भोजन ही ग्रहण करता है, जिंक की कमी से ग्रस्त हो सकता है।

जिंक या ज़स्ते के कार्य

(1) जिंक की वृद्धि, चयापचय तथा ऊतक कोशिकाओं के सामान्य कार्य करने के लिए एक भूमिका होती है।

(2) जिंक जख्मों के भरने में मदद करता है।

(3) जिंक न्यूक्लिक एसिड तथा प्रोटीन के संश्लेषण में कुछ भाग लेता है।

(4) जिंक सामान्य स्वाद को बनाये रखता है और ऐसे रोगियों द्वारा जिनकी स्वाद तीक्ष्णता कम होती है, मुख द्वारा जिंक सल्फेट का उपयोग करने पर लाभ पहुँचता है।

(5) इसकी अग्न्याशय (Pancreas) द्वारा इन्सुलिन बनाने में आवश्यकता होती है।

(6) इसकी रोगक्षमता (Immunity) कार्य के लिए आवश्यकता होती है।

जिंक के चिकित्सा में प्रयोग में लाए जाने वाले सर्वाधिक महत्त्वपूर्ण लवण

1. जिंक एसीटेट (Zinc acetate)–यह एक सफेद मोती जैसा रवेदार पदार्थ होता है जिसका वमनकारी, रक्तस्तम्भक, रक्तशोधक, पूतिरोधक के रूप में तथा मुख्य रूप से 0.1% से 0.5% घोल में नेत्रों के घोल के रूप में प्रयोग किया जाता है।

2. जिंक कार्बोनेट (Zinc carbonate)–यह एक हल्का रक्तस्तम्भक है जिसे स्थानीय प्रयोग के लिए छिड़कने वाले पाउडर के रूप में प्रयोग में लाया जाता है।

3. जिंक क्लोराइड (Zinc chloride)–यह एक सफेद दानेदार पाउडर होता है जिसका उपयोग पूतिरोधक के रूप में किया जाता है।

4. जिंक जिलेटिन (Zinc gelatin)–यह जिंक ऑक्साइड, जिलेटिन, ग्लिसरीन तथा शुद्ध किए गए जल का संयोजन है। इस अवलेह (jelly) को एक रक्षात्मक मरहम-पट्टी के रूप में गॉज की परतों के बीच में रखकर मरहम-पट्टी की जाती है तथा अपस्फीतियों (varicosities) को थामे रखने के लिए इसका प्रयोग किया जाता है। गर्म पानी में भिगोकर इसे अलग कर दिया जाता है।

5. जिंक ऑक्साइड (Zinc oxide)–यह जिंक का एक बहुत ही बारीक सफेद पाउडर होता है जो मृदु पूतिरोधक (mild antiseptic) एवं रक्तस्तम्भक होता है और जिसका रक्षात्मक मरहम या छिड़कने के पाउडर के रूप में प्रयोग किया जाता है।

6. जिंक स्टियरेट (Zinc stearate)–यह एक जिंक यौगिक होता है जिसमें परिवर्ती मात्राओं में स्टियरिक (stearic) एवं पाल्मिटिक (palmitic) अम्ल होते हैं जो पूतिरोधक और रक्तस्तम्भक होता है तथा जो एक्ज़िमा, मुहासों, खरोंचों, दाह या दाह से बनने वाले व्रणों की चिकित्सा में मरहम या पाउडर के रूप में प्रयुक्त होता है।

7. जिंक सल्फेट (Zinc sulfate)–यह एक स्तम्भक है और 0.25% विलयन में अस्थायी आराम के लिए मामूली आँख के क्षोभण में प्रयुक्त होता है।

8. जिंक अनडीसाइलीनेट (Zinc undecylenate)–यह एक कवकरोधी (antifungal) कारक है जिसका उपयोग पाँवों के संक्रमण की चिकित्सा में किया जाता है।

दैनिक आवश्यकता

जिंक की दैनिक आवश्यकता एक वयस्क के लिए 15 से 20 मिग्रा., शिशुओं के लिए 3.5 मिग्रा., बच्चों के लिए 10-15 मिग्रा. तथा गर्भवती एवं दूध पिलाने वाली स्त्रियों के लिए 20-25 मिग्रा. है। अधिकांश सामान्य मिश्रित आहारों से इन मात्राओं में जिंक उपलब्ध हो जाता है।

न्यूनता–जिंक की कमी होने पर वृद्धि में बाधा उत्पन्न हो जाती है, किशोरों में जननग्रन्थि अल्पक्रियता (hypogonadism) हो जाती है, बौनापन (dwarfism) हो जाता है, ज़ख्म देर से भरते हैं, स्वाद का अभाव होता है, भूख नहीं लगती, रक्ताल्पता या खून की कमी होती है, त्वक्शोथ (dermatitis) हो जाता है, खालित्य या गंजापन (alopecia or loss of hair) हो जाता है, बहुत संक्रमण होता है तथा रोगक्षमता विज्ञान संबंधी असामान्यताएं (Immunological abnormalities) होती हैं। गर्भावस्था के दौरान जिंक की कमी होने से बच्चे में विकासात्मक विकार उत्पन्न हो सकते हैं।

अधिकता–खाने या पानी के साथ अत्यधिक जिंक ग्रहण करने पर जिंक विषाक्तता उत्पन्न हो जाती है जिसकी जी मिचलाने, उल्टियाँ होने, पेट में ऐंठन का दर्द होने तथा दस्त आने से अभिव्यक्ति होती है।

7. कोबाल्ट (Cobalt — Co)

Co कोबाल्ट का प्रतीक है। कोबाल्ट थोड़ी मात्राओं में सभी ऊतकों में पाया जाता है, सबसे अधिक यकृत एवं वृक्कों में पाया जाता है। कोबाल्ट विटामिन B_{12} अर्थात् सियानोकोबालामिन का एक अनिवार्य अंग है और सामान्य स्वास्थ्य को बनाये रखने के लिए इसकी बहुत ही सूक्ष्म मात्रा में आवश्यकता होती है।

स्रोत–प्रचुर मात्रा में विटामिन B_{12} से युक्त आहार जैसे सम्पूर्ण गेहूँ का आटा, दूध, यकृत तथा मांस कोबाल्ट के अच्छे स्रोत हैं।

कोबाल्ट के कार्य

(1) कोबाल्ट लाल रक्त कोशिकाओं के उत्पादन को उद्दीप्त करता है।
(2) गन्धकयुक्त अमीनो एसिड मिथियोनीन के चयापचय में इसकी महत्त्वपूर्ण भूमिका होती है।
(3) कोबाल्ट की आयोडीन के साथ पारस्परिक क्रिया होती है और आयोडीन का उपभोग प्रभावित होता है।

दैनिक आवश्यकता

0.3 मिग्रा. एक वयस्क के लिए।

न्यूनता–कोबाल्ट की कमी बहुत ही कम होती है क्योंकि यह सूक्ष्ममात्रिक तत्त्व आवश्यक मात्रा में लगभग सभी खाद्य पदार्थों में पाया जाता है।

अधिकता–बच्चों में कोबाल्ट अधिक होने से उनकी मृत्यु हो सकती है। वयस्कों में इससे भूख नहीं लगती, जी मिचलाता है, उल्टियाँ होती हैं, कानों में घंटियाँ-सी बजने लगती हैं, बधिरता (बहरापन) हो जाती है तथा थाइरॉयड ग्रन्थि का अतिविकसन हो जाता है जिसके परिणामस्वरूप श्वास-प्रणाल (trachea) दब जाता है।

कोबाल्ट विषाक्तता (Cobalt toxicity)–कोबाल्ट का अधिक प्रयोग होने से बहुलोहितकोशिकारक्तता (polycythemia) हो जाती है अर्थात् रक्त में लाल रक्त कोशिकाओं की संख्या बढ़ जाती है।

8. सेलेनियम (Selenium — Se)

Se सेलेनियम का प्रतीक है। सेलेनियम को लाल रक्त कोशिका एन्जाइम 'ग्लूटैथियोन परऑक्सीडेस' का एक भाग समझा जाता है। इसे एक ऑक्सीकरणरोधी समझा जाता है और इसलिए स्वास्थ्य को बनाये रखने के लिए उपयोगी समझा जाता है। मानव पोषण में इसके महत्त्व का सम्बन्ध विटामिन E से है। यह गन्धक से मिलता-जुलता है। सेलेनियम का सामान्य सीरम स्तर 13 μg/100 मिली. है।

स्रोत–सेलेनियम के बढ़िया स्रोत अनाज, मछली तथा मांस हैं।

दैनिक आवश्यकता

एक वयस्क के लिए दैनिक आवश्यकता 0.15 मिग्रा. है।

चिकित्सा में प्रयोग में लाया जाने वाला सेलेनियम का महत्त्वपूर्ण लवण

सेलेनियम सल्फेट (Selenium sulfate)–यह रूसी (dandruff) तथा बहुवर्णी दद्रु (Tinea versicolor) की चिकित्सा में प्रयोग में लाया जाता है

न्यूनता–सामान्यत: सेलेनियम की कमी नहीं होती। यह प्रोटीन-ऊर्जा कुपोषण (Protein-energy malnutrition — PEM) में जैसे क्वाशियोरकोर (Kwashiorkor) रोग से ग्रस्त बच्चों में उत्पन्न होती है। सेलेनियम की कमी होने से विशेष रूप से जब इसके साथ विटामिन E की कमी भी हो तो एन्टीबॉडी का उत्पादन कम हो जाता है।

विषाक्तता (Toxicity)–सेलेनियम के अधिक मात्रा में निगल लिए जाने पर सेलेनियम की विषाक्तता उत्पन्न हो सकती हैं जिसमें खट्टी सांस की गन्ध आती है, जी मिचलाता है, थूक अधिक आता है, उल्टियाँ होती हैं, पेट में दर्द होता है, बेचैनी होती है तथा पेशियों में ऐंठन हो जाती है।

नोट–खनिजों की न्यूनता एवम् अधिकता से उत्पन्न होने वाले रोगों के लिए देखें अध्याय "पौषणिक विकार (Nutritional disorders)"।

जल (Water — H_2O)

जल जीवन के लिए खाने की अपेक्षा अधिक आवश्यक है क्योंकि मनुष्य बिना भोजन के तो कुछ सप्ताह तक जीवित रह सकता है परन्तु जल के बिना कुछ दिन

तक ही जीवित रह सकता है। शरीर की जल के लिए आवश्यकता केवल ऑक्सीजन से ही द्वितीय है। जल एक साफ, स्वादरहित और गन्धरहित तरल होता है जो रासायनिक संघटन में दो भाग हाइड्रोजन तथा एक भाग ऑक्सीजन से मिलकर बना है अतः इसका रासायनिक प्रतीक H_2O है। जल शरीर का सबसे बड़ा घटक है। एक वयस्क पुरूष के शरीर के भार का लगभग 65% तथा एक वयस्क स्त्री के शरीर के भार का 55% होता है। शरीर के कुल जल का 70 से 80% कोमल ऊतकों में पाया जाता है जबकि लगभग 20% हडिड्यों में पाया जाता है। शिशुओं और बच्चों में जल अधिक होता है, वृद्धावस्था में शरीर का जलीय अंश कम हो जाता है। पतले लोगों में मोटे लोगों की अपेक्षा जल अधिक होता है।

जल के स्रोत

1. पीने का पानी, दूध, पेय पदार्थ और फल तथा सब्जियाँ जल के स्रोत हैं। फलों तथा सब्जियों में 75% जल होता है और तरबूज में 90% जल होता है।
2. खाद्य पदार्थों में विद्यमान नमी या जल।
3. भोजन के पाचन के अन्तिम उत्पादों के ऑक्सीकरण के परिणाम स्वरूप उत्पन्न जल जैसे ग्लूकोज़, वसीय अम्लों एवं अमीनो अम्ल में जल का पाया जाना।

शरीर में जल निम्न प्रकार से वितरित होता है–

I अन्तर्कोशिकीय (Intracellular)–ऊतकों की कोशिकाओं के भीतर अर्थात् जीवद्रव्य (protoplasm) में–50%

II बहिर्कोशिकीय (Extracellular)–ऊतक कोशिकाओं से बाहर का जल–20%

बहिर्कोशिकीय जल को आगे निम्नलिखित में प्रविभाजित किया गया है–

(1) रक्त प्लाज्मा में जल–4%

(2) अन्तरालीय जल (Interstitial water)–ऊतकों के अन्तरावकाशों में स्थित जल जैसे प्रमस्तिष्कमेरु-द्रव (cerebrospinal fluid) तथा नेत्रों के अग्रज कक्ष में विद्यमान नेत्रोद (aqueous humor) आदि–9%

(3) लसीका वाहिनियों में पाई जाने वाली लसीका में विद्यमान जल–7%

जल के कार्य

(1) जल शरीर की सभी जीवित कोशिकाओं के जीवद्रव्य का अत्यावश्यक तथा मुख्य घटक है।

(2) यह शरीर के सभी प्राणाधार तरलों जैसे रक्त, लसीका (lymph) तथा प्रमस्तिष्कमेरु-द्रव आदि का अत्यावश्यक घटक है।

(3) जल भोजन को घोल देता है और इसके पाचन तथा अवशोषण में मदद करता है।

(4) जल आँत से अवशोषित हुए भोजन को शरीर के विभिन्न भागों में पहुँचाता है।

(5) यह रक्त की द्रव अवस्था को कायम रखता है।

(6) यह शरीर के तापमान को नियमित करता है।

(7) शरीर में होने वाली सभी रासायनिक प्रतिक्रियायें जल के द्वारा सम्पादित होती हैं।

(8) जल रगड़ को रोकने हेतु सन्धियों तथा श्लेष्मिक कलाओं के लिए एक स्नेहक (lubricant) के रूप में कार्य करता है।

(9) यह शरीर में बनने वाले अपशिष्ट एवं विषाक्त पदार्थों को घोल देता है और मल, मूत्र, श्वास तथा स्वेद या पसीने के द्वारा शरीर से बाहर निकाल देता है।

(10) नहाने-धोने तथा सफाई करने के लिए जल की आवश्यकता होती है।

विभिन्न प्रकार का जल अथवा पानी

पीने का पानी–यह एक साफ, स्वाद रहित तथा गन्ध रहित तरल होता है।

पेय जल (Potable water)–पीने योग्य जल स्वाद रहित, गन्ध रहित, रोगोत्पादक सूक्ष्मजीवों तथा आपत्तिजनक खनिजों से रहित होना चाहिए।

आसुत जल (Distilled water)–आसवन (distillation) की क्रिया द्वारा शुद्ध किया गया जल। यह औषधियों आदि को तैयार करने में प्रयोग में लाया जाता है।

कठोर जल (Hard water)–ऐसा जल जिसमें कैल्सियम या मैग्नीशियम के लवण घुले होते हैं।

मृदु जल (Soft water)–ऐसा जल जिसमें यदि होते हैं तो बहुत ही कम कैल्सियम या मैग्नीशियम के लवण घुले होते हैं।

चूने का पानी (Lime water)–यह कैल्सियम हाइड्रॉक्साइड का जलीय विलयन होता है।

विशुद्ध जल (Purified water)–आसुत जल।

ज्वरोत्पादक रहित जल (Pyrogen free water)–ऐसा जल जिसे ज्वरोत्पादक सूक्ष्मजीवों से मुक्त कर दिया गया हो।

दैनिक आवश्यकता

एक वयस्क को प्रतिदिन 6 से 8 गिलास या 1.5 से 2 लीटर जल की आवश्यकता होती है। शिशुओं को प्रति किलोग्राम शरीर के भार पर 165 मिली. तरल की आवश्यकता होती है।

जल का अन्तर्ग्रहण (Intake of water)–जल को पीने के पानी एवं भोजन, दूध, पेय पदार्थों तथा फलों और सब्जियों के द्वारा ग्रहण किया जाता है। इसके अतिरिक्त यह भोजन के पाचन के अन्तिम उत्पादों जैसे ग्लूकोज़, वसीय अम्लों एवं अमीनो अम्लों के ऑक्सीकरण से शरीर में बनता है। जल का अन्तर्ग्रहण जलवायु तथा व्यक्ति के कार्य की प्रकृति पर निर्भर होता है। गर्मी के मौसम में तथा पसीने के द्वारा अतिरिक्त जल की हानि होने पर उसकी क्षतिपूर्ति करने के लिए कठोर शारीरिक श्रम करने वाले लोगों में अधिक जल की आवश्यकता होती है। जल की अधिकता होने पर शोफ हो जाता है, सिर में दर्द होता है, उच्च रक्त-चाप (hypertension) हो जाता है, अपच होता है, भ्रान्ति होती है तथा हाथों-पैरों में ऐंठन हो जाती है।

शरीर से जल की हानि–जल की शरीर से निम्नलिखित मार्गों के द्वारा लगातार हानि होती रहती है–

- मूत्र के रूप में वृक्कों (गुर्दों) से
- स्वेद या पसीने के रूप में त्वचा से
- सांस के साथ निकाली गयी हवा में फेफड़ों के द्वारा
- थोड़ी-सी मात्रा में बड़ी आँत से होकर मल में।
- दूध पिलाने वाली स्त्रियों में दूध के द्वारा

उल्टियाँ होने, दस्त होने, पेचिश तथा हैजे आदि में शरीर से अत्यधिक जल की हानि होने के परिणामस्वरूप निर्जलीकरण (dehydration) हो जाता है। शरीर से 10% से अधिक पानी के निकल जाने पर गम्भीर अवस्था उत्पन्न हो जाती है।

अत्यधिक मूत्रण से जैसा कि मधुमेह में होता है, शरीर से अत्यधिक जल की हानि होती है जिसके परिणाम स्वरूप प्यास लगती हैं।

तालिक 32 : एक वयस्क जिसका भार 70 किग्रा. है, के द्वारा प्रतिदिन जल का अन्तर्ग्रहण एवं शरीर से उसकी हानि

	शीतोष्ण जलवायु (मिली.)	ऊष्णकटिबन्धीय जलवायु (मिली.)
जल अन्तर्ग्रहण		
पीने का पानी	1500	2000-3000
भोजन में	1000	1000-2000
ऊतकों में ग्लूकोज, वसीय अम्लों तथा अमीनों अम्लों के ऑक्सीकरण द्वारा उत्पन्न	300	300-2300
	2800	3300-7300
जल की हानि		
मूत्र में	1500	1000-1500
त्वचा द्वारा	800	1800-5200
फेफड़ों के द्वारा	400	400-400
मल में	100	100-200
	2800	3300-7300

एक सामान्य व्यक्ति में जल का अन्तर्ग्रहण उसके शरीर से जल की हानि के लगभग बराबर होता है और शरीर में जल का अंश प्राय: स्थिर बना रहता है।

❑ ❑ ❑

विभिन्न प्रकार के आहार (Different Types of Food)

3

सन्तुलित आहार की योजना बनाते समय आहार के पौष्टिक मान को बढ़ाने के लिए खाद्य पदार्थों की उपलब्धता, उनके रासायनिक संघटन, प्रमुख कार्य तथा उन्हें कैसे संयोजित किया जाता है, यह जानना आवश्यक है। क्योंकि प्रत्येक खाद्य पदार्थ का पौषणिक मान भिन्न होता है, अच्छा स्वास्थ्य प्राप्त करने के लिए संयोजन में विभिन्न प्रकार के खाद्य पदार्थो का अन्तर्ग्रहण करना लाभकारी होता है।

खाद्य पदार्थों को उनके पौषणिक मान (nutritive value) के आधार पर निम्नलिखित वर्गों में वर्गीकृत किया गया है–

(1) अनाज (Cereals)
- गेहूँ
- चावल
- मक्का

(2) छोटे अनाज (Millets)
- ज्वार
- बाजरा
- रागी

(3) दालें (Pulses)
- उड़द की दाल
- अरहर की दाल
- मूँग की दाल
- चने की दाल
- मसूर
- सूखी मटर
- सोयाबीन
- खेसरी दाल

(4) सब्जियाँ (Vegetables)

(a) हरी पत्तियों वाली सब्जियाँ (Green Leafy Vegetables)
- पालक
- बथुआ
- धनिया
- पोदीना
- पत्तागोभी
- मेथी
- सरसों

(b) जड़ों वाली सब्जियाँ (Root Vegetables)
- मूली
- शलज़म
- गाजर
- चुकन्दर

(c) कन्द सब्जियाँ (Tubers)
- आलू
- शकरकन्द
- अरबी
- प्याज़
- लहसुन

(d) अन्य सब्जिया (Other Vegetables)
- टमाटर
- फूलगोभी
- बैंगन
- लौकी

- तोरई
- करेला
- टिण्डा
- परवल
- काशीफल
- मटर
- सेम
- भिण्डी
- कटहल

(5) काष्ठफल (Nuts)

- मूँगफली
- काजू
- नारियल
- अखरोट
- बादाम
- पिस्ता

(6) तिलहन (Oil Seeds)

- सरसों
- तिल
- मूँगफली
- सूरजमुखी के बीज
- कपास के बीज

(7) फल (Fruits)

- सेव
- सन्तरा
- अँगूर
- केला
- अमरूद
- पपीता
- अनन्नास
- आम
- अनार
- नाशपाती
- नींबू
- खीरा
- खरबूजा
- तरबूज
- आडू
- मौसम्बी या मौसमी
- आलूबुखारा
- जामुन

(8) जन्तु आहार (Animal Foods)

- दूध
- डेरी उत्पाद
- अण्डे
- मुर्गी
- मछली
- मांस

(9) वसाएँ एवं तेल (Fats and Oils)

(10) शुगर तथा जागरी

(11) शोरबा या रसा (Soup)

(12) सलाद

(13) अचार-चटनियाँ एवं मसाले (Condiments and Spices)

(14) विविध प्रकार के आहार (Miscellaneous)

(a) कॉफी, चाय तथा कोका

(b) मृदु पेय (Soft drinks)– वातित जल (aerated water), शिकंजी, शरबत, पैप्सी, कोला, फलों के रस आदि।

(c) एल्कोहॉलयुक्त पेय (Alcoholic beverages) या मदिरा अथवा शराब–अँगूरी शराब (wine) तथा जौ से बनी शराब (whisky और Beer) एवं पारम्परिक सम्पाक (traditional preparations)। एल्कोहॉलयुक्त पेय पदार्थों में कैलोरियाँ अधिक होती हैं।

(d) सिरका (Vinegar)।

(1) अनाज (Cereals)

अनाज (गेहूँ तथा चावल) दैनिक आहार का एक बहुत बड़ा भाग होते हैं और ये शक्ति के मुख्य स्रोत होते हैं। इनके प्रति 10 ग्राम से लगभग 350 किलोकैलोरियाँ शक्ति उपलब्ध होती है। क्योंकि अनाजों का अधिक मात्रा में उपभोग होता है, इनसे कुल शक्ति अन्तर्ग्रहण की 70 से 80% शक्ति उपलब्ध होती है। अनाजों में कार्बोहाइड्रेट अधिक होते हैं परन्तु प्रोटीन कम होती हैं। इनकी प्रोटीनों में आवश्यक अमीनो अम्ल लाइसीन (lysine) का अभाव होता है अतः अनाजों की प्रोटीनों का पौषणिक मान कम होता है। परन्तु यदि अनाजों (गेहूँ या चावल) को दालों के साथ ग्रहण किया जाता है जैसा कि भारतीय आहारों में यह सामान्य रूप से होता है, अनाजों एवं दालों की प्रोटीने एक दूसरे की सम्पूरक होती हैं और एक अधिक सन्तुलित भोजन उपलब्ध होता है और ''सम्पूर्ण'' प्रोटीन का अन्तर्ग्रहण हो जाता है।

गेहूँ (Wheat)

गेहूँ सर्वाधिक महत्त्वपूर्ण अनाज है और संसार के बहुत से भागों में लोगों का मुख्य भोजन है। इसमें 68 से 70% कार्बोहाइड्रेट तथा 8 से 24% प्रोटीन होती है जिसमें अमीनो अम्लों विशेष रूप से लाइसीन तथा थ्रियोनीन की कमी होती है और 1 से 2% वसा तथा 1.5 से 2% राख होती है। खाना बनाने आदि की प्रक्रिया में चावलों की अपेक्षा गेहूँ के दानों से आवश्यक पोषकों की हानि कम होती है। भारत में गेहूँ का उपभोग सम्पूर्ण (चोकर सहित) या चोकर रहित सफेद आटे के रूप में होता है। गेहूँ के सफेद आटे या मैदा में पोषक तत्त्व कम होते हैं। आटा जितना अधिक सफेद होता है, उतनी ही अधिक उसमें से विटामिनों एवं खनिजों की हानि हो जाती है। इस प्रकार सम्पूर्ण (चोकर सहित) आटा परिष्कृत सफेद आटे या मैदा की अपेक्षा विटामिनों (विशेष रूप से विटामिन बी कॉम्प्लैक्स) तथा खनिजों का अच्छा स्रोत है। मैदा पूरियाँ, बिस्कुट तथा पैस्ट्रियाँ आदि बनाने के काम आती हैं परन्तु पौषणिक दृष्टि से यह आटे से घटिया होती है। मैदा से कब्ज हो सकता है।

गेहूँ के चोकर में लोहा, कैल्सियम, फॉस्फोरस, पोटेशियम, मैग्नीशियम, ताँबा तथा जिंक आदि खनिज पदार्थ और सैल्यूलोज होते हैं। इसलिए चिकित्सा में गेहूँ के आटे की अपेक्षा चोकर या चोकर सहित आटे का अधिक महत्व है जिसे सामान्यतः फेंक दिया जाता है और पशुओं के द्वारा खा लिया जाता है।

तालिका 33 : गेहूँ में मैग्नीशियम, ताँबा, सोडियम, पोटेशियम और आँक्ज़ेलिक एसिड की मात्रा (मूल्य प्रति 100 ग्रा.)

	मैग्नीशियम (मिग्रा.)	ताँबा (मिग्रा.)	सोडियम (मिग्रा.)	पोटेशियम (मिग्रा.)	ऑक्ज़ेलिक एसिड (मिग्रा.)
गेहूँ का आटा (परिष्कृत)	55	0.49	14	101	–
गेहूँ सम्पूर्ण	139	0.49	18	349	8.0

सूजी (Suji)—यह गेहूँ के बाह्य आवरण से उत्पन्न होने वाले मोटे कण होते हैं। सूजी में अधिक मात्रा में प्रोटीन, खनिज तथा विटामिन B_1 (थायामीन हाइड्रोक्लोराइड) होते हैं।

चावल (Rice)

चावल बहुत से भारतीयों का मुख्य भोजन है। चावल सफेद या लाल रंग का होता है। सफेद चावल लाल चावल की अपेक्षा अच्छा होता है। सफेद चावल कई प्रकार का होता है जैसे बासमती तथा हंसराज आदि। पुराना चावल नये चावल की अपेक्षा अच्छा समझा जाता है क्योंकि पुराना चावल अधिक पचनीय होता है।

चावल में 78% कार्बोहाइड्रेट, 8.5 प्रोटीन, .6% वसा, .6% तन्तु या रेशें, 11.6% जल तथा .7% राख होती है। चावलों की प्रोटीन में अन्य अनाज की प्रोटीनों की अपेक्षा लाइसीन अधिक होता है जिससे चावल की प्रोटीन को अच्छी गुणवत्ता का समझा जाता है। चावल विटामिन बी कॉम्प्लैक्स का विशेष रूप से थायामीन हाइड्रोक्लोराइड का एक अच्छा स्रोत है। चावलों में विटामिन A, C तथा D नहीं होता और इनमें कैल्सियम तथा लोहा कम मात्रा में होते हैं।

मिल की प्रक्रिया में चावल अपने बहुमूल्य पौषणिक तत्त्वों (प्रोटीन, थायामीन तथा रिबोफ्लेविन) से वंचित हो जाता है जिसके परिणामस्वरूप सफेद या पॉलिश किए हुए चावलों का पौषणिक मान कम हो जाता है। अत: सफेद चावल के स्थान पर आंशिक रूप से मशीन के कुटे हुए अथवा अधूरे पके हुए चावल ग्रहण करने का परामर्श दिया जाता है।

तालिका 34 : चावल में मैग्नीशियम, ताँबा, सोडियम, पोटेशियम और आँक्ज़ेलिक एसिड की मात्रा (मूल्य प्रति 100 ग्रा.)

	मैग्नीशियम (मिग्रा.)	ताँबा (मिग्रा.)	सोडियम (मिग्रा.)	पोटेशियम (मिग्रा.)	ऑक्ज़ेलिक एसिड (मिग्रा.)
कच्चा चावल	–	–	10	116	4.6
पालिश किया चावल	48	0.72	3	110	3.0
चावल मिल का (अध-उबला)	38	0.33	9	161	1.0

चावल का धोना तथा पकाना–सामान्यतया चावलों को धोया जाता है और फिर अधिक पानी में उन्हें पकाया जाता है। चावलों को अधिक पानी में धोने से 60% जल में घुलनशील विटामिन एवं खनिज निकल जाते हैं। चावलों को अधिक पानी में पकाने और पकाने के अंत में फालतू पानी को निकाल देने से विटामिन बी कॉम्प्लैक्स की और हानि हो जाती है। इस प्रकार चावलों के धोने तथा पकाने के संयुक्त प्रभाव से चावलों का पौषणिक मान गम्भीर रूप से प्रभावित हो जाता है। अतः यह सबसे अच्छा है कि चावलों को ठीक पर्याप्त जल, एक माप चावल को लगभग 2½ माप जल में धोया जाय।

भोजन में चावलों का आयतन बढ़ने से आँतों से दालों आदि की प्रोटीन तथा विटामिनों के अवशोषण में बाधा उत्पन्न हो जाती है और इससे आमाशय की अन्तर्वस्तुओं का खमीरण (fermentation) होने से वह फूल जाता है जिसके परिणामस्वरूप अपच हो जाता है और पेट में गड़बड़ होने की शिकायत होने लगती है।

हाथ से कूटने से चावलों से 25% थायामीन निकल जाता है जबकि मशीन से कुटे चावलों से 75% थायामीन निकल जाता है। अतः मशीन से कुटे हुए चावलों की अपेक्षा हाथ से कुटा चावल अच्छा रहता है।

मक्का (Maize)

संसार में उपभोग में लाए जाने वाले खाद्य पदार्थों में से गेहूँ तथा चावलों के बाद मक्का का स्थान होता है। यह गरीब भारतीयों का मुख्य भोजन है और उनके लिए ऊर्जा का मुख्य स्रोत है। प्रति 100 ग्राम मक्का में 66.2 ग्राम कार्बोहाइड्रेट, 11.1 ग्राम प्रोटीन, 3.6 ग्राम वसा, 1.5 ग्राम खनिज, 0.42 मिग्रा. थायामीन, 1.8 मिग्रा.

नियासिन, 0.1 मिग्रा. रिबोफ्लेविन होता है तथा इससे 342 किलो कैलोरियाँ ऊर्जा या शक्ति उपलब्ध होती है। मक्का की प्रोटीन में आवश्यक अमीनो एसिड ट्रिप्टोफैन (tryptophan) अर्थात् नियासिन की पूर्वगामी की कमी होती है जो नियासिन या निकोटिनिक एसिड में परिवर्तित हो जाता है अतः लगातार मक्का ही खाते रहने से भोजन से बहुत कम मात्रा में नियासिन या निकोटिनिक एसिड उपलब्ध होता है जिसके परिणामस्वरूप पैलाग्रा रोग उत्पन्न हो जाता है। मक्का में ग्लूटिन (Gluten) की कमी होती है अतः इससे चिकनी रोटी नहीं बन पाती। परन्तु मक्का के आटे को दूध या गेहूँ के आटे के साथ मिलाकर इस परेशानी को दूर किया जा सकता है।

तालिका 35 : मक्का में मैग्नीशियम, ताँबा, सोडियम, पोटेशियम और ऑक्ज़ेलिक एसिड की मात्रा (मान प्रति 100 ग्रा.)

मैग्नीशियम (मिग्रा.)	144	पोटेशियम (मिग्रा.)	290
ताँबा (मिग्रा.)	0.19	ऑक्ज़ेलिक एसिड (मिग्रा.)	6.0
सोडियम (मिग्रा.)	6		

मक्का के आटे को रोटी बनाने के काम में लाया जाता है। मक्का का उपयोग नाश्ता जैसे कॉर्न फ़्लेक्स (Corn flakes) बनाने में भी होता है। मक्का के आटा का व्यापक रूप से कस्टर्ड (Custard) तथा डिज़र्ट (dessert) तैयार करने में प्रयोग किया जाता है। मक्का साधारणतया भुट्टे के दानों के रूप में खाई जाती है।

(2) छोटे अनाज (Millets)

छोटे अनाज की बाह्य परत को हठाये बिना ही उन्हें पीस कर खा लिया जाता है। ये निम्न प्रकार के होते है–

ज्वार (Sorghum)

ज्वार को काफिर कॉर्न (Kaffir corn) या मिलो (milo) भी कहा जाता है। यह भारत में गरीब लोगों का मुख्य भोजन है और गेहूँ तथा चावल के बाद इसकी व्यापक रूप से खेती होती है। प्रति 100 ग्राम ज्वार में 72 ग्राम कार्बोहाइड्रेट, 9 से 14 ग्राम प्रोटीन होती हैं जिनमें लाइसीन तथा थ्रियोनीन का अभाव होता है, 2 ग्राम वसा, 1.6

ग्राम खनिज, विशेष रूप से कैल्सियम तथा लोहा और सूक्ष्म मात्राओं में विटामिन, विशेष रूप से विटामिन बी कॉम्प्लैक्स के घटक एवं 2 ग्राम तन्तु या रेशे, 2 ग्राम राख तथा 13 ग्राम नमी (जल) होती है। प्रति 100 ग्राम ज्वार से 349 कि. कैलोरियाँ शक्ति उपलब्ध होती है। कुछ प्रकार की ज्वार में ल्यूसीन (leucine) अधिक होता है और इस प्रकार की ज्वार का उपभोग करने से पैलाग्रा रोग हो सकता है।

बाजरा

भारत के शुष्क एवं प्रायद्वीपीय (peninsular) क्षेत्रों जैसे राजस्थान, गुजरात तथा महाराष्ट्र में बाजरे की व्यापक रूप से खेती होती है जहाँ पर बहुत से लोगों का यह मुख्य आहार होता है। प्रति 100 ग्राम बाजरे में 67.5 ग्राम कार्बोहाइड्रेट होता है और 11.6 ग्राम प्रोटीन होती है जिसमें आवश्यक अमीनो एसिड लाइसीन और थ्रियोनीन की कमी होती है, 5 ग्राम वसा, 2 या 3 ग्राम खनिज–अधिकतर कैल्सियम और लोहा होता है तथा सूक्ष्म मात्राओं में विटामिन A तथा विटामिन B कॉम्प्लैक्स के घटक, विशेष रूप से थायामीन, रिबोफ्लेविन और नियासिन होते हैं। 100 ग्राम बाजरे से 361 कि. कैलोरियाँ ऊर्जा उपलब्ध होती है।

तालिका 36 : बाजरा में मैग्नीशियम, ताँबा, सोडियम, पोटेशियम और ऑक्ज़ेलिक एसिड की मात्रा (मान प्रति 100 ग्रा.)

मैग्नीशियम (मिग्रा.)	125	पोटेशियम (मिग्रा.)	402
ताँबा (मिग्रा.)	0.55	ऑक्ज़ेलिक एसिड (मिग्रा.)	14.4
सोडियम (मिग्रा.)	10		

बाजरा बहुत गर्म और मृदु विरेचक होता है। साधारणतया इसकी रोटी खाई जाती है जिससे बहुत शक्ति उपलब्ध होती है तथा पेशीय वृद्धि होती है और मोटापा आ जाता है। बाजरे का उपभोग करने से वीर्य अधिक गाढ़ा होता है।

रागी

यह छोटे अनाजों में सबसे सस्ती होती हैं। यह कर्नाटक तथा आन्ध्र प्रदेश में एक लोकप्रिय खाने की वस्तु है जहाँ पर अधिक मात्रा में इसका उपभोग किया जाता है। प्रति 100 ग्राम रागी में 7 से 10 ग्राम प्रोटीन, 1.5 ग्राम वसा तथा 72 ग्राम कार्बोहाइड्रेट

होता है, 2.75 ग्राम खनिज विशेष रूप से कैल्सियम एवं लोहा होता है और सूक्ष्म मात्राओं में विटामिन बी कॉम्प्लैक्स के घटक विशेष रूप से थायामीन, रिबोफ्लेविन तथा नियासिन होते हैं। 100 ग्राम रागी से 328 कि. कैलोरियाँ ऊर्जा उपलब्ध होती है। रागी में कार्बोहाइड्रेट अधिक होते हैं परंतु अन्य अनाजों की अपेक्षा इनका पाचन और स्वांगीकरण (assimilation) धीमी गति से होता है। रागी में कैल्सियम अधिक होने के कारण इसे जाना जाता है यद्यपि इसमें कार्बोहाइड्रेट अधिक होता है। रागी में कुछ आयोडीन भी होती है। रागी को पकाया जाता है और दलिये की तरह खा लिया जाता है। अधिक रागी का अन्तर्ग्रहण करने पर अनाजों की कमी तो पूरी होती ही है परंतु भोजन में कैल्सियम की कमी भी कम हो जाती है।

(3) दालें (Pulses)

दालों से आहार में विविधता आ जाती है और वह अधिक स्वादिष्ट हो जाता है। दालें भोजन में उपयोगी होती हैं क्योंकि इनमें प्रोटीन अधिक होती है। इनमें 20 से 25% प्रोटीन होती है जो गेहूँ में पाई जाने वाली प्रोटीन की दुगुनी तथा चावलों में पाई जाने वाली की तिगुनी होती है। वास्तव में दालों में जन्तु उद्गम की प्रोटीन जैसे अण्डे, मांस और मछली आदि में पाई जाने वाली प्रोटीनों की अपेक्षा अधिक प्रोटीन होती हैं परंतु ये गुणवत्ता में जन्तु प्रोटीन की अपेक्षा घटिया होती हैं। दाल की प्रोटीनों में लाइसीन अधिक होता है तथा गन्धक-युक्त अमीनों एसिड मिथियोनीन तथा कुछ हद तक सिस्टीन कम होता है परन्तु जब इसे गेहूँ की रोटी के साथ ग्रहण किया जाता है तो यह गेहूँ की लाइसीन की कमी की क्षतिपूर्ति करती है और इस प्रकार प्रोटीन की गुणवत्ता को बढ़ा देती है। दालों में खनिज जैसे कैल्सियम और लोहा, आवश्यक अमीनो एसिड और विटामिन बी कॉम्प्लैक्स के घटक जैसे थायामीन और रिबोफ्लेविन अधिक होते हैं।

सूखी अवस्था में दालों में विटामिन सी नहीं होता। फिर भी अंकुरित दालों में विटामिन, विशेष रूप से विटामिन सी और बी कॉम्प्लैक्स अधिक होते हैं। खमीरण (fermentation) से भी दालों के पौषणिक मान में परिवर्तन हो जाता है क्योंकि विटामिन विशेष रूप से थायामीन, रिबोफ्लेविन तथा नियासिन की मात्रा बढ़ जाती है।

दालों में प्यूरीन कायों के अधिक पाए जाने से इनका सेवन करने से कुछ लोगों में भारीपन महसूस होने लगता है अतः इन्हें गाउट या गठिया से पीड़ित व्यक्तियों को नहीं देना चाहिए।

तालिका 37 : दालों का पौषणिक मान (प्रति 100 ग्राम)

	प्रोटीन ग्राम	वसा ग्राम	कार्बोहाड्रेट ग्राम	कैल्सियम मिग्रा.	लोहा मि.ग्राम	थायामीन मि.ग्राम	फ्लेविन मि.ग्राम	रिबो-नियासिन मि.ग्राम	विटामिन सी मि.ग्राम	शक्ति किलो कैलो.
उड़द	24	1.4		154	3.8	0.42	0.20	2	0	347
अरहर	22.3	1.7	57.2	73	2.7	0.45	0.19	2.9	0	335
मूँग	24.0	1.3	56.6	140	8.4					334
चना	17.0	5.3	61.2	202	4.6	.30	0.15	2.9	3	360
मसूर	25.1	0.7	59.7	130	2.0					540
सूखी मटर	19.7	1.1	56.6	70	4.4					315
सोयाबीन	43.2	19.5	20.9	200	6.7	.73	.39	2	0	432

पोषणज-रोधी कारक–कच्ची अवस्था में दालों में कुछ पोषणज-रोधी कारक जैसे फाइटेट (phytates) और टैनिन (tannins) होते हैं जो शरीर के लिए कुछ पोषकों की उपलब्धता पर प्रतिकूल प्रभाव डालते हैं यद्यपि गर्म करने पर इनमें से बहुत से नष्ट हो जाते हैं।

सोयाबीन (Soyabean)–दालों में सोयाबीन प्रोटीन की सबसे बढ़िया स्रोत है। इसमें लगभग 43% प्रोटीन होती है। सोयाबीन की प्रोटीन का पौषणिक मान अनाजों जैसे गेहूँ के तथा जन्तु प्रोटीन जैसे अण्डों, मछली तथा मांस आदि के पौषणिक मान से अधिक होता है। सोयाबीन को दाल की तरह पकाया तथा खाया जा सकता है या इसके पाउडर को चपाती बनाने के लिए गेहूँ के आटे के साथ मिश्रित किया जा सकता है अथवा सोयाबीन के दूध या दही का प्रयोग किया जा सकता है या बच्चों के आहारों में इसका प्रयोग किया जा सकता है।

सूखी सोयाबीन–इससे विटामिन बी कॉम्प्लैक्स के घटक जैसे थायामीन, रिबोफ्लेविन तथा नियासिन प्राप्त होते हैं। हरी सोयाबीन से विटामिन A और C भी उपलब्ध होते हैं। सोयाबीन में पर्याप्त मात्रा में सभी आवश्यक खनिज जैसे कैल्सियम, फॉस्फोरस, सोडियम, पोटेशियम और लोहा पाए जाते हैं। सोयबीन में अमीनो एसिड मिथियोनीन तथा सिस्टीन की कमी होती है, सोयाबीन को गर्म करने पर उनकी उपलब्धता बढ़ जाती है। सोयाबीन में लाइसीन अधिक होता है अतः यह गेहूँ के आटे की प्रोटीन की सम्पूरक हो सकती है जिसमें लाइसीन की कमी होती है। जहाँ तक प्रोटीन की गुणवत्ता का सम्बन्ध है सोयाबीन से युक्त रोटी सादी गेहूँ की रोटी से अच्छी होती है। सोयाबीन के आटे में स्टार्च कम होने के कारण इससे मक्का की रोटी के समान चिकनी रोटी नहीं बनती। अतः 25-50% गेहूँ का आटा इसमें मिश्रित किया जा सकता है।

सोयाबीन का दूध–इसे बनाने के लिए एक प्याला सोयाबीन आटे को थोड़े से पानी के साथ मिलाकर एक चिकना पेस्ट बना लिया जाता है और फिर बहुत धीरे-धीरे लगभग 5 मिनट व्यय करके 2 लीटर पानी में से बचे हुए पानी को मिला दिया जाता है। फिर इसमें एक चाय की चम्मच भर शुगर या गुड़ तथा ¼ चाय की चम्मच भर नमक मिला दिया जाता है। अब इसे ठीक से चलाकर कपड़े से छान लिया जाता है। इस प्रकार लगभग 2 लीटर सोयाबीन दूध तैयार हो जाता है।

खेसरी दाल (Khesari dal)–दालों में खेसरी दाल ऐसी होती है जिसका लम्बे समय तक सेवन करने पर कलायखंज या लेथीरस-रुग्णता (Lathyrism)

नामक रोग उत्पन्न होता है जिसमें पेशीय दुर्बलता हो जाती है जो दूर नहीं हो पाती और अधरांगघात (paraplegia) हो जाता है अतः इस प्रकार की दाल का कोई उपयोग नहीं है।

(4) सब्जियाँ (Vegetables)

सब्जियाँ रक्षात्मक खाद्य पदार्थ होती हैं क्योंकि इनमें अधिक मात्रा में विटामिन और खनिज होते हैं। इनमें अधिक मात्रा में जल भी होता है। इनमें प्रोटीन तथा शक्ति का अंश कम होता है परन्तु कुछ सब्जियाँ जैसे हरी मटर और सेम आदि प्रोटीन तथा ऊर्जा के अच्छे स्रोत हैं। सब्जियों में परिवर्ती मात्राओं में तन्तु या रेशे भी होते हैं। सब्जियों को चार वर्गों में विभाजित किया गया है–

(A) हरी पत्तियों वाली सब्जियाँ

(B) मूल सब्जियाँ (Root vegetables)

(C) कन्द (Tubers)

(D) अन्य सब्जियाँ

(A) हरी पत्तियों वाली सब्जियाँ (Green leafy vegetables)–इनके अन्तर्गत पालक, बथुआ, धनिया, पोदीना, पत्तागोभी, मेथी तथा सरसों का समावेश होता है। विटामिन B_{12} के अतिरिक्त जो अधिकांशतः जन्तु खाद्य पदार्थों जैसे दूध आदि में पाया जाता है, पत्तियाँ जितनी अधिक हरी होती हैं, उनका पौषणिक मान उतना ही अधिक होता है। हरी पत्तियाँ कैरोटीन (विटामिन A का पूर्वगामी), विटामिन बी कॉम्प्लैक्स के घटक रिबोफ्लेविन एवं फोलिक एसिड तथा अन्य बुहत से लघुपोषकों (micronutrients) की बढ़िया स्रोत हैं। ऑक्जेलेटों के अधिक मात्रा में पाए जाने के कारण हरी पत्तियों से कैल्सियम तथा लोहे की जीव-उपलब्धता (bioavailability) कम होती है। पत्तियों वाली सब्जियों में अधिक मात्रा में पानी और खाद्य तन्तु (रेशें) होते हैं। कैलोरी मान कम (25 से 50 कि. कैलोरियाँ प्रति 100 ग्राम) होने तथा मात्रा में अधिक होने के कारण मोटे व्यक्तियों के भोजन में इनकी महत्त्वपूर्ण भूमिका होती है जिन्हें कैलोरियाँ कम लेने तथा अपने शरीर का वज़न घटाने की आवश्यकता होती है। उन्हें अपने भोजन में हरी पत्तियों वाली सब्जियों को खूब लेना चाहिए। मधुमेह से ग्रस्त व्यक्तियों को भी खूब हरी पत्तियों वाली सब्जियों को

लेने का परामर्श दिया जाता है क्योंकि ये आयतनी होने के कारण अधिक कैलोरियाँ प्रदान किए बिना आमाशय को भर देती है।

हरी पत्तियों वाली सब्जियों में तन्तु या रेशे बहुत होते हैं और इनसे हमारे भोजन में रूक्षांश (roughage) बनता है जो आन्त्रीय पथ से त्याज्य पदार्थों को आगे को खिसकने की गति को बढ़ा देता है और इस प्रकार कब्ज को दूर करता है। पर्याप्त रूक्षांश का उपभोग करने वाले व्यक्तियों को कब्ज नहीं होता।

एक वयस्क को प्रतिदिन लगभग 40 ग्राम हरी पत्तियों वाली सब्जियों को ग्रहण करने की संस्तुति की गई है।

तालिका 38 : कुछ सब्जियों की रासायनिक संरचना (मान प्रति 100 ग्राम)

	प्रोटीन (ग्राम)	वसा (ग्राम)	कैलशियम (ग्राम)	फॉस्फोरस (ग्राम)	लोहा (ग्राम)	कैलोरियाँ (ग्राम)
भिण्डी	2.2	0.2	0.09	0.08	1.5	41
मटर	7.2	0.1	0.02	0.08	1.5	109
टिण्डा	0.5	0.3	0.05	0.02	1.3	22
टमाटर (हरे)	1.9	0.1	0.02	0.04	2.4	27
साग	2.9	0.4	0.11	0.05	3.9	27
सलाद	2.1	0.3	0.05	0.03	2.4	23
पोदीना	4.8	0.6	0.20	0.08	15.6	57
पालक	1.9	0.9	0.06	0.01	5.0	30
करेला (कड़वा)	1.6	0.2	0.02	0.07	2.2	25
बैंगन	1.3	0.3	0.02	0.06	1.3	34
फूल गोभी	3.5	0.4	0.03	0.06	1.3	39
पत्ता गोभी	1.8	0.1	0.08	0.05	0.8	33
धनिया	3.3	0.6	0.14	0.06	10.0	40
मेथी (सब्जी)	4.9	0.9	0.47	0.05	16.9	67
खीरा/ककड़ी	0.4	0.1	0.01	0.03	1.5	14
मिर्च (हरी)	2.9	0.6	0.03	0.08	1.2	41
मिर्च (सूखी)	15.9	6.2	0.16	0.37	2.3	246

(B) मूल सब्जियाँ तथा (C) कन्द (Roots and Tubers)–मूलें या जड़े तथा कन्द स्वयं पौधे के प्रयोग में लाने के लिए आरक्षित पोषक हैं। मूल सब्जियों के अन्तर्गत मूली, शलज़म, गाजर, चुकन्दर का समावेश होता है तथा कन्दों में आलू, शकरकन्द, अरबी, प्याज़ और लहसुन का समावेश होता है। इनके संघटन में बहुत भिन्नता होती है, कुछ जैसे आलू और शकरकन्द आदि कार्बोहाइड्रेटों के अच्छे स्रोत हैं। सामान्यतः मूलों एवं कन्दों में प्रोटीन, वसा, खनिज और विटामिन कम होते हैं। अपवाद स्वरूप गाजर में बीटा–कैरोटीन, विटामिन A का पूर्वगामी बहुत होता है। जब अनाजों की कमी होती है तो आलू और शकरकन्द आदि केवल एक सीमित काल के लिए सम्पूरक भोजन के रूप में कार्य कर सकते हैं क्योंकि अधिक आयतनी तथा कम प्रोटीन वाले होने के कारण ये बहुत लम्बे समय तक मुख्य खाद्य पदार्थों के रूप में प्रयोग में लाने के लिए उपयुक्त नहीं होते। इन्हें लम्बे समय तक मुख्य खाद्य पदार्थों के रूप में तभी परोसा जा सकता है जब सम्पूरक के रूप में अधिक प्रोटीन से युक्त खाद्य पदार्थों को भी परोसा जाता है। एक वयस्क के लिए मूलों एवं कन्दों की दैनिक आवश्यकता 50-60 ग्राम है।

मूली, शलज़म और गाजर आदि के शिखर पर बहुत सी हरी पत्तियाँ होती हैं जिन्हें सामान्यतः सलाद के रूप में परोसने के काम में लाया जाता है या सब्जी को पकाने से पूर्व अलग करके फेंक दिया जाता है। वास्तव में इन सब्जियों की हरी पत्तियाँ अधिक पौष्टिक और खाने योग्य होती हैं। मूली और गाजर की पत्तियों को सलाद में सम्मिलित किया जा सकता है। ताजी और साफ पत्तियों को प्रयोग में लाना चाहिए। पत्तियाँ चमकीले हरे रंग की, कीटों से रहित होनी चाहिएँ, ये कटी–फटी या कीटों द्वारा क्षतिग्रस्त नहीं होनी चाहिएँ। पत्तियों पर मिट्‌टी के दाग या छिद्र नहीं होने चाहिएँ। पत्तियों को पॉलीथीन के थैले में रखकर उन्हें शुष्क एवं ठण्डे स्थान पर या रैफ्रीजिरेटर में संचित कर लेना चाहिए।

सब्जियों को संचित करने या काटने से पूर्व उन्हें ठीक प्रकार से धो लेना चाहिए। मिट्‌टी के दागों, विषैले कीटनाशकों, फुहारों (sprays) तथा आन्त्रीय कृमियों के अण्डों आदि को दूर करने के लिए सब्जियों को खूब अच्छी तरह से धोना आवश्यक है।

हरी पत्तियों को बहुत छोटे–छोटे टुकड़ों में नहीं काटना चाहिए। इससे अधिक पोषकों की हानि होती है।

कटी हुई पत्तियों को बहुत लम्बे समय तक भिगोकर नहीं रखना चाहिए। क्योंकि ऐसा करने से जल में घुलनशील विटामिन बी तथा सी जल में घुल जायेंगे और बेकार हो जायेंगें।

पाक-चूर्ण (baking powder) या सोडे (सोडियम बाइकार्बोनेट) को सब्जियों के साथ मिलाने से उनकी सुगन्ध एवं विटामिन बी कॉम्प्लैक्स नष्ट हो जाते हैं।

सब्जियों को अधिक जल में न पकायें। विटामिन सी की हानि को रोकने के लिए सब्जियों को अधिक नहीं पकाना चाहिए और बार-बार गर्म नहीं करना चाहिए।

ठण्डे पानी में सब्जी को डाल कर फिर गर्म करने की बजाय पानी को उबाल कर उसमें सब्जी को डाल दें।

मूलों एवं कन्दों को उबालने की बजाय उन्हें वाष्पीकरण द्वारा पकाना अच्छा होता है परन्तु उनकी छाल को अलग नहीं करना चाहिए क्योंकि ऐसा करने से नाइट्रोजन एवं खनिजों की हानि हो जाती है।

अम्लीय पदार्थों जैसे नींबू के रस या इमली के पानी को मिलाने से कुछ पोषकों विशेष रूप से विटामिन सी का नष्ट होना कम हो जाता है।

(D) अन्य सब्जियाँ–अन्य सब्जियों की संख्या बहुत अधिक है। इनके अन्तर्गत टमाटर, फूलगोभी, बैंगन, लौकी, तोरई, करेले, टिण्डे, परवल, काशीफल, मटर, सेम, भिण्डी तथा कटहल आदि का समावेश होता है।

इनसे भोजन में विविधता आ जाती है और बहुत सो में अधिक मात्रा में खनिज, विटामिन एवं तन्तु पाए जाते हैं। इन्हें प्रतिदिन 60 से 70 ग्राम तक ग्रहण करने की संस्तुति की गई है।

(5) काष्ठफल (Nuts)

काष्ठफलों में मूँगफली, काजू, नारियल, अखरोट, बादाम और पिस्ते का समावेश होता है। काष्ठफलों में अधिक मात्रा में वसा तथा थोड़ी मात्रा में अच्छी किस्म की प्रोटीन होती है। जहाँ तक वसा का सम्बन्ध है, यह अखरोट में 64.5%, बादाम में 58.7%, काजू में 46.9% तथा मूँगफली में 40% होती है।

जहाँ तक प्रोटीन अंश का सम्बन्ध है, मूँगफली सबसे बढ़िया स्रोत है जिसमें 25-30% प्रोटीन होती है। मूँगफली को गरीब आदमी का सूखा फल कहा जाता है क्योंकि यह बादाम और काजू के समान कैलोरियों का एक सान्द्रित स्रोत है।

तालिका 39 : कुछ काष्ठफल की रासायनिक संरचना (मान प्रति 100 ग्राम)

	प्रोटीन (ग्राम)	वसा (ग्राम)	कैलशियम (ग्राम)	फॉस्फोरस (ग्राम)	लोहा (ग्राम)	कैलोरियाँ (ग्राम)
बादाम	20.8	58.9	0.23	0.49	3.5	655
काजू	21.2	46.9	0.05	0.45	5.0	596
नारियल (ताजा)	4.5	41.6	0.01	0.24	1.7	444
नारियल (सूखा)	6.6	62.0	0.02	0.16	3.6	628
मूँगफली	26.7	40.1	0.05	0.39	1.6	549

जब मूँगफलियों को नम, शुष्क स्थान में संचित किया जाता है तो कभी-कभी एक प्रकार का कवक (एस्परगिलस फ्लेवस) विकसित हो जाता है जो मानव शरीर के लिए हानिकारक होता है। अतः कवक की वृद्धि होने को रोकने के लिए मानव उपभोग में आने वाली मूँगफलियों को खूब अच्छी तरह से सुखा कर उनको उचित ढंग से संचित करना चाहिए। मूँगफली में विटामिन सी नहीं होता।

काष्ठफल विटामिन बी कॉम्प्लैक्स के अच्छे स्रोत हैं। इनमें पर्याप्त मात्रा में खनिज जैसे कैल्सियम, फॉस्फोरस तथा लोहा होता है। बादाम, काजू, पिस्ता, लोहे के अच्छे स्रोत हैं जिनमें से पिस्ता लोहे का सबसे अच्छा स्रोत है, प्रत्येक 100 ग्राम पिस्ते में 14 मिग्रा. लोहा होता है। काष्ठफलों में कुछ तो वसा अधिक होने और कुछ सेल्यूलोज़ अधिक होने से उनका आसानी से पाचन नहीं हो पाता परन्तु जब उन्हें एक मिश्रित आहार में ग्रहण किया जाता है तो वे प्रोटीन के अत्यधिक मूल्यवान स्रोत हो जाते हैं और आसानी से उनका पाचन हो जाता है। ¾ मूँगफली की प्रोटीन तथा ¼ दूध की प्रोटीन का संयोजन प्रथम श्रेणी की प्रोटीन के तुल्य होता है।

(6) तिलहन (Oil-Seeds)

तिलहनों के अन्तर्गत सरसों, तिलों, मूँगफलियों, सूरजमुखी के बीजों तथा बिनौलों (cotton seeds) आदि का समावेश होता है जिनसे खाना बनाने वाले तेल निकाले जाते हैं। तिलहनों में अधिक मात्रा में वसा तथा थोड़ी मात्रा में अच्छी गुणवत्ता वाली प्रोटीन होती है। अधिकांश तेलों में आवश्यक वसीय अम्ल अधिक होते हैं।

(7) फल (Fruits)

फल रक्षात्मक खाद्य पदार्थ होते हैं। ये विटामिनों तथा खनिजों के अच्छे स्रोत होते हैं अत: मानव पोषण में बहुत मूल्यवान होते हैं। एक विशेष लक्षण जिससे फल अन्य खाद्य पदार्थों से भिन्न होते हैं यह है कि उन्हें कच्चा और ताजी अवस्था में खाया जा सकता है। इससे फलों में विद्यमान विटामिन और खनिज आसानी से उपलब्ध हो जाते हैं। प्यास बुझाने के लिए स्वादिष्ट पेय के रूप में बहुत से फलों के रसों का उपयोग होता है जैसे सन्तरे का जूस, अनन्नास का रस तथा आम का जूस आदि। सन्तरे का जूस शिशुओं, निर्बल एवं रोगी व्यक्तियों के लिए लाभदायक है। कच्चे नारियल का पानी ताज़गी देने वाला होता है और इसे दस्तों से पीड़ित रोगियों को दिया जा सकता है। आम भारत का एक मूल्यवान फल है। कच्ची अवस्था में आम का बहुत से रूपों में जैसे चटनी और अचार आदि के रूप में उपयोग होता है। पक जाने पर आम स्वादिष्ट एवं स्वास्थ्यवर्द्धक होता है। कच्चे फलों से आँतें क्षोभित होती हैं परन्तु फलों के पक जाने पर स्टार्च शुगर में परिवर्तित हो जाती है जिसका आसानी से आँत से अवशोषण हो जाता है।

तालिका 40 : कुछ फलों में मैग्नीशियम, ताँबा, सोडियम, पोटेशियम, ऑक्ज़ेलिक अम्ल की मात्रा (मूल्य प्रति 100 ग्राम)

	मैग्नीशियम (मिग्रा.)	ताँबा (मिग्रा.)	सोडियम (मिग्रा.)	पोटेशियम (मिग्रा.)	ऑक्ज़ेलिक अम्ल (मिग्रा.)
केला	34	0.40	2	141	2.2
सेव	7	0.13	3	94	1.5
अंगूर	4	0.08	4	249	–
अमरूद	–	–	15	106	–
पपीता	11	0.20	5	211	1.0
अनार	12	0.17	4	171	14.0
खजूर	59	0.21	13	537	–
नागशपाती	7	0.40	2	161	4.9

फलों का पौषणिक मान

(1) विटामिन—फलों में विटामिन अधिक मात्रा में होते हैं। अधिकांश फलों में विटामिन सी या एस्कार्बिक एसिड सार्थक मात्रा में होता है। सन्तरे, अमरूद और आमला में विशेष रूप से विटामिन सी अधिक मात्रा में होता है। एक औसत परिमाण के सन्तरे से इतना रस मिल सकता है जिससे एक वयस्क की विटामिन सी की दैनिक आवश्यकता की पूर्ति हो सकती है। कुछ फलों में अच्छी मात्रा में कैरोटीन (विटामिन A का पूर्वगामी) होता है। पपीता और आम कैरोटीन के अच्छे स्रोत हैं।

(2) खनिज (Minerals)—फल खनिजों विशेष रूप से सोडियम, पोटेशियम, लोहे और मैग्नीशियम के अच्छे स्रोत हैं। पोटेशियम कार्बोनेट (पोटाश) सब्जियों के अम्लों के साथ संयुक्त होकर शरीर के क्षारीय निधि को कायम रखने में मदद करता है। कुछ फलों में जैसे सीताफल में कैल्सियम अधिक होता है। सूखे फल जैसे खजूर तथा किशमिश कैल्सियम और लोहे के अच्छे स्रोत हैं। केले में अधिक मात्रा में मैग्नीशियम होता है अतः यह हृदय की दुर्बलता में लाभकारी है और मिर्गी रोग में इसका उपयोग किया जा सकता है।

(3) कार्बोहाइड्रेट—फलों का सामान्यतः शक्ति मान कम होता है परन्तु कुछ फलों जैसे केले ओर आम में कार्बोहाइड्रेट अधिक मात्रा में होता है जिससे वे शक्ति के अच्छे स्रोत होते हैं। केला जब हरा होता है अर्थात् जब वह कच्चा होता है तो अधिकांश कार्बोहाइड्रेट स्टार्च के रूप में होते हैं जो केले के पकने की प्रक्रिया में शुगर में परिवर्तित हो जाते हैं। फलों जैसे आम या अनन्नास में पाया जाने वाला पैक्टिन जो एक प्रकार का कार्बोहाइड्रेट होता है, फ्रट जैलियाँ तैयार करने में सहायक होता है। फलों में कार्बोहाइड्रेट शुगर, फ्रक्टोज़ (फल शर्करा) या लेव्यूलोज (levulose) के रूप में पाया जाता है जिसका आसानी से पाचन हो जाता है ओर आँत से पूर्णरूपेण अवशोषण हो जाता है। फल जितना अधिक पका होता है, उतना ही उसमें शुगर का अंश बढ़ा हुआ होता है।

(4) सेल्यूलोज़ (Celulose)—सेल्यूलोज़ कार्बोहाइड्रेट (पॉलिसैक्केराइड) का तन्तुमय रूप है। फलों में सेल्यूलोज़ अधिक मात्रा में होता है। सेल्यूलोज़ आँत की सामान्य गतियाँ होने में सहायता करता है और इससे पेट साफ हो जाता है अतः सेल्यूलोज़ से युक्त फलों का सेवन करने से कब्ज नहीं हो पाता।

केलों से तन्तु या रेशे तथा पैक्टिन (एक प्रकार का कार्बोहाइड्रेट) प्राप्त होता है जो आँत के सामान्य रूप से कार्य करने में मदद करता है। केले के आटे को दुर्बल

या असमर्थ व्यक्तियों के लिए पौष्टिक आहार के रूप में उपयोग में लाया जाता है। यह 4% प्रोटीन, 0.5% वसा, 80% कार्बोहाइड्रेट, 2.5% खनिजो तथा 3% जल से मिलकर बनता है। पपीते को हरी (कच्चा) एवं पकी दोनों अवस्थाओं में प्रयोग में लाया जाता है। हरा पपीता प्रोटीन के पाचन में सहायक होता है।

फलों की दैनिक आवश्यकता–एक वयस्क को अच्छा स्वास्थ्य बनाये रखने के लिए पोषण विशेषज्ञों द्वारा प्रतिदिन 85 ग्राम ताजे फलों को ग्रहण करने की संस्तुति की गयी है। यदि प्रतिदिन के भोजन में हरी पत्तियों वाली सब्जियों का समावेश होता है तो भोजन में एक आवश्यक खाद्य वस्तु के रूप में फलों की आवश्यकता बहुत कम हो जाती है। कुछ फलों के पोषक मान निम्न तालिका में दिए गए हैं।

तालिका 41 : कुछ सामान्य फलों के पोषक मान
(प्रति 100 ग्राम खाद्य भाग पर)

नाम ताजे फल	कैल्सियम (मिग्रा.)	लोहा (मिग्रा.)	कैरोटीन (मिग्रा.)	विटामिन सी (मिग्रा.)	कैलोरियाँ (ऊर्जा)
सन्तरा	26	0.32	2240	68	48
अंगूर	20	1.5	0	1	71
केला	10	0.5	124	7	104
आम	14	1.3	2210	16	74
अमरूद	10	0.27	0	212	51
पपीता	17	0.5	2740	57	32
सीताफल	17	4.31	0	37	104
आमला	50	1.2	9	600	58
सूखे फल :					
खजूर	120	7.3	44	3	317
किशमिश	87	7.7	2.4	1	308

(8) जन्तु आहार (Animal Foods)

जन्तु उद्‌गम के खाद्य पदार्थों में दूध, डेरी उत्पादों, अण्डों, मुर्गी, मछली तथा मांस का समावेश होता है। इनसे कुछ विटामिनों तथा खनिजों के अतिरिक्त उच्च गुणवत्ता वाली (सभी आवश्यक अमीनो एसिडों से युक्त) प्रोटीन तथा अच्छी मात्रा

में वसा उपलब्ध होती है। विटामिन B_{12} केवल जन्तु खाद्य पदार्थों में, सर्वाधिक दूध में पाया जाता है। जन्तु खाद्य पदार्थों में दूध और मुर्गी का अण्डा सर्वश्रेष्ठ आहार हैं।

दूध (Milk)

दूध सभी खाद्य पदार्थों में सबसे अच्छा और सर्वाधिक पूर्ण है। इसमें छोटे बच्चों की वृद्धि एवं विकास के लिए आवश्यक सभी पोषक होते हैं। इस प्रकार दूध, प्रोटीन, वसा, कार्बोहाइड्रेट (शुगर), विटामिन तथा खनिजों का एक अच्छा स्रोत है।

1. प्रोटीन–जन्तुओं के दूध में मानव दूध की अपेक्षा लगभग तिगुनी प्रोटीन होती है। दूध की प्रोटीन में सभी आवश्यक अमीनो एसिड होते हैं। दूध की मुख्य प्रोटीन कैज़िन (Casein) है जो कैल्सियम के साथ संयोजित होकर कैल्सियम कैज़िनोजिनेट (Calcium caseinogenate) के रूप में पायी जाती है। अन्य प्रोटीन लैक्टेल्ब्युमिन (lactalbumin) तथा लैक्टोग्लोबुलिन (lactoglobulin) हैं। गाय के दूध में कैज़िन एवं लैक्टोग्लोबुलिन सर्व सामान्य प्रोटीन हैं। मानव दूध में लैक्टोग्लोबुलिन उच्च सान्द्रता में पाया जाता है। दूध में कुल दूध के भार का 3.5% प्रोटीन होती है जो 3% कैल्सियम कैज़िनोजिनेट, 0.4% लैक्टेल्ब्युमिन तथा 0.1% लैक्टोग्लोबुलिन से मिलकर बनती है। मानव दूध की प्रोटीन में ट्रिप्टोफेन (Tryptophan) तथा गन्धक-युक्त अमीनो एसिड (विशेष रूप से सिस्टीन) जन्तु प्रोटीनो की अपेक्षा अधिक होते हैं।

2. वसाएँ–मानव दुग्ध में 3.4%, गाय के दूध में 4.4% और भैंस के दूध में गाय के दूध की वसा की दुगनी अर्थात् 8.8% वसा होती है। जब दूध को कुछ देर के लिए रख दिया जाता है तो वसा क्रीम के रूप में दूध की सतह पर पायी जाती है।

3. कार्बोहाइड्रेट (शुगर)–दूध में कार्बोहाइड्रेट लैक्टोज़ या दुग्ध शर्करा (milk sugar) के रूप में होता है। यह इक्षु-शर्करा (cane-sugar) की अपेक्षा कम मीठी होती है और इसका लैक्टोबेसीलस एसिडोफिलस (lactobacillus acidophilus) नामक जीवाणु द्वारा शीघ्रता से खमीरण हो जाता है। मानव दूध में जन्तुओं के दूध की अपेक्षा अधिक शुगर होती है।

4. विटामिन–विटामिन C तथा E के अतिरिक्त दूध अन्य सभी विटामिनों का एक अच्छा स्रोत है।

5. खनिज–दूध में मानव शरीर के लिए आवश्यक लगभग सभी ज्ञात खनिज जैसे कैल्सियम, फॉस्फोरस, सोडियम, पोटेशियम, मैग्नीशियम, आयोडीन एवं ताँबा आदि होते हैं। दूध में कैल्सियम विशेष रूप से प्रचुर मात्रा में होता है परन्तु लोहा कम होता है।

तालिका 42 : विभिन्न प्रकार के दुग्धों के पोषक मान की तुलना
(मान प्रति 100 ग्राम)

	भैंस	गाय	बकरी	मानव
वसा (ग्राम)	6.5	4.1	4.5	3.4
प्रोटीन (ग्राम)	4.3	3.2	3.3	1.1
शुगर (लैक्टोज़) ग्राम	5.1	4.4	4.6	7.4
कैल्सियम (मिग्रा.)	210	120	170	28
लोहा (मिग्रा.)	0.2	0.2	0.3	—
विटामिन C (मिग्रा.)	1	2	1	3
खनिज (ग्राम)	0.8	0.8	0.8	0.1
जल (ग्राम)	81.0	87	86.8	88
ऊर्जा (कि.कैलोरियाँ)	117	67	72	65

दुग्ध उत्पाद (Milk Products)

दूध का उपभोग कई रूपों में किया जाता है जैसे सम्पूर्ण दूध, सूखा दूध, संघनित दूध, मक्खन निकाला हुआ दूध, पनीर, खोया या मावा, आइसक्रीम, मक्खन और घी आदि।

टोण्ड दूध (Toned Milk)

टोण्ड दूध प्राकृतिक दूध और कृत्रिम रूप से निर्मित दूध का मिश्रण है। इसमें एक भाग पानी, एक भाग प्राकृतिक दूध तथा 1/8 भाग मक्खन निकाले हुए दूध का पाउडर होता है। मिश्रण को चलाया जाता है, इसे पाश्चुरीकृत (pasteurised) किया जाता है तथा बोतलों में भरकर इसकी आपूर्ति की जाती है। टोण्ड दूध का संघटन गाय के दूध के लगभग तुल्य होता है। यह सस्ता होता है, फिर भी एक स्वास्थ्यवर्धक उत्पाद है।

वनस्पति दूध (Vegetable Milk)

कुछ वनस्पति खाद्य पदार्थो जैस मूँगफली एवं सोयाबीन आदि से तैयार किए गए दूध को "वनस्पति दूध" कहा जाता है। जन्तु दूध के स्थान पर इसका उपयोग किया जा सकता है। केन्द्रीय खाद्य प्रौद्योगिकी अनुसन्धान संस्थान (The Central Food Technological Research Institute) मैसूर में वनस्पति दूध तैयार करने की श्रेष्ठ तकनीकें हैं।

अण्डा (Egg)

मुर्गी का अण्डा 55 से 60 ग्राम का होता है जिसमें कार्बोहाइड्रेट तथा विटामिन C के अतिरिक्त सभी पोषक होते हैं। अण्डे का लगभग 12% भाग इसकी बाह्य परत होती है अर्थात् छिलका जो कैल्सियम कार्बोनेट का होता है, 58% अण्डे की सफेदी होती है जो पूर्ण रूप से प्रोटीन होती है जिसे अण्डे का एल्ब्युमिन (egg albumin) कहा जाता है और 30% अण्डे की ज़र्दी (egg-yolk) होती है जिसमें मुख्य रूप से वसा या चर्बी होती है। अण्डे में 6 ग्राम प्रोटीन, 6 ग्राम वसा, 30 मिग्रा. कैल्सियम तथा 1.5 मिग्रा. लोहा होता है और यह लगभग 70 कि. कैलोरियाँ शक्ति प्रदान करता है। अण्डे की प्रोटीन गुणवत्ता में सबसे अच्छी होती हैं और इन्हें अन्य खाद्य पदार्थों की प्रोटीनों की गुणवत्ता से तुलना करने के लिए मानक के रूप में लिया जाता है। अण्डे की प्रोटीनों का दूध या मांस की प्रोटीनों की अपेक्षा अच्छी तरह से पाचन और अवशोषण हो जाता है तथा शरीर के द्वारा उपभोग हो जाता है। अण्डे की प्रोटीनों में शरीर के लिए आवश्यक सभी 9 आवश्यक अमीनो एसिड सही अनुपात में होते हैं। विटामिन C के अतिरिक्त अण्डे में सभी जल में घुलनशील एवं वसा में घुलनशील विटामिन पर्याप्त मात्रा में होते हैं। अण्डे में महत्त्वपूर्ण खनिज जैसे कैल्सियम, फॉस्फोरस तथा लोहा, जिंक एवं अन्य सूक्ष्ममात्रिक तत्त्व पाए जाते हैं।

कच्चे अण्डे की सफेदी का आन्त्रीय श्लेष्मकला से स्वांगीकरण नहीं होता। अत: उपभोग करने से पूर्व अण्डे को पकाना चाहिए। अण्डे को उबालने से एक पदार्थ एवीडिन (avidin) नष्ट हो जाता है जो शरीर को विटामिन बी कॉम्प्लैक्स के एक घटक बायोटिन (biotin) के उपलब्ध होने को रोकता है। बायोटिन अण्डे में पाया जाता है जो स्वस्थ एवं चिकनी त्वचा के लिए आवश्यक है। इसलिए उबाला हुआ अण्डा पौषणिक दृष्टि से कच्चे अण्डे से श्रेष्ठ होता है।

अण्डे के कोलेस्ट्रॉल से जो प्रति अण्डा लगभग 250 मिग्रा. होता है, कॉरोनरी हृदय रोग होने का भय हो जाता है अतः उन लोगों को जिन्हें कॉरोनरी हृदय रोग होने का खतरा होता है, अण्डे कम लेने का परामर्श दिया जाता है। अन्य लोग अण्डे खा सकते हैं।

मछली (Fish)

मछली पौष्टिक आहार है जो प्रोटीनों से भरपूर (15 से 25%) होती है जिनका आसानी से पाचन हो जाता है और मछलियों का जैविक मान अच्छा होता है। मछलियों में अमीनो एसिड सन्तुलन में होते हैं। मछली की वसा में असंतृप्त वसीय अम्ल एवं विटामिन A तथा D अधिक होते हैं। मछली के जिगर के तेल में विटामिन A तथा D प्रचुर मात्रा में होते हैं। मछली की हडिड्याँ कैल्सियम, फॉस्फोरस तथा फ्लुयोराइड की बढ़िया स्रोत हैं। मछलियों में मांस की अपेक्षा लोहा कम (0.7 से 3 मिग्रा. प्रति 100 ग्राम) होता हैं। स्वच्छ जल की मछलियों में आयोडीन नहीं होता परन्तु समुद्री मछलियों में आयोडीन होता है। मछली में कार्बोहाइड्रेट नहीं होता।

मांस (Meat)

मांस शब्द पशुओं, भेंड़ों तथा बकरियों के गोश्त के लिए प्रयोग में लाया जाता है। यह संयोजी ऊतक द्वारा पेशी तन्तुओं को आपस में बाँध लेने से बनता है। मांस की प्रोटीन मायोसिन (myosin), पेशी एल्ब्युमिन (muscle albumin) तथा मायोग्लोबिन (myoglobin) हैं। मांस में 15 से 20% प्रोटीन होती हैं जो दालों में पायी जाने वाली प्रोटीनों से कम होती हैं परंतु आवश्यक अमीनो एसिडो की अच्छी स्रोत होती हैं। मांस की प्रोटीन प्रथम श्रेणी की प्रोटीन होती है जिनका आसानी से पाचन हो जाता है।

प्रोटीन मायोसिन के जमने से मृत्युज काठिन्य (Rigor mortis) हो जाता है जिसमें मांस चिमड़ हो जाता है। परन्तु शीघ्र ही उत्पन्न होने वाले अम्लों से मायोसिन मुलायम हो जाती हैं और मांस कोमल हो जाता है तथा इससे अच्छी गन्ध आने लगती है। अतः मृत्युज काठिन्य के समाप्त हो जाने पर मांस को खाना चाहिए।

तरुण या जवान जानवरों का मांस खाना अच्छा रहता है क्योंकि प्रौढ़ या बूढ़े जानवरों के मांस में संयोजी ऊतक प्रचुर मात्रा में होता है जो चिमड़ हो जाता है और

पकने में अधिक समय लेता है। मांस में वसा या चर्बी होती है और मांस से उपलब्ध होने वाली शक्ति इसके वसा के अंश पर निर्भर होती है। मांस में अच्छी मात्रा में विटामिन बी कॉम्प्लैक्स होता है और थोड़ी मात्रा में विटामिन A तथा C होता है। मांस में खनिज जैसे लोहा (2 से 4 मिग्रा. प्रति 100 ग्राम) होता है जो वनस्पति खाद्य पदार्थों में पाए जाने वाले लोहे की अपेक्षा शीघ्रता से अवशोषित हो जाता है तथा जिंक आदि होते हैं। इसमें कैल्सियम कम होता है तथा फॉस्फोरस अधिक होता है। यकृत में बहुत से पोषक अत्यन्त प्रचुर मात्रा में होते हैं।

तालिका 43 : अण्डे, मछली तथा मांस का पोषक मान
(ग्राम/100 ग्राम खनिज)

	प्रोटीन	वसा	खनिज
मुर्गी का अण्डा	13.3	13.3	1.0
मछली	19.5	2.4	1.5
बकरी का मांस	21.4	3.6	1.1
बकरी का जिगर	20.0	3.0	1.3

अच्छे मांस के गुण निम्न हैं–

- मांस लाल रंग का होना चाहिए।
- स्पर्श करने पर यह दृढ़ और लचीला होना चाहिए।
- इससे बहुत ही कम अथवा बिल्कुल ही गन्ध नहीं आनी चाहिए।
- पकाने पर यह सिकुड़ना नहीं चाहिए या बेकार नहीं होना चाहिए।
- एक या दो दिन रखा रहने पर यह भीगा या गीला नहीं होना चाहिए।

तालिका 44 : मांसाहार में मैग्नीशियम, ताँबा, सोडियम, पोटेशियम और ऑक्ज़ेलिक एसिड की मात्रा (मान प्रति 100 ग्राम)

	मैग्नीशियम (मिग्रा.)	ताँबा (मिग्रा.)	सोडियम (मिग्रा.)	पोटेशियम (मिग्रा.)	ऑक्ज़ेलिक अम्ल (मिग्रा.)
मछली	–	–	69	225	0.6
बकरे का मांस	27.0	0.16	63	244	0.2
मुर्गा	29.0	–	58	322	0.3
सुअर का मांस	26.0	–	55	260	0.2

(9) वसाएँ तथा तेल (Fats and Oils)

वसा या चर्बी जो कमरे के तापमान पर द्रव होती है, तेल कहलाती है। वसा या घी और तेल खाना पकाने में प्रयुक्त होते हैं। ये ऊर्जा के अच्छे स्रोत हैं, एक ग्राम वसा से 9 कि. कैलोरियाँ ऊर्जा उपलब्ध होती है। जन्तु वसाएँ वसा में घुलनशील विटामिनों की अच्छी स्रोत हैं और आवश्यक वसीय अम्लों की निकृष्ट स्रोत हैं। विशुद्ध घी या जन्तु उद्गम के घी में संस्तृप्त वसीय अम्ल होते हैं जो सीरम में कोलेस्ट्रॉल को बढ़ा देते हैं और फिर हृदय रोग को उत्पन्न करते हैं। गाय के दूध में कैरोटीन होता है अत: यह हल्के पीले रंग का होता है।

नारियल तथा खजूर के तेल के अतिरिक्त अन्य वनस्पति वसाओं में बहु-असंतृप्त (poly-unsaturated) वसीय अम्ल अधिक होते हैं। लाल खजूर के तेल के अतिरिक्त जिसमें कैरोटीन भरपूर होता है, वनस्पति तेलों में वसा में घुलनशील विटामिन A तथा D नहीं होते। वनस्पति घी (हाइड्रोजनीकृत वसा) विभिन्न व्यापारिक नामों जैसे डालडा, रथ आदि के अन्तर्गत वनस्पति तेलों से बनता है जिनमें वसा में घुलनशील विटामिन A तथा D नहीं होते और इसलिए इन्हें विटामिन A तथा D से पुष्टीकृत किया जाता है। विशुद्ध घी या जन्तु उद्गम के घी में संतृप्त वसीय अम्ल होते हैं जिनसे सीरम कोलेस्ट्रॉल बढ़ जाता है और फिर हृदय रोग हो जाते हैं। सभी वसाओं और तेलों में कैलोरी अंश समान होता है।

(10) शुगर एवम् जागरी

शुगर तथा जागरी कार्बोहाइड्रेट खाद्य पदार्थ हैं। भारत में शुगर ईख या गन्ने से उत्पन्न होती है। यह कार्बोहाइड्रेट के मोनोसैक्केराइड या डाइसैक्केराइड वर्ग की होती है। परिष्कृत शुगर विशुद्ध सुक्रोज़ होता है और इसमें कोई अन्य पोषक नहीं होता। जागरी भारत में ईख या गन्ने से तैयार की जाती है और शुगर के स्थान पर इसका उपयोग होता है। इसमें लाभकारी मात्रा में कैरोटीन होता है तथा पकाने के बर्तन से उत्पन्न लोहा होता है।

शुगर निम्न प्रकार की हो सकती है–

(1) सुक्रोज़ (Sucrose)–यह ईख या गन्ने से उपलब्ध डाइसैक्केराइड है। आँत में, आन्त्रीय रस में विद्यमान एन्जाइम सुक्रेज़ द्वारा यह ग्लूकोज़ तथा फ्क्टोज़ में

जलअपघटित हो जाता है। इसमें विटामिन B तथा C होता है और विशेष रूप से कैल्सियम, लोहे तथा मैंगनीज़ के कार्बनिक लवण अधिक मात्रा में होते हैं।

(2) फ्क्टोज़ (Fructose)—फल शर्करा। यह फलों से उत्पन्न होने वाली फलों की शुगर होती है। यह एक मोनोसैक्केराइड है और ऊर्जा का एक स्रोत प्रदान करने के लिए यह चयापचयित (metabolized) हो जाती है अथवा यह ग्लाइकोजन में परिवर्तित होकर शरीर में संचित हो जाती है।

(3) लैक्टोज़ (Lactose)—दुग्ध-शर्करा। यह एक डाइसैक्केराइड है जिसका जलअपघटन होने पर ग्लूकोज़ तथा गैलेक्टोज़ उत्पन्न होते हैं। यह गाय के दूध के वाष्पीकरण से उपलब्ध होता है। यह सुक्रोज़ से कम मीठा होता है जबकि इससे कैलोरियाँ उतनी ही उपलब्ध होती हैं। यह शिशु द्वारा शीघ्र ही स्वांगीकृत हो जाता है और इसका मृदु विरेचक का प्रभाव होता है। यह औषधि की गोलियाँ बनाने तथा तनूकारक के रूप में प्रयुक्त होता है।

(4) सैक्केरीन (Saccharine)—यह कोल तार से उत्पन्न होने वाला एक मीठा, सफेद पाउडर के रूप में कृत्रिम उत्पाद है जो शुगर से 300 से 500 गुना मीठा होता है और कृत्रिम मधुर बनाने वाले के रूप में मधुमेह से पीड़ित व्यक्तियों द्वारा इसका प्रयोग किया जाता है क्योंकि इससे रक्त में शुगर नहीं बढ़ पाती, मधुमेहियों द्वारा शुगर के स्थान पर इसी का प्रयोग किया जाता है। जबकि ईक्षु शर्करा हृदय की क्रियाशीलता को उद्दीप्त करती है परन्तु सैक्केरीन हृदय को अवसादित करती है। सैक्केरीन के प्रयोग को आजकल प्रतिबन्धित कर दिया गया है क्योंकि यह सिद्ध हो चुका है कि यह कैंसरजनक (Carcinogenic) है जिससे कैंसर हो सकता है।

(5) शहद (Honey)—यह मधुमक्खियों द्वारा फूलों के मीठे रस से उत्पन्न होने वाला एक मीठा, गाढ़ा द्रव पदार्थ है जिसे उनके द्वारा खाने के लिए शहद के छत्ते में संचित कर दिया जाता है। शहद में लगभग 75% शुगर होती हैं जो अधिकांशतः फ्क्टोज़ एवं ग्लूकोज़ होती है तथा शेष अधिकतर पानी होता है।

(11) शोरबा या रसा (Soup)

शोरबा या रसा सब्जियों या मांस से तैयार होने वाला एक द्रव है जिसे सामान्यतः खाने से पूर्व अथवा अन्य अवसरों पर भी परोसा ज़ाता है। शोरबे से भूख बढ़ती है तथा इससे पोषण उपलब्ध होता है। इनमें प्रोटीन नहीं होता और इनका कैलोरी-मान

नहीं होता परन्तु इनसे सोडियम क्लोराइड, पोटेशियम तथा थोड़ी मात्रा में अन्य खनिज उपलब्ध होते हैं।

(12) सलाद

सलाद कुछ कच्ची सब्जियों का एक मिश्रण होता है जिसे खाने के साथ ग्रहण किया जाता है। सलाद के लिए सामान्य रूप से प्रयोग में लायी जाने वाली सब्जियाँ प्याज़, अदरक, टमाटर, मूली, गाजर, खीरा, धनिया, हरी मिर्च और नीबू आदि हैं। सभी सब्जियों को काटने से पहले खूब अच्छी तरह से धो लेना चाहिए।

इन सभी सब्जियों में विटामिन C तथा खनिज होते हैं। पकाने पर ये पोषक नष्ट हो जाते हैं अत: इन्हें कच्चे ही प्रयोग में लाना चाहिए। इनमें से बहुत सो में सैल्यूलोज़ होता है जिसका पाचन नहीं होता परन्तु इससे कब्ज़ नहीं होता। सलाद में कैलारी-मान नहीं होता।

(13) अचार-चटनियाँ एवं मसाले (Condiments and Spices)

अचार-चटनियाँ धनिया, पुदीना, प्याज़, लहसुन तथा अदरक आदि के साथ मसालों जैसे साधारण नमक, हींग, सूखी लाल मिर्च, जीरा, हल्दी, इमली, अजवायन, छोटी इलायची, काली मिर्च आदि को मिश्रित करके बनायी जाती हैं। अचार-चटनियाँ वास्तव में भोजन नहीं होतीं परन्तु इन्हें भोजन के सहायक के रूप में जाना जाता है। अचार-चटनियों से भोजन स्वादिष्ट होता है और ये पाचक रसों के प्रवाह को उद्दीप्त करती हैं और आँत में होने वाले खमीरण के द्वारा वायु से पेट फूल जाने में आराम पहुँचती हैं। अचार-चटनियों का अत्यधिक उपयोग करने से आमाशय की श्लेष्मिक कला का शोथ हो जाता है और पैप्टिक अल्सर बन जाता है।

मसालों का भोजन बनाने में भी उसे स्वादिष्ट बनाने, उसमें रंग देने तथा उसे सुगन्धित बनाने और भूख बढ़ाने के लिए प्रयोग किया जाता है। मसालों में पाए जाने वाले आवश्यक तेल वातानुलोमक (Carminative) होते हैं और ये भोजन के पाचन में सहायक होते हैं।

सिरका एक प्रसिद्ध पूतिरोधक (antiseptic) तथा परिरक्षक (preservative) है। सब्जियों, फलों एवं मछलियों आदि को सिरके में डाल दिया जाता है जिससे

इनका अचार का रूप हो जाता है और इनका स्वाद बढ़ जाता है। यह मांस के कठोर पेशी तन्तुओं तथा हरी सब्जियों के सेल्यूलोज़ को मुलायम भी कर देता है। इसका सलाद में या छोटी-छोटी प्याजों को परिरक्षित करने के लिए प्रयोग किया जाता है।

कुछ मसालों का औषधीय मान

साधारण नमक (Sodium chloride)–इसे भोजन का स्वाद बढ़ाने के लिए भोजन में मिलाया जाता है। यह एक वमनकारी (emetic) के रूप में भी कार्य करता है।

सूखी लाल मिर्च (Chillies)–खाने के साथ मिर्चियाँ लेने पर या भोजन में पाउडर के रूप में मिर्चियों के होने पर भोजन का स्वाद बढ़ जाता है और भूख बढ़ जाती है।

हींग (Asafoetida)–इसका उपयोग वायु निकालकर पेट के फुलाव को कम करने के लिए किया जाता है। यह दाँत एवम् कान के दर्द में आराम पहुँचाता है। यह कष्टार्तव तथा श्वेतप्रदर की चिकित्सा में लाभकारी है।

जीरा (Caraway)–यह पेट के अफारे में आराम पहुँचाता है और कृमिनाशक है, विशेष रूप से अंकुशकृमि (Hookworm) के प्रति कार्य करता है। यह बदबूदार सांस लेने में भी लाभकारी होता है।

हल्दी (Turmeric)–यह रक्तस्तम्भक (hemostatic) के रूप में कार्य करती है अर्थात् रक्तस्राव (खून बहने) को रोक देती है। शरीर से खून बहने पर, कट जाने से बने जख्म में हल्दी का पाउडर भर देने से तथा साथ ही दूध के साथ एक चम्मच हल्दी का चूर्ण मिश्रित करके लेने से खून बहना बन्द हो जाता है। गुम चोट पर इसकी पुल्टिस बाँध देने पर तथा इसे दूध के साथ लेने से सूजन दूर होती है और दर्द में आराम पहुँचता है। यह आँत से कृमियों को निष्कासित कर देती है। यह बहुमूत्रता (polyuria), शुक्रमेह (spermatorrhea) तथा श्वेतप्रदर (leucorrhea) की चिकित्सा में लाभकारी है। यह पुरानी खाँसी तथा दमे में बहुत प्रभावी है।

इमली (Imli)–इमली के गूदे से उल्टियाँ रुकती हैं, इससे अफारे और अपच में आराम पहुँचता है। यह भूख को बढ़ाती है। इसका सेवन करने से स्कर्वी रोग नहीं हो पाता। इसके साफ रसे का सेवन करने से ठंड लगने में आराम पहुँचता है। इमली का रस ज्वर तथा पेचिश में दिया जाता है।

अजवायन (Omum)–इससे अपच में, पेट के अफारे और पेट के दर्द में आराम पहुँचता है। अजवायन के पानी का वातानुलोमक (carminative) प्रभाव होता है। अजवायन को साधारण नमक और लौंग के साथ लेने से जुकाम और खाँसी में आराम पहुँचता है। यह आँत से कृमियों को निष्कासित कर देती है। इससे दाँत के दर्द में आराम पहुँचता है।

छोटी इलायची (Cardamom)–इससे अपच, पेट के अफारे तथा पेट के दर्द में आराम पहुँचता है और यह क्षुधा को उद्दीप्त करती है। इसे सामान्यत: जी मिचलाने और उल्टियाँ होने में प्रयोग में लाया जाता है। यह मुख से बदबू को दूर करती है। इससे हिचकियाँ में आराम पहुँचता है।

मेथी के बीज (Fenugreek)–मेथी के बीज लार-ग्रन्थियों के कार्य में सुधार लाते हैं। यह स्वाद एवं गन्ध की अनुभूति को बढ़ाते हैं। इनसे अपच, पेट के अफारे तथा पेट के दर्द में आराम पहुँचता है तथा भूख बढ़ती है। मेथी के द्वारा श्वसनीय पथ से अतिरिक्त श्लेष्मा बाहर निकल जाता है और इसलिए इससे वायुविवरशोथ या साइनुसाइटिस तथा खाँसी में आराम पहुँचता है। इससे सांस की बदबू तथा शरीर की दुर्गन्ध दूर होती है। इससे मधुमेह में रक्त में शुगर का स्तर घट जाता है। मूत्रकृच्छता (dysuria) में मेथी का उपयोग किया जाता है।

काली मिर्च (Pepper)–यह ठंड लगने से होने वाले ज्वर की, विशेष रूप से मलेरिया-ज्वर की चिकित्सा में उपयोगी है। इससे हृदय की दुर्बलता दूर होती है। इससे तन्त्रिकाशोथ (neuritis) में आराम पहुँचता है। यह मूत्रकृच्छता तथा अनार्तव (amenorrhea) की चिकित्सा में उपयोगी है। इससे दाँत के दर्द में आराम पहुँचता है। इससे खुजली, छाजन (eczema) तथा पामा (scabies) में आराम पहुँचता है।

तालिका 45 : कुछ मसालों की रासायनिक संरचना (मान प्रति 100 ग्राम)

	प्रोटीन (ग्राम)	वसा (ग्राम)	कैलशियम (ग्राम)	फॉस्फोरस (ग्राम)	लोहा (मिग्रा.)	कैलोरियाँ (कि.कै.)
हल्दी	6.3	5.1	0.15	0.28	18.6	349
मिर्च (हरी)	2.9	0.6	0.03	0.08	1.2	41
मिर्च (सूखी)	15.9	6.2	0.16	0.37	2.3	246
जीरा	18.7	15.0	1.08	0.49	31.0	356

हींग	4.0	1.1	0.69	0.05	22.2	297
इमली का रसा	3.1	0.1	0.17	0.11	10.9	283
इलायची के दाने	10.3	8.3	0.13	0.16	5.0	244
धनिया बीज	14.1	16.1	0.63	0.37	17.9	288

(14) विविध प्रकार के आहार (Miscellaneous)

आहारों में पेय पदार्थों का तथा जल का समावेश भी किया गया है जो जीवन के लिए अत्यावश्यक है (इसका वर्णन पीछे किया जा चुका है)। पेय पदार्थों में उन पीने वाली वस्तुओं का **समावेश** होता है जिनको उनके स्वाद या उद्दीपक गुणों के कारण महत्त्व दिया जाता है। इन्हें निम्न प्रकार से वर्गीकृत किया गया है–

(a) कॉफी, चाय तथा कोका (Coffee, Tea and Cocoa)

कॉफी (Coffee)–कॉफी कॉफी फलियों के बीजों से बनती है। इसमें कैफीन 0.6% से 2%, वाष्पशील तेल तथा थोड़ी मात्रा में टैनिक एसिड होता है। कैफीन तन्त्रिकीय तन्त्र की उद्दीपक होती है और इससे भूख कम लगने लगती है। कॉफी का सेवन करने से आराम महसूस होता है और इससे शारीरिक तथा मानसिक शक्ति बढ़ती है। उद्दीपन के पश्चात् अवसाद नहीं होता।

जब अधिक मात्रा में, बहुत गर्म तथा तेज कॉफी (जिसमें दूध कम होता है) ली जाती है तो कॉफी से आमाशयिक क्षोभण, दुष्पचन (dyspepsia), कोष्ठबद्धता या कब्ज हो जाता है, नींद नहीं आती, दिल की धड़कन बढ़ जाती है और अधीरता हो जाती है। इसी प्रकार के प्रभाव चाय के भी होते हैं।

चाय (Tea)–चाय में कैफीन 2 से 6%, टैनिक एसिड 6 से 12%, आवश्यक वाष्पशील तेल 5% तथा थियोफाइलीन सूक्ष्मांश में होता है। चाय उबलते हुए पानी में चाय की पत्तियाँ डालकर तैयार की जाती है। जब दूध को मिलाया जाता है तो दूध की कैज़िन टैनिन के साथ संयुक्त होकर एक अहानिकर योग बनाती है।। एल्कालॉयड कैफीन के पाए जाने के कारण चाय में एक उत्तेजक प्रभाव होता है तथा टैनिक एसिड के अधिक मात्रा में होने के कारण चाय एक स्तम्भक (astringent) होती है। चाय में वाष्पशील तेलों के होने से उसका एक विशेष प्रकार का स्वाद होता

है। चाय मामूली मात्रा में लेने पर आनन्ददायक होती है परन्तु जब चाय बहुत अधिक पी ली जाती है या बहुत गर्म अथवा तेज (बहुत थोड़े दूध वाली) चाय पी ली जाती है तो इससे कॉफी के समान आमाशयिक क्षोभण (gastric irritation), दुष्पचन, कोष्ठबद्धता या कब्ज हो जाता है और नींद नहीं आती तथा अधीरता हो जाती है।

कॉफी तथा चाय दोनों में कैलोरी-मान या पोषक मान नहीं होता, यह केवल उनमें मिलाई जाने वाली शुगर या दूध के कारण होता है। इनमें प्यूरीन अधिक होता है अतः इनका उपयोग गाउट में नहीं करना चाहिए।

कोका (Cocoa)–कोका Theobroma cocoa पौधे के बीजों से उपलब्ध होता है। बीजों के वसा के अंश को अलग किया जाता है और उसे सुखाया जाता है जिसमें थियोब्रोमिन (theobromine) होता है जो पोषक होने के साथ ही उत्तेजक भी होता है। कोका स्वादिष्ट होता है। इससे चाकलेट बनायी जाती है।

तालिका 46 : कॉफी, चाय और कोका का रासायनिक संघटन प्रति 100 ग्राम

	कॉफी	चाय	कोका
प्रोटीन (ग्राम)	1.8	0.9	7.2
वसा (ग्राम)	2.2	1.1	8.8
कार्बोहाइड्रेट (ग्राम)	17.8	16.4	26.2
कैल्सियम (ग्राम)	0.680	0.034	0.27
फॉस्फोरस (ग्राम)	0.050	0.025	0.20
विटामिन A (मिग्रा.)	102	51	408
कि. कैलोरियाँ	98	79	21.3

(b) मृदु पेय (Soft Drinks)

वातित जल (Aerated water), लैमन, पैप्सीकोला, फलों के रस, भुरते तथा शक्तिवर्द्धक पेय आदि मृदु पेय होते हैं। वातित जल में तीक्ष्ण सुखद स्वाद होता है। कुछ मृदु पेय पदार्थ दबाव के अन्तर्गत कार्बन डाइऑक्साइड से आवेशित होते हैं जैसे सोडा वाटर में उच्च दाब के अन्तर्गत कार्बन डाइऑक्साइड समाविष्ट होती है तथा अन्य मृदु पेय पदार्थ ऐसे होते हैं जो कार्बन डाइऑक्साइड से आवेशित नहीं होते। मृदु पेयों के मुख्य अवयव कार्बन डाइऑक्साइड, शुगर, एसिड जैसे साइट्रिक एसिड या

टारटैरिक एसिड, रंगीन और स्वादिष्ट बनाने वाली वस्तुएँ होती हैं। फलों के पेयों में फलों के रस, भुरते तथा शक्तिवर्द्धक पेयों का समावेश होता है। फलों के रसों में कार्बन डाइऑक्साइड आवेशित नहीं होती। सन्तरे के रस में विटामिन C होता है, आम विटामिन A का एक अच्छा स्रोत है और दूध के मिलाये जाने पर आम का रस बहुत पौष्टिक हो जाता है। फलों के गूदे तथा शक्तिवर्द्धक पेयों का उपभोग करने से पूर्व इन्हें जल से हल्का कर लिया जाता है।

(c) मदिरा या शराब (Alcoholic Beverages)

शराबों में वाइन, बीयर, विह्स्की, ब्रॉण्डी, रम तथा जिन का समावेश होता है।

1. वाइन (Wine)—वाइन किण्वित (fermented) अँगूर के रस से प्राप्त होती है। अगूँर की शुगर शराब तथा कार्बन डाइऑक्साइड में परिवर्तित हो जाती है। वाइन में 10-20% एल्कोहॉल होता है।

2. बीयर (Beer)—यह अकुंरित जौ से उत्पन्न होती है। जौ का स्टार्च शुगर में परिवर्तित हो जाता है जो शराब में किण्वित हो जाता है। इसमें 5 से 6% एल्कोहॉल होता है। बीयर अधिकतर प्रयोग में लाई जाती है।

3. विह्स्की (Whisky)—यह अनाज के दानों जैसे जौ, मक्का और गेहूँ आदि से तैयार किया जाने वाला एक आसवित एल्कोहॉल-युक्त द्रव है। इसमें 47 से 53% एल्होकॉल होता है।

4. ब्रॉण्डी (Brandy)—यह पके हुए अँगूरों के किण्वित रस का आसवन (distillation) करने से उपलब्ध एक एल्कोहॉल-युक्त द्रव है जिसमें सामान्यतः 48 से 54% इथाइल एल्कोहॉल होता है।

5. रम (Rum)—यह गन्ने के किण्वित रस के आसवन से उपलब्ध होने वाली एक स्पिरिट है या गन्ने के रस की किण्वित शुगर से तैयार किया जाने वाला एक शराब-युक्त पेय है।

6. जिन (Gin)—यह माल्ट (भीगा हुआ जौ) के किण्वित दलिये से आसवित किया जाता है या कच्चे अनाज से उपलब्ध किया जाता है।

प्रति ग्राम एल्कोहॉल से लगभग 7 कि. कैलोरियाँ उपलब्ध होती हैं।

एल्कोहॉल या शराब का शीघ्र ही जठरान्त्रीय पथ से अवशोषण हो जाता है और इसके लिए पाचन क्रिया की आवश्यकता नहीं होती और इसका तुरन्त ही उपभोग हो

जाता है। 25% शराब का शीघ्र ही आमाशय से अवशोषण हो जाता है, विशेष रूप से जब आमाशय खाली होता है। शेष शराब का 2 से 6 घण्टे के भीतर आँत से अवशोषण हो जाता है। मुख द्वारा ग्रहण करने पर पाँच मिनट के भीतर यह रक्त में प्रकट हो जाती है और आधे से एक घण्टे के भीतर यह उच्चतम सान्द्रता पर पहुँच जाती है। शराब धीरे-धीरे पीने से यह रक्त में उच्च सान्द्रता पर नहीं पहुँच पाती जबकि जल्दी-जल्दी पीने से रक्त में शराब उच्च सान्द्रता पर पहुँच जाती है। एल्कोहॉल-युक्त पेय पदार्थों को खाली पेट ग्रहण करने पर उनका अवशोषण शीघ्रता से हो जाता है। शराब के साथ खाना लेने पर शराब का अवशोषण देर से होता है और रक्त में इसका स्तर 30 से 50% तक कम होता है। मांस की वस्तुओं का सेवन करने से शराब के अवशोषण की गति बहुत कम हो जाती है।

लगभग 90 से 98% एल्कोहॉल पूर्णतया अवशोषित हो जाता है और रक्त केशिकाओं द्वारा शरीर की सभी कोशिकाओं में पहुँच जाता है, केवल 2 से 10% ही मूत्र के द्वारा, श्वास में, पसीने में, दूध तथा आँसुओं आदि में उत्सर्जित होता है।

शराबी मातायें जन्मजात विकृतियों से ग्रस्त बच्चों को या कालपूर्व अथवा मृत शिशुओं को जन्म देती हैं। बच्चे अच्छे से अच्छे वातावरण में रहने पर भी विभिन्न श्रेणी के बुद्धि ह्रास से ग्रस्त होते हैं।

शराबी महिलाओं में रजोनिवृत्ति जल्दी उत्पन्न हो जाती है।

चेतावनी–वुड एल्कोहॉल या मिथाइल एल्कोहॉल का शराब के रूप में पीने के लिए कभी प्रयोग नहीं करना चाहिए क्योंकि यह अत्यधिक विषैला होता है और इससे मृत्यु तक हो जाती है। जो बच जाते हैं, वे अन्धे हो जाते हैं।

(d) सिरका (Vinegar)

प्राकृतिक सिरका फलों, माल्ट तथा शीरे के खमीरण से बनता है। इसमें कम से कम 4% एसीटिक एसिड होता है। कृत्रिम सिरका हानिकारक नहीं होना चाहिए यदि इसमें लैड, ताँबा, आर्सेनिक या खनिज अम्ल नहीं होते हैं।

Prevention of Food Adulteration Act के नियमों के अनुसार कृत्रिम सिरके के पात्र पर स्पष्ट रूप से कृत्रिम सिरके (Synthetic vinegar) का लेबल लगा होना चाहिए।

❑ ❑ ❑

चयापचय (Metabolism)

4

चयापचय या मैटाबोलिज़्म शरीर में निरन्तर होने वाली सभी भौतिक एवम् रासायनिक प्रक्रियाओं का योग है। इसमें निम्न दो प्रक्रियाओं का समावेश होता है।

उपचय (Anabolism)

यह निर्माण प्रक्रिया है या संश्लेषण की क्रिया है जिसमें अन्तर्ग्रहीत भोजन से जीवद्रव्य (Protoplasm) बनता है और कोशिकाओं, ऊतकों तथा अंगों का निर्माण होता है और वे विकसित होते हैं तथा जीवद्रव्य द्वारा उनकी टूट–फूट की मरम्मत होती है और शरीर की वृद्धि होती है। उपचय रचनात्मक चयापचय या मैटाबोलिज़्म है और इसे स्वांगीकरण या आत्मीकरण (Assimilation) भी कहा जाता है। उपचय में पेशियों का निर्माण और विकास होता है तथा शरीर का भार बढ़ता है। शरीर में होने वाली रासायनिक क्रियाओं द्वारा शरीर के सामान्य कार्यों के लिए ऊर्जा उपलब्ध होती है तथा शरीर का तापमान अनुकूलतम (36.8°C या 94.4°F) बने रहने के लिए ऊष्मा उत्पन्न होती है। अतिरिक्त ऊष्मा त्वचा और शरीर के उत्सर्गी अंगों द्वारा शरीर से बाहर निकल जाती है।

अपचय (Catabolism)

यह चयापचय या मैटाबोलिज़्म की उपचय के विपरीत क्रिया होती है। इसमें उन सभी प्रक्रियाओं का समावेश होता है जिनके द्वारा जटिल पदार्थ सरल पदार्थों में विघटित हो जाते हैं जो सामान्यतः उत्सर्गी अंगों द्वारा शरीर से बाहर निष्कासित हो जाते हैं। मैटाबोलिज़्म की इस प्रक्रिया में शरीर का निर्माण नहीं होता बल्कि क्षय होता है। यह विनाशकारी मैटाबोलिज़्म होता है। इसमें पेशी ऊतकों का क्षय होता है और शरीर के वसा भण्डारों की हानि होती है जिसके परिणामस्वरूप शरीर का भार कम हो जाता है तथा शरीर में कमजोरी आ जाती है।

एक वयस्क व्यक्ति में जिसे पर्याप्त पोषण उपलब्ध होता है, उपचय एवं अपचय की प्रक्रियायें आपस में सन्तुलित होती हैं और सामान्य स्वास्थ्य तथा शरीर का भार स्थिर तथा सन्तोषजनक होते हैं।

भोजन के चयापचय या मैटाबोलिज़्म में निम्नलिखित प्रक्रियाओं का समावेश होता है–

(1) पाचन (Digestion)–यह वह प्रक्रिया है जिसके द्वारा जठरान्त्रीय पथ (gastrointestinal tract) में ठोस खाद्य पदार्थ यान्त्रिक एवं रासायनिक क्रियाओं द्वारा द्रवों में अर्थात् अवशोष्य रूपों में परिवर्तित हो जाते हैं।

(2) अवशोषण (Absorption)–भोजन का पाचन होने के पश्चात् इसका छोटी आँत की श्लेष्मिक कला में पाए जाने वाले अंकुरकों (बहुत छोटे उँगली के समान उभार) से होकर रक्त में अवशोषण हो जाता है। भोजन के बड़ी आँत में पहुँचने पर बड़ी आँत में पाचन क्रिया नहीं होती, केवल अपचित भोजन का जल ही बड़ी आँत में अवशोषित होता है और भोजन ठोस मल में परिवर्तित हो जाता है जो मलाशय में पहुँचा दिया जाता है जहाँ से यह इच्छानुसार गुदा के द्वारा शरीर से बाहर निकाल दिया जाता है। प्रतिदिन लगभग 4 लीटर पानी का बड़ी आँत से अवशोषण हो जाता है और केवल 130-150 ग्राम मल शेष रह जाता है।

(3) स्वांगीकरण या आत्मीकरण (Assimilation)–पचित भोजन अवशोषण के पश्चात् रक्त के साथ मिश्रित हो जाता है और शरीर के विभिन्न भागों की कोशिकाओं को ले जाया जाता है। जहाँ पर इसका ऑक्सीकरण होता है जिसके परिणामस्वरूप शक्ति उत्पन्न होती है और नया जीवद्रव्य बनता है। यह जीवद्रव्य (Protoplasm) ही होता है जिससे शरीर की वृद्धि होती है और क्षतिग्रस्त ऊतकों की मरम्मत होती है। भोजन से जीवद्रव्य बनने की क्रिया को स्वांगीकरण या आत्मीकरण कहा जाता है।

आधारी चयापचय (Basal Metabolism)

यह पूर्ण शारीरिक एवं मानसिक विश्राम की अवस्था में अर्थात् गहरी नींद सोने की अवस्था में जिसमें कोई विघ्न नहीं होता और खाना खाने से कम से कम 12 घंटे बाद (इस समय पानी या तरल भी ग्रहण नहीं किया जाता) अर्थात् जब तक भोजन का अवशोषण भी हो चुका होता है, उत्पन्न होने वाली कुल चयापचयी प्रक्रियाओं का योग है। इस दशा में, पूर्ण विश्राम की अवस्था में रहने वाले एक

सामान्य शरीर के व्यक्ति के लिए शरीर की केवल प्राणाधार क्रियाओं जैसे श्वसन, हृदय-स्पन्दन, परिसंचरण, वृक्कों के कार्यों, जठरान्त्रीय पथ की क्रमाकुंचक गतियों के लिए तथा पेशी तान के बने रहने एवं शरीर के तापमान आदि के लिए प्रतिदिन कम से कम 1500 से 1800 कैलोरियाँ शक्ति की आवश्यकता होती है। आधारी चयापचय को व्यक्ति के बिस्तर पर पूर्ण विश्राम में रह कर जीवित रहने के लिए आवश्यक शक्ति की मात्रा के रूप में भी परिभाषित किया गया है। यह व्यक्ति के लिंग, भार, ऊँचाई तथा आयु पर निर्भर करता है।

आधारी चयापचयी दर (Basal metabolic rate–BMR) –चयापचयी दर जिसे आधारी दशाओं में जैसे खाना खाने के 12 घंटे तथा शान्त निद्रा के पश्चात् परीक्षण से पूर्व कोई श्रम न होने की दशा में एवम् भावात्मक आवेश का निष्कासन हो जाने पर उचित तापमान में कैलोरीमीटर द्वारा मापा जाता है। यह सामान्यतः शरीर की सतह के प्रति वर्ग मीटर पर प्रति घंटा 40 कैलोरियाँ होती है।

निम्नलिखित कारक चयापचयी दर को प्रभावित करते हैं–

- **लिंग (Sex)**–लिंग हार्मोन के कारण स्त्रियों की अपेक्षा पुरुषों में चयापचयी दर (metabolic rate) 6 से 10% बढ़ी होती है।
- **आयु (Age)**–आयु बढ़ने के साथ-साथ चयापचयी दर कम होने लगती है। आधारी चयापचयी दर शिशुओं में, बढ़ते हुए बच्चों में तथा किशोरों में काफी बढ़ी होती है।
- **शरीर का परिमाण (Size of the body)**–यह छोटे कद के व्यक्तियों में अपेक्षाकृत बढ़ी हुई होती है।
- **भार (Weight)**–यह कम भार वाले या पतले-दुबले व्यक्तियों में अपेक्षाकृत बढ़ी हुई होती है।
- **शारीरिक श्रम (Physical labour)**–शारीरिक श्रम करने वाले व्यक्तियों में उन लोगों की अपेक्षा जो कुर्सी पर बैठकर मानसिक कार्य करते हैं या आरामतलबी का जीवन व्यतीत करते हैं, चयापचयी दर बढ़ी हुई होती है।
- **मानसिक तनाव (Mental tension)**–मानसिक तनाव में श्वसनीय गति तथा हृदय की गति बढ़ जाने से चयापचयी दर भी बढ़ जाती है।
- **वातावरण का तापमान (Temperature of the atmosphere)**– वातावरण का तापमान बढ़ जाने पर चयापचयी दर बढ़ जाती है।

- **शरीर का तापमान (Temperature of the body)**–जब शरीर का तापमान बढ़ जाता है या ज्वर हो जाता है तो चयापचयी दर प्रत्येक सेन्टीग्रेड डिग्री तापमान पर 13% तथा प्रत्येक फेहरनहाइट डिग्री तापमान पर 7% बढ़ जाती है।
- **निद्रा (Sleep)**–सोते समय जागने की अवस्था से आधारी चयापचयी दर लगभग 10% कम होती है।
- **भोजन का अन्तर्ग्रहण (Ingestion of food)**–भोजन के अन्तर्ग्रहण के समय आधारी चयापचयी दर बढ़ जाती है।
- **पोषण की दशा (State of nutrition)**–गम्भीर अल्पपोषण या हीनपोषण (undernutrition) में आधारी चयापचयी दर कम होती है।
- **उपवास (Fast)**–उपवास में चयापचयी दर कम हो जाती है।
- मासिकधर्म-काल, गर्भावस्था (अन्तिम त्रिमास में 15 से 25% वृद्धि) तथा दुग्धस्रवण काल में चयापचयी दर बढ़ जाती है।
- **नेत्रोत्सेधी गलगण्ड (Exophthalmic goitre)**–नेत्रोत्सेधी गलगण्ड में चयापचयी दर अधिकतम 75 से 100% तक बढ़ जाती है।
- अवटुअल्पक्रियता (Hypothyroidism) के परिणामस्वरूप उत्पन्न रोग अवटुवामनता (Cretinism) तथा मिक्सीडीमा (myxedema) में चयापचयी दर 30 से 40% तक कम हो जाती है।

किसी बढ़ते हुए बच्चे में या किशोर के (वृद्धि हार्मोन के कारण) शरीर में उपचयी प्रक्रिया (Anabolic process) सबसे अधिक होती है परन्तु वृद्ध व्यक्ति में और कमजोरी लाने वाले रोगों में अपचय (Catabolism) का महत्व है।

आधारी चयापचयी दर (BMR) की माप–इसे शाम को हलका खाना खाने के 12 से 18 घंटे बाद जिस व्यक्ति का अध्ययन किया जाना है उसे कमरे के 37°C के मानक सामान्य तापमान पर आराम की स्थिति में रखकर एक विशेष उपकरण द्वारा उस व्यक्ति द्वारा निकाली गयी ऊष्मा (कि. कैलोरियों में) निर्धारित करके मापा जाता है। परिणाम को प्रति घंटा शरीर की सतह के प्रति वर्ग मीटर पर कि. कैलोरियों (Kcl/sqm/hr.) में व्यक्त किया जाता है।

ली जाने वाली आधारी चयापचयी दर (BMR) को एक इकाई के रूप में मान लिया जाय तो 24 घंटों में बैठे रहने का (श्रम रहित) कार्य करने वाले पुरुषों एवं

स्त्रियों को 1.6 इकाई की आवश्यकता होती है, मामूली शारीरिक श्रम करने वाले व्यक्तियों को 1.9 इकाइयों की तथा कठोर शारीरिक श्रम करने वाले व्यक्तियों को 2.5 इकाइयों की आवश्यकता होती है।

आजकल इण्डियन कौंसिल ऑफ मेडिकल रिसर्च (ICMR) की पुरुषों एवं स्त्रियों की दैनिक Kcals की आवश्यकता से सम्बन्धित प्रामाणिक संस्तुतियाँ क्रमशः निम्न प्रकार से हैं–

बैठे रहने के (श्रम रहित) कार्य के लिए 2424 Kcals तथा 1872 Kcals, मामूली श्रम के कार्य के लिए 2882 Kcals तथा 2223 Kcals, कठोर श्रम के कार्य के लिए 3788 Kcals तथा 2925 Kcals.

तालिका 47 : आधारीय चयापचय के मानक
(Standards for Basal Metabolic Rates)

आयु वर्ष	1	3	5	9	15	20
पुरुष	53.0	51.3	49.3	45.2	41.8	38.6
स्त्री	53.0	51.2	48.4	42.8	37.9	35.3
आयु वर्ष	30	40	50	60	70	
पुरुष	36.8	36.3	35.8	35.9	33.8	
स्त्री	35.1	34.9	33.9	32.7	31.7	

कार्बोहाइड्रेट का चयापचय
(Metabolism of Carbohydrate)

जब भोजन ग्रहण किया जाता है तो उसके जटिल कार्बोहाइड्रेटों या सैक्केराइडों पर लार, अग्न्याशयिक रस तथा आन्त्रिक रस में विद्यमान एन्जाइमों की क्रिया होती है और पॉलिसैक्केराइड मोनोसैक्केराइडों जैसे ग्लूकोज़, फ्क्टोज़ तथा गैलेक्टोज़ में, मुख्य रूप से ग्लूकोज़ में परिवर्तित हो जाते हैं। ग्लूकोज़ छोटी आँत की भित्तियों में विद्यमान अकुंरकों के द्वारा अवशोषित हो जाता है और रक्त केशिकाओं में पहुँच कर उनके रक्त के साथ मिश्रित हो जाता है। ग्लूकोज़ का एक भाग रक्त परिसंचरण में रहता है जो शारीरिक कार्यों के लिए शक्ति उपलब्ध कराने हेतु आवश्यक है और रक्त

शुगर को सामान्य बनाये रखता है अर्थात् उपवासीय (fasting) रक्त शुगर 80-110 मिग्रा. % तथा भोजनोत्तर (postprandial) रक्त शुगर 110-170 मिग्रा. % रहता है। शेष ग्लूकोज़ प्रतिहारी शिरा (portal vein) द्वारा यकृत में पहुँचता है जहाँ पर अतिरिक्त ग्लूकोज़ ग्लाइकोजन में परिवर्तित हो जाता है। इस ग्लूकोज़ के एक भाग का यकृत में होने वाली चयापचयी प्रक्रियाओं में उपभोग हो जाता है। शेष भाग ग्लाइकोजन में परिवर्तित हो जाता है जो अग्न्याशय के लैंगरहैन्स के द्वीप समूहों की बीटा कोशिकाओं से स्रवित होने वाले इन्सुलिन हार्मोन के द्वारा यकृत एवम् पेशियों में संचित हो जाता है, जो रक्त शुगर (ग्लूकोज़) स्तर को सामान्य बनाये रखता है। इन्सुलिन की कमी होने पर जैसा कि मधुमेह में होता है, ग्लूकोज़ पर्याप्त रूप से ग्लाइकोजन में परिवर्तित नहीं होता जिससे रक्त में शुगर की मात्रा बढ़कर सामान्य से अधिक हो जाती है अर्थात् रक्त शुगर बढ़ जाती है। इस दशा को अतिग्लूकोज़रक्तता (hyperglycemia) कहा जाता है। इसके विपरीत इन्सुलिन अधिक होने पर रक्त में शुगर कम हो जाती है। इस दशा को अल्पग्लूकोज़रक्तता (hypoglycemia) कहा जाता है।

अल्पग्लूकोज़रक्तता हो जाने पर यकृत का ग्लाइकोजन एड्रीनालीन (adrenaline), थाइरॉक्सीन (thyroxine) तथा ग्लूकागोन (glucagon) हार्मोन द्वारा पुनः ग्लूकोज़ में परिवर्तित हो जाता है जो यकृत से रक्त में मुक्त हो जाता है जिससे रक्त शुगर स्तर बढ़ कर सामान्य हो जाता है। शरीर की क्रियाशीलता बढ़ जाने पर रक्त में यकृत से मुक्त हुआ ग्लूकोज़ शक्ति प्रदान करने के लिए शरीर की सभी कोशिकाओं में पहुँच जाता है।

यकृत से कुछ ग्लूकोज़ रक्त परिसंचरण द्वारा पेशियों में पहुँचता है और ग्लाइकोजन के रूप में वहाँ पर जमा हो जाता है जो शारीरिक श्रम के दौरान ग्लूकोज़ में परिवर्तित हो जाता है जिसका पेशीय कार्य में उपभोग हो जाता है।

भोजन के साथ ग्रहण किया गया अतिरिक्त कार्बोहाइड्रेट वसा में परिवर्तित हो जाता है जो वसा भण्डारों में संचित हो जाता है जिससे शरीर का भार बढ़ जाता है। एक सामान्य वयस्क को प्रतिदिन लगभग 400 ग्राम कार्बोहाइड्रेट की आवश्यकता होती है।

कोशिकाओं में विद्यमान ग्लूकोज़ के ऑक्सीकरण से ऊर्जा एवं ऊष्मा की उत्पत्ति होती है तथा कार्बन डाइऑक्साइड और जल बनता है। ऊर्जा का शारीरिक कार्यों में

उपयोग हो जाता है, ऊष्मा से शरीर का तापमान सामान्य स्तर पर बना रहता है, कार्बन डाइऑक्साइड एक हानिकारक गैस है जो फेफड़ों द्वारा सांस के साथ शरीर से बाहर निकल जाती है, जल शरीर में विद्यमान जल के साथ मिश्रित हो जाता है जो अन्ततः मूत्र के रूप में वृक्कों से, स्वेद या पसीने के रूप में त्वचा से तथा जल-वाष्प के रूप में फेफड़ों से होकर शरीर से बाहर निकल जाता है।

इन्सुलिन की कमी होने पर रक्त शुगर इतनी अधिक बढ़ जाती है कि न तो यकृत और न ही पेशियाँ ग्लूकोज़ को सामान्य सीमा तक संचित कर सकते हैं। ऐसा मधुमेह में होता है जो एक ऐसा रोग है जिसमें अग्न्याशय रोगग्रस्त हो जाता है जिससे इससे सामान्य मात्रा में इन्सुलिन उत्पन्न नहीं होती अतः रक्त में शुगर अधिक हो जाती है और यह वृक्कों द्वारा मूत्र में उत्सर्जित हो जाती है।

रक्त में इन्सुलिन अत्यधिक होने पर रक्त में शुगर अपर्याप्त हो जाती है अर्थात् अल्पग्लूकोज़रक्तता हो जाती है। यह एक बहुत ही गम्भीर दशा होती है जिसमें आक्षेप आ सकते हैं अर्थात् दौरे पड़ सकते हैं, बेहोशी हो सकती है और यहाँ तक कि मृत्यु भी हो जाती है। ऐसा मुख्यतया इन्सुलिन अधिक मात्रा में देने के पश्चात् होता है।

प्रोटीन का चयापचय (Metabolism of Protein)

भोजन के साथ निगली गयी प्रोटीन में लगभग 24 प्रकार के अमीनों एसिड होते हैं जिनमें से 9 प्रकार के आवश्यक अमीनो एसिड होते हैं क्योंकि ये शरीर में नहीं बनते, इन्हें केवल भोजन के साथ लेने की आवश्यकता होती है। शेष अमीनो एसिडों को अनावश्यक अमीनो एसिड कहा जाता है क्योंकि ये शरीर में बहुत से ऊतकों द्वारा बनते हैं। अन्तर्ग्रहीत प्रोटीन पर जठरीय या आमाशयिक, अग्न्याशयिक तथा आन्त्रीय रसों के एन्जाइमों की क्रिया होती है और वह अमीनो एसिडों में परिवर्तित हो जाती है जो छोटी आँत के अंकुरकों (Villi) द्वारा अवशोषित हो जाते हैं तथा अंकुरकों के भीतर विद्यमान रक्त केशिकाओं के रक्त के साथ मिश्रित हो जाते हैं और ये पहले प्रतिहारी शिरा (portal vein) द्वारा यकृत में और फिर यकृत से सार्वदैहिक रक्त परिसंचरण में पहुँच जाते हैं जिससे ये ऊतक कोशिकाओं के उपभोग के लिए उन्हें उपलब्ध हो सकें। शरीर की विभिन्न प्रकार की कोशिकाएँ इन उपलब्ध अमीनो एसिडों से वृद्धि एवं अपने विशिष्ट ऊतक की मरम्मत के लिए तथा स्रावों के लिए

जैसे एन्टीबॉडियों, एन्जाइमों तथा हार्मोनों के लिए विशेष अमीनो एसिडों का चयन करती हैं जिनका उपयोग हो जाता है। इसी समय शरीर के ऊतकों के क्षतिग्रस्त हो जाने के कारण उनकी प्रोटीन अर्थात् अन्तर्जात प्रोटीन भी अमीनो एसिडों में विघटित हो जाती है। शरीर में ऊतक कोशिकाओं की प्रोटीन के विघटन के परिणामस्वरूप उत्पन्न अमीनो एसिड अन्तर्जात (endogenous) अमीनो एसिड कहलाते हैं जबकि भोजन के साथ ग्रहण की गयी प्रोटीन के पाचन के परिणामस्वरूप उत्पन्न अमीनो एसिड बहिर्जात (exogenous) अमीनो एसिड कहलाते हैं। एक सामान्य वयस्क को प्रतिदिन लगभग 100 ग्राम प्रोटीन की आवश्यकता होती है। प्रोटीन शरीर में संचित नहीं होती। दोनों प्रकार के अर्थात् अन्तर्जात तथा बहिर्जात अमीनो एसिडों द्वारा शरीर में अमीनो एसिडों का एक कुण्ड बन जाता है। शरीर की कोशिकाएँ अपनी आवश्यकता के अनुसार अमीनो एसिड कुण्ड से अमीनो एसिड प्राप्त कर लेती हैं। जब कोशिकाओं को ऊतकों की वृद्धि या उनकी मरम्मत के लिए अमीनो एसिडों की आवश्यकता नहीं होती या भोजन में अधिक मात्रा में प्रोटीन होती है तो अतिरिक्त अमीनो एसिड यकृत में विएमिनीकरण (Deamination) द्वारा नाइट्रोजनी (Nitrogenous) तथा अनाइट्रोजनी (Non-nitrogenous) पदार्थों में विघटित हो जाते हैं। नाइट्रोजनी पदार्थों में मुख्य रूप से अमोनिया होती है जो यूरिया में परिवर्तित हो जाती है। यूरिया मूत्र में उत्सर्जित हो जाता है। सूक्ष्मांश में यूरिक एसिड तथा क्रिएटिनीन (creatinine) के साथ एक दिन में लगभग 30 ग्राम यूरिया उत्सर्जित होता है। अनाइट्रोजनी भाग में कार्बन, हाइड्रोजन तथा ऑक्सीजन का समावेश होता है जो शरीर के लिए ऊर्जा एवं ऊष्मा के उत्पादन में प्रयुक्त हो जाते हैं। कुछ प्रोटीन मल के साथ उत्सर्जित हो जाती है जिसमें पाचक नली के अस्तर से झड़ी हुई कोशिकाएँ पायी जाती हैं। जब भोजन में प्रोटीन की कमी होती है अथवा उपवास की अवस्था में, न केवल कार्बोहाइड्रेट तथा वसा के भण्डार ही खाली होते हैं बल्कि शरीर में प्रोटीन की कमी भी हो जाती है जिससे शरीर की पेशियाँ क्षीण हो जाती हैं और शरीर दुबला हो जाता है जैसा कि बच्चों में क्वाशियोरकोर (Kwashiorkor) रोग में होता है। अमीनो एसिड कुण्ड में अन्तर्जात तथा बहिर्जात अमीनो एसिड मिश्रित हो जाते हैं और शरीर उस समय नाइट्रोजन सन्तुलन में होना माना जाता है जब कुण्ड से नाइट्रोजन के निकलने की गति उसमें नाइट्रोजन के मिलने की गति के बराबर होती है। एक स्वस्थ वयस्क में उत्सर्जित नाइट्रोजन की मात्रा निगली गयी नाइट्रोजन की

मात्रा के बराबर होती है क्योंकि नाइट्रोजन (प्रोटीन) कार्बोहाइड्रेट तथा वसा के समान शरीर में संचित नहीं होती। गम्भीर रोगों में तथा उपवास की स्थिति में शरीर में नाइट्रोजन शेष नहीं रहती अर्थात् ग्रहण की गयी नाइट्रोजन से अधिक नाइट्रोजन विसर्जित हो जाती है। बच्चों के शरीर में नाइट्रोजन पायी जाती है अर्थात् उनमें अन्तर्ग्रहीत नाइट्रोजन उत्सर्जित नाइट्रोजन से अधिक होती है। यह बच्चों में विभिन्न प्रकार के ऊतकों की वृद्धि होने के कारण होता है।

वसाओं का चयापचय (Metabolism of Fats)

वसाओं के पाचन के परिणामस्वरूप उत्पन्न वसीय अम्ल तथा ग्लिसरॉल छोटी आँत की भित्तियों में पाए जाने वाले अंकुरकों के द्वारा अवशोषित हो जाते हैं और उनके अन्दर विद्यमान दुग्धवाहिनियों (lacteals) अर्थात् लसीका वाहिनियों में प्रवेश करके उनकी लसीका के साथ मिश्रित हो जाते हैं। लसीका में मिश्रित वसीय अम्ल और ग्लिसरॉल फिर बहुत सी लसीका वाहिनियों या दुग्धवाहिनियों द्वारा सिस्टर्ना काइलाई (Cisterna chyli) अर्थात् वक्षीय वाहिनी (thoracic duct) के उदरीय गुहा में उसके उद्‌गम के स्थान पर स्थित चौड़े भाग में पहुँच जाते हैं जहाँ से ये वक्षीय वाहिनी द्वारा अन्त में रक्त धारा में पहुँच जाते हैं और उनमें से कुछ प्रतिहारी शिरा द्वारा यकृत में पहुँचते हैं जहाँ पर उनमें कुछ परिवर्तन होते हैं। वे ऑक्सीकरण द्वारा यकृत में विसंतृप्तिकृत (desaturated) हो जाते हैं। रक्त में परिसंचरित करते हुए शेष वसीय अम्ल एवं ग्लिसरॉल शरीर की प्रत्येक कोशिका में पहुँच जाते हैं तथा ये अंगों और ग्रन्थियों को ऊर्जा प्रदान करने तथा ग्रन्थियों के कुछ स्रावों के निर्माण में प्रयुक्त हो जाते हैं।

वसा ऊतकों में ऊर्जा तथा ऊष्मा के उत्पादन के लिए ईन्धन के रूप में कार्य करती है। पर्याप्त शुगर के साथ इसका दहन होता है। इसका पूर्णरूप से दहन हो जाता है और यह कार्बन डाइऑक्साइड तथा जल में परिवर्तित हो जाती है। ऊर्जा या शक्ति का शारीरिक कार्यो को करने में उपयोग हो जाता है। ऊष्मा शरीर का तापमान बनाये रखती है, कार्बन डाइऑक्साइड श्वसन के दौरान फेफडों द्वारा शरीर से बाहर निकल जाती है तथा जल मूत्र के रूप में वृक्कों द्वारा और स्वेद या पसीने के रूप में त्वचा से होकर निकल जाता है। यदि वसा के साथ जलने के लिए शुगर कम होती है या बिल्कुल नहीं होती तो दहन अपूर्ण होता है और किटोन काय (एसीटोन तथा

एसीटोएसीटिक एसिड) बनते हैं जिनके थोड़ी मात्रा में होने पर थकान महसूस होती है तथा ये अधिक मात्रा में होने पर रक्त की क्षारीयता (alkalinity) को कम करके अम्लरक्तता (acidosis) उत्पन्न करते हैं जिसके परिणामस्वरूप सुस्ती आती है, बेहोशी हो जाती है और अन्ततः मृत्यु हो जाती है यदि ऊतकों को ग्लूकोज़ उपलब्ध कराके हालत में सुधार नहीं किया जाता है। यह दशा सामान्यतः उपवास में तथा मधुमेह में उत्पन्न होती है।

वसा की बहुत से ऊतकों जैसे तन्त्रिका-ऊतक, वसीय ऊतक तथा मज्जा के निर्माण में भी आवश्यकता होती है।

वसा जिसकी तुरन्त ही प्रयोग के लिए ईन्धन के रूप में आवश्यकता नहीं होती, अवत्वचीय परत (subcutaneous layer), वृहत वपा (greater omentum) तथा आन्त्रयोजनी (mesentery) एवं पेशियों आदि में वसा ऊतक (adipose tissue) के रूप में संचित हो जाती है जिससे शरीर का भार बढ़ जाता है।

कार्बोहाइड्रेट, वसा तथा प्रोटीन के चयापचय का आपस में घनिष्ठ सम्बन्ध है और ऊतकों की आवश्यकता से अधिक किसी भी प्रकार का भोजन ग्रहण करने से शरीर का वजन बढ़ जाता है।

एक सामान्य वयस्क को प्रतिदिन 40-60 ग्राम वसा की आवश्यकता होती है।

विटामिनों का चयापचय (Metabolism of Vitamins)

विटामिनों का वर्णन अध्याय 2 में किया गया है।

खनिज लवणों का चयापचय (Metabolism of Mineral Salts)

मानव शरीर में खनिज लवणों की कुल मात्रा शरीर के भार की लगभग 4.5% होती है। ये भोजन के साथ ग्रहण किए जाते हैं तथा मूत्र, पसीने एवं मल के द्वारा शरीर से बाहर निकल जाते हैं। इनके चयापचय के लिए अध्याय 2 देखें।

जल शरीर का सबसे बड़ा घटक होता है। एक सामान्य वयस्क के कुल शरीर के भार का लगभग 70% जल का होता है और एक सामान्य वयस्क को प्रतिदिन पीने के लिए 2 से 3 लीटर जल की आवश्यकता होती है। गर्मी के मौसम में, गर्म स्थानों पर तथा भटिट्यों आदि के पास कार्य करने से यह आवश्यकता बढ़ जाती है। पीया गया या भोजन के साथ ग्रहण किया गया जल छोटी तथा बड़ी आँत में रक्त में अवशोषित हो जाता है। रक्त से यह पोषकों और खनिज लवणों के साथ ऊतकों में पहुँचता है। जल वृक्कों द्वारा मूत्र के रूप में, त्वचा के द्वारा पसीने के रूप में, फेफड़ों के द्वारा जल-वाष्प के रूप में तथा मल के द्वारा शरीर से बाहर निकल जाता है।

उल्टियाँ तथा दस्त होने के परिणामस्वरूप शरीर से पानी के निकल जाने पर निर्जलीकरण (dehydration) की स्थिति उत्पन्न हो जाती है।

अत्यधिक सोडियम क्लोराइड या साधारण नमक लेने पर विशेष रूप से पैरों पर शोफ (edema) उत्पन्न हो जाता है जिससे रक्त तथा ऊतक तरल में जल का आयतन बढ़ जाता है।

चयापचय या मैटाबोलिज़्म के अध्ययन का चिकित्सीय महत्त्व (Medical Importance of the Study of Metabolism)

अवटुअतिक्रियता (hyperthyroidism) या अवटुअल्पक्रियता (hypothyroidism) रोग का पता लगाने के लिए आधारी चयापचयी दर (BMR) ज्ञात की जाती है, यह अवटुअतिक्रियता में बढ़ जाती है जिसके परिणामस्वरूप नेत्रोत्सेधी गलगण्ड (exophthalmic goitre) उत्पन्न हो जाता है। BMR अवटुअल्पक्रियता में कम हो जाती है जिसके परिणामस्वरूप अवटुवामनता (cretinism) तथा मिक्सीडीमा (myxedema) रोग हो जाते हैं।

❑ ❑ ❑

ऊर्जा की आवश्यकताएँ (Energy Requirements)

5

ऊर्जा या शक्ति कार्य करने की क्षमता है जो शरीर के कार्यों तथा इसकी वृद्धि के लिए प्राथमिक आवश्यकता है। सभी दैनिक क्रियाकलापों के लिए कुछ न कुछ ऊर्जा या शक्ति की आवश्यकता होती है। विभिन्न प्रकार के कार्यों के लिए आवश्यक ऊर्जा का प्रकार किये गए कार्य के प्रकार से परिवर्तित हो जाता है। शरीर में भी बहुत-सी ऐच्छिक तथा अनैच्छिक क्रियायें होती रहती हैं जिन्हें ऊर्जा की आवश्यकता होती है। इन मांगों की पूर्ति के लिए हम भोजन का उपभोग करते हैं।

किसी व्यक्ति की कुल ऊर्जा आवश्यकता में दो मुख्य घटक होते हैं–(a) आधारी या विश्राम की अवस्था (जब शरीर पूर्ण शय्या विश्राम की अवस्था में होता है)–प्राणभूत कार्यों के लिए जैसे निद्रा, श्वसन तथा परिसंचरण आदि के लिए ऊर्जा की आवश्यकता। (b) वास्तविक शारीरिक क्रियाशीलता के लिए आवश्यक ऊर्जा। यह बाद का घटक होता है जो आयु, लिंग तथा व्यवसाय एवं आस-पास की जलवायु पर निर्भर करते हुए परिवर्तित होता है। दोनों घटकों के लिए आवश्यक ऊर्जा भोजन से प्राप्त होती है। प्रोटीनों से 10 से 12% कार्बोहाइड्रेटों से लगभग 60% तथा वसाओं से लगभग 30% ऊर्जा उपलब्ध होती है। भोजन की परिमाणात्मक आवश्यकताओं का सामान्यत: ऊर्जा में अर्थात् कैलोरियों में आकलन किया जाता है। अत: ऊर्जा की इकाई कैलोरी (Calorie) है जो एक किलोग्राम जल का तापमान 14.5° से. से 15.5° से. तक 1° से. बढ़ाने के लिए आवश्यक ऊष्मा की मात्रा है। यह भौतिक कैलोरी इकाई की 1000 गुना होती है जो एक ग्राम जल का तापमान एक डिग्री बढ़ाने के लिए आवश्यक ऊष्मा की मात्रा है। जब कभी इकाई के रूप में कैलोरी का उल्लेख होता है तो यह शरीरवृत्तिक (physiologic) कैलोरी होती है जिसे अँग्रेजी के अक्षर बड़े "C" से या किलोकैलोरी (Kilocalorie-Kcal) से लिखा जाता है। आजकल ऊर्जा की एक नई इकाई का उपयोग किया जाता है जिसे जूल (Joule) कहा जाता है। एक जूल (J) को एक नीवटन बल (Newton force) लगाकर 1 किग्रा. के पिण्ड को 1 मीटर तक खिसकाने के लिए आवश्यक ऊर्जा के रूप में परिभाषित किया गया है।

जूल और कैलोरी के बीच सम्बन्ध

1 कैलोरी	=	4.184 जूल (भौतिक इकाई)
1 किलोकैलोरी	=	4.184 किलो जूल (KJ) (शरीरवृत्तिक इकाई)
1000 किलोकैलोरियाँ	=	4.184 मैगाजूल (MJ), मैगा जूल का अर्थ 10 लाख जूल है।
1 किलो जूल (KJ)	=	0.239 किलोकैलोरियाँ (Kcals)
1000 किलो जूल	=	239 किलोकैलोरियाँ
1 मैगा जूल (MJ)	=	239 किलोकैलोरियाँ

भोजन के ऊर्जा मान को बहुत पहले से किलोकैलोरियों (Kcal) के शब्दों में अभिव्यक्त किया जाता रहा है जिसे सामान्यत: "Calorie" में अभिव्यक्त किया जाता है जिसे बड़े (Capital) "C" से लिखा जाता है।

ऊर्जा के भोजन के स्रोत हैं–प्रोटीन, वसा तथा कार्बोहाइड्रेट। ये निम्न दर से ऊर्जा की आपूर्ति करते हैं–

प्रोटीन	–	4 किलोकैलोरियाँ/ग्राम (या 17 किलो जूल)
वसा	–	9 किलोकैलोरियाँ/ग्राम (या 37 किलो जूल)
कार्बोहाइड्रेट	–	4 किलोकैलोरियाँ/ग्राम (या 17 किलो जूल)

''एक प्रसंग पुरुष तथा एक प्रसंग स्त्री के लिए'' जिनकी रूप रेखा दी हुई है, कैलोरी आवश्यकता पर संयुक्त राष्ट्र की FAO (Food and Agriculture Organisation) कमेटी के द्वारा ऊर्जा की मात्रा की संस्तुति की गई है और फिर उन व्यक्तियों के लिए आवश्यक समायोजन किए जाते हैं जो मानक प्रसंग से विचलित हो जाते हैं।

भारतीय प्रसंग पुरुष–एक भारतीय प्रसंग पुरुष 20 से 39 वर्ष की आयु के बीच का तथा 60 किलोग्राम भार वाला होता है। उसमें कोई रोग नहीं होता और वह सक्रिय कार्य के लिए उपयुक्त होता है। प्रत्येक कार्य के दिन वह आठ घंटे ऐसा कार्य करने में लगा होता है जिसमे मामूली श्रम करना पड़ता है। जब वह कार्य नहीं कर रहा होता है तो वह आठ घंटे बिस्तर पर व्यतीत करता है, 4 से 6 घंटे बैठने और इधर-उधर घूमने में तथा 2 घंटे टहलने तथा सक्रिय मनोरंजन में या घर के कार्यों में व्यतीत करता है।

भारतीय प्रसंग स्त्री–एक भारतीय प्रसंग स्त्री 20 से 39 वर्ष की आयु के बीच की, स्वस्थ तथा 50 किलोग्राम भार वाली होती है। वह आठ घंटे तक सामान्य घरेलू कार्यों में या मामूली श्रम के व्यावसायिक कार्य में व्यस्त रहती है। आठ घंटे बिस्तर में व्यतीत करने के अतिरिक्त वह 4 से 6 घंटे बैठने या हल्का श्रम करते हुए इधर-उधर घूमने में तथा 2 घंटे टहलने में या सक्रिय मनोरंजन में अथवा घर के कार्यों में व्यतीत करती है।

ऊर्जा की आवश्यकता–किसी व्यक्ति के लिए ऊर्जा की आवश्यकता ऊर्जा की वह मात्रा है जो व्यय के अनुसार ग्रहण की जाती है, जिससे सामान्यतः मोटापा या हृदय रोग नहीं होता या जिससे सक्रिय जीवन को बढ़ाने की सर्वाधिक सम्भावना होती है। किसी व्यक्ति का ऊर्जा अन्तर्ग्रहण एवं व्यय सन्तुलित होना चाहिए क्योंकि जरा भी अनावश्यक ऊर्जा का उपभोग होने से यह वसा के रूप में संचित हो जायेगी और निरन्तर अधिक मात्रा में ग्रहण करने से मोटापा हो जायेगा।

आधारी चयापचय (Basal metabolism) के लिए आवश्यक ऊर्जा जो एक वयस्क के शरीर के प्रति किलोग्राम भार पर लगभग 1 किलोकैलोरी प्रति घण्टा होती है।

दैनिक कार्यों जैसे चलने, बैठने, खड़े होने, कपड़े बदलने एवं श्रृंगार करने, सीढ़ियाँ चढ़ने आदि में ऊर्जा या शक्ति की आवश्यकता होती है।

व्यावसायिक कार्य के लिए ऊर्जा की आवश्यकता होती है। इसे हलके कार्य (कोई ऑफिस का कार्य), मामूली श्रम का कार्य तथा भारी (हस्त-चालित शारीरिक श्रम का) कार्य में वर्गीकृत किया गया है।

बिस्तर पर लेटे हुए व्यक्ति को 1200 किलोकैलोरियों की तथा विश्राम के समय 1800 किलोकैलोरियों की आवश्यकता होती है, बैठे रहकर कार्य करने वाले व्यक्ति को 2500 किलोकैलोरियों की तथा कठोर शारीरिक श्रम का कार्य करने वाले व्यक्ति को जैसे श्रमिक को प्रतिदिन 3500 किलोकैलोरियों की आवश्यकता होती है। शिशुओं एवम् बढ़ते हुए बच्चे को प्रति किलोग्राम शरीर के भार पर वयस्कों की अपेक्षा अधिक कैलोरियों की आवश्यकता होती है।

ऊर्जा की आवश्यकता को प्रभावित करने वाले कारक

ऊर्जा की आवश्यकता निम्न कारकों पर निर्भर करते हुए एक व्यक्ति से दूसरे व्यक्ति में भिन्न होती है–

आयु, लिंग, शरीर का संघटन (ऊँचाई तथा भार), कार्य करने की दशा, शारीरिक क्रियाशीलता, शरीरवृत्तिक अवस्था तथा जलवायु आदि। इन सभी कारकों से भोजन के अन्तर्ग्रहण में भिन्नता आ जाती है।

भारत में ऊर्जा की आवश्यकताएँ वे हैं जिनकी इण्डियन कौंसिल ऑफ मेडिकल रिसर्च (ICMR) द्वारा संस्तुति हो चुकी है जो निम्न तालिका में दी हुई हैं। नयी जानकारी उपलब्ध होने पर ये मानक समय-समय पर संशोधित किए जाते हैं।

तालिका 48 : ऊर्जा का अनुशंसित दैनिक अन्तर्ग्रहण

वर्ग	शरीर का भार किलोग्राम	प्रतिदिन शक्ति अन्तर्ग्रहण की अनुमति किलोकैलोरियाँ	मैगा जूल
शिशु :			
0-6 माह	—	118 किलोकैलोरियाँ/किग्रा./दिन	
7-12 माह	—	108 किलोकैलोरियाँ/किग्रा./दिन	
बच्चे :			
1-3 वर्ष	12.03	1240	5.1
4-6 वर्ष	18.87	1690	7.0
7-9 वर्ष	26.37	1950	8.1
किशोर :			
10-12 वर्ष (पुरुष जाति)	35.4	2190	9.1
10-12 वर्ष (स्त्री जाति)	31.5	1970	8.2
13-15 वर्ष (पुरुष जाति)	47.8	2450	10.2
13-15 वर्ष (स्त्री जाति)	46.7	2060	8.6
16-18 वर्ष (पुरुष जाति)	57.1	2640	11.0
16-18 वर्ष (स्त्री जाति)	49.9	2060	8.6
वयस्क :			
प्रसंग पुरुष (हलका काम)	60	2425	10.1
प्रसंग पुरुष (मामूली काम)		2875	12.0
प्रसंग पुरुष (भारी काम)		3800	15.8
प्रसंग स्त्री (हलका काम)	50	1875	7.8
प्रसंग स्त्री (मामूली काम)		2225	9.3
प्रसंग स्त्री (भारी काम)		2925	12.2
गर्भवती स्त्री		+300	+1.25
दूध पिलाने वाली स्त्री			
(प्रथम 6 माह)		+550	+2.30
(6 - 12 माह)		+400	+1.68

सुभेद्य वर्ग (Vulnerable Groups)

(a) गर्भवती तथा दूध पिलाने वाली स्त्रियाँ (Pregnant and lactating women)–स्त्रियों के लिए ऊर्जा की आवश्यकताएँ गर्भावस्था के दौरान (+300 किलोकैलोरियाँ प्रतिदिन सम्पूर्ण गर्भावस्था काल में) तथा दुग्धस्रवण काल में (+550 किलोकैलोरियाँ प्रतिदिन प्रथम 6 माह के दौरान तथा +400 किलोकैलोरियाँ प्रतिदिन अगले 6 माह के दौरान) उनकी सामान्य आवश्यकताओं से अधिक होती है। यह गर्भावस्था के दौरान नये ऊतकों के निर्माण के लिए तथा दुग्ध्रसवण काल में दुग्ध स्रवण के लिए आवश्यक अतिरिक्त ऊर्जा उपलब्ध कराने के लिए होती है।

(b) बच्चे (Children)–छोटे बच्चों में शीघ्रगामी वृद्धि होने के कारण उन्हें वयस्कों से अनुपात में प्रति किलोग्राम शरीर के भार के लिए अधिक ऊर्जा की आवश्यकता होती है। जब कोई बच्चा सामान्य से कम भोजन ग्रहण करता है तो उसकी वृद्धि कम होती है और यदि यही स्थिति बनी रहती है तो वयस्क का कद छोटा हो जाता है।

ऐसे समुदायों में जहाँ पर अधिक संख्या में बच्चे कुपोषण के कारण कम भार वाले होते हैं, ऊर्जा के अन्तर्ग्रहण की अनुशंसा करने में एक समस्या उत्पन्न हो जाती है। इन समुदायों में बचपन में वृद्धि होने के लिए ऊर्जा के अन्तर्ग्रहण को शरीर के भार की अपेक्षा आयु पर आधारित होना चाहिए। इण्डियन कौंसिल ऑफ मेडिकल रिसर्च के मानक द्धजीवन के प्रथम वर्ष के सिवाय) आयु पर आधारित होते हैं और शरीर के भार पर आधारित नहीं होते।

13 वर्ष की आयु से ऊपर के बच्चों को उतनी ऊर्जा की आवश्यकता होती है जितनी एक वयस्क को होती है क्योंकि उनमें शारीरिक क्रियाशीलता बहुत होती है जो वयस्कों द्वारा किये जाने वाले कठोर कार्य के लगभग बराबर होती है। यही वह उम्र भी होती है जब यौवनारम्भ आता है और वृद्धि बड़ी तेजी से होती है तथा चयापचयी दर बढ़ जाती है।

(c) वयस्क (Adults)–आयु बढ़ने के साथ ऊर्जा की आवश्यकताएँ कम हो जाती हैं क्योंकि आधारी चयापचयी दर (BMR) में गिरावट हो जाती है तथा अधिकांश व्यक्तियों में शारीरिक क्रियाकलापों में कमी आ जाती है। सामान्य रूप से चयस्कों में प्रत्येक दशक में आधारी चयापचयी दर में 2% का ह्यास हो जाता है। खाद्य एवम् कृषि संगठन (FAO)/ विश्व स्वास्थ्य संगठन (WHO) कमेटी ने प्रस्तावित

किया कि 40 वर्ष की आयु के पश्चात् 60 वर्ष की आयु तक प्रत्येक दशक के लिए ऊर्जा की आवश्यकता 5% कम हो जानी चाहिए और इसके पश्चात् प्रत्येक दशक के लिए 10% कम हो जानी चाहिए।

सभी आयु के तथा दोनों लिंगों के सामान्य व्यक्तियों में ऊर्जा अन्तर्ग्रहण में बहुत भिन्नता है परन्तु ऊर्जा आवश्यकताओं के इस विशाल परिसर के कारणों का पता नहीं है।

तालिका 49 : ऊर्जा व्यय के मान

क्रियाशीलता	कैलोरियाँ (प्रति मिनट)	कैलोरियाँ (प्रति घंटा)
निद्रा	1	60
बैठे रहना	1.5	90
खाना तथा पीना	1.5	90
टेलीविज़न देखना	1.5	90
धोना और सजाना	2.5	150
सफाई करना और झाड़ना	3.5	210
बाग़बानी करना	5	300
खड़े रहना	2.5	150
धीरे-धीरे चलना	3.5	210
तेज़ चलना	6	360
धीमी गति से साइकिल चलाना	5	300
तेज़ साइकिल चलाना	11	660
नृत्य करना	12	720
उछल-कूद करना	8	480
मन्द गति से तैरना	5	300
तीव्र गति से तैरना	9.5	570
मन्द गति से दौड़ना/ गिरते-पड़ते चलना	8	480
बाल-रूम नृत्य	7	420

तालिका 50 : सामान्य भारतीय व्यंजनों के पोषक मान (प्रति 100 ग्राम व्यंजन)

पोषक तत्त्व	गेहूँ	चावल	दाले	सब्जियाँ	माँस, मछली, अंडे	दूधा
कैलोरी (KCal)	118-487	84-244	15-192	110-266	172-220	18-164
प्रोटीन (g)	2.2-8.8	2.0-6.9	0.8-9.5	1.2-5.6	6.0-17.5	0.35-5.5
वसा (g)	3.9-33.8	0.15-9.7	0.5-10.9	6.2-23.8	11.4-18.3	0.4-8.0
कार्बोहाइड्रेटस (g)	17.9-54.0	13.2-43.7	1.9-23.4	8.1-1.46	1.3-18.7	1.4-27.3
कैलशियम (g)	0.007-0.05	0.004-0.08	0.02-0.15	0.04-0.50	0.03-0.16	0.04-0.21
आयरन (mg)	0.44-5.3	0.3-2.3	0.5-5.7	0.6-23.6	1.03-2.6	0.05-3.4
विटामिन A (IU)	15-821	6-239	23-1435	20-6934	29-241	19-211
विटामिन C (mg)	0.9-1.5	0.9-3.6	0.8-37.9	22.5-182.2	0.32-5.4	0.15-4.1
थायमिन (mg)	0.03-0.35	0.02-0.10	0.02-0.21	0.05-0.11	0.06-0.16	0.005-0.07
निकोटिनिट एसिड (mg)	0.3-3.5	0.04-1.3	01.-1.0	0.54-1.4	0.26-5.50	0.05-0.14
रिबोफ्लेविन (mg)	0.007-0.09	0.02-0.10	0.02-0.07	0.05-0.13	0.02-0.38	0.03-0.28

तालिका 51 : सामान्य रूप से प्रयोग में लाए जाने वाले खाद्य पदार्थों से तैयार किए गए भोज्य पदार्थों का ऊर्जा-मान

भोज्य पदार्थ	मात्रा	कैलोरी (KCal)	भोज्य पदार्थ	मात्रा	कैलोरी (KCal)
अनाज			**सब्जियाँ (पकी हुई)**		
रोटी (बिना घी)	2	102	आलू	1 कटोरी	164
रोटी (घी सहित)	2	147	लौकी	1 कटोरी	85
पूरी (बड़ी)	2	192	तुरई	1 कटोरी	92
पराठा	1	243	मटर	1 कटोरी	160
भटूरा	1	235	करेला	1 छोटी कटोरी	60
चावल	1 प्लेट	103	टिंडे	1 छोटी कटोरी	70
खिचड़ी	1 प्लेट	103	परवल	1 छोटी कटोरी	60
वेज पुलाव	1 प्लेट	231	भिंडी	1 छोटी कटोरी	80
वेज बिरयानी	1 प्लेट	385	बैंगन	1 छोटी कटोरी	70
मटर-पुलाव	1 प्लेट	236	पालक	1 छोटी कटोरी	100
दालें			आलू-मटर	1 कटोरी	217
राजमा	1 कटोरी	153	मिक्स वेजीटेबल	1 कटोरी	300
मूंग की दाल	1 कटोरी	150	मटर-पनीर	1 कटोरी	313
उड़द दाल	1 कटोरी	154	**फल**		
दाल मक्खनी	1 कटोरी	196	सेब	100 ग्राम	59
दाल फ्राई	1 कटोरी	177	केला	100 ग्राम	116
चना मसाला	1 कटोरी	237	अंगूर	100 ग्राम	71
छोले	1 कटोरी	202	पपीता	100 ग्राम	32
कढ़ी	1 कटोरी	132	अनार	100 ग्राम	65
सब्जियाँ (कच्ची सलाद)			स्ट्राबेरी	100 ग्राम	44
मूली	100 ग्राम	17	आम	100 ग्राम	74
गाजर	100 ग्राम	48	तरबूज	100 ग्राम	16
टमाटर	100 ग्राम	20	खरबूज	100 ग्राम	17
खीरा/ककड़ी	100 ग्राम	13	संतरा	100 ग्राम	48
प्याज	100 ग्राम	50	मौसबी	100 ग्राम	43
आलू	100 ग्राम	97	चीकू	100 ग्राम	98
धनिया (हरा)	100 ग्राम	44	खजूर	100 ग्राम	144
पत्ता गोभी	100 ग्राम	27	**चाय और कॉफी**		
फूल गोभी	100 ग्राम	30	चाय (बिना शक्कर/ सपरेटा दूध)	1 कप	14

भोज्य पदार्थ	मात्रा	कैलोरी (KCal)	भोज्य पदार्थ	मात्रा	कैलोरी (KCal)
चाय (शक्कर सहित/ सपरेटा दूध)	1 कप	54	आम का जूस	1 गिलास (बड़ा)	188
चाय (सादा दूध)	1 कप	98	मौसंबी का जूस	1 गिलास (बड़ा)	160
चाय (सपरेटा दूध)	1 कप	54	ब्रेड-मक्खन	1 प्लेट	182
अन्य भोज्य पदार्थ			फ्रूट चाट	1 कटोरी	80
टमाटर का सॉस	15 मिली.	15	खीर	1 कटोरी	195
पापड़ (सिका हुआ)	1	52	जलेबी	2 पीस	170
पापड (तला हुआ)	1	142	पेड़ा	2 पीस	220
रायता (मिक्स वेज)	1 छोटी कटोरी	60	लड्डू (बूंदी का)	2 नग	370
छाछ	1 गिलास	30	लड्डू (बेसन का)	2 नग	390
दही	1 कटोरी	120	गुलाब जामुन	2 नग	300
लस्सी (नमकीन)	1 गिलास	90	रबड़ी	1 कटोरी	534
लस्सी (मीठी)	1 गिलास	150	प्लेन डोसा	1 नग	155
भैंस का दूध	1 गिलास	234	मसाला डोसा	1 नग	385
गाय का दूध	1 गिलास	134	इडली बड़ी	2 नग	132
मक्खन	1 चम्मच	36	छोले भटूरे	1 नग	450
घी	1 चम्मच	45	बर्गर	1 नग	440
तेल	1 चम्मच	45	पाव भाजी	1 प्लेट	600
नारियल पानी	1 गिलास	48	प्लेन पिज्जा	1 नग	580
अनार का जूस	1 गिलास (बड़ा)	202	बड़ा पाव	1 नग	295
गाजर का जूस	1 गिलास (बड़ा)	111	पानी पुरी	1 प्लेट	475
संतरे का जूस	1 गिलास (बड़ा)	160	कचोरी (मुंग की दाल की)	2 नग	330
			पूरी-सब्जी	1 प्लेट	450
			भेल-पूरी	1 प्लेट	320

1 कटोरी = 150 ग्राम
1 छोटी कटोरी = 100 ग्राम
1 गिलास = 200 मिली.
1 गिलास बढ़ा = 250 मिली.

❑ ❑ ❑

सन्तुलित आहार (Balanced Diet)

6

सन्तुलित आहार वह आहार है जिसमें विभिन्न प्रकार के खाद्य पदार्थ इतने परिमाण और अनुपात में होते हैं कि स्वास्थ्य, जीवन-शक्ति तथा सामान्य कुशलता को बनाये रखने के लिए प्रोटीनों, वसाओं, कार्बोहाइड्रेटों, विटामिनों और खनिजों एवम् अन्य पोषकों की आवश्यकताएँ उपयुक्त मात्रा में होती हैं। एक सन्तुलित आहार पौषणिक न्यूनता से ग्रस्त लोगों के लिए एक रक्षक है। भोजन की आवश्यक मात्रा आयु, लिंग, जलवायु तथा शारीरिक क्रियाशीलता के अनुसार घटती-बढ़ती है। नेशनल इन्स्टीट्यूट ऑफ न्यूट्रीशन, भारत द्वारा प्रस्तावित निम्नलिखित अनुपात में ऊर्जा-उत्पादक बृहत्पोषकों (प्रोटीन, वसा तथा कार्बोहाइड्रेट) की आहार में आपूर्ति होनी चाहिए। कुल ऊर्जा (कैलोरियाँ) का 60-70% कार्बोहाइड्रेटों से, 15 से 20% प्रोटीनों से तथा 20 से 25% वसाओं से उपलब्ध होना चाहिए।

इण्डियन कौंसिल ऑफ मेडिकल रिसर्च (ICMR) की अनुशंसा के अनुसार भारत के प्रसंग पुरुष के शरीर का भार 60 किग्रा. तथा भारत की प्रसंग स्त्री के शरीर का भार 50 किग्रा. होना चाहिए। ऐसे पुरुष के लिए अनुशंसित कैलोरियाँ 2425 किलोकैलोरियाँ (बैठे रहने का या श्रम रहित कार्य), 2875 किलोकैलोरियाँ (मामूली श्रम का कार्य) तथा 3800 किलोकैलोरियाँ (कठोर श्रम का कार्य) हैं। ऐसी स्त्री के लिए अनुशंसित कैलोरियाँ 1875 किलो कैलोरियाँ (बैठे रहने का या श्रम रहित कार्य), 2275 किलोकैलोरियाँ (मामूली श्रम का कार्य) तथा 2925 किलोकैलोरियाँ (कठोर श्रम का कार्य) हैं। बैठे रहने का (श्रम रहित) कार्य करने तथा मामूली श्रम का कार्य करने वाले स्वस्थ वयस्क (पुरुष तथा स्त्री) को आयु तथा लिंग के अनुसार प्रतिदिन प्रति किग्रा. आदर्श शरीर के भार पर औसतन 40 किलोकैलोरियों की आवश्यकता होती है।

तालिका 52 : सामान्य शाकाहारी व्यस्क के लिए संतुलित आहार

खाद्य पदार्थ के वर्ग	प्रतिदिन आवश्यकता	खाद्य पदार्थ के वर्ग	प्रतिदिन आवश्यकता
अनाज	400 ग्राम	सब्जियाँ	125 ग्राम
दालें	85 ग्राम	(हरी पत्तियों वाली)	

खाद्य पदार्थ के वर्ग	प्रतिदिन आवश्यकता	खाद्य पदार्थ के वर्ग	प्रतिदिन आवश्यकता
सब्जियाँ	85 ग्राम	शुगर तथा जागरी	60 ग्राम
मूलें एवं कन्द	85 ग्राम	तेल, घी, मक्खन व अन्य वसा युक्त पदार्थ	60 ग्राम
दूध	300 ग्राम		
फल	85 ग्राम		

तालिका 53 : व्यवसाय पर आधारित क्रियाकलापों का वर्गीकरण

	पुरुष	स्त्री
बैठे रहने का श्रम रहित (Sedentary Work)	अध्यापक, दर्जी, नाई, प्रशासक, चपरासी, सेवानिवृत, कार्यकर्त्ता, भूस्वामी, कम्प्यूटर ऑपरेटर, पुजारी आदि।	प्रशासक, अध्यापक, दर्जी, गृहणी, नर्स, कम्प्यूटर ऑपरेटर।
मामूली शारीरिक श्रम का कार्य (Moderate Work)	ड्राइवर, बुनकर, टेकरी बनाने वाला, मोची, मछुआरा, द्वारपाल (दरबान), मिस्त्री, बढ़ई, सुनार, रिक्शा चालक, नौकर, हल्की खेती करने वाला, मजदूर आदि।	नौकरानी, दरबान, टोकरी बनाने वाली, बीड़ी बनाने वाली आदि।
कठोर शारीरिक श्रम का कार्य (Heavy Work)	पत्थर तोड़ने वाला, लुहार, खान में काम करने वाला, लकड़हारा, औद्योगिक श्रमिक तथा कुली आदि।	पत्थर तोड़ने वाली आदि।

स्वास्थ्य को बनाये रखने के लिए कुछ आवश्यकताएँ

- सन्तुलित आहार होना चाहिए।
- ऊर्जा उपलब्ध कराने हेतु भोजन में प्रोटीन, वसाएँ तथा कार्बोहाइड्रेट उपयुक्त अनुपात में होने चाहिएँ।
- अनाज और दाल के मिश्रित भोजन का उपयोग करें।
- ताजी सब्जियों एवं फलों का चयन करें।
- सलाद के रूप में कच्ची सब्जियों को खायें।
- सूखे हुए भोजन का परिहार करें।

- मांसाहारियों के लिए दालें 50% (20-30 ग्राम) कम हो जानी चाहिएँ तथा एक अण्डा या 30 ग्राम मछली अथवा मांस उन्हें देना चाहिए। यदि भोजन में दालें बिल्कुल नहीं हैं तो उन्हें 2 अण्डे या 50 ग्राम मछली अथवा मांस देना चाहिए।
- एक व्यक्ति को प्रतिदिन 6 से 8 गिलास (1200-1600 मिली.) पानी पीना चाहिए।
- गर्भावस्था के दौरान प्रोटीन, कैल्सियम, लोहे, फोलिक एसिड, विटामिन D तथा अन्य विटामिनों की मांग बढ़ जायेगी।
- दुग्धस्रवण काल में पोषकों की मांग अधिक होगी।
- भोजन तैयार होने में सुविधाजनक होना चाहिए।
- भोजन स्वादिष्ट एवम् भूख बढ़ाने वाला होना चाहिए।
- इसे महंगा नहीं होना चाहिए।
- यह आसानी से उपलब्ध होना चाहिए।
- अच्छे स्वास्थ्य को कायम रखने के लिए व्यायाम करने की आवश्यकता होती है। प्रत्येक व्यक्ति को विशेष रूप से आरामतलबी का जीवन व्यतीत करने वाले वयस्कों तथा वृद्ध लोगों को प्रतिदिन उचित व्यायाम करना चाहिए। प्रतिदिन कम से कम 30 से 45 मिनट तक टहलने, तैरने, दौड़ने तथा साइकिल चलाने आदि के द्वारा व्यायाम किया जा सकता है।

औसत शरीर के भार वाले वयस्क के लिए प्रोटीनों, वसाओं, कार्बोहाइड्रेटों, विटामिनों तथा खनिजों की दैनिक आवश्यकताओं को प्रदर्शित करने वाला चार्ट।

प्रोटीन–प्रति किग्रा. शरीर के भार पर 1 ग्राम या कुल 65 ग्राम।

वसाएँ/तेल–20 ग्राम प्रतिदिन

कार्बोहाइड्रेट–प्रतिदिन 400 ग्राम या प्रतिदिन आवश्यक कुल कैलोरियों का 60%

तन्तु या रेशे–10-12 ग्राम प्रतिदिन

विटामिन

विटामिन A–60 माइक्रोग्राम रेटीनॉल या 2400 माइकोग्राम बीटा-कैरोटीन

विटामिन D–100 अन्तर्राष्ट्रीय इकाई (IU) या 2.5 माग्रा.

विटामिन E–प्रति ग्राम आवश्यक वसीय अम्लों पर .8 मिग्रा. या 10 मिग्रा प्रतिदिन।

विटामिन K–2 से 3 मिग्रा. या प्रति किग्रा. शरीर के भार पर 0.03 मिग्रा.

विटामिन B_1 (थायामीन हाइड्रोक्लोराइड)–1.5 मिग्रा./दिन

विटामिन B_2 (रिबोफ्लेविन)–1.6 मिग्रा./दिन

विटामिन B_6 (पाइरीडॉक्सीन हाइड्रोक्लोराइड)–2 मिग्रा. प्रतिदिन

नियासिन या निकोटिनिक एसिड–18 मिग्रा. प्रतिदिन

विटामिन B_{12} (सियानोकोबालामिन)–1 माइक्रोग्राम प्रतिदिन

फोलिक एसिड–100 माइक्रोग्राम प्रतिदिन

पैन्टोथेनिक एसिड–10 मिग्रा. प्रतिदिन

कोलीन–10 मिग्रा./दिन

इनोसीटॉल–10 मिग्रा./दिन

बायोटिन–50-60 माग्रा./दिन

विटामिन C–50 मिग्रा./दिन

खनिज

कैल्सियम–400 मिग्रा./दिन

पोटेशियम–2-5 ग्राम/दिन

मैग्नीशियम–200-300 मिग्रा./दिन

लोहा–पुरुषों के लिए 28 मिग्रा./दिन और स्त्रियों के लिए 30 मिग्रा./दिन

आयोडीन–150-200 मिग्रा./दिन या 0.15 से 0.2 मिग्रा./दिन

ताँबा–2.2 मिग्रा./दिन

फ्लुयोरीन–प्रति लीटर पीने के पानी में 0.5 मिग्रा. से 0.8 मिग्रा.

मैंगेनीज–3.7 मिग्रा./दिन

जिंक–15 से 20 मिग्रा./दिन

कोबाल्ट–एक वयस्क के लिए 0.3 मिग्रा./दिन

तालिका 54 : वयस्क के लिए ICMR द्वारा अनुशंसित आहार, भारतीय पुरुष (60 किग्रा.)

खाद्य पदार्थ के वर्ग	श्रम रहित कार्य 2425 किलो-कैलोरियाँ	मामूली श्रम का कार्य 2875 किलो-कैलोरियाँ	कठोर श्रम का कार्य 3800 किलो-कैलोरियाँ
अनाज	460 ग्राम	520 ग्राम	700 ग्राम
दालें	60 ग्राम	90 ग्राम	90 ग्राम
दूध	150 मिली.	200 मिली.	300 मिली.
वसा/तेल	20 ग्राम	35 ग्राम	55 ग्राम
हरी पत्तियों वाली सब्जियाँ	100 ग्राम	100 ग्राम	100 ग्राम
मूलें एवं कन्द	50 ग्राम	60 ग्राम	80 ग्राम
अन्य सब्जियाँ	60 ग्राम	70 ग्राम	80 ग्राम
फल	60 ग्राम	60 ग्राम	60 ग्राम
शुगर तथा जागरी	30 ग्राम	35 ग्राम	55 ग्राम

मांसाहारियों के लिए 30 ग्राम दालों के प्रतिस्थापन में एक अण्डे या 30 ग्राम मछली अथवा मांस की आवश्यकता होती है।

तालिका 55 : वयस्क के लिए ICMR द्वारा अनुशंसित आहार, भारतीय स्त्रियाँ (50 किग्रा.)

खाद्य पदार्थ के वर्ग	श्रम रहित कार्य 1875 किलो-कैलोरियाँ	मामूली श्रम का कार्य 2225 किलो-कैलोरियाँ	कठोर श्रम का कार्य 2900 किलो-कैलोरियाँ
अनाज	410 ग्राम	440 ग्राम	480 ग्राम
दालें	60 ग्राम	75 ग्राम	90 ग्राम
दूध	100 मिली.	150 मिली.	200 मिली.
वसा/तेल	20 ग्राम	25 ग्राम	35 ग्राम
हरी पत्तियों वाली सब्जियाँ	100 ग्राम	100 ग्राम	100 ग्राम
मूलें एवं कन्द	50 ग्राम	50 ग्राम	60 ग्राम

अन्य सब्जियाँ	40 ग्राम	40 ग्राम	40 ग्राम
फल	60 ग्राम	60 ग्राम	60 ग्राम
शुगर तथा जागरी	20 ग्राम	25 ग्राम	45 ग्राम

गर्भावस्था के दौरान द्वितीय तथा तृतीय त्रिमास में प्रतिदिन औसतन 300 किलोकैलोरियाँ अतिरिक्त ऊर्जा उपलब्ध करानी होती है। लघुपोषकों जैसे लोहे, फोलिक एसिड, कैल्सियम, विटामिन D , विटामिन B_6, विटामिन B_{12} तथा मैग्नीशियम को भी दिया जाता है। शरीर के प्रति किलोग्राम भार पर कम से कम 1.5 ग्राम प्रोटीन के होने को सुनिश्चित करने के लिए प्रोटीन अन्तर्ग्रहण को भी बढ़ाना चाहिए।

गर्भावस्था के दौरान आवश्यकताएँ

प्रोटीन–1.5 ग्राम प्रति किलोग्राम शरीर के भार पर

वसा/तेल–अतिरिक्त 10 ग्राम

हरी पत्तियों वाली सब्जियाँ–अतिरिक्त 50 ग्राम

फल–अतिरिक्त 100 ग्राम

लघुपोषक (Micronutrients)

लोहा–38 मिग्रा./दिन

फोलिक एसिड–400 माग्रा./दिन

कैल्सियम–1 से 1.5 ग्राम/दिन

विटामिन D–400 IU या 10 माग्रा./दिन

विटामिन B_6–2.5 मिग्रा./दिन

विटामिन B_{12}–1.5 माग्रा./दिन

मैग्नीशियम–500-750 मिग्रा./दिन

एक दूध पिलाने वाली स्त्री को गर्भावस्था-पूर्व की अवस्था से बच्चा पैदा होने के बाद प्रथम 6 माह के दौरान 550 तथा द्वितीय 6 माह के दौरान 400 किलोकैलोरियाँ ऊर्जा की अधिक आवश्यकता होती है।

प्रतिदिन अतिरिक्त आवश्यकताएँ :

अनाज–100 ग्राम

दालें–30 ग्राम

हरी पत्तियों वाली सब्जियाँ–50 ग्राम

वसा/तेल–10 ग्राम

फल–100 ग्राम

लघुपोषक (Micronutrients)

लोहा–38 मिग्रा./दिन

फोलिक एसिड–150 माग्रा./दिन

कैल्सियम–1 से 1.5 ग्राम/दिन

विटामिन D–400 IU या 10 माग्रा./दिन

विटामिन B_6–2.5 मिग्रा./दिन

विटामिन B_{12}–1.5 माग्रा./दिन

मैग्नीशियम–500-750 मिग्रा./दिन

नोट : दुग्धस्रवण काल में अतिरिक्त विटामिन A देने की आवश्यकता होती है।

आयोडीन–ऐसे क्षेत्रों में जहाँ पर स्थानिक गलगण्ड (endemic goitre) हो, सभी लोगों को आयोडीन-युक्त नमक का उपयोग करना चाहिए।

शिशु–एक शिशु को प्रथम तीन माह में प्रति किग्रा. शरीर के भार पर 120 किलोकैलोरियों की, तीन माह से 6 माह के बीच के काल में प्रति किग्रा. शरीर के भार पर 110 किलोकैलोरियों की तथा 6 माह से 12 माह के बीच में प्रति किग्रा. शरीर के भार पर 100 किलोकैलोरियों की आवश्यकता होती है। प्रोटीन की आवश्यकता प्रति किग्रा. शरीर के भार पर 2 और 2.5 ग्राम के बीच होती है। 6 माह की आयु के पश्चात् शिशु को धीरे-धीरे अर्द्धठोस भोजन, दालें, सन्तरे का जूस, पका केला देकर उसे माँ का दूध पिलाना छोड़ना शुरू कर देना चाहिए क्योंकि इस समय से आगे केवल दूध ही सभी आवश्यक पोषकों को उपलब्ध कराने हेतु पर्याप्त नहीं होता।

जल अन्तर्ग्रहण (Water intake)–एक वयस्क को प्रतिदिन लगभग 2 लीटर अर्थात् 5 गिलास पानी पीना चाहिए।

शिशुओं को जीवन के प्रथम 6 माह के दौरान अतिरिक्त जल पीने की आवश्यकता नहीं होती क्योंकि जीवन के इस काल में दूध से दोनों, भोजन तथा जल पर्याप्त रूप से उपलब्ध हो जाते हैं।

❑ ❑ ❑

पौषणिक विकार (Nutritional Disorders)

7

उपयुक्त पोषण को शिशुओं एवं पनपते हुए बच्चों में सन्तोषजनक वृद्धि तथा विकास को सुनिश्चित करना चाहिए और उनके शरीर में किसी भी पोषक (बृहत्पोषक या लघुपोषक) की न्यूनता का कोई भी चिह्न नहीं होना चाहिए। वयस्कों में, किसी भी पोषक के किसी भी न्यूनता चिह्न के न होने पर अच्छा महसूस होने के साथ-साथ शारीरिक तथा मानसिक दोनों स्वास्थ्य को अनुकूलतम स्तर पर कायम रहना चाहिए। किसी भी पोषक की न्यूनता और अधिकता से शरीर में कुछ रोग उत्पन्न हो जाते हैं।

बृहत्पोषक (Macronutrients)

प्रोटीन (Proteins)

न्यूनता (Deficiency)–प्रोटीन की न्यूनता अर्थात् सीरम एल्ब्युमिन स्तर का 3.5 ग्राम/100 मिली.से नीचा हो जाना अल्पप्रोटीनरक्तता (Hypoproteinemia) कहलाता है जिससे निम्न विकार उत्पन्न हो जाते हैं–

- शरीर का भार कम हो जाना
- अवत्वचीय वसा का कम हो जाना
- सार्वदैहिक दुर्बलता
- दस्त होना
- संक्रमण के प्रति ग्रहणशीलता
- जख्म के भरने में देरी होना
- टाँगों, बाहुओं तथा चेहरे पर शोफ (edema) उत्पन्न हो जाना
- जलोदर (Ascites)
- रक्ताल्पता (Anemia)

- यकृत का सिरोह्सिस।

गर्भावस्था में अल्प्रोटीनरक्तता से उत्पन्न होते हैं–

- कालपूर्व जन्म।
- मृत बच्चे का जन्म होना।
- जन्म पर कम भार वाले बच्चे अर्थात् जिनका जन्म पर भार 2500 ग्राम से कम होता है।

प्रोटीन-ऊर्जा कुपोषण (Protein-Energy Malnutrition—PEM)

बच्चों में प्रोटीन की कमी होने से प्रोटीन-ऊर्जा कुपोषण (PEM) हो जाता है जो भारत में 6 माह से 3 वर्ष तक की आयु के बच्चों में बहुतायत से पाया जाता है। यह गरीब बच्चों में होता है जिन्हें पर्याप्त भोजन नहीं मिलता अथवा जो ऐसा भोजन ग्रहण करते हैं जिनमें प्रोटीन की कमी होती है या दोनों ही स्थितियाँ हो सकती हैं। PEM से बच्चों में निम्न रोग उत्पन्न होते हैं–

1. सुखण्डी या सूखा रोग (Marasmus)–इसमें अवत्वचीय वसा तथा पेशियों का क्षय होता है और शरीर की वृद्धि होने में बाधा उत्पन्न हो जाती है तथा शरीर का भार कम हो जाता है। आँखें भीतर को धँस जाती हैं। बूढ़े आदमी का-सा चेहरा हो जाता है। त्वचा शुष्क होती है और विशेषकर नितम्बों तथा जंघाओं पर त्वचा की ढीली-ढाली तहें होती हैं। क्षय होने, पेशियों के अल्पतनाव (hypotonia) तथा गैसीय फुलाव के कारण पेट फूल जाता है। मानसिक ह्रास उत्पन्न हो जाता है।

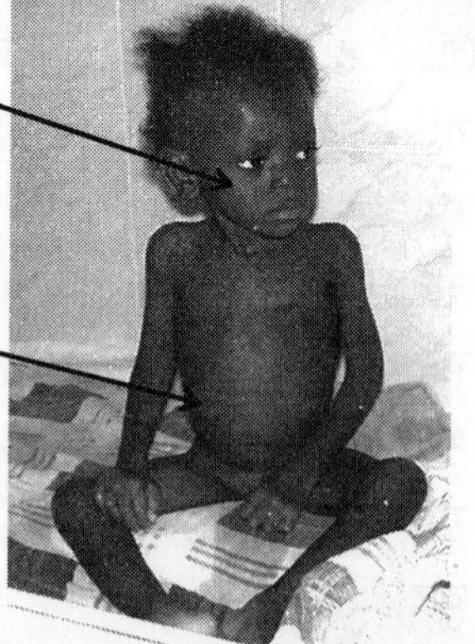

चित्र 1 : सुखण्डी या सूखा रोग (Marasmus) से पीड़ित बच्चा

2. क्वाशियोरकोर (Kwashiorkor)–इसमें सुस्ती छायी रहती है, बच्चे की वृद्धि नहीं हो पाती, पेशियों का उपयुक्त विकास नहीं होता, पेशी तान का अभाव होता है, पैरों, बाहुओं तथा चेहरे पर शोफ (चाँद जैसा चेहरा) होता है, यकृत की वृद्धि, मानसिक दुर्बलता होती है, संक्रमण के प्रति ग्रहणशीलता बढ़ जाती है, भूख कम लगती है, दस्त आने लगते हैं, त्वक्शोथ (dermatitis) होता है तथा त्वचा में परिवर्तन (त्वचा का शुष्क, वर्णकयुक्त तथा ढीली–ढाली होना) हो जाते हैं। बाल लाल हो जाते हैं। रक्त में हीमोग्लोबिन की मात्रा कम हो जाती है।

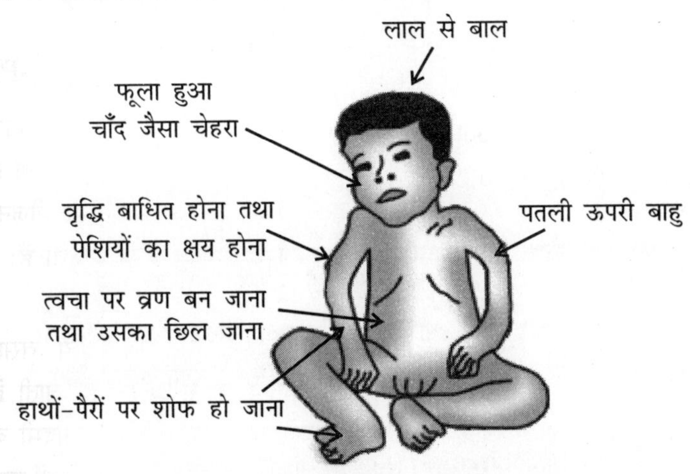

चित्र 2 : क्वाशियोरकोर से पीड़ित बच्चा

प्रोटीन-ऊर्जा कुपोषण (PEM) के मुख्य कारण (Main Causes of Protein-Energy Malnutrition)

- गरीबी
- स्वास्थ्यकर दशा की कमी
- अनभिज्ञता या निरक्षरता
- वातावरणीय स्वच्छता की कमी
- भोजन में प्रोटीन की कमी, अनाज ही केवल अनुपूरक भोजन होते हैं।
- गरीबी के कारण अपर्याप्त भोजन ग्रहण करना।
- बार–बार संक्रमण होना जैसे दस्त होने और श्वसनीय संक्रमण में तथा आन्त्रीय कृमियों का होना जिनसे कैलोरियों, प्रोटीन और अन्य पोषकों की आवश्यकताएँ बढ़ जाती हैं जबकि इनका अवशोषण एवं उपभोग कम हो जाता है।

- माँ में विद्यमान संक्रमण।
- बड़े परिवार जिनके लिए पर्याप्त भोजन नहीं होता।
- रक्ताल्पता से ग्रस्त माँ
- जन्म पर बच्चे का भार कम होना।
- कालपूर्व प्रसव (Premature labour)
- गलत चिकित्सीय/आहार सम्बन्धी परामर्श।

प्रोटीन-ऊर्जा कुपोषण (PEM) का पता लगाना।

बच्चे के भार और बाहुओं की परिधि की माप लेकर प्रोटीन–ऊर्जा कुपोषण (PEM) का पता लगाया जाता है।

1. भार (Weight)

$$\text{भार आयु के लिए } (\%) = \frac{\text{बच्चे का भार}}{\text{उसी आयु के सामान्य बच्चे का भार}} \times 100$$

अर्थात् रोगग्रस्त बच्चे के भार की प्रतिशतता उसके भार को उसी आयु के सामान्य बच्चे के भार से विभाजित करके उसे 100 से गुणा करके निकले परिमाण के बराबर होती है।

भार की प्रतिशतता 90 तथा 110% के बीच – सामान्य पौषणिक स्थिति

भार की प्रतिशतता 75 तथा 89% के बीच – प्रथम श्रेणी, मन्द कुपोषण

भार की प्रतिशतता 60 तथा 74% के बीच – तीसरी श्रेणी, गम्भीर कुपोषण

2. बाहु की परिधि की माप (Measurement of the circumference of the arm)–एक वर्ष की आयु के पश्चात् बाहु की परिधि को मापा जाता है।

किसी बाहु की परिधि 13.5 सेमी. से अधिक होने पर–सन्तोषजनक पौषणिक स्थिति का एक चिह्न होता है।

किसी बाहु की परिधि 12.5 और 13.5 सेमी. के बीच होने पर–मध्यम श्रेणी के कुपोषण होने का संकेत मिलता है।

किसी बाहु की परिधि 12.5 सेमी. से कम होने पर–गम्भीर कुपोषण।

यदि प्रोटीन–ऊर्जा कुपोषण (PEM) की जाँच नहीं होती है तो बच्चे में सुखण्डी या सूखा रोग अथवा क्वाशियोरकोर रोग उत्पन्न होने की सम्भावना हो जायेगी जो अधिक गम्भीर रोग होते हैं।

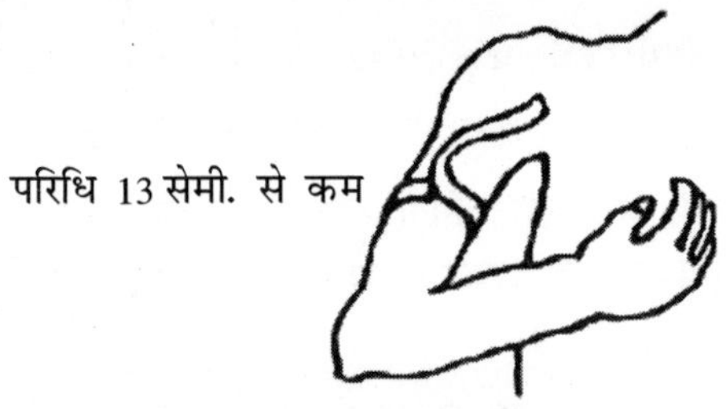

चित्र 3: कुपोषण की जाँच करने के लिए एक वर्ष की आयु के बाद के बच्चे की बाँह की परिधि की माप लेना। परिधि के 13 सेमी. से कम होने पर मध्यम या मामूली श्रेणी का कुपोषण होने का पता लगता है।

प्रोटीन-ऊर्जा कुपोषण (PEM) की रोकथाम–निम्न प्रकार से इसकी रोकथाम की जा सकती है–

- गरीबी से छुटकारा पाने के लिए आर्थिक विकास होना।
- परिवार नियोजन तथा बच्चों के जन्म के बीच अन्तराल होना।
- वातावरणीय स्वच्छता में सुधार होना चाहिए।
- परिवार के भोजन में सुधार के उपाय करने चाहिएँ।
- माँ को बच्चे को अपना दूध पिलाने के लिए प्रोत्साहित करना चाहिए।
- बच्चे के आहार में प्रोटीन तथा प्रचुर मात्रा में ऊर्जा से युक्त खाद्य पदार्थ होने चाहिएँ। दूध, ताजे फल तथा अण्डा बच्चे को देने चाहिएँ।
- बच्चे को बार-बार समयान्तरालों पर अधिक भोजन ग्रहण करने के लिए तैयार करना चाहिए।
- पोषण तथा स्वास्थ्य शिक्षा।
- रोगक्षमीकरण (Immunization)
- भोजन पुष्टीकरण
- सम्पूरकों अथवा टॉनिकों आदि का गर्भवती तथा दूध पिलाने वाली स्त्रियों में वितरण।

प्रोटीन-ऊर्जा कुपोषण की चिकित्सा (Treatment of Protein-Energy Malnutriton)

- शीघ्र ही रोग का निदान होना और आँत, छाती तथा त्वचा में होने वाले सहगामी संक्रमण की एवम् आन्त्रीय कृमियों की और विटामिन न्यूनता की चिकित्सा करनी चाहिए।
- पौषणिक आवश्यकताएँ–भोजन को पचनीय होना चाहिए (शुरू में एक सप्ताह के लिए तरल भोजन देना चाहिए) और इसमें प्रोटीन उच्च पौषणिक मान वाली होनी चाहिए जैसे दुग्ध प्रोटीन तथा अन्य सभी आवश्यक पोषक आवश्यक मात्राओं में होने चाहिएँ।

पौषणिक आवश्यकताएँ इस प्रकार हैं

कैलोरियाँ (Calories)–कैलोरियों का अन्तर्ग्रहण सामान्य आवश्यकता से लगभग डेढ़ गुना होना चाहिए अर्थात प्रति किलोग्राम शरीर के भार पर 100 किलोकैलोरियाँ होना चाहिए।

प्रोटीन (Proteins)–प्रोटीन अन्तर्ग्रहण सामान्य प्रोटीन आवश्यकता से लगभग दुगुना या तिगुना होना चाहिए अर्थात दुग्ध प्रोटीन के रूप में प्रति किलोग्राम शरीर के भार पर 3 से 5 ग्राम होना चाहिए, सामान्यत: क्रीम निकाले हुए दूध का पाउडर सबसे अच्छा माना जाता है जिससे पुन: दूध बना लिया जाता है या इसके स्थान पर सोया दुग्ध पाउडर का उपयोग किया जा सकता है जब दूध के लैक्टोज़ के प्रति असह्यता होती है। एक सामान्य नियम यह है कि केवल प्रथम सप्ताह में क्रीम निकाले हुए दूध के पाउडर से या क्रीम निकाले हुए सोया दूध के पाउडर से तैयार दूध को पिलाना चाहिए। प्रथम सप्ताह के अन्त में, दूध पिलाने के अतिरिक्त दिन में दो बार मुख्य आहारों के रूप में कुचला हुआ पका केला, दूध तथा शुगर के साथ पके हुए कुचले चावल देने चाहिएँ। तीसरे सप्ताह के मध्य या अन्त से धीरे-धीरे सामान्य खाने की वस्तुओं से युक्त एक उपयुक्त सन्तुलित आहार देना चाहिए। प्रतिदिन प्रति किलोग्राम शरीर के भार पर 100 किलोकैलोरियों के अन्तर्ग्रहण को सुनिश्चित करने के लिए भोजन में अतिरिक्त दालें, पत्तियों वाली तथा पत्तियों से रहित सब्जियाँ और 2 ग्राम आदर्श प्रोटीन देनी चाहिए।

विटामिन तथा खनिज (Vitamins and minerals)–चिकित्सा शुरू होने के साथ ही बच्चों की औषधियों द्वारा जिनमें विटामिन A, विटामिन बी.कॉम्प्लैक्स,

विटामिन सी, लोहा, मैग्नीशियम तथा जिंक आदि होते हैं, विटामिनों तथा खनिजों का उपयुक्त सम्पूरण होना चाहिए। यदि विटामिन A की कमी होती है जिसका रतौंधी तथा शुष्काक्षिपाक (xerophthalmia) आदि होने से पता लगता है तो तुरन्त ही मुख द्वारा विटामिन A की 50,000 IU की एक अकेली खुराक दे देनी चाहिए जिसके पश्चात् 5000 IU विटामिन A प्रतिदिन देना चाहिए या 4 से 6 सप्ताह तक सप्ताह में एक बार विटामिन A का 5000 IU का एक अन्तःपेशीय इन्जैक्शन लगाना चाहिए। इलैक्ट्रॉल देकर पोटेशियम और मैग्नीशियम की आपूर्ति की जा सकती है। विश्व स्वास्थ्य संगठन (WHO) ने Oral Rehydration Solution (ORS) की संस्तुति की है जो ग्लूकोज़ तथा इलैक्ट्रोलाइटों का एक मिश्रण होता है जिसे दस्तों में निर्जलीकरण (dehydration) हो जाने पर पुनर्जलयोजन के लिए देना चाहिए।

रक्ताल्पता (Anemia)–रक्ताल्पता की चिकित्सा में प्रतिदिन एक माह तक सीरप के रूप में 3 विभाजित मात्राओं में .8 ग्राम Ferrous ammonium citrate देना चाहिए। 1 मिग्रा. फोलिक एसिड प्रतिदिन एक सप्ताह तक देने के पश्चात् 100 माग्रा. प्रतिदिन देना चाहिए।

आहार (Diet)–प्रोटीन-ऊर्जा कुपोषण से ग्रस्त तथा 12 किग्रा. भार वाले बच्चे के लिए प्रतिदिन ऊर्जा अन्तर्ग्रहण 12 × 100=1200 किलोकैलोरियाँ (Kcals) होना चाहिए और प्रोटीन अन्तर्ग्रहण 12 × 4 (या 5) = 48 से 60 ग्राम होना चाहिए।

प्रोटीन की अधिकता (Excess of protein)–रक्त में प्रोटीन की अधिकता होना अर्थात् सीरम एल्ब्युमिन स्तर का 3.5 ग्राम/100 मिली. से ऊपर पहुँच जाना अतिप्रोटीनरक्तता (hyperproteinemia) कहलाता है। अमीनो एसिड प्रोटीन पाचन के अन्तिम उत्पाद होते हैं। जब आहार में प्रोटीन अधिक होती है तो प्रोटीन के पाचन के अन्त में अधिक अमीनो एसिड बनते हैं। अतिरिक्त अमीनो एसिड जिनकी वृद्धि या ऊतकों की मरम्मत के लिए कोशिकाओं को आवश्यकता नहीं होती, यकृत में विएमिनीकरण (deamination) द्वारा नाइट्रोजनी तथा अनाइट्रोजनी पदार्थों में विघटित हो जाते हैं। नाइट्रोजनी पदार्थों में अमोनिया प्रमुख होती है जो यूरिया में परिवर्तित हो जाती है। यूरिया मूत्र में उत्सर्जित हो जाता है। अधिक यूरिया (सामान्य मान 15 से 38.5 मिग्रा./100 मिली. रक्त सीरम है) रक्त में ठहर जाता है। इस दशा को यूरीमिया कहा जाता है जिसमें जी मिचलाता है, उल्टियाँ होती हैं, सिर में दर्द होता है, चक्कर आते हैं, धुँधला दिखाई देता है, बेहोशी हो जाती है या आक्षेप आने लगते हैं अर्थात् दौरे पड़ने लगते हैं, सांस से तथा पसीने से मूत्र की गन्ध आती है, त्वचा शुष्क हो

जाती है, कठोर शीघ्रगामी नाड़ी होती है, रक्त-चाप बढ़ जाता है, मूत्र कम मात्रा में विसर्जित होता है जिसमें निर्मोक (Casts) तथा एल्ब्युमिन होते हैं।

वसाएँ (Fats)

वसाओं की न्यूनता (Deficiency of Fats)

भोजन में वसाओं की न्यूनता होने पर निम्न विकार उत्पन्न हो जाते हैं–

- दुबलापन (leanness)–शरीर दुबला या पतला हो जाता है।
- भूख बढ़ जाती है और खाना अधिक खाया जाता है।
- **त्वक् रूक्षता या मेकत्वचा (Phrynoderma or toad skin)**–भोजन में आवश्यक वसीय अम्लों की कमी होने पर यह त्वचा रोग उत्पन्न होता है जिसमें त्वचा रूक्ष तथा शुष्क हो जाती है और जंघाओं के पार्श्वों में तथा पीछे और पीठ एवम् नितम्बों परशृंगी या सींग के समान पिटिकीय विस्फोट (papular eruption) होता है। विटामिन बी. काम्प्लैक्स के साथ सुरजमुखी के तेल को देकर जिसमें आवश्यक वसीय अम्ल प्रचुर मात्रा में होते हैं, इसे ठीक किया जा सकता है।

वसाओं की अधिकता (Excess of Fats)

भोजन में वसाओं के अधिक होने से निम्न विकार उत्पन्न होते हैं–

- **मोटापा (Obesity)**–भोजन में अत्यधिक वसा के अन्तर्ग्रहण से मोटापा हो जाता है। अतिरिक्त वसा वसीय ऊतकों में संचित हो जाती है जो एक सामान्य मानव के शरीर के भार का 10 से 15% के बीच का भाग होती है। मोटे व्यक्तियों में वसा या चर्बी के जमा हो जाने के कारण वसीय ऊतक शरीर के भार के 30% तक बढ़ सकते हैं। एक किलोग्राम वसीय ऊतक 7700 किलोकैलोरियाँ ऊर्जा के अनुरूप होता है।
- **अतिकोलेस्ट्रॉलरक्तता (Hypercholesterolemia)**–सामान्य रक्त कोलेस्ट्रॉल स्तर 150 से 240 मिग्रा.% के बीच घटता-बढ़ता है। भोजन में अधिक वसा होने से रक्त में कोलेस्ट्रॉल की मात्रा बढ़ जाती है और इस

प्रकार अतिकोलेस्ट्रॉलरक्तता (hypercholesterolemia या hypercholesteremia) उत्पन्न हो जाती हैं।

- **धमनीकलाकाठिन्य (Atherosclerosis)**–जब अधिक मात्रा में जन्तु वसाओं का उपभोग होता है तो उनका कोलेस्ट्रॉल रक्त में इक्ट्ठा हो जाता है और रक्त वाहिनियों की भित्तियों पर जमा हो जाता है जिससे धमनीकलाकाठिन्य हो जाता है।
- **कॉरोनरी हृदय रोग**–भोजन में अत्यधिक वसा का अन्तर्ग्रहण जो 40% या अधिक ऊर्जा आपूर्ति का द्योतक होता है और जिसमें उच्च अनुपात में संतृप्त वसाएँ होती हैं, कॉरोनरी हृदय रोग उत्पन्न करने के लिए प्रमुख जोखिम कारक है।
- **कैंसर**–प्रचुर मात्रा में वसा से युक्त आहार से आँत तथा छाती का कैंसर होने का जोखिम बढ़ जाता है।

  नोटः कॉरोनरी हृदय रोग की रोकथाम पर विश्व स्वास्थ्य संगठन (World Health Organisation—WHO)की विशेषज्ञ कमेटी ने आहार की कुल ऊर्जा का केवल 20 से 30% ही वसाओं द्वारा उपलब्ध कराने की संस्तुति की है।
- **कीटोनमयता (Ketosis)**–कीटोन कायों का अर्थात् एसीटोन (acetone), बीटा-हाइड्रॉक्सीब्यूट्रिक एसिड (Beta-hydroxybutyric acid) तथा एसिटोएसिटिक एसिड (acetoacetic acid) का शरीर में जमा हो जाना।

कार्बोहाइड्रेट (Carbohydrates)

न्यूनता (Deficiency)

भोजन में कार्बोहाइड्रेट की कमी होने पर निम्न विकार उत्पन्न हो जाते हैं–

- कमजोरी
- शरीर पतला हो जाता है।
- **अल्पग्लूकोज़रक्तता (Hypoglycemia)**–रक्त ग्लूकोज़ स्तर (उपवासीय) 70 मिग्रा./100 मिली. रक्त से नीचा हो जाता है जो सामान्यतः लम्बे समय से भूखे रहने पर, अनियन्त्रित उल्टियाँ होने की स्थिति में तथा सबसे

अधिक मधुमेह के रोगी में इन्सुलिन का या अन्य मधुमेहरोधी औषधियों का अत्यधिक प्रयोग होने के परिणाम स्वरूप होते पाया जाता है। बहुत ही कम ऐसा होता है कि लैंगरहैन्स के द्वीप समूहों या द्वीपिकाओं की बीटा-कोशिकाओं का अर्बुद (जैसे insulinoma) अल्पग्लूकोज़रक्तता का कारण होता हैं।

- प्रोटीन-ऊर्जा कुपोषण (Protein-energy malnutrition—PEM)

अधिकता

कार्बोहाइड्रेटों के अधिक होने पर निम्न विकार उत्पन्न हो जाते हैं–

- आँतों में अत्यधिक खमीरण (fermentation) तथा गैस का उत्पादन होना।
- कार्बोहाइड्रेट के वसा में परिवर्तित हो जाने के कारण मोटापा हो जाता है। वसा वसा भण्डारों में जमा हो जाता है जिससे शरीर का वज़न बढ़ जाता है।
- **अतिग्लूकोज़रक्तता (Hyperglycemia)**–शुगर (ग्लूकोज़) रक्त में बढ़ जाती है जो (उपवासीय शुगर) 120 मिग्रा./100 मिली. रक्त से ऊपर पहुँच जाती है।
- **शर्करामेह (Glycosuria)**–मूत्र में शुगर विसर्जित होने लगती है।
- **मधुमेह (Diabetes mellitus)**–इसमें अतिग्लूकोज़रक्तता (रक्त में सामान्य से अधिक शुगर का होना), शर्करामेह (मूत्र में शुगर का पाया जाना), बहुमूत्रता (अत्यधिक पेशाब का होना), अतिभक्षण (अत्यधिक भोजन करना), अतिपिपासा (प्यास अधिक लगना) तथा कमजोरी हो जाती है।

  नीचे दी गई तालिका में कुछ अन्य कारक भी इस बीमारी में रक्त में ग्लूकोज की मात्रा में वृद्धि करते हैं।

तालिका 56 : रक्त-ग्लूकोज स्तर को प्रभावित करने वाले कारक

बढ़ाने वाले	कम करने वाले
अत्याधिक कार्बोहाइड्रेट युक्त भोजन	इन्स्यूलिन
कार्टिसोल	शारीरिक व्यायाम
ग्लूकागॉन	
एड्रानलिन	
थायरॉक्सिन	

- **दन्त-क्षरण (Dental caries)**–मिठाई खाने, विशेष रूप से रात को सोने से पहले मिठाई खाने से दन्त-क्षरण हो सकता है।

लघुपोषक (Micronutrients)

विटामिन (Vitamins)

विटामिन A (वृद्धि कारक या संक्रमणरोधी विटामिन)

न्यूनता (Deficiency)–विटामिन A की कमी होने से निम्न विकार उत्पन्न हो जाते हैं–

नेत्र्य अभिव्यक्तियाँ (Ocular Manifestations)

- **रतौंधी (Night blindness)**–विटामिन A की कमी होने से रतौंधी हो जाती है या धुँधले प्रकाश में दिखाई देने में असमर्थता हो जाती है, विशेष रूप से किसी व्यक्ति के चमकीले (तीव्र प्रकाश वाले) स्थान से आकर अँधेरे कमरे में प्रवेश करने पर उसे दिखाई नहीं देता। यह दशा विशेष रूप से उस समय और बिगड़ जाती है जब रोगी को दस्त हो रहे होते हैं और वह अन्य संक्रमणों से ग्रस्त हो। यह सामान्यतः कुपोषण, विशेष रूप से प्रोटीन-ऊर्जा कुपोषण से सम्बद्ध होती है।
- **नेत्रश्लेष्मला-शुष्कता (Conjunctival xerosis)**–नेत्रश्लेष्मकला शुष्क हो जाती है और चिकनी तथा चमकदार दीखने की बजाय कीचड़दार और झुर्रियों वाली होती है।

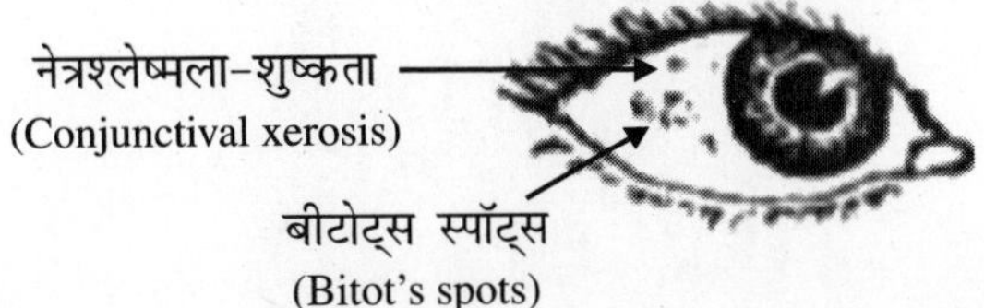

चित्र 4A : नेत्रश्लेष्मला-शुष्कता और बीटोट्स स्पॉट्स (Conjunctival xerosis and Bitot's spots)

- **बीटोट्स स्पॉट्स (Bitot's spots)**–ये स्वच्छमण्डल या कार्निया के किसी भी ओर नेत्रगोलक की श्लेष्मकला पर दिखाई देने वाले त्रिकोणीय, चमकदार, भूरे रंग के झागदार धब्बे होते हैं जो सामान्यतया दोनों ओर होते हैं।
- **स्वच्छमण्डलीय शुष्कता (Corneal xerosis)**–स्वच्छमण्डल या कॉर्निया धुँधला और शुष्क हो जाता है, यह नम या भीगा हुआ दिखाई नहीं देता और अन्ततः अपारदर्शक हो जाता है। यह एक गम्भीर अवस्था होती है। विटामिन A की अत्यधिक कमी होने पर कॉर्निया में जख्म बन जाता है। ज़ख्म के भर जाने पर स्वच्छमण्डलीय व्रणचिह्न (Corneal scar) बन जाता है जिससे दृष्टि प्रभावित हो सकती है।

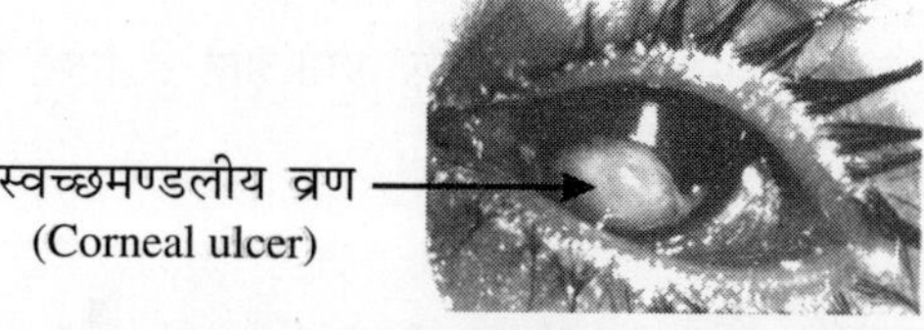

चित्र 4B : स्वच्छमण्डलीय शुष्कता (Corneal xerosis)

- **स्वच्छमण्डलमृदुता (Keratomalacia)**–स्वच्छमण्डल का द्रवीकरण। स्वच्छमण्डल का कोई भाग या सम्पूर्ण स्वच्छमण्डल कोमल हो जाता है और फट जाता है, तब यदि नेत्र का निपात (भीतर को पिचक जाना) हो जाता है तो दिखाई देना बन्द हो जाता है। व्यापक रूप से फैले कुपोषण (malnutrition) एवं हीनपोषण (undernutrition) के कारण उत्पन्न स्वच्छमण्डलमृदुता संसार में विशेष रूप से भारत में अन्धेपन का सर्वाधिक सामान्य कारण है। यदि स्वच्छमण्डलमृदुता की चिकित्सा नहीं की जाती है तो नेत्रगोलक का परिगलन (necrosis) हो सकता है, इसमें ज़ख्म बन सकता है और यह नष्ट हो सकता है।

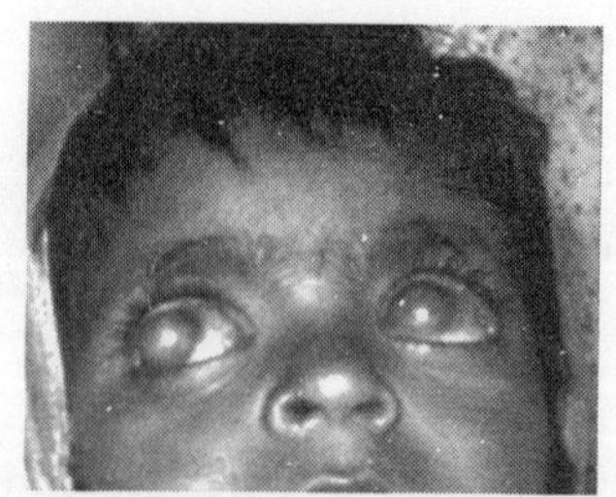

चित्र 4C : स्वच्छमण्डलमृदुता (Keratomalacia)

विटामिन A की कमी होने से अधिकतर आँख के रोग होते हैं और रतौंधी से लेकर स्वच्छमण्डलमृदुता तक इन्हें सामूहिक रूप से शुष्काक्षिपाक (xerophthalmia) कहा जाता है।

नेत्र से बाहर की अभिव्यक्तियाँ (Extra-ocular Manifestations)

- क्षुधालोप (भूख न लगना)
- वृद्धि नहीं हो पाती।
- त्वचा मोटी, शुष्क, फटी हुई और आभाहीन होती है तथा त्वचा अतिकेरेटिनता (hyperkeratosis) अर्थात् त्वचा का अत्यधिक केराटिनीभवन (hyperkeratinisation) होने के कारण वह टोड (एक प्रकार का मेढक) की त्वचा के समान दिखाई देती है।

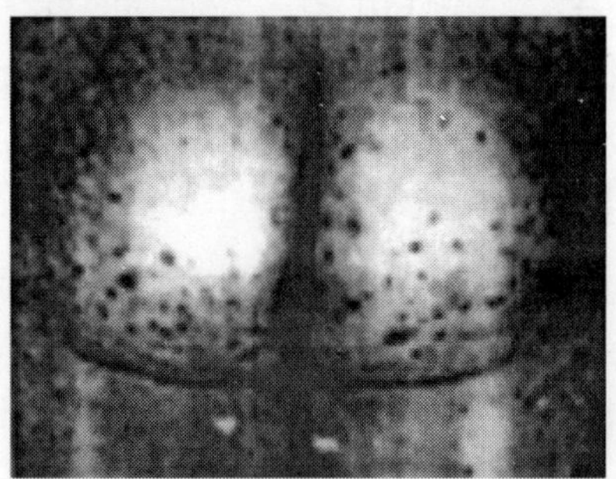

चित्र 5: नितम्बों की टोड त्वचा (Phrynoderma)

- सम्पूर्ण शरीर के इपीथीलियमी ऊतकों में परिवर्तन होना।
- विटामिन A की कमी होने पर संक्रमण के प्रति प्रतिरोधशक्ति कम हो जाती है जिससे जुकाम, खाँसी, सपूय (पसयुक्त) मध्यकर्णशोथ (otitis media) तथा श्वसनीय, आन्त्रीय एवं मूत्रीय पथ का संक्रमण हो जाता है।
- हाल ही में बच्चे की मृत्यु होने का सम्बन्ध विटामिन A की कमी से होना भी समझा गया है।

नैदानिक परीक्षण (Diagnostic tests)

1. अँधेरे के अनुकूलन में विफलता अर्थात् किसी तीव्र प्रकाश वाले स्थान से आकर अँधेरे कमरे में प्रवेश करने पर दिखाई न देने से विटामिन A की कमी होने का पता लगता हैं।

2. रक्त सीरम में 30 मिग्रा./100 मिली. से कम विटामिन A के पाए जाने पर विटामिन A की कमी होने का पता लगता है।

विटामिन A की कमी होने की रोकथाम अथवा उस पर नियंत्रण

(a) नियमित रूप से विटामिन A की प्रचुर मात्रा से युक्त खाद्य पदार्थों को पर्याप्त मात्रा में ग्रहण करना।

(b) सहायक कारकों जैसे प्रोटीन-ऊर्जा कुपोषण, श्वसनीय पथ के संक्रमणों, दस्त आने तथा खसरा की बारम्बारता और तीव्रता को कम करना।

क्योंकि विटामिन A शरीर में 6 से 9 माह तक संचित हुआ रह सकता है और धीरे-धीरे मुक्त होता है, विटामिन A की तेल में (रेटिनोल पाल्मीटेट) 200,000 IU की एक अकेली खुराक मुख द्वारा हर 6 महीने बाद स्कूल पूर्व बच्चों (1 वर्ष से 6 वर्ष तक) तथा इसकी आधी खुराक (100,000 IU) 6 माह से 1 वर्ष की आयु के बच्चों को दें। इस तरह से शुष्काक्षिपाक (xerophthalmia) और अंधेपन की रोकथाम हो सकती है।

चिकित्सा (Treatment)–रतौंधी में तथा मामूली नेत्रश्लेष्मकला या त्वचा के परिवर्तनों में 30,000 IU विटामिन A से युक्त एक कैप्सूल मुख द्वारा प्रतिदिन एक सप्ताह तक देना चाहिए। यदि कॉर्निया क्षतिग्रस्त हो जाता है तो एक सप्ताह तक प्रतिदिन 20,000 IU विटामिन A अन्तःपेशीय इन्जैक्शन द्वारा देना चाहिए और इसके पश्चात् विटामिन A को मुख द्वारा दिया जा सकता है।

विटामिन A की अधिकता (Excess of Vitamins A)–भोजन में अत्यधिक विटामिन A ग्रहण करने से उत्पन्न दशा को अतिविटामिनता A (hypervitaminosis A) कहा जाता है। अत्यधिक विटामिन A ग्रहण करना बच्चों एवं वयस्कों दोनों के लिए विषैला होता है। विषालुता या विषैलेपन के सामान्य लक्षण निम्नलिखित हैं–

- सिर में दर्द होता है।
- थकान होती है।
- नींद में विघ्न पड़ जाता हैं।
- भूख नहीं लगती।
- जी मिचलाता है।
- उल्टियाँ होती हैं।

- चिड़चिडाहट बहुत होती है।
- त्वचा सूखी होती है और उसमें खुजली होती है जिसके पश्चात् त्वचा से पपड़ी-सी झड़ने लगती हैं
- बाल झड़ने लगते हैं।
- यकृत एवं प्लीहा की वृद्धि हो जाती है।
- भुजाओं की लम्बी अस्थियों पर असामान्य अस्थिल वृद्धियाँ (exotoses) पायी जाती हैं।

विटामिन D या बालास्थिविकाररोधी अथवा रिकेट्सरोधी विटामिन

विटामिन D की न्यूनता (Deficiency of Vitamin D)–विटामन D की कमी होने पर निम्न रोग उत्पन्न हो जाते हैं–

- **बालास्थिविकार (Rickets)**–यह रोग कैल्सीकरण तथा हडिड्यों का विकास कम होने के कारण होता है और सामान्यत: 6 माह से 2 वर्ष तक की आयु के बढ़ते हुए बच्चों में होता है जो सूर्यप्रकाश में नहीं रहते और दूध भी नहीं पीते। इसीलिए विटामिन D को रिकेट्सरोधी विटामिन कहा जाता है। बालास्थिविकार या रिकेट्स में बच्चे की वृद्धि नहीं होती; सार्वदैहिक दुर्बलता हो जाती है; चलने, बोलने, दाँत निकलने तथा करोटि अन्तरालों (fontanelles) के बन्द होने में विलम्ब होता है; हडिड्याँ मुड़ जाती हैं और विरूपित हो जाती हैं, कपालशोष (craniotabes) होता है अर्थात् बच्चे की खोपड़ी की हडिड्यों में पतले तथा कोमल क्षेत्र पाए जाते हैं और सीवने एवं करोटि अन्तराल फैल जाते हैं, खोपड़ी का ललाटीय (खोपड़ी का अगला भाग) तथा भित्तिक (खोपड़ी के पार्श्विक भाग) बाहर को उभर आते हैं। 'रिकेट्स की माला' या पर्शुकाओं के उपास्थितियों के साथ संगम पर माला के दानों के रूप में उभार निकल आते हैं, कबूतर की छाती जैसी छाती (छाती की विकृति जिसमें उरोस्थि या स्टर्नम अथवा छाती की हड्डी बाहर को निकल आती है) हो जाती है(हैरीसन्स सल्कस (Harrison's sulcus) दिखाई देता है जो उरोस्थि के असिरूप प्रवर्ध (Xiphoid process) से पार्श्व में को फैला हुआ छाती का एक सुस्पष्ट गड्ढा होता है, लम्बी हडिड्यों के अन्त जैसे कलाई के चौड़े हो जाते हैं,

श्रोणिगत अस्थियों की विकृति हो जाती है, पैर मुड़ जाते हैं या वक्र हो जाते है और पैरों की अखनिजीकृत (unmineralised) हडिड्यों पर बोझ पड़ने के कारण संघट्ट जानु (knocked knee) हो जाते हैं अर्थात् घुटने असामान्य रूप से पास-पास होते हैं या मिल जाते हैं जबकि गुल्फ या टखने काफी दूर-दूर होते हैं, पेशीय वेदना होती है, रात को माथे पर पसीना आता है, कमजोरी तथा उदरीय पेशियों का अल्पतनाव होने के कारण तोंद निकल आती है या पेट फूल जाता है, अधीरता तथा बेचैनी होती है।

- **अस्थिमृदुता (Osteomalacia)**–यह रिकेट्स का वयस्क रूप है। यह मुख्यत: स्त्रियों में, विशेष रूप से गर्भावस्था तथा दुग्धस्रवण काल के दौरान उत्पन्न होता है जब विटामिन D की आवश्यकताएँ बढ़ जाती हैं। यह तब उत्पन्न हो सकता है जब वसा के अवशोषण में बाधा उत्पन्न हो जाती है और इसलिए विटामिन D का अवशोषण भी बाधित हो जाता है। यह ऐसी स्त्रियों में भी पाया जाता हैं जो पर्दे में रहती हैं और अपने को प्राकृतिक सूर्य प्रकाश में अनावृत नहीं करती। इसके निम्न लक्षण होते हैं–

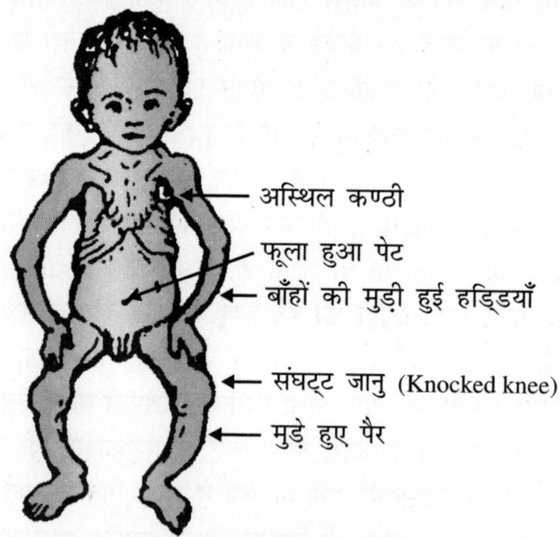

चित्र 6 : बालास्थिविकार (Rickets)

– सार्वदैहिक दुर्बलता होने के कारण चलने में, विशेष रूप से सीढ़ियाँ चढ़ने में या उठकर कुर्सी से बाहर आने में कठिनाई होती है।
– टाँगों की तथा पीठ के निचले भाग की हडिड्यों में आमवाती या गठिया के प्रकार का दर्द होता है।

- अस्थियों का कोमल हो जाना जो इतना गम्भीर हो सकता है कि कशेरूका-दण्ड, वक्ष तथा श्रोणि की अस्थियाँ विरूपित या विकृत हो जाती हैं। श्रोणि की विकृति होने के कारण बच्चे के सामान्य प्रसव में कठिनाई होती है।
- स्वत:प्रवर्तित बहुल अस्थिभंग–विखनिजीकरण द्वारा उत्पन्न अस्थियों की भंगुरता के कारण वैकृत (pathological) अस्थिभंग होना।
- क़द का छोटा होना–कशेरूका-दण्ड के क्रमिक कशेरूका-कायों के दब जाने के कारण क़द छोटा हो जाता है।
- वक्ष के पिंजरे की और/या श्रोणि की विकृति हो जाती है।

निदान (Diagnosis)–बालास्थिविकार या रिकेट्स–एक्स-रे परीक्षण होने पर कलाई की सन्धियों की बाह्य रूपरेखा के धुँधलेपन तथा लम्बी हडिड्यों के अधिवर्धी अन्त्यों (epiphyseal ends) के चौड़ा हो जाने का पता लगेगा। रक्त का परीक्षण होने पर कैल्सियम तथा फॉस्फोरस की मात्रा कम हुई पाई जायेगी परन्तु एल्कालाइन फास्फेटेज़ की मात्रा बढ़ जाती है।

अस्थिमृदुता (Osteomalacia) का अस्थिसुषिरता (Osteoporosis) के साथ विभेदक रोग-निदान :

अस्थिमृदुता में रक्त में कैल्सियम तथा फॉस्फोरस की मात्रा कम हो जाती है तथा एल्कालाइन फॉस्फेटेज की बढ़ी होती है, ऐसा अस्थिसुषिरता में नहीं होता।

बालास्थिविकार तथा अस्थिमृदुता की चिकित्सा (Treatment of Rickets and Osteomalacia)

प्रतिदिन एक माह तक मुख द्वारा 1000 से 5000 IU या 25 से 125 माग्रा. विटामिन D देकर बालास्थिविकार और अस्थिमृदुता की चिकित्सा की जा सकती है। इसके पश्चात् 6 माह तक प्रतिदिन 800 IU विटामिन D दिया जा सकता है। सुधार होने पर निर्भर करते हुए मात्रा को धीरे-धीरे कम किया जा सकता है। भोजन में 400 IU विटामिन D का सम्पूरण करके इन रोगों की रोकथाम की जा सकती है।

• **अपतानिका (Tetany)**–यह विटामिन D की कमी होने से कैल्सियम का अवशोषण कम हो जाने से उत्पन्न रोग होता है जिसमें भुजाओं में रुक-रुक कर सुन्नता और झुनझुनी होती है, कलाई एवं टखने की सन्धियों में अतिआकुंचन (hyperflexion) हो जाता है अर्थात् कलाईयों और पाँवों में ऐंठन हो जाती है, पेशीय स्फुरण होता है,

अल्पकैल्सियमरक्तता (hypocalcemia) होने पर शरीर में ऐंठन होती है तथा आक्षेप आने लगते हैं या दौरे पड़ने लगते हैं।

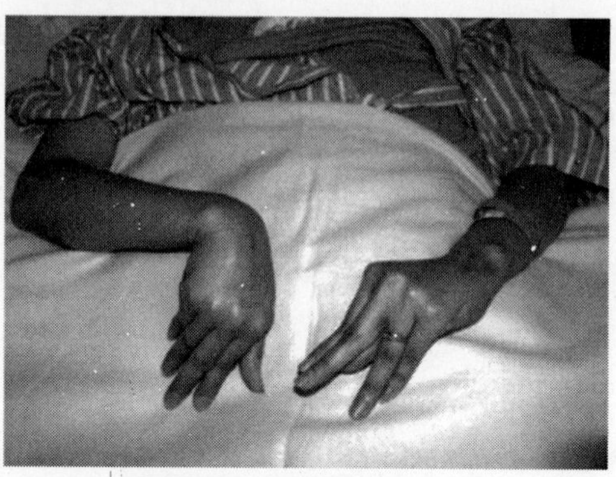

चित्र 7 : अपतानिका (Tetany)

रोकथाम (Prevention) – रोकथाम के उपायों में निम्नलिखित का समावेश होता है–

(1) माता-पिता को अपने बच्चों को नियमित रूप से सूर्यप्रकाश में अनावृत करने के लिए शिक्षित करना।

(2) छोटे बच्चों को समय-समय पर विटामिन D की रोगनिरोधक खुराक देनी चाहिए। रोगनिरोधक खुराक 400 IU (10 माग्रा.) या इससे कम प्रतिदिन है जो सूर्यप्रकाश में अनावरण होने की मात्रा पर निर्भर करती है। इसके साथ ही कैल्सियम को दूध के रूप में अथवा कैल्सियम ग्लूकोनेट सीरप के रूप में देना चाहिए। अस्थिमृदुता को रोकने के लिए गर्भावस्था के चौथे महीने के प्रारम्भ से गर्भावस्था के आठवें महीने के मध्य तक प्रतिदिन विटामिन D तथा कैल्सियम से युक्त एक या दो गोली देनी चाहिए।

(3) आहार को, विशेष रूप से शिशुओं के आहार के लिए सूखे दूध को विटामिन D से पुष्टिकृत किया जाता है।

विटामिन D की अधिकता (Excess of Vitamin D) – भोजन में अत्यधिक विटामिन D ग्रहण करने पर या लम्बे समय तक विटामिन D की अत्यधिक मात्रा (100,000 IU प्रतिदिन) का प्रयोग होने पर उत्पन्न दशा को अतिविटामिनता डी (hypervitaminosis D) या विटामिन D की विषाक्तता कहा जाता है जिससे अतिकैल्सियमरक्तता (hypercalcemia) हो जाती है।

विटामिन D की विषाक्तता के लक्षण सिर में दर्द होना, भूख न लगना, जी मिचलाना, उल्टियाँ होना, दस्त हो जाने, बहुमूत्रता, प्यास लगना, खुजली होना, वज़न कम हो जाना, सुस्ती छायी रहना तथा कमजोरी होना आदि हैं। विटामिन D की विषाक्तता बढ़ जाने पर वृक्कीय क्षति और कोमल ऊतकों का कैल्सीभवन होता है जो कैल्सियम का आँत से अवशोषण बढ़ जाने तथा इसके हडिड्यों से अलग होकर रक्त में मिल जाने से उत्पन्न अतिकैल्सियमरक्तता के कारण होता है। वृक्क (गुर्दे) तथा मूत्रीय पथ में पथरियों के बनने की सम्भावना भी हो जाती है क्योंकि रक्त और मूत्र दोनों में कैल्सियम तथा फॉस्फोरस काफी बढ़ जाते हैं।

विटामिन E (टोकोफैराल) या बन्ध्यतारोधी विटामिन

विटामिन E की न्यूनता (Deficiency of Vitamin E)—विटामिन E की कमी होने पर निम्न रोग उत्पन्न हो जाते हैं—

- बन्ध्यता या बाँझपन अथवा सन्तानोत्पत्ति में विफलता।
- गर्भस्राव (Abortion) या गर्भाशय में भ्रूण की मृत्यु हो जाना अथवा कालपूर्व प्रसव हो जाना।
- पुरुष में नपुंसकता हो जाना।
- पेशीय वेदना, पेशियों की दुर्बलता तथा पक्षाघात हो जाना। पेशीय अपविकास या दुर्विकास (muscular dystrophy) उत्पन्न हो सकता है।
- धमनीकलाकाठिन्य (atherosclerosis) हो जाता है तथा हृदय रोग के प्रति अतिसंवेदनशीलता हो जाती है अर्थात् हृदय रोग होने की संभावना बढ़ जाती है।

नोट—मानव प्राणी में विटामिन E की कमी होने की संभावना नहीं होती क्योंकि यह प्रचुर मात्रा में आहार में पाया जाता है। इसकी कमी सामान्यतः कुपोषण में पाई जाती है।

निदान (Diagnosis)—रक्त परीक्षण से विटामिन E के सामान्य मान 0.5 से 0.7 मिग्रा. प्रति 100 मिली. से कम विटामिन E के होने का पता लगेगा।

चिकित्सार्थ मात्रा (Therapeutic Dose)—बन्ध्यता, गर्भस्राव, पेशीय रोगों की चिकित्सा में 100 से 400 IU विटामिन E प्रतिदिन मुख द्वारा दिया जाता है। इसकी वाहिकाविस्फारक (vasodilator) क्रिया होने के कारण इसका उपयोग

हृद्शूल (angina pectoris), सविरामी खंजता (intermittent claudication) तथा रेनॉड्स रोग (Raynauds disease) में किया जाता है। कॉरोनरी घनास्रता (coronary thrombosis) एवं हृद्शूल में विटामिन E 300 से 2400 IU प्रतिदिन मुख द्वारा दिया जाता है क्योंकि विटामिन E ऑक्सीजन के लिए शरीर की आवश्यकता को कम करता है जबकि उसी समय यह हृदय के लिए ऑक्सीजन की आपूर्ति को बढ़ा देता है।

विटामिन E को जब शरीर के बाहर कहीं पर लगाया जाता है तो यह झुर्रियों, व्रणचिह्नों तथा खरोचों के चिह्नों को कम करता है।

विटामिन E को जब किसी गम्भीर जले हुए स्थान पर लगाया जाता है तो यह उसके जख्म के जल्दी भरने में मदद करता है।

विटामिन E के अधिक मात्रा में अन्तर्ग्रहण से रजोनिवृत्ति की तमतमाहट (चेहरे पर गर्मी की लहरें दौड़ना), अवसाद तथा पसीना आना कम हुआ पाया गया है।

विटामिन E की Evion के नाम से 100, 200 तथा 400 मिग्रा. की गोलियाँ उपलब्ध हैं।

विटामिन E की अधिकता (Excess of Vitamin E)–सामान्यत: विटामिन E के अधिक मात्रा में होने पर कोई अनुषंगी प्रभाव (side effect) नहीं होता परन्तु चिकित्सा में विटामिन E की अधिक खुराकें देने के पश्चात् कभी-कभी जी मिचलाता है, पेट में वायु बनती है तथा दस्त आने लगते हैं।

विटामिन K या रक्तस्रावरोधक कारक (Anti-hemorrhagic Factor)

विटामिन K की न्यूनता (Deficiency of Vitamin K)–विटामिन K की कमी होने से निम्न विकार उत्पन्न हो जाते हैं।

नवजात शिशु का काला मल (melena) या रक्तस्रावी रोग। यह कालपूर्व शिशुओं के जीवन के प्रथम सप्ताह में उत्पन्न होता है जब तक आँत के सामान्य जीवाणुओं की उत्पत्ति नहीं हुई होती है। इसमें पर्याप्त मात्रा में परिवर्तित मल के पाए जाने के कारण काला कोलतारी मल विसर्जित होता है। विटामिन K की कमी होने से रक्त के जमने का समय बढ़ जाता है और रक्तस्राव होता है।

वयस्कों में विटामिन K की कमी स्कन्दनरोधी (anticoagulant) चिकित्सा की द्वितीयक अभिव्यक्ति के रूप में हो सकती है, लम्बे समय तक एन्टिबॉयटिकों से

चिकित्सा होने से जिससे आँत के सामान्य जीवाणु नष्ट हो जाते हैं, पथरी बन जाने के कारण पित्त वाहिनी में अवरोध उत्पन्न हो जाना जिसके परिणामस्वरूप आँत में पित्त तथा पित्त लवणों का अभाव हो जाता है जिससे वसा में घुलनशील विटामिनों का अवशोषण नहीं हो पाता, और कुपोषण संलक्षणों में विटामिन K की कमी हो जाती है। इससे काला मल विसर्जित होता है या शरीर से रक्तस्राव होता है। विटामिन K की कमी होने पर त्वचा से रक्तस्राव होने की तथा नक्सीर छूटने की प्रवृत्ति होती है।

निदान (Diagnosis)–विटामिन K की कमी होने का निदान प्रोथ्रॉम्बिन समय (prothrombin time) के लिए प्रयोगशाला परीक्षण द्वारा किया जा सकता है जो विटामिन K की कमी में बढ़ा हुआ पाया जाता है।

रोकथाम (Prevention)–बच्चे का जन्म होने के समय माँ को सामान्यत: विटामिन K का 1 मिग्रा. का एक अन्त:पेशीय इन्जैक्शन दिया जाता है क्योंकि अकाल प्रसव में, जटिल प्रसव में या माँ की स्कन्दनरोधी चिकित्सा की जा रही हो और इनके अतिरिक्त कालपूर्व शिशु की आँत के सामान्य जीवाणु तब तक उत्पन्न नहीं होते हैं, तो हमेशा ही रक्तस्राव होने का जोखिम होता है। कालपूर्व शिशुओं में, रोगनिरोधक मात्रा के रूप में विटामिन K का 0.5 मिग्रा. का या menadione sodium bisulphite का 0.1 मिग्रा. का केवल एक अन्त:पेशीय इन्जैक्शन बच्चे को दिया जाता है।

चिकित्सा (Treatment)–रक्तस्राव होने के मामले में विटामिन K_1 का 1 मिग्रा. का एक अन्त:पेशीय इन्जैक्शन लगाया जाता है और फिर इसे 24 घण्टे तक हर 8 घंटे पर दुहराया जाता है। वयस्कों में रक्तस्राव होने पर सामान्यत: विटामिन K का 15 मिग्रा. का एक अकेला अन्त:पेशीय इन्जैक्शन लगाया जाता है, इसके पश्चात कुछ दिनों तक विटामिन K की एक गोली (Kapilin) प्रतिदिन दिन में दो या तीन बार दी जाती है।

विटामिन K की अधिकता (Excess of Vitamin K)–विटामिन K का अत्यधिक अन्तर्ग्रहण होने पर अथवा चिकित्सा में इसका अधिक प्रयोग होने पर इसके विषैले प्रभाव होने का पता नहीं लगा है।

विटामिन B कॉम्प्लैक्स (Vitamin B Complex)

इसमें निम्नलिखित विटामिनों (घटकों या कारकों) का समावेश होता है जो आपस में सम्बद्ध होते हैं–

विटामिन B_1 (Thiamine Hydrochloride)

विटामिन B_1 की न्यूनता (Deficiency of Vitamin B_1)–विटामिन B_1 की कमी होने से निम्नलिखित विकार उत्पन्न हो जाते हैं–

(A) बेरी-बेरी (Beri-Beri)–विटामिन B_1 की कमी होने से उत्पन्न होने वाला एक रोग जिसमें परिसरीय तन्त्रिकाशूल होता है, प्रमस्तिष्कीय (केन्द्रीय तन्त्रिका-तन्त्र की) तथा हृद्वाहिकीय (cardiovascular) असामान्यताएँ होती हैं। यह निम्न तीन प्रकार का होता है–

1. शुष्क बेरी-बेरी (Dry beri-beri)–शुष्क बेरी-बेरी में मुख्य लक्षण तन्त्रिका-तन्त्र से सम्बद्ध होते हैं। यह सामान्यत: भारत के पूर्वी क्षेत्रों में मक्का खाने वाले लोगों में होता है। इसमें परिसरीय तन्त्रिकाशोथ (परिसरीय तन्त्रिकाओं की सूजन) तथा पिण्डलियों की पेशियों में दाब-वेदना और दर्द होता है, अपसंवेदन (प्रभावित भुजाओं में विकृत अनुभूतियों का होना) होता है, टाँगों में सुन्नता या झुनझुनी होती हैं, तन्त्रिका-क्षोम्यता तथा वेदनायुक्त पेशीय ऐंठन होती है, गम्भीर मामलों में केन्द्रीय तन्त्रिका-तन्त्र के प्रभावित होने से Wernick's encephalipathy उत्पन्न हो जाती है जो सामान्यत: जीर्ण मदात्यय (chronic alcoholism), आमाशय के कैंसर या गर्भावस्था के अतिवमन में उत्पन्न होती है और इसमें द्विपार्श्वीय, सममित (symmetrical) अक्षिदोलन (nystagmus) तथा नेत्रपेशीघात (ophthalmoplegia) हो जाता है, और बहुतन्त्रिकाशोथ (polyneuritis), गतिविभ्रम (ataxia), भ्रम एवं मानसिक ह्रास होता है।

2. आर्द्र या नम बेरी-बेरी (Wet beri-beri)–इस प्रकार के बेरी-बेरी में हृदय रोगग्रस्त होता है अत: इसे हृदय का बेरी-बेरी भी कहा जाता है जिसमें द्विनिलयी रक्ताधिक्यज हृदय पात (biventricular congestive heart failure) हो जाता है जिसमें हृदय की वृद्धि और शोफ के साथ फुफ्फुसीय रक्ताधिक्य होता है तथा शरीर के आश्रित अंगों पर (जैसे टाँगों पर) शोफ हो जाता है जो सर्वाधिक उल्लेखनीय लक्षण होता है और शरीर में सोडियम तथा जल के ठहर जाने से उत्पन्न होता है, सर्वांगशोफ (anasarca) हो जाता है तथा सांस फूलता है। हृद्क्षिप्रता (tachycardia or palpitation) हो जाती है अर्थात् दिल की धड़कन बढ़ जाती है, ऐसा हृद्पेशी की कमजोरी के कारण होता है। गर्दन की शिराएँ रक्त से फूली हुई होती हैं।

3. शैशवकालीन बेरी-बेरी (Infantile beri-beri)–यह 2 से 4 माह के शिशु में देखी जाती है। रोगग्रस्त बच्चा सामान्यत: विटामिन B_1 की न्यूनता से ग्रस्त

माँ का दूध पीता है जिसमें सामान्यतः परिसरीय तन्त्रिका विकृति (peripheral neuropathy) के चिह्न दिखाई देते हैं। बच्चा बेचैन होता है, अक्सर रोता-चिल्लाता है, सोता नहीं है और उसे भूख नहीं लगती। वह थोड़ी-सी मात्रा में मूत्र विसर्जित करता है और उसमें फूले होने के चिह्न पाए जाते हैं। शिशु हृदय की वृद्धि होने के कारण अचानक श्यावता से ग्रस्त (cyanosed) हो जाता है अर्थात् नीला पड़ जाता है, सांस लेने में कठिनाई होती है और दिल की धड़कन बढ़ जाती है और 24 से 48 घंटे के भीतर बच्चे की मृत्यु हो जाती है। अन्य उत्पन्न होने वाले गम्भीर चिह्न आक्षेप आने (दौरे पड़ना) तथा बेहोशी हो जाना है।

विटामिन B_1 की न्यूनता की लघु श्रेणी की अभिव्यक्तियाँ हैं–

(B) भूख न लगना।

(C) घुटने तथा टखने के प्रतिक्षेप का अभाव अर्थात् इन्हें ठोंकने पर झटका नहीं लगता।

रोकथाम (Prevention)–लोगों को अच्छा सन्तुलित, मिश्रित भोजन ग्रहण करने के लिए जिसमें थायामीन से भरपूर खाद्य पदार्थ (जैसे आंशिक रूप से पके हुए तथा मिल के अधूरे कुटे हुए चावल) हों और शराब पीना पूर्ण रूप से छोड़ देने के लिए शिक्षित करना चाहिए। भोजन में मक्का का परिहार कर देना चाहिए।

चिकित्सा (Treatment)–विटामिन B_1 की न्यूनता में कुछ दिनों तक प्रतिदिन विटामिन B_1 का 50 से 100 मिग्रा. तक का एक अन्तःपेशीय इन्जैक्शन लगाना चाहिए और फिर इसे अगले कुछ दिनों तक हर तीसरे दिन लगाना चाहिए। बाद में इसे 50 से 100 मिग्रा. की मात्रा में मुख द्वारा प्रतिदिन लगभग 1 माह तक दिया जा सकता है। शैशवकालीन बेरी-बेरी में शिशु को विटामिन B_1 का 20 मिग्रा. का अन्तःपेशीय इन्जैक्शन लगाना चाहिए और माँ को विटामिन B_1 10 मिग्रा. की मात्रा में मुख द्वारा दिन में दो बार लेना चाहिए।

विषैला प्रभाव (Toxic effect)–कभी-कभी विटामिन B_1 का इन्जैक्शन लगने के बाद अतिसुग्राहिता प्रतिक्रिया (anaphylactic reaction) उत्पन्न हो जाती है।

विटामिन B_2 या रिबोफ्लेविन (Vitamin B_2 or Riboflavin)

न्यूनता (Deficiency)–विटामिन B_2 की कमी होने (अरिबोफ्लेविनता–ariboflavinosis) से निम्न विकार उत्पन्न होते हैं–

- वृद्धि में बाधा उत्पन्न हो जाती है।
- ओष्ठविदरण (cheilosis) या कोणीय मुखपाक (angular stomatitis)— मुख के कोनों का फट जाना तथा होंठो का लाल हो जाना।
- जिह्वाशोथ (Glossitis) के साथ भौगोलिक जिह्वा का होना–जिह्वाशोथ के साथ इसके पृष्ठीय तल पर सतह के उखड़ने से बने बहुत से चकत्ते जो किसी नक्शे पर भौगोलिक क्षेत्रों के समान प्रतीत होते हैं।
- अण्डकोष की त्वचा का फट जाना।
- नाक और होठों पर त्वग्वसास्राव (sebum) निकलना।
- प्रकाशभिति (Photophobia)–तीव्र सूर्य प्रकाश के प्रति अति संवेदनशीलता होना।
- आँखों में लाली और जलन होना।
- त्वग्वसास्रावग्रस्त त्वक्शोथ (Seborrheic dermatitis)

विटामिन B_2 की कमी सामान्यत: कुपोषण में, शराब पीने के कारण तथा कुछ मस्तिष्क पर प्रभाव डालने वाली औषधियों के प्रतिकूल प्रभाव के रूप में उत्पन्न होती है।

निदान (Diagnosis)–मूत्र में रिबोफ्लेविन का उत्सर्जन 50 मिग्रा. प्रतिदिन से कम होता है।

चिकित्सा (Treatment)–रिबोफ्लेविन को 5 मिग्रा. की मात्रा में दिन में दो या तीन बार लम्बे समय तक दिया जा सकता है।

विटामिन B_2 की अधिकता (Excess of Vitamin B_2)–सामान्यत: अत्यधिक विटामिन B_2 के ग्रहण करने पर पौषणिक विकारों का कोई चिह्न दिखाई नहीं देता।

विटामिन B_6 या पाइरीडॉक्सीन हाइड्रोक्लोराइड (Vitamin B_6 or Phyridoxine Hydrochloride)

न्यूनता (Deficiency)–सन्तुलित आहार में सामान्यत: विटामिन B_6 या पाइरीडॉक्सीन उपयुक्त मात्रा में होता है, अत: इसकी कमी बहुत ही कम होती है। रिबोफ्लेविन की कमी होने से पाइरीडॉक्सीन के अनुकूलतम उपभोग में बाधा उत्पन्न हो जाती है। इसकी कमी सामान्यत: कुछ औषधियों जैसे Isoniazid या Isonicotinic acid hydrazide (INH) के उपयोग के कारण होती है जिसे सामान्यत: क्षयरोग की चिकित्सा में प्रयोग में लाया जाता है। विटामिन B_6 की कमी होने से निम्न विकार उत्पन्न हो जाते हैं–

- परिसरीय तन्त्रिकाशोथ (Peripheral neuritis)
- प्रात:कालीन वमन अर्थात् गर्भावस्था के प्रथम तीन माह के दौरान सुबह के समय उल्टियाँ होना।
- चिड़चिड़ाहट।
- हाथों और पैरों में कम्पन्न होना।
- गम्भीर विटामिन B_6 की कमी होने पर विशेष रूप से शिशुओं में मिर्गी के दौरों के समान दौरे पड़ने लगते हैं।
- मानसिक अवसाद
- जिह्वाशोथ
- ओष्ठविदरण (Cheilosis)
- त्वग्वसास्रावग्रस्त त्वक्शोथ (Seborrheic dermatitis)
- अल्पवर्णी रक्ताल्पता (Hypochromic anemia)

चिकित्सा (Treatment)–सामान्यत: मुख द्वारा प्रतिदिन 20 से 40 मिग्रा. विटामिन B_6 (पाइरीडॉक्सीन हाइड्रोक्लोराइड) दिया जाता है।

विटामिन B_6 की अधिकता (Excess of Vitamin B_6)

सामान्यत: विटामिन B_6 की अधिकता का कोई चिह्न नहीं मिलता।

नियासिन या निकोटिनिक एसिड (Niacin or Nicotinic Acid)

न्यूनता (Deficiency)–नियासिन की कमी कुपोषण से ग्रस्त व्यक्तियों में, मुख्य रूप से मक्का के आहार पर जीवन-निर्वाह करने वाले व्यक्तियों में होती है। यह एक मक्का खाने वाले लोगों में होने वाली न्यूनता है। नियासिन की कमी होने से निम्नलिखित रोग उत्पन्न हो जाते हैं–

पैलाग्रा (Pellagra)–नियासिन की कमी होने से पैलाग्रा नामक रोग उत्पन्न हो जाता है, इसलिए इसे पैलाग्रा-रोधक कारक (pellagra-preventing factor) कहा जाता है और इसमें तीन अंग्रेजी के अक्षर "D" से शुरू होने वाले लक्षण उत्पन्न होते हैं–

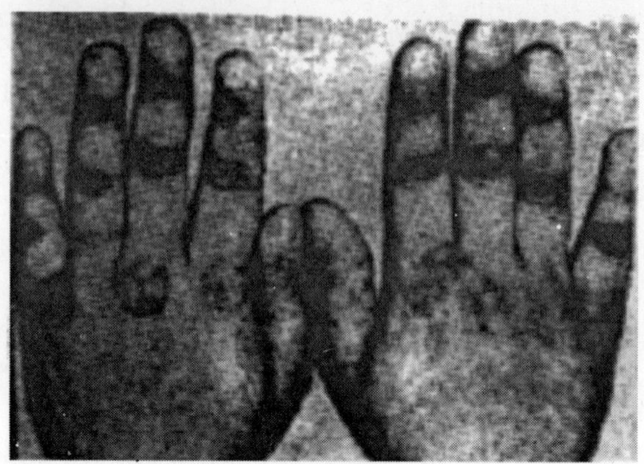

चित्र 8: पैलाग्रा

1. Diarrhea (दस्त आने)
2. Dermatitis (त्वक्शोथ)
3. Dementia (मनोभ्रंश)।

पैलाग्रा की चिकित्सा में नियासिन का उपयोग किया जाता है।

जिह्वाशोथ (Glossitis)–जिह्वा लाल, सूजी हुई तथा वेदनायुक्त होती है।

मुखपाक (Stomatitis)–मुख में व्रण बन जाते हैं और अक्सर कोणीय मुखपाक होता है।

त्वक्शोथ (Dermatitis)–यह सूर्यप्रकाश में रहने पर शरीर के दोनों ओर समान रूप से उत्पन्न होने वाला त्वक्शोथ होता है जो हाथों के पीछे, टाँगों के निचले भागों पर, चेहरे पर और गर्दन पर होता है तथा विक्षति गम्भीर सूर्यदाह के समान प्रतीत होती हैं। प्रभावित क्षेत्र सामान्य त्वचा से भिन्न दिखाई देते हैं जो लाल, हल्के से सूजे हुए होते हैं और इनमें खुजली आती है तथा जलन होती है। त्वचा शुष्क, मोटी तथा रूक्ष होती है।

अतिसार (Diarrhea)–मल पानी जैसा पतला होता है और कभी-कभी इसमें रक्त तथा श्लेष्मा विसर्जित होता है।

- कमजोरी
- शरीर का भार कम हो जाना।
- भूख न लगना।
- अवसाद (depression)

- चिड़चिड़ाहट
- गम्भीर मामलों में प्रलाप (delirium) हो सकता है।
- भावशून्यता (Apathy)
- भ्रम (Confusion)
- स्मृति लोप

चिकित्सा (Treatment)–जब कोई न्यूनता रोग हो तो 200 मिग्रा. नियासिन या निकोटिनिक एसिड को प्रतिदिन विभाजित मात्राओं में दिया जा सकता है।

अधिकता (Excess)–नियासिन के अत्यधिक अन्तर्ग्रहण से सामान्यत: कोई रोग उत्पन्न नहीं होता।

विटामिन B_{12} या सियानोकोबालामिन (Vitamin B_{12} or Cyanocobalamin)

न्यूनता (Deficiency)–विटामिन B_{12} की कमी उन लोगों में होती है जो पूर्ण रूप से वनस्पति उद्गम का भोजन ग्रहण करते हैं और जन्तु भोजन को ग्रहण नहीं करते जैसे वे दूध आदि भी नहीं लेते हैं। विटामिन B_{12} की कमी होने से निम्न रोग उत्पन्न हो जाते हैं–

1. प्रणाशी रक्ताल्पता (Pernicious anemia)–एक प्रकार की रक्ताल्पता जो आमाशयिक रस में कैशल के अन्त:स्थ कारक (Castle's intrinsic factor) का अभाव होने के कारण जिससे विटामिन B_{12} का अवशोषण होता है अथवा भोजन में विटामिन B_{12} की कमी होने के कारण सामान्यत: 50 वर्ष से बाद की आयु के व्यक्ति में उत्पन्न होती है जिसमें त्वचा का रंग नींबू के समान पीला होता है, जिह्वा या जीभ सूज जाती है और इस पर व्रण बन जाते हैं, हाथों–पैरों में सुन्नता हो जाती है या उनमें झुनझुनी होती है, धीरे–धीरे कमजोरी बढ़ती जाती है, शरीर का वज़न घट जाता है, श्रम करने पर सांस फूलने लगता है तथा दिल की धड़कन बढ़ जाती है। विटामिन B_{12} की कमी होने पर महालोहितकोशिकाप्रसूरक्तता (megaloblastosis) हो जाती है अर्थात् लाल रक्त कोशिकाएँ परिमाण में बड़ी हो जाती हैं परन्तु संख्या में बहुत कम हो जाती हैं। लाल रक्त कोशिका का औसत व्यास 7-8 माइक्रोमीटर (सामान्य) से अधिक होता है और लाल रक्त कोशिकाएँ संख्या में प्रति घन मिमी. रक्त में 15 से 25 लाख होती हैं जबकि सामान्यतया ये प्रति घन मिमी. रक्त में 45 से 55 लाख होती हैं। हीमोग्लोबिन प्रतिशतता कम होती है, यह 7 से 9% हो जाती है।

2. सुषुम्ना रज्जु का अनुतीव्र संयुक्त ह्रास (Subacute combined degeneration of the spinal cord)–इसमें सुषुम्ना रज्जु के पश्चज एवं पार्श्वीय स्तम्भों का ह्रास हो जाता है जिसमें अपसंवेदन (paresthesia) या शरीर पर एक विकृत अनुभूति (एक असामान्य अनुभूति जैसे सुन्नता का होना, झुनझुनी होना, चुभने, जलने या शरीर पर कीड़े के रेंगने जैसी अनुभूति होना आदि) होती है, गतिविभ्रम (ataxia) या पेशीय असमन्वय–पादों को मिलाकर तथा आँखों को बंद करके खड़े होकर शरीर का सन्तुलन बनाये रखने में अक्षमता और गिर जाने की प्रवृत्ति होती है और कभी-कभी संस्तम्भी पक्षाघात (spastic paralysis) हो जाता है जिसमें बढ़ी हुई पेशीय तान तथा बढ़े हुए कण्डरा प्रतिवर्त (tendon reflexes) के साथ शरीर के निचले भाग का पक्षाघात हो जाता है।

3. अतिग्लूकोज़रक्तता (Hyperglycemia)

4. भूख न लगना (Anorexia)

रोग-निदान (Diagnosis)–रक्त सीरम में विटामिन B_{12} की मात्रा का आकलन करके रोग का निदान किया जाता है जो सामान्यतः प्रति 100 मिली. रक्त सीरम में 200 से 960 μg (माइक्रोग्राम) होता है। 100 मिली. रक्त सीरम में 80 μg से कम विटामिन B_{12} के पाए जाने से निश्चित रोग-निदान हो जाता है।

चिकित्सा (Treatment)–साधारणतया मैगालोब्लास्टिक अनीमिया के लिए फोलिक एसिड के साथ मुख द्वारा प्रतिदिन 50 से 100 माइक्रोग्राम विटामिन B_{12} दिया जाता है। तन्त्रिकीय विकारों और प्रणाशी रक्ताल्पता में प्रथम सप्ताह में दो बार और फिर दो सप्ताह तक सप्ताह में एक बार अन्तःपेशीय इन्जैक्शन द्वारा 1000 माइक्रोग्राम हाइड्रॉक्सीकोबालामिन (hydroxocobalamin) या विटामिन B_{12} दिया जाता है। बाद में, 1000 माइक्रोग्राम का महीने में केवल एक इन्जैक्शन लगाया जाता है जिसे जीवन भर लगाया जाता है तथा साथ ही रक्त की नियतकालिक जाँच होती रहनी चाहिए। हाइड्रॉक्सोकोबालामिन का कोबालामिन (Cobalamin) से अधिक चिकित्सीय प्रभाव होता है।

अधिकता (Excess)–विटामिन B_{12} की अधिकता होने पर किसी रोग के चिह्नों के उत्पन्न होने का पता नहीं लगा है।

फोलिक एसिड (Folic Acid)

न्यूनता (Deficiency)–फोलिक एसिड की कमी खाना अधिक पक जाने के परिणामस्वरूप उत्पन्न होती है जिससे फोलिक एसिड नष्ट हो जाता है, यह शराब

पीने के कारण उत्पन्न हो सकती है और यह सामान्यतया गर्भावस्था में उत्पन्न होती है। फोलिक एसिड की न्यूनता से निम्नलिखित विकार उत्पन्न हो जाते हैं–

- फोलिक एसिड की कमी सर्वाधिक गर्भावस्था में होती है। यह लौह अल्पताजन्य रक्ताल्पता (Iron deficiency anemia) के साथ उत्पन्न होती है और इससे पौषणिक रक्ताल्पता (Nutritional anemia) हो जाती है। प्रारम्भिक गर्भावस्था में फोलिक एसिड की कमी होने से गर्भस्राव (abortion) हो जाता है।
- चिड़चिड़ापन
- विस्मरणशीलता (भुलक्कड़पन)
- मानसिक मन्दता (Mental sluggishness)
- सामान्यतः गर्भावस्था में और कुछ हद तक स्कूल जाने से पूर्व के बच्चों में महालोहितकोशिका प्रसूरक्ताल्पता (Megaloblastic anemia) या बृहत्लोहितकोशिका रक्ताल्पता (Macrocytic anemia) हो जाती है।
- जिह्वाशोथ
- ओष्ठविदरण (Cheilosis)

आमाशय एवं आँत में होने वाली गड़बड़ियाँ (Gastrointestinal disturbances)

- दस्त आने लगते हैं।
- पेट फूल जाता है।
- वायु बनने लगती है।
- फोलिक एसिड की अत्यधिक कमी होने पर सन्तानोत्पादन में अक्षमता (Infertility) या बन्ध्यता अथवा बाँझपन (Sterility) हो सकता है।
- बच्चे में जन्म से विदीर्ण ओष्ठ (Cleft lip) तथा विदीर्ण तालु (Cleft palate) हो सकता है।

रोग-निदान (Diagnosis)–रक्त सीरम में फोलिक एसिड की मात्रा का आकलन करने से जो सामान्य रूप से 6 से 20 नैग्रा. (नैग्रा. = नैनोग्राम) प्रति 100 मिली. होता है, 3 नैनोग्राम प्रति 100 मिली. से कम हो जाने पर निश्चित रूप से रोग का निदान हो जाता है। जब फोलिक एसिड 6 नैग्रा. प्रति 100 मिली. से कुछ ही कम

होता है तो न्यूनता होने की अधिक सम्भावना होती है। लाल रक्त कोशिकाओं की संख्या 20 से 30 लाख प्रति घन मिमी. रक्त होती है तथा हीमोग्लोबिन 6 से 9% हो जाता है।

चिकित्सा (Treatment)–सामान्यत: मुख द्वारा लोहे के साथ 5 मिग्रा. फोलिक एसिड दिन में एक बार या दो से तीन बार स्त्री को सम्पूर्ण गर्भावस्था काल में देना चाहिए और इसे प्रसव के पश्चात 6 सप्ताह तक जारी रखना चाहिए।

यदि रक्ताल्पता बहुत गम्भीर है या उसकी चिकित्सा नहीं की गयी होती है और प्रसव सन्निकट है तो रक्त आधान कराने की आवश्यकता पड़ जायेगी।

फोलिक एसिड की अधिकता (Excess of Folic Acid)–फोलिक एसिड की अधिकता होने पर सामान्यत: कोई दशा नहीं बिगड़ती।

पैन्टोथैनिक एसिड (Pantothenic Acid)

न्यूनता (Deficiency)–पैन्टोथैनिक एसिड की न्यूनता सामान्यत: नहीं होती क्योंकि यह सभी सामान्य खाद्य पदार्थों में पाया जाता है। फिर भी इसकी कमी होने पर निम्न विकार उत्पन्न हो सकते हैं–

- ज्वलित पाद संलक्षण (Burning feet syndrome)।
- हाथों को फैलाने पर उनमें कम्पन होना।
- चिड़चिडाहट।
- बालों का कालपूर्व सफेद हो जाना।
- बालों की भंगुरता (Brittleness of the hair)।
- खालित्य या गंजापन।
- नींद न आना।
- अधिक वायु विसर्जित होना।
- ऑपरेशन के बाद पेट का फूल जाना।
- घातज आन्त्रावरोध (Paralytic ileus)।
- बन्ध्यता उत्पन्न हो सकती है।

चिकित्सा (Treatment)–मन्द मामलों में कुछ दिनों के लिए पैन्टोथैनिक एसिड को दिन में दो बार कैल्सियम पैन्टोथिनेट की 50 मिग्रा. या 100 मिग्रा. की गोली के रूप में दिया जाता है। ज्वलित पाद संलक्षण या घातज आन्त्रावरोध में इसे

कैल्सियम पैन्टोथिनेट के रूप में 10 मिग्रा. की मात्रा में अन्त:पेशीय इन्जैक्शन द्वारा प्रतिदिन कुछ दिनों तक दिया जाता है।

कोलीन (Choline)

न्यूनता (Deficiency)–कोलीन की न्यूनता होने से वसीय ह्रास होने के कारण यकृत की वृद्धि हो जाती है जिसे वसीय यकृत कहा जाता है।

चिकित्सा (Treatment)–कोलीन को वसीय यकृत और शराबियों में उत्पन्न होने वाले यकृत के सिरोह्सिस में दिया जाता है।

इनोसिटॉल (Inositol)

न्यूनता (Deficiency)–मनुष्य में इसकी कमी बहुत ही कम होती है। यद्यपि इसकी कमी होने से निम्न विकार उत्पन्न हो जाते हैं–

– वृद्धि रुक जाती है।

– गंजापन हो जाता है या बाल झड़ने लगते हैं।

चिकित्सा (Treatment)–इनोसिटॉल मल्टीविटामिन योगों में उनके एक घटक के रूप में उपलब्ध होता है। इसका गंजेपन की चिकित्सा में सामान्यत: विटामिन E के साथ प्रयोग किया जाता है।

बायोटिन (Biotin)

न्यूनता (Deficiency)–मनुष्य में बायोटिन की कमी बहुत कम होती है। यद्यपि इसकी कमी होने से निम्न विकार उत्पन्न होते हैं–

– जिह्वा अंकुरकों का अपक्षय एवं त्वचा का पीला हो जाना।

– रक्ताल्पता

– त्वक्शोथ जिसके साथ त्वचा में दरारें उत्पन्न हो जाती हैं अर्थात् त्वचा फट जाती है और पपड़ियाँ उतरने लगती हैं।

– आकस्मिक शिशु मृत्यु संलक्षण (Sudden infant death syndrome)

निदान (Diagnosis)–मूत्र का परीक्षण होने पर मूत्र में बायोटिन का उत्सर्जन कम मात्रा में होते पाया जाता है। बायोटिन को औषधि के रूप में देने पर सुधार होने से निदान की पुष्टि हो जाती हैं।

चिकित्सा (Treatment)–प्रतिदिन मुख द्वारा 100 μg बायोटिन दिया जाता है या बायोटिन का 150 से 300 μg का प्रतिदिन एक अन्त:पेशीय इन्जैक्शन लगाया जा सकता है।

पैरा-अमीनोबेनज़ोइक एसिड (Para-Aminobenzoic Acid—PABA)

न्यूनता (Deficiency)–इसकी कमी होने से उत्पन्न होता है :

कालपूर्व बालों का सफेद हो जाना।

चिकित्सा (Treatment)–पैरा-अमीनोबेनज़ोइक एसिड का अक्सर विटामिन बी काम्प्लैक्स के अन्य घटकों के साथ मुखीय गोलियों तथा द्रव योगों के रूप में उपयोग होता है।

विटामिन C या एस्कार्बिक एसिड अथवा एन्टी-स्कॉरब्यूटिक विटामिन

न्यूनता (Deficiency)–विटामिन C की मामूली कमी होने से उत्पन्न होते है–

- व्याकुलता या बेचैनी
- कमजोरी

विटामिन C की अधिक कमी होने पर उत्पन्न होते हैं :

- *स्कर्वी (Scurvy)* : इसमें मसूड़े सूजे हुए तथा स्पंज के समान पोले होते हैं जिनसे रक्तस्राव होने की प्रवृत्ति होती है, त्वचा में रक्तस्राव होता है जिससे त्वचा में पीन-शीर्ष के परिमाण के रूधिरांक (petechiae) उत्पन्न हो जाते हैं, अवत्वचीय रक्तस्राव होता है, श्लेष्मिक कला से रक्तस्राव होता है, अस्थि सन्धियों में रक्तस्राव होता है जिससे वे सूज जाती है, रक्ताल्पता हो जाती है, कमजोरी आ जाती है, भुजाओं तथा सन्धियों में दर्द होता है (शिशु चिल्लाता है जब उसकी टाँगों तथा बाँहों को हिलाया जाता है), लम्बी अस्थियों के सिरों की सूजन हो जाती है, दाँत ढीले हो जाते हैं।
- शिशुओं की वृद्धि में बाधा उत्पन्न हो जाती है।
- ज़ख्म देर से भरते हैं।
- संक्रमण के प्रति ग्रहणशीलता बढ़ जाती है।
- शिशुओं में आक्षेप आते हैं अथवा दौरे पड़ने लगते हैं जिससे कभी-कभी शिशु की मृत्यु हो जाती है।

स्कर्वी या विटामिन C की कमी सामान्यत: तब होती है जब खाद्य पदार्थों को गर्म किया जाता है। खाद्य पदार्थों को गर्म करने से विटामिन C नष्ट हो जाता है। विटामिन C की कमी 8 से 12 माह की आयु के शिशुओं में होती है जो माँ का दूध नहीं पीते बल्कि गर्म किया हुआ दुग्ध पाउडर या कन्डैन्सर दूध पीते हैं।

निदान (Diagnosis)–रक्त प्लाज्मा में एस्कार्बिक एसिड के स्तर का आकलन करना। यह प्रति 100 मिली. में 0.1 मिग्रा. से कम होगा।

चिकित्सा (Treatment)–विटामिन C 300 से 1000 मिग्रा. मुख द्वारा प्रतिदिन विभाजित मात्राओं में दिया जाता है।

विटामिन C की अतिमात्रा का उपयोग होने से उत्पन्न विषैले प्रभाव (Toxic effects of overdose of vitamin C)–सामान्यतया विटामिन C के विषैले प्रभावों को नहीं देखा जाता क्योंकि यह जल में घुलनशील विटामिन है और आसानी से शरीर से उत्सर्जित हो जाता है। बहुत ही कम ऐसा होता है कि आमाशय का क्षोभण होता है या आमाशय एवं आँत में वायु बनती है। कभी-कभी लम्बे समय के पश्चात् कैल्सियम ऑक्ज़ेलेट की पथरियाँ बन जाती हैं अथवा मूत्र में कैल्शियम ऑक्ज़ेलेट की स्फटिकाएँ या रवे (Crystals) पाए जाते हैं। ऐसा एस्कार्बिक एसिड के ऑक्ज़ेलेट में चयापचयित हो जाने के कारण होता है।

खनिज (Minerals)

बृहत् खनिज (Major Minerals)

कैल्सियम (Calcium)

कैल्सियम की न्यूनता (Deficiency of Calcium)–सब्जियाँ बनाते समय कैल्सियम निकल जाता है यदि सब्जियों का मोटा छिलका निकाल दिया जाता है या गहरे हरे रंग की पत्तियों को फेंक दिया जाता है। भोजन में भी कैल्सियम की कमी हो सकती है। रक्त में कैल्सियम की कमी होना अल्पकैल्सियमरक्तता (hypocalcemia) कहलाता है।

अल्पकैल्सियमरक्तता के कारण (Causes of Hypocalcemia)–

(1) अल्पपरावटुता (Hypoparathyroidism)

(2) विटामिन D की अत्यधिक हानि होना

(3) तीव्र अग्न्याशयशोथ (Acute pancreatitis)

(4) जीर्ण अपावशोषण संलक्षण (Chronic malabsorption syndrome)

(5) जीर्ण वृक्कीय पात (Chronic renal failure)

(6) गर्भावस्था तथा दुग्धस्रवण काल में कैल्सियम की माँग का बढ़ जाना जिसकी क्षतिपूर्ति नहीं हुई होती हैं।

(7) अल्पमैग्नीशियमरक्तता (Hypomagnesemia)

कैल्सियम की कमी होने से निम्न विकार उत्पन्न हो जाते हैं :

- बच्चों में बालास्थिविकार या रिकेट्स होना।
- स्त्रियों में विशेष रूप से गर्भावस्था के दौरान अस्थिमृदुता (osteomalacia) होना।
- **अस्थिसुषिरता (Osteopororis)**–यह एक ऐसा रोग है जिसमें भोजन में कैल्सियम की कमी होने पर हडिड्यों में विकैल्सीकरण (decalcification) हो जाता है। यह सामान्यत: वृद्धावस्था में पुरुषों एवं स्त्रियों में, अधिकांशत: रजोनिवृति (menopause) के पश्चात् स्त्रियों में होता है जिसमें हडिड्याँ विरलीकृत (rarefied) हो जाती हैं अर्थात् उनका ठोसपन कम हो जाता है और कभी-कभी किसी हड्डी में अस्थिभंग (fracture) हो जाता है।
- अस्थियों में भंगुरता हो जाती है।
- मामूली-सी चोट लग जाने पर भंगुर हड्डी टूट जाती हैं।
- हडिड्यों तथा दाँतों का विकास कम होता है।
- दन्त-क्षरण हो जाता है।
- बच्चों की वृद्धि नहीं होती।
- अतिक्षोम्यता या अत्यधिक चिड़चिड़ापन।
- **अपतानिका (Tetany)**–यह सामान्यत: शिशुओं और बच्चों में होता है जिसमें भुजाओं में कभी-कभी सुन्नता और झुनझुनी होती है, मणिबन्धपादिक ऐंठन (carpopedal spasm) हो जाती हैं अर्थात् कलाई तथा टखने के जोड़ों पर अत्यधिक आकुंचन होता है, पेशीय स्फुरण (फड़फड़ाहट) होता है, मुख की विरूपता हो जाती है, अनेकों पेशियों में ऐंठन होती है तथा आक्षेप आने लगते हैं या दौरे पड़ने लगते हैं। यदि इसकी चिकित्सा नहीं की जाती है तो लम्बे समय तक दौरे पड़ते रहने से रोगी की मृत्यु हो जाती है।

- अल्प रक्त-चाप (Hypotension)
- आक्षेप आना या दौरे पड़ना
- हृद्पात (Heart failure)

रोकथाम (Prevention)–400 IU विटामिन D के साथ 1 से 1.5 ग्राम कैल्सियम से युक्त सन्तुलित भोजन देना चाहिए। गर्भावस्था में कैल्सियम की मांग बढ़ जाती है जिससे अक्सर पिण्डली की पेशियों में ऐंठन हो जाती है। अतः सभी गर्भवती स्त्रियों को कैल्सियम से युक्त खाद्य पदार्थ जैसे दूध, अण्डा आदि और गोलियों के रूप में कैल्सियम तथा विटामिन D के योग जैसे Calcinol, Ostocalcium, Calcium sandoz आदि गोलियाँ देनी चाहिएँ। गर्भावस्था के चौथे माह के शुरू होने से आठवें माह के मध्य तक उपरोक्त गोलियों में से कोई सी भी गोली एक या दो प्रतिदिन देनी चाहिए।

चिकित्सा (Treatment)–बिना उपयुक्त चिकित्सा के दौरे पड़ने, रक्त-चाप कम हो जाने या हृदय पात हो जाने से रोगी की मृत्यु हो जाती है। अतः रोगी को अन्तःशिराभ इन्जैक्शन द्वारा कैल्सियम ग्लूकोनेट देना चाहिए। बाद में, कुछ अन्तःशिराभ इन्जैक्शन लगने के पश्चात् हालत में सुधार होने पर कैल्सियम लैक्टेट या कैल्सियम ग्लूकोनेट की गोलियाँ तथा विटामिन D देना चाहिए।

कैल्सियम की अधिकता (Excess of Calcium)–रक्त में कैल्सियम की अधिकता होने को अतिकैल्सियमरक्तता (hypercalcemia) कहा जाता है।

अतिकैल्सियमरक्तता के कारण (Causes of Hypercalcemia)

1. अतिपरावटुता (Hyperparathyroidism)
2. अज्ञातहेतुक अतिकैल्सियमरक्तता (Idiopathic hypercalcemia)
3. विटामिन D की विषाक्तता जो लम्बे समय तक अधिक मात्रा में विटामिन D का प्रयोग कराते रहने पर उत्पन्न होती है।
4. किसी शिशु का केवल कृत्रिम भोजन जैसे गाय के दूध पर ही जीवित रहना जिसमें माँ के दूध की अपेक्षा तीन से चार गुना अधिक कैल्सियम होता है।
5. विटामिन A की विषाक्तता।
6. दुग्ध-क्षार संलक्षण (Milk-alkali syndrome)–यह दशा जठरान्त्रीय व्रण (peptic ulcer) की चिकित्सा में जैसा कि पहले किया जाता था, बहुत दिनों तक अत्यधिक दूध पीने तथा अवशोषित हो जाने वाले क्षार का उपयोग करने से उत्पन्न होती है।

कैल्सियम अत्यधिक ग्रहण करने या अतिकैल्सियमरक्तता से निम्न रोग उत्पन्न हो जाते हैं–

- उच्च रक्त-चाप (Hypertension)
- फॉस्फेटमेह (Phosphaturia)–मूत्र में कैल्सियम फॉस्फेट का उत्सर्जित होना जो मूत्रण के अंत में चूने के समान पृथ्वी पर जम जाता है।
- किसी अस्थि की अतिवृद्धि होना।
- वृक्क या गुर्दे में पथरी का बनना।
- हृद्-अतालता या हृदय स्पन्द की अनियमितता (cardiac arrhythmia)

चिकित्सा (Treatment)

(1) पैराथाइरॉयड हार्मोन के प्रतिरोधी हार्मोन कैल्सीटोनिन को दिया जा सकता है जिससे अल्पकैल्सियमरक्तता का प्रभाव उत्पन्न होता है अर्थात् रक्त में कैल्सियम की कमी हो जाती है।

(2) **मूत्रल (Diuretics)**–अतिकैल्सियमरक्तता की चिकित्सा में किसी मूत्रल को दिया जा सकता है।

फॉस्फोरस (Phosphorus)

न्यूनता (Deficiency)–फॉस्फोरस की भोजन में न्यूनता सामान्यत: नहीं होती क्योंकि यह अनाजों, दालों, दूध और जन्तु आहारों जैसे मछली आदि में पाया जाता है। मछलियाँ फॉस्फोरस की सबसे बढ़िया स्रोत हैं। फॉस्फोरस का रक्त सीरम में कम हो जाना (2 मिग्रा./100 मिली. या कम) अल्पफॉस्फेटरक्तता (hypophosphatemia) कहलाता है।

फॉस्फोरस न्यूनता या अल्पफॉस्फेटरक्तता के कारण (Causes of Phosphorus Deficiency or Hypophosphatemia)–

- अतिपरावटुता (hyperparathyroidism)
- विटामिन D की कमी होना जो इसके अपर्याप्त अन्तर्ग्रहण या अपर्याप्त अवशोषण के कारण हो सकती है जैसे अपावशोषण संलक्षण (malabsorption syndrome) में होता है।

- अत्यधिक फॉस्फेटमेह होना।
- तीव्र वृक्कीय पात।

फॉस्फोरस की न्यूनता से निम्न विकार उत्पन्न होते हैं–

- भूख न लगना।
- मन्दबुद्धि होना।
- चक्कर आना।
- हडिड्यों और दाँतों की कमजोरी होना।
- डगमगाती चाल (Waddling gait)
- अस्थिभंग (fracture) हो जाना।
- तन्त्रिकाओं का ठीक प्रकार से कार्य न करना जिससे हाथों-पैरों के सोने की, शरीर पर चीटियों के रेंगने की अनुभूति होने की तथा ऐसा दर्द होने की शिकायत मिलती है जैसा कि सूई चुभोने से उत्पन्न होता है।
- लाल रक्त कोशिकाओं का भुरभुरापन (fragility) बढ़ जाता है जिससे रक्तसंलायी रक्ताल्पता (hemolytic anemia) हो जाती है।
- श्वसनीय पेशियों के कमजोर हो जाने के परिणामस्वरूप अतिसंवातन (hyperventilation) होता है अर्थात् फेफड़ों की तथा आस-पास की वायु के बीच आदान-प्रदान बढ़ जाता है।

चिकित्सा (Treatment)–सोडियम और पोटेशियम फॉस्फेट का एक मिश्रण .5 से 1 ग्राम प्रतिदिन विभाजित मात्राओं में देना चाहिए।

फॉस्फोरस की अधिकता (Excess of Phosphorus)–रक्त सीरम में फॉस्फोरस का बढ़ जाना (5 मिग्रा./100 मिली. से ऊपर हो जाना) अतिफॉस्फेटरक्तता (hyperphosphatemia) कहलाता है जो सामान्यतः अल्पपरावटुता (hypoparathyroidism) तथा जीर्ण वृक्कीय पात में उत्पन्न होता है।

चिकित्सा (Treatment)–अति फॉस्फेटरक्तता की रोकथाम के लिए अथवा उसे नियन्त्रित करने के लिए दिन में कई बार मुख द्वारा खाना खाने के बाद उपयुक्त मात्राओं में अम्लनाशक (antacid) एल्युमीनियम हाइड्रॉक्साइड देना चाहिए। इसके मूल में होने वाले रोग की चिकित्सा होनी चाहिए। वृक्कीय पात के गम्भीर मामलों में रक्त-अपोहन (haemodialysis) आवश्यक होता है।

सोडियम (Sodium)

न्यूनता (Deficiency)–सोडियम की कुछ मात्रा उस समय नष्ट हो जाती है जब सब्जियों को पानी में उबाला जाता है और पानी को फेंक दिया जाता है। सोडियम की कमी इसके वृक्कों द्वारा मूत्र में उत्सर्जित होने के कारण भी होती है, 3 से 5 ग्राम सोडियम जो 8 से 12 ग्राम सोडियम क्लोराइड (NaCl) या साधारण नमक के अनुरूप होता है, प्रतिदिन उत्सर्जित होता है। कुछ मात्रा में सोडियम की कमी इसके त्वचा से होकर पसीने के साथ निकल जाने के कारण होती है। गर्म वातावरण में कठोर कार्य करने पर अत्यधिक पसीना आने से या फैक्ट्रियों में भट्‌टी के पास कार्य करने से सोडियम क्लोराइड के रूप में अधिक सोडियम की तथा जल की हानि होती है। मूत्रल तथा अल्परक्तदाबी (hypotensive–रक्त-चाप को कम करने वाली) औषधियों का प्रयोग करने पर भी सोडियम की कमी हो जाती है। मधुमेही अतिग्लूकोजरक्तता तथा एडिसन का रोग भी सोडियम की कमी के कारण हो सकते हैं। रक्त सीरम में सोडियम का 130 mEq/L (सोडियम का सामान्य रक्त सीरम स्तर 135 से 145 mEq/L होता है) से कम हो जाना अल्पसोडियमरक्तता (hyponatremia) कहलाता है।

सोडियम की न्यूनता से निम्न विकार उत्पन्न हो जाते हैं–

- अल्परक्तदाब (hypotension) या रक्त-चाप कम हो जाना।
- शीघ्रगामी नाड़ी या नब्ज़, हृद्‌क्षिप्रता (Tachycardia or palpitation)
- भूख न लगना।
- उल्टियाँ होना।
- भावहीनता या भावशून्यता (Apathy)
- पेशीय ऐंठन जो सामान्यतः पिण्डली तथा उदर की पेशियों में होती हैं।
- निर्जलीकरण (Dehydration)।
- आँखों का भीतर को धँस जाना।
- श्वसनीय पात (Respiratory failure)।
- गहन मूर्च्छा या बेहोशी (Coma) ।

निदान (Diagnosis)–सिल्वर नाइट्रेट परीक्षण द्वारा मूत्र में सोडियम क्लोराइड के न पाए जाने का पता लगाकर अल्पसोडियमरक्तता का निदान किया जा सकता है। सामान्यतः मूत्र में सोडियम क्लोराइड के पाए जाने पर टैस्ट ट्यूब में मूत्र के नमूने में सिल्वर नाइट्रेट विलयन को मिलाने से इसकी सोडियम क्लोराइड के साथ

प्रतिक्रिया होने के परिणामस्वरूप एक सफेद अवक्षेप या तलछट (Precipitate) बन जायेगा।

चिकित्सा (Treatment)–लवणीय या नमकीन पानी अर्थात् सोडियम क्लोराइड (साधारण नमक) को पानी में घोलकर देना चाहिए। इसे नॉर्मल सैलाइन (सोडियम क्लोराइड का 0.9% विलयन) के रूप में अन्तःशिराभ मार्ग द्वारा या आधान (transfusion) द्वारा दिया जा सकता है।

सोडियम की अधिकता (Excess of Sodium)–सोडियम की अधिकता के निम्न कारण हो सकते हैं :

- अत्यधिक पसीना आने से सोडियम तथा जल की हानि होने पर शरीर में जल की अपेक्षाकृत अपर्याप्त मात्रा के साथ सोडियम की अनुपयुक्त क्षतिपूर्ति होने के कारण शरीर में सोडियम की मात्रा बढ़ जाती है।
- शरीर में जल का अवरोधन।
- हृद्पात तथा वृक्कीय पात जिनमें सोडियम का उत्सर्जन कम हो जाता है।
- रक्त आयतन का बढ़ जाना।
- एड्रीनल कॉर्टेक्स की अतिसक्रियता जैसे एल्डोस्टेरोन हार्मोन अधिक उत्पन्न (hyperaldosteronism) होना तथा कुशिंग्स सिण्ड्रोम होना।
- उदकमेह (Diabetes insipidus)
- कभी-कभी किसी रोग की चिकित्सा में अतिपरासारी लवणीय विलयन (hypertonic saline solution) को अधिक मात्रा में या लम्बे समय तक अन्तःशिराभ मार्ग द्वारा रोगी में पहुँचाने पर सोडियम की अधिकता हो जाती है।
- लम्बे समय तक कॉर्टिसोन, ACTH तथा लिंग हार्मोनों से चिकित्सा करना।

रक्त सीरम में सोडियम का स्तर 145 mEq/L से ऊँचा हो जाना। अतिसोडियमरक्तता (hypernatremia) कहलाता है। इससे निम्न विकार उत्पन्न हो जाते हैं–

- उच्च रक्त-चाप या ब्लड प्रैशर बढ़ जाना।
- बेचैनी
- चिड़चिड़ाहट
- शोफ (Edema) का उत्पन्न होना जो पहले पाँवों और टखनों पर उत्पन्न होता है और फिर पूरे शरीर में हो जाता है।
- अल्पमूत्रता (Oliguria)–चरमसीमा के रोगियों में मूत्र की निकासी कम हो जाती है।

- ज्वर
- प्रलाप (Delirium)
- गहन मूर्च्छा या बेहोशी।

निदान (Diagnosis)–रक्त सीरम में सोडियम का स्तर निर्धारित करके अतिसोडियमरक्तता (hypernatremia) का निदान किया जा सकता है।

चिकित्सा (Treatment)–अत्यधिक पसीना आने पर मुँह से पानी पिलाना चाहिए। गम्भीरावस्था में अन्त:शिराभ मार्ग द्वारा धीरे-धीरे 5% ग्लूकोज़ (डैक्सट्रोज़) विलयन दिया जाता है। मधुमेही उद्‌गम के अतिग्लूकोज़रक्तता के साथ होने वाले अतिसोडियमरक्तता में नॉर्मल सैलाइन (0.9% सोडियम क्लोराइड विलयन) के साथ 5% ग्लूकोज विलयन का आधान किया जाता है जिसके साथ आकलित मात्रा में न्यूट्रल इन्सुलिन को दिया जाता है।

क्लोरीन (Chlorine)

क्लोरीन सामान्यत: प्रकृति में सोडियम के साथ सोडियम क्लोराइड लवण के रूप में पाई जाती है जिस रूप में दोनों को भोजन के साथ ग्रहण किया जाता है अथवा अन्य प्रकार से इन्हें ग्रहण किया जाता है, अत: इन दोनों पर एक साथ विचार किया जाता है।

सोडियम क्लोराइड (साधारण नमक) की न्यूनता (Deficiency of Sodium Chloride)–सोडियम क्लोराइड की शरीर से मूत्र और पसीने के द्वारा हानि होती है, जो सोडियम क्लोराइड मूत्र के द्वारा उत्सर्जित होता है, वह वृक्कों द्वारा नियमित होता है परन्तु जिसकी पसीने के द्वारा हानि होती है वह नियंत्रित नहीं होता। सोडियम क्लोराइड की कमी उपवास के दौरान हो सकती है या लवण रहित भोजन ग्रहण करने से होती है। क्लोराइडों का मूत्र में उत्सर्जन कम हो सकता है या सोडियम क्लोराइड का केवल एक सूक्ष्मांश ही पाया जा सकता है। सोडियम क्लोराइड या साधारण नमक की कमी होने से निम्न विकार उत्पन्न होते हैं–

- निर्जलीकरण (Dehydration)
- उल्टियाँ होना।
- अल्प रक्त-चाप या ब्लड प्रैशर कम हो जाना।

- विशेष रूप से गर्म वातावरण में कठोर शारीरिक कार्य करने वाले लोगों जैसे खानों में या फैक्ट्रियों में भटियों के पास कार्य करने वाले लोगों में अत्यधिक पसीना आने से सोडियम क्लोराइड की हानि होने के कारण उनके हाथों-पैरों में पेशीय ऐंठन (ऊष्मा ऐंठन) हो जाती है। सोडियम क्लोराइड की हानि 10 से 20 ग्राम प्रतिदिन हो सकती है।
- गम्भीरावस्था में गहन मूर्च्छा या बेहोशी हो जाना।

निदान (Diagnosis)–मूत्र में सोडियम क्लोराइड का अभाव होने या इसके केवल एक सूक्ष्मांश के ही पाए जाने से सोडियम क्लोराइड की कमी होने का संकेत मिलता है।

चिकित्सा (Treatment)–भोजन में अधिक सोडियम क्लोराइड (साधारण नमक) को मिलाना चाहिए। ऊष्मा ऐंठन को पीने के पानी में 10 से 20 ग्राम सोडियम क्लोराइड को मिलाकर (0.3 से 0.5% शक्ति का) देने से नियंत्रित किया जा सकता है। गम्भीर रोगियों में नॉर्मल सैलाइन (0.9% सोडियम क्लोराइड विलयन) के साथ 5% ग्लूकोज़ (डैक्सट्रोज़) का आधान (बोतल से चढ़ाना) किया जाता है।

सोडियम क्लोराइड (साधारण नमक) की अधिकता (Excess of Sodium Chloride)–शरीर में सोडियम क्लोराइड की अधिकता उसका अत्यधिक अन्तर्ग्रहण करने के कारण होती है। इससे निम्न रोग उत्पन्न हो जाते हैं–

- उच्च रक्त-चाप या ब्लड प्रैशर का बढ़ जाना।
- शोफ जो पहले पाँवों पर और फिर सम्पूर्ण शरीर में हो जाता है।

चिकित्सा (Treatment)–लवण रहित या लवण प्रतिबंधित भोजन ग्रहण करना चाहिए। अल्प लवण युक्त आहार में 200 से 300 मिग्रा. तथा मामूली अल्प लवण युक्त आहार में 400 से 500 मिग्रा. सोडियम क्लोराइड होता है।

- मूत्रल (diuretics) औषधियों अथवा पदार्थों का उपयोग करना।

पोटेशियम (Potassium)

पोटेशियम की न्यूनता (Deficiency of Potassium)–शरीर में अथवा रक्त में पोटेशियम की कमी होने को अल्पपोटेशियमरक्तता (hypokalemia or hypopotassemia) कहा जाता है।

इसके निम्नलिखित कारण हो सकते हैं–

- भोजन में कम मात्रा में पोटेशियम ग्रहण करना।
- लगातार उल्टियाँ होने से पाचक नली से होकर अत्यधिक पोटेशियम की हानि होना।
- अतिसार (दस्त आने)।
- लम्बे समय तक मूत्रल औषधियों का प्रयोग करना।
- रोगों की चिकित्सा में लम्बे समय तक स्टैरायडों का उपयोग होना।
- ऊतकों का क्षतिग्रस्त होना या क्षीणता हो जाना जो सम्भवत: प्रोटीन-ऊर्जा कुपोषण (PEM) में या सूखे रहने पर होती है।
- अतिएल्डोस्ट्रेरोनरक्तता (Hyperaldosteronism)
- कुशिंग्स सिण्ड्रोम (Cushing's syndrome)
- चयापचयी क्षारमयता (Metabolic alkalosis)
- अनियन्त्रित इन्सुलिन चिकित्सा
- किसी सामान्य दमारोधी औषधि का बीटा-एड्रीनर्जिक औषधियों (beta-adrenergic drugs) के साथ लम्बे समय तक तथा अधिक मात्रा में उपयोग करना।

पोटेशियम की कमी होने पर निम्नलिखित विकार उत्पन्न हो जाते हैं–

- थकान होना
- पेशीय दुर्बलता
- ऐंठन
- चक्कर आना
- प्यास लगना
- मानसिक भ्रान्ति
- हृद्-अतालता या हृदय स्पन्द की अनियमितता (Cardiac arrhythmia)
- अत्यधिक पोटेशियम न्यूनता होने पर पक्षाघाती आन्त्रावरोध (paralytic ileus) हो जाता है अर्थात् आन्त्रीय पेशियों की कमजोरी होने या उनका पक्षाघात हो जाने के कारण आन्त्रावरोध हो जाता है और आँते फूल जाती हैं।

- अत्यधिक पोटेशियम न्यूनता होने पर कंकालीय पेशियों का पक्षाघात हो सकता है।

निदान (Diagnosis)–रक्त सीरम में पोटेशियम स्तर का आकलन करके जो सामान्य से नीचा होता है, इसकी न्यूनता का निदान किया जाता है।

चिकित्सा (Treatment)–टमाटर का रस या सन्तरे का रस एक से दो चाय की चम्मच भर बार-बार देना चाहिए या पोटेशियम क्लोराइड का मिक्शचर दिया जा सकता है। गम्भीर रोगियों में पोटेशियम क्लोराइड से युक्त लैक्टेटेड रिंगर्स विलयन (lactated ringer's solution) अन्त:शिराभ इन्जैक्शन द्वारा दिया जा सकता है।

पोटेशियम की अधिकता (Excess of Potassium)–रक्त में पोटेशियम की अधिकता होने को अतिपोटेशियमरक्तता (hyperkalemia) कहा जाता है। इसके निम्न कारण हैं–

- पोटेशियम का अत्यधिक अन्तर्ग्रहण करना।
- एक मूत्रल औषधि spironolactone से अनियन्त्रित मूत्रल चिकित्सा होना जिससे मूत्र में पोटेशियम का उत्सर्जन कम होता है और वह रक्त में बढ़ जाता है।
- एडिसन का रोग
- अल्पएल्डोस्टेरोनरक्तता (Hypoaldosteronism)
- चयापचयी अम्लरक्तता (Metabolic acidosis)
- इन्सुलिन न्यूनता
- वृक्कीय अपर्याप्तता जिससे मूत्र का आयतन कम हो जाता है।

पोटेशियम की अधिकता होने से निम्न विकार उत्पन्न हो जाते हैं–

- पेशीय दुर्बलता
- पक्षाघात तक भी हो सकता है।
- पेट का फूल जाना।
- अतिसार (Diarrhea)
- हृद्-अतालता या हृदय स्पन्द की अनियमितता (cardiac arrhythmias) जैसे निलयी विकम्पन (ventricular fibrillation) होना और यहाँ तक कि पूर्ण हृद्रोध (cardiac arrest) हो जाता है।

निदान (Diagnosis)–रक्त सीरम में पोटेशियम स्तर का आकलन करके जो सामान्य से ऊँचा होता है, पोटेशियम की अधिकता का निदान किया जाता है।

चिकित्सा (Treatment)–चिकित्सा के सिद्धान्त निम्नलिखित हैं :

- अधिक पोटेशियम युक्त भोजन का बहिष्कार कर देना चाहिए।
- ऐसी औषधि जैसे spironolactone से मूत्रल चिकित्सा करना छोड़ देना चाहिए जिससे मूत्र में पोटेशियम का उत्सर्जन कम होता है।
- किसी भी रूप में होने वाले पोटेशियम अनुपूरण को रोक देना चाहिए।
- ऐसे रोगियों में जिनमें अधिवृक्क प्रान्तस्था (adrenal cortex) की अल्पक्रिया होती है, मिनरलोकॉर्टिकॉयड हार्मोन देने चाहिएँ।

मैग्नीशियम (Magnesium)

न्यूनता (Deficiency)–सामान्यतया मैग्नीशियम की कमी नहीं होती क्योंकि यह लगभग सभी खाद्य पदार्थों में पाया जाता है। फिर भी इसकी कमी निम्न विकारों में हो सकती है। मैग्नीशियम का रक्त सीरम में सामान्य से कम मात्रा में पाया जाना अल्पमैग्नीशियमरक्तता (hypomagnesemia) कहलाता है।

- कुपोषण संलक्षण (malabsorption syndrome) जिसमें आँतों से मैग्नीशियम का अवशोषण होने में बाधा उत्पन्न हो जाती है।
- जीर्ण अतिसार (chronic diarrhea)
- उल्टियाँ अत्यधिक होना।
- शराब पीना–इससे मैग्नीशियम का अवशोषण प्रभावित होता है।
- यकृत का सिरहोसिस
- विटामिन D की कमी होना।
- अल्पकैल्सियमरक्तता (Hypocalcemia)
- पैराथाइरॉयड ग्रन्थि के विकार।
- गर्भहेतुक विषरक्तता (Toxemia of pregnancy)
- अतिएल्डोस्टेरोनरक्तता (Hyperaldosteronism)

मैग्नीशियम की न्यूनता से निम्न विकार उत्पन्न हो जाते हैं–

- पेशीय दुर्बलता

- चिड़चिड़ाहट
- भूख न लगना
- उल्टियाँ होना
- मानसिक अवसाद
- भ्रान्ति या भ्रम
- घबराहट
- चक्कर आना
- हाथों-पैरों में ऐंठन तथा कम्पन होना।
- आक्षेप आना या दौरे पड़ना (Convulsions)
- हृद्-अतालता या हृदय स्पन्द की अनियमितता।

चिकित्सा (Treatment)–मैग्नीशियम ऑक्साइड 250 से 500 मिग्रा. मुख द्वारा दिन में 2 से 4 बार दिया जा सकता है। गम्भीरावस्था में मैग्नीशियम सल्फेट का एक अन्त:पेशीय इन्जैक्शन लगाया जा सकता है विशेष रूप से जब साथ में उच्च रक्त-चाप भी हो।

मैग्नीशियम की अधिकता (Excess of Magnesium)–रक्त सीरम में मैग्नीशियम का सामान्य से अधिक होना अतिमैग्नीशियमरक्तता (hypermagnesemia) कहलाता है। इसके निम्नलिखित कारण होते हैं–

– वृक्कीय अक्षमता जिसमें वृक्क मैग्नीशियम को उत्सर्जित करने में असमर्थ होते हैं।

– गर्भाक्षेपक (eclampsia of pregnancy) में मैग्नीशियम के अत्यधिक इन्जैक्शन लगने के पश्चात् भी कभी-कभी मैग्नीशियम की अधिकता हो जाती है।

– मैग्नीशियम का अत्यधिक अन्तर्ग्रहण करना।

मैग्नीशियम की अधिकता होने से निम्न विकार उत्पन्न होते हैं–

- शमन (Sedation)
- मानसिक भ्रान्ति
- पेशीय दुर्बलता, विशेष रूप से श्वसनीय संस्थान की पेशियों की दुर्बलता होना जिसमें अल्पसंवातन (hypoventilation) होता है।

- श्वसनीय अम्लरक्तता (Respiratory acidosis)
- पक्षाघात हो जाना।
- हृद्मन्दता (Bradycardia) या नाड़ी गति का घट जाना।
- पूर्ण हृद्रोध (cardiac arrest) और अन्ततः मृत्यु हो जाना।

चिकित्सा (Treatment)–वृक्कीय कार्य में सुधार लाने के लिए अन्त:शिराभ मार्ग द्वारा नॉर्मल सैलाइन में 5% ग्लूकोज की ड्रिप के साथ furosemide (lasix) दिया जाता है। साथ ही अन्त:शिराभ आधान में उपयुक्त मात्रा में कैल्सियम क्लोराइड भी प्रविष्ट होना चाहिए। विलम्बित रोगियों में या जिन्हें उपरोक्त चिकित्सा से लाभ नहीं होता, उनके लिए रक्त अपोहन (hemodialysis) की आवश्यकता होगी।

लघु खनिज या सूक्ष्ममात्रिक तत्त्व (Minor Minerals or Trace Elements)

लोहा (Iron)

न्यूनता (Deficiency)–लोहे की कमी होने के कारणों को पीछे बता दिया गया है। लोहे की कमी होने से निम्न रोग उत्पन्न होते हैं–

लौह अल्पताजन्य रक्ताल्पता (Iron deficiency anemia) या पौषणिक रक्ताल्पता (Nutritional anemia) उत्पन्न हो जाती है। यह लघुलोहितकोशिकीय (microcytic) जिसमें लाल रक्त कोशिकाओं का व्यास छोटा, 5 माइक्रोमीटर से भी कम होता है तथा अल्पवर्णी (hypochromic) रक्ताल्पता होती है जिसमें हीमोग्लोबिन 10% से कम अर्थात् प्रति 100 मिली. रक्त में 10 ग्राम से कम होता है और औसत कणिकीय हीमोग्लोबिन सान्द्रता (mean corpuscular hemoglobin concentration—MCHC) 34% से कम होती है। इसमें कमजोरी हो जाती है, सार्वदैहिक थकान होती है, भूख कम लगती हैं, जठरान्त्रीय (gastrointestinal) गड़बड़ियाँ होती हैं, शरीर पीला पड़ जाता है, नाखून सफेद और चम्मचाकार अर्थात् बीच में भीतर की ओर को दबे हुए तथा किनारों पर उठे हुए (दर्बी नख — Koilonychia) हो जाते हैं, चक्कर आते हैं, श्रम करने पर सांस फूलने लगता है, दिल की धड़कन और नाड़ी गति बढ़ जाती है, गम्भीर दशा में टखनों पर शोफ (edema) उत्पन्न हो जाता है।

रोग निदान–लौह अल्पताजन्य रक्ताल्पता का निदान निम्न परीक्षणों द्वारा किया जा सकता है।

(I) हीमोग्लोबिन सान्द्रता का आकलन–प्रति 100 मिली. रक्त में 11 ग्राम से कम हीमोग्लोबिन के पाए जाने पर रक्ताल्पता होना समझा जाता है। प्रति 100 मिली. रक्त में 6 से 8 ग्राम हीमोग्लोबिन गम्भीर रक्ताल्पता में पाया जाता है।

(II) लोहे की सान्द्रता का आकलन–लोहे का सामान्य मान 0.80 से 1.80 मिग्रा. प्रति लीटर रक्त सीरम हैं। लोहे का मान 0.5 मिग्रा. प्रति लीटर रक्त सीरम से कम होने पर लोहे की कमी होने का संकेत मिलता है।

चिकित्सा (Treatment)–फरेस सल्फेट (ferous sulphate) की 0.2 ग्राम की गोली (जिससे 60 मिग्रा. लोहा उपलब्ध होता है) को या फेरस फ्यूमेरेट (ferrous fumerate) अथवा फेरस ग्लूकोनेट (ferrous gluconate) को मुख द्वारा खाना खाने के बाद दिन में तीन बार तथा साथ ही फोलिक एसिड की 5 मिग्रा. की एक गोली को दिन में एक बार 10 दिन तक दिया जाता है और फिर 11वें दिन से 40वें दिन तक फेरस सल्फेट की 0.2 ग्राम की एक गोली को दिन में दो बार तथा फोलिक एसिड की 2 मिग्रा. की एक गोली को दिन में एक बार देना चाहिए। शिशुओं को दिन में तीन बार 0.2 ग्राम फैरस अमोनियम साइट्रेट (ferrous ammonium citrate) से युक्त मीठा सीरप (जिसमें 20 मिग्रा. लोहा उपलब्ध होता है) देना चाहिए। जब हीमोग्लोबिन स्तर बहुत नीचा होता है तो लोहे का अन्तःपेशीय इन्जैक्शन लगाया जाता है। साधारणतया एम्प्यूल के रूप में उपलब्ध इन्फरॉन (Infron) का कूल्हे में एक गहन अन्तःपेशीय इन्जैक्शन लगाया जाता है। कभी-कभी शोचनीय रोगियों में जिनमें रक्तस्राव होने के कारण काफी रक्त की हानि हो चुकी है, हीमोग्लोबिन की न्यूनता की तथा रक्त आयतन की क्षतिपूर्ति के लिए ताजे रक्त का आधान करने की आवश्यकता पड़ जाती है।

अनुषंगी प्रभाव (Side effects)–मुखीय लौह चिकित्सा होने पर कब्ज हो सकता है, दस्त हो सकते हैं, आमाशयिक कष्ट हो सकता है और यहाँ तक कि पेट में ऐंठन का दर्द (colicky pain) हो सकता है।

इन्जैक्शन द्वारा लोहे की चिकित्सा (Parenteral Iron Therapy)–लोहे का एक इन्जैक्शन लगने के पश्चात् स्थानीय शूल हो सकता है, दाब-वेदना हो सकती है, त्वचा पर धब्बा पड़ सकता है। सिर में दर्द, जी मिचलाना, छाती में दर्द होना, सांस फूलना तथा यहाँ तक कि अतिसुग्राही स्तब्धता (anaphylactic shock) भी हो

सकती है। अतः रोगी का ध्यानपूर्वक अवलोकन करना चाहिए जिससे कोई भी प्रतिक्रिया होने पर तुरन्त ही उपयुक्त उपाय किए जा सकें।

आयोडीन (Iodine)

न्यूनता (Deficiency)–आयोडीन की न्यूनता होने से निम्न रोग उत्पन्न हो जाते हैं–

अवटु-अल्पक्रियता (Hypothyroidism)–अवटु ग्रन्थि (thyroid gland) की अल्पक्रिया होने के परिणामस्वरूप आधारिक चयापचयी दर घट जाती है और इसमें मोटापा हो जाता है, त्वचा तथा बाल दोनों शुष्क हो जाते हैं और इनकी चमक समाप्त हो जाती है, ब्लड प्रैशर कम होता है, नाड़ी गति धीमी होती है, सभी कार्यों में शिथिलता आ जाती है, मानसिक दुर्बलता होती है जिसके साथ श्रवण एवं वाणी दोष होते हैं, पेशीय क्रियाशीलता घट जाती है, ठण्ड सहन नहीं होती तथा गलगण्ड (goitre) बन जाता है।

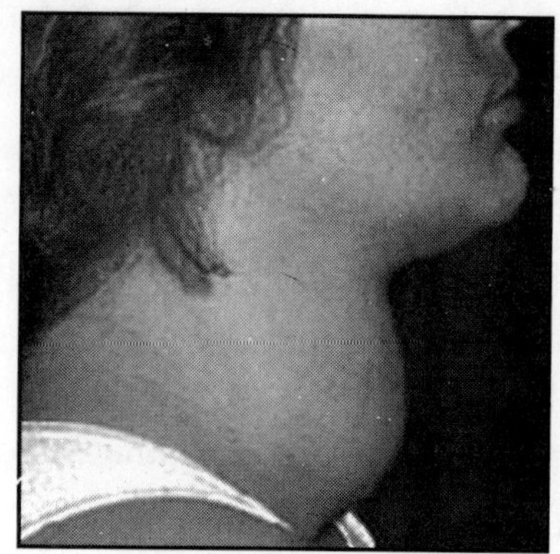

चित्र 9A : विसृत गलगण्ड (Diffuse goitre)

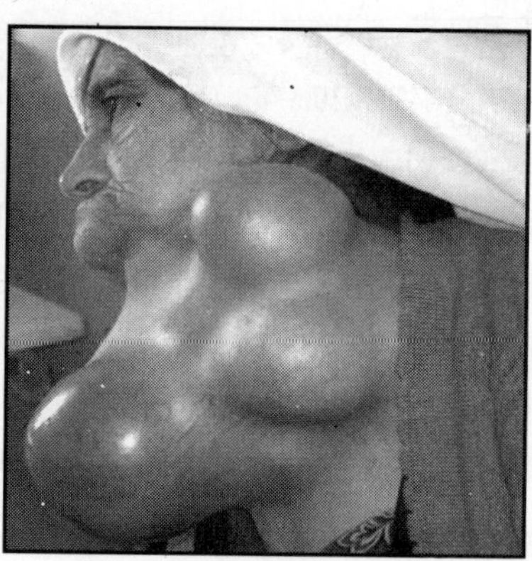

चित्र 9B : पर्विल गलगण्ड (Nodular goitre)

गलगण्ड का बनना (Goitre formation) –आयोडीन की कमी होने से गलगण्ड या घेंघा बन जाता है। गलगण्ड थाइरॉयड ग्रन्थि की वृद्धि होती है जिससे गर्दन में सामने की ओर सूजन उत्पन्न हो जाती है जो विसृत या फैली हुई अथवा पर्विल (Nodular) या गाँठ के रूप में होती है और सामान्यतः पीने के पानी में आयोडीन की कमी होने के कारण हिमालय के नमी वाले क्षेत्रों में कश्मीर से आसाम तक उत्पन्न होती है। एक वयस्क की थाइरॉयड ग्रन्थि जो सामान्यतः लगभग 25 ग्राम

की होती है, गलगण्ड या ग्वॉयटर में बढ़कर 200 से 500 ग्राम की या इससे भी अधिक भार वाली हो जाती है।

मिक्सीडीमा (Myxedema)–यह थाइरॉयड ग्रन्थि की अल्पक्रिया होने के परिणामस्वरूप उत्पन्न होने वाला रोग है जो बच्चों एवं वयस्कों में, अधिकतर स्त्रियों में उत्पन्न होता है। बच्चों में उत्पन्न होने वाले मिक्सीडीमा को बचपन का मिक्सीडीमा (Juvenile myxedema) कहा जाता है। मिक्सीडीमा भोजन में आयोडीन की कमी होने के कारण या ऑपरेशन द्वारा थाइरॉयड ग्रन्थि को निकाल देने अथवा उसका अपक्षय होने के कारण या अग्रज पीयूष ग्रन्थि (ant. pituitary gland) की अल्पक्रिया के द्वितीयक रूप में उत्पन्न होता है जिसमें त्वचा शुष्क, रूक्ष तथा मोटी हो जाती है जिस पर से बाल झड़ जाते हैं, हाथ और चेहरा फूले हुए होते हैं, वृद्धि रुक जाती है जिससे व्यक्ति बोना हो जाता है और चेहरा चन्द्राकार होता है, स्मृति दौर्बल्य होता है, बुद्धि–मन्दता (Mental retardation) होती है, जिह्वा बड़ी हो जाती है, बोली धीमी होती है, रक्ताल्पता हो जाती है, ठण्ड के प्रति संवेदनशीलता होती है तथा सुस्ती छायी रहती है।

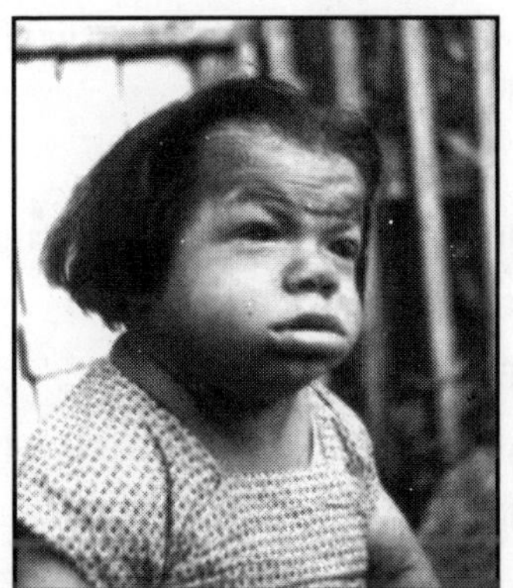

चित्र 10 : मिक्सीडीमा (Myxedema)

वयस्कों में पाया जाने वाला मिक्सीडीमा अधिकतर स्त्रियों में पाया जाता है। उनमें मासिकधर्म के विकार जैसे अनार्तव (amenorrhea), अल्पार्तव (hypomenorrhea) अथवा मासिकधर्म कम होना और अन्य मासिकधर्म सम्बन्धी विषमताएँ उत्पन्न हो जाती हैं। इसमें सुस्ती होना, थकान होना, कब्ज होना, मोटापा हो जाना, शरीर का तापमान सामान्य से कम होना, ठण्ड के प्रति अतिसंवेदनशीलता होना, नाड़ी गति धीमी होना तथा रक्त में कोलेस्ट्रॉल का बढ़ जाना पाया जाता है।

अवटुवामनता (Cretinism)–इसमें सामान्यतः जन्म से ही थाइरॉयड ग्रन्थि अल्पवर्धित (rudimentary) होती है अर्थात् बहुत छोटी होती है जिससे थाइरॉयड ग्रन्थि के स्राव का अभाव होने के कारण इसके कार्य में कमी हो जाती है। बच्चे का शारीरिक तथा मानसिक विकास नहीं हो पाता। बच्चे की वृद्धि में बाधा उत्पन्न हो जाती है, बाल पतले होते हैं और उनमें चमक नहीं होती, त्वचा पीली होती है, चेहरा फूला हुआ होता है तथा जिह्वा बाहर को निकली हुई होती है।

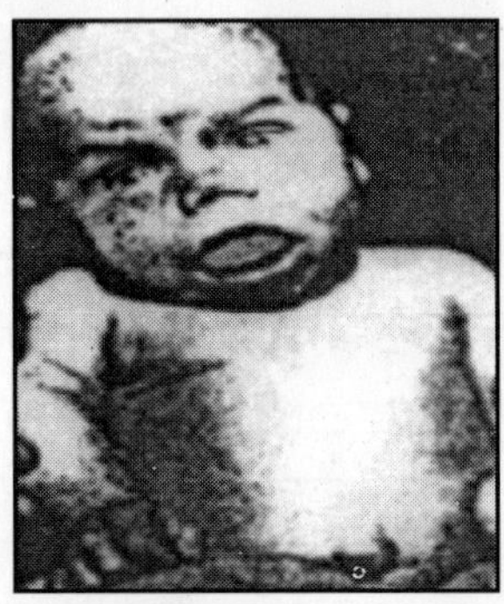

चित्र 11 : अवटुवामनता (Cretinism)

- शारीरिक विकास नहीं होता।
- मानसिक कार्य में क्षति पहुँचना।
- स्वत:प्रवर्तित गर्भस्राव (Spontaneous abortion) तथा मृत बच्चे का जन्म (stillbirth) होने में वृद्धि होती है।
- विकृत बच्चे का जन्म होना।

रोकथाम (Prevention)–गलगण्ड या घोंघे की पुनरावृत्ति को रोकने के लिए साधारण नमक को आयोडीन से पुष्टिकृत किया जाता है अर्थात् आयोडीनोपचारित साधारण नमक (Iodized common salt) का उपयोग किया जाता है जो बाजार में उपलब्ध होता है। यह एक ऐसा लवण होता है जिसमें 10,000 भाग सोडियम क्लोराइड या साधारण नमक के साथ एक भाग पोटेशियम आयोडाइड होता है। 10 किलोग्राम साधारण नमक में एक ग्राम पोटेशियम आयोडाइड के मिलाने पर प्रतिदिन ग्रहण किए जाने वाले 10 ग्राम नमक में 1 मिग्रा. पोटेशियम आयोडाइड होता है अर्थात् इससे 10,000 भाग साधारण नमक में 1 भाग पोटेशियम आयोडाइड उपलब्ध होता है।

चिकित्सा (Treatment)–अवटु-अल्पक्रियता (Hypothyroidism) की चिकित्सा में जीवन भर मुख द्वारा थाइरॉक्सीन (thyroxine) हार्मोन दिया जाता है।

दोनों प्रकार के गलगण्ड अर्थात् विसृत तथा पर्विल गलगण्ड में शल्यक्रियात्मक चिकित्सा की जाती है।

आयोडीन की अधिकता (Excess of Iodine)–आयोडीन के अत्यधिक अन्तर्ग्रहण से थाइरॉयड ग्रन्थि की अतिसक्रियता होती है जिसे अवटु–अतिक्रियता (hyperthyroidism), अवटु–विषाक्तता (thyrotoxicosis), नेत्रोत्सेधी गलगण्ड (exophthalmic goitre) या ग्रेव्ज़ का रोग (Graves' disease) कहा जाता है जिसमें थाइरॉयड ग्रन्थि की वृद्धि हो जाती है, आँखे बाहर को निकल आती हैं, हाथों की अँगुलियों में कम्पन होता है तथा दिल की धड़कन बढ़ जाती है, अक्सर दस्त आने लगते हैं, शरीर का वज़न कम हो जाता है, चिड़चिड़ाहट होती है, बेचैनी होती है, नींद नहीं आती और गर्म पसीना आता है।

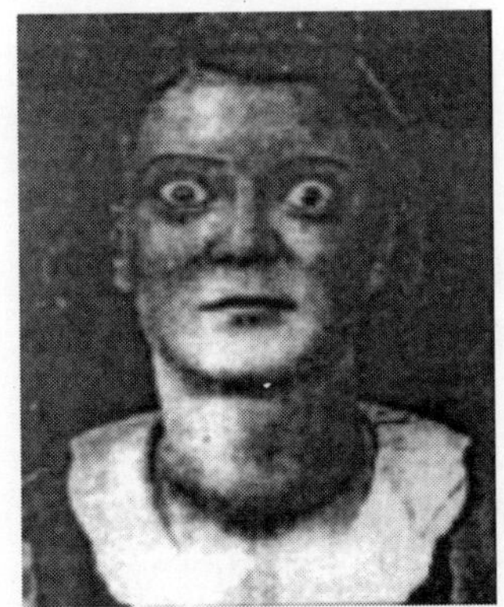

चित्र 12 : नेत्रोत्सेधी गलगण्ड (Exophthalmic goitre)

चिकित्सा (Treatment)–सामान्यत: थाइरॉयड ग्रन्थि की अतिसक्रियता को नियन्त्रित करने के लिए थाइरॉयडरोधी औषधियों जैसे थायोयूरिया व्युत्पादितों (thiourea derivatives) का उपयोग किया जाता है। यद्यपि साधारणतया थाइरॉयड ग्रन्थि पदार्थ के मुख्य भाग को ऑपरेशन (अपूर्ण अवटु–उच्छेदन) द्वारा निकाल दिया जाता है।

ताँबा (Copper)

न्यूनता (Deficiency)–ताँबे की न्यूनता होने से निम्न विकार उत्पन्न हो जाते हैं–

– कमजोरी

– गम्भीर रक्ताल्पता

– बालों की विषमताएँ तथा त्वचा की वर्णकता होना।
– श्वासावरोध होना।
– वृद्धि होने में विलम्ब होना।
– बड़ी धमनियों में दोषयुक्त इलास्टिक ऊतक का निर्माण होने के कारण उनका फट जाना।
– अस्थियों का दोषपूर्ण विकास।
– तन्त्रिकीय ऊतकों का दोषपूर्ण विकास।
– कालपूर्व शिशुओं में जीर्ण अतिसार (दस्त आने) होना।
– उदासीनरागीकोशिकाल्पता (Neutropenia) अर्थात् रक्त में उदासीनरागी श्वेत रक्त कोशिकाओं की संख्या कम हो जाना।

निदान (Diagnosis)–ताँबे का रक्त सीरम में सामान्य मान 16 माइक्रोग्राम/100 मिली. से कम हो जाना उसकी न्यूनता होना समझा जाता है जिसे अल्पताम्ररक्तता (hypocupremia) कहा जाता है।

अधिकता (Excess)–ताँबे का अत्यधिक अन्तर्ग्रहण होने से या तीव्र विषाक्तता के कारण निम्न विकार उत्पन्न हो जाते हैं–

– जी मिचलाना।
– उल्टियाँ होना।
– रक्त वमन या खून की उल्टी होना (Hematemesis)
– रूधिरकालामल, रक्त से युक्त काला मल उत्सर्जित होना।
– कॉपर सल्फेट विषाक्तता–यह अत्यधिक मात्रा में कॉपर सल्फेट के निगल लिए जाने के कारण उत्पन्न होती है। इसके लक्षण निम्न हैं–
    - ताँबे का अप्रिय धात्विक स्वाद मालूम होना।
    - गले में कसाव होना।
    - जी मिचलाना।
    - उल्टियाँ होना।
    - प्यास लगना।
    - पेट में दर्द होना।
    - हाथों–पैरों में ऐंठन होना।
    - मूत्र का उत्सर्जन कम हो जाना।

निदान (Diagnosis)–ताँबे का रक्त सीरम में सामान्य मान 16 माइक्रोग्राम/100 मिली. से अधिक हो जाना उसकी अधिकता समझा जाता है जिसे अतिताम्ररक्तता (hypercupremia) कहा जाता है।

फ्लूयोरीन (Fluorine)

न्यूनता (Deficiency)–पीने के पानी में फ्लूयोरीन की कमी (0.5 मिग्रा. प्रति लीटर जल से कम) होने पर दन्त-क्षरण (dental caries) हो जाता है या दाँत सड़ने लगते हैं जिसकी रोकथाम के लिए दाँतों पर फ्लूयोराइड दन्त पेस्ट से मंजन करना चाहिए तथा समाज की जल आपूर्ति में फ्लूयोराइड मिला (fluoridation) होना चाहिए। इसकी कमी होने से दाँतों में दन्तवल्क (enamel) कम बनता है।

अधिकता (Excess)–अधिक फ्लूयोरीन से युक्त पीने के पानी (प्रति लीटर जल में 0.5 मिग्रा. से अधिक फ्लूयोरीन होना) का उपभोग करने पर निम्न रोग उत्पन्न हो जाते हैं–

दन्त्य फ्लूयोरीन विषाक्तता (Dental fluorosis)–ऐसा पानी पीने से जिसमें फ्लूयोराइड अधिक मिला होता है, दाँतों की चमक समाप्त हो जाती है और उन पर विशेष रूप से ऊपरी जबड़े के कृन्तकों (incisors) पर खड़िया के समान सफेद चकत्ते बन जाते हैं। इससे दन्तवल्क या इनैमल चितकबरा दिखाई देता है। ये चकत्ते बाद में भूरे या काले हो जाते हैं। बाद में इनैमल के नष्ट हो जाने के कारण विशेष रूप से ऊपरी कृन्तकों पर गड्ढे देखे जा सकते हैं। यह रोग सामान्यतः छोटे बच्चों में देखा जाता है।

कंकालीय फ्लूयोरीन विषाक्तता (Skeletal fluorosis)–यह वृद्ध लोगों में होता है जिससे अस्थियाँ प्रभावित होती हैं। इसमें पहले टाँगों और पावों में झुनझुनी होती है जिसके पश्चात् गर्दन और पीठ में और फिर दोनों भुजाओं में दर्द होता है तथा अकड़न होती है। एक्स-रे परीक्षंण कराने पर अस्थ्यर्बुद (exotosis) होने अर्थात् हड्डी पर नयी हड्डी के बनने का पता लगता है तथा कण्डराओं, लिगामैन्टो और साथ ही अन्तरास्थिक कलाओं (Interosseous membranes) का कैल्सीकरण हो जाता है।

फ्लूयोरीन विषाक्तता की रोकथाम एवम् उस पर नियंत्रण (Control of Fluorosis)–फ्लूयोरीन विषाक्तता के उत्पन्न होने को रोकना नितान्त आवश्यक है

क्योंकि इसकी कोई विशिष्ट चिकित्सा नहीं है। सामान्य रूप से जल में फ्लूयोराइड की मात्रा 1 मिग्रा. प्रति लीटर से कम होनी चाहिए। इसके लिए जल आपूर्ति से अतिरिक्त फ्लुयोराइड को अलग (deflouridation) किया जाता है। National Environmental Engineering Research Institute — NEERI,नागपुर की नालगोण्डा (Nalgonda) तकनीक के अनुसार जल आपूर्ति से फ्लुयोराइड अलग करने के लिए पहले जल में 30 मिग्रा. प्रति लीटर की दर से चूने का पाउडर मिलाया जाता है और ठीक प्रकार से मिश्रित कर लिया जाता है। फिर जल में फिटकरी 500 मिग्रा. प्रति लीटर की दर से मिलाई जाती है और जल को 10 मिनट तक चलाया ज़ाता है। अन्तर्वस्तुओं को एक घंटे के लिए नीचे बैठने दिया जाता है। जल के तलछट वाले भाग में अतिरिक्त फ्लुयोराइड होगा।

- अन्य स्रोत से सुरक्षित (अतिरिक्त फ्लूयोराइड से मुक्त) पीने का पानी उपलब्ध कराना।
- ऐसे स्थानों पर जहाँ पर फ्लूयोरीन विषाक्तता प्रचलित हैं, फ्लूयोरीन से युक्त औषधियों को प्रतिबन्धित कर देना होता हैं।
- ऐसे स्थानों पर फ्लूयोरीन से पुष्टिकृत मंजनों (जिन्हें दन्त-क्षरण की रोकथाम के लिए प्रयोग में लाया जाता है) को बाजार में लाने और उनकी बिक्री पर प्रतिबन्ध लगा देना होता है।

जिंक (Zinc)

न्यूनता (Deficiency)–जिंक की न्यूनता से निम्न विकार उत्पन्न हो जाते हैं–

- वृद्धि का बाधित हो जाना।
- जननग्रन्थि-अल्पक्रियता (Hypogonadism) या अल्पजननग्रन्थिता अथवा पुरुष और स्त्री जननीय अंगों में ह्रासीय परिवर्तन होना।
- स्वाद का अनुभव न होना।
- अल्पघ्राणता (Hyposmia)–गन्ध संवेदनशीलता कम हो जानी।
- भूख न लगना।
- रक्ताल्पता (Anemia)
- जख्मों का देर से भरना।
- खालित्य या गंजापन।

- त्वक्शोथ (Dermatitis)
- रोगक्षमताविज्ञान या प्रतिरक्षाविज्ञान सम्बन्धी विषमताएँ (Immunological abnormalities)
- गर्भावस्था में जिंक की कमी होने से बच्चे में विकासीय विकार उत्पन्न हो सकते हैं।

चिकित्सा (Treatment)–प्रचुर मात्रा में जिंक से युक्त खाद्य पदार्थों की सम्पूर्ति होनी चाहिए।

जिंक विषाक्तता (Zinc toxicity)–यह भोजन तथा पेय पदार्थों में अत्यधिक जिंक को ग्रहण करने के परिणामस्वरूप उत्पन्न होती है जिसकी निम्न विकारों द्वारा अभिव्यक्ति होती है।

– जी मिचलाना।
– उल्टियाँ होना।
– पेट में ऐंठन का दर्द (colicky pain) होना।
– दस्त आने।

जल (Water)

न्यूनता (Deficiency)–शरीर से जल की हानि होने पर निम्न विकार उत्पन्न होते हैं–

- प्यास लगना
- निर्जलीकरण (Dehydration)
- किसी वयस्क के शरीर से 5 से 10 लीटर जल की हानि होने पर वह गम्भीर रूप से बीमार पड़ जाता है और शरीर से लगभग 15 लीटर जल की हानि होने पर मृत्यु हो जायेगी।
- अल्प रक्त-चाप (Hypotension) या ब्लड प्रैशर कम हो जाना।
- शरीर का भार शीघ्रता से घटना।
- अल्पमूत्रता (oliguria) : मूत्र कम मात्रा में उत्सर्जित होता है और वह गाढ़ा होता है।
- कुछ दिनों पश्चात् प्लाज़्मा या रक्त आयतन में कमी होने के परिणामस्वरूप हृदीय निकास घट जाने के कारण रक्त परिसंचरण निष्फल हो जाता है।

- उष्णकटिबन्धी (tropical) क्षेत्र में पसीना बहुत आता है।
- वृक्क या गुर्दे में पथरी बनने लगती है।

चिकित्सा (Treatment)–मुखी पुनर्जलयोजन मिश्रण (Oral rehydration mixture) के पाउडर का एक पैकेट खोलकर एक लीटर पानी में घोलकर (ORS—Oral rehydration solution) इसे 24 घंटे के भीतर विभाजित मात्राओं में रोगी को दिया जाता है या इसके स्थान पर 5 ग्राम साधारण नमक को 20 ग्राम शुगर के साथ एक लीटर पानी में घोलकर दिया जा सकता है। निर्जलीकरण के गम्भीर रोगियों में बोतल से अन्तःशिराभ मार्ग द्वारा नॉर्मल सैलाइन के साथ 5% ग्लूकोज का आधान किया जा सकता है।

जल की अधिकता (Excess of water)–शरीर में जल की अधिकता होने से निम्न विकार उत्पन्न होते हैं :

- पच हो जाता है।
- सिर में दर्द होता है।
- उच्च रक्त-चाप (Hypertension)–ब्लड प्रैशर बढ़ जाता है।
- भ्रान्ति या भ्रम होता है।
- हाथों और पावों में ऐंठन हो जाती है।
- शोफ (Edema) उत्पन्न हो जाता है।

चिकित्सा (Treatment)–पानी बहुत कम पीना चाहिए या इसका पूर्ण रूप से परित्याग कर देना चाहिए।

– मूत्रल औषधियों (Diuretics) के साथ उच्चरक्तदाबरोधी (Antihypertensive) औषधियों का प्रयोग होना चाहिए।

मोटापा (Obesity)

8

मोटापे का अर्थ वसीय ऊतकों में अत्यधिक वसा का संचित हो जाना है जो विशेष रूप से कमर या कटि प्रदेश में, कूल्हों में तथा स्तनों में स्थित होते हैं जिससे आयु, लिंग तथा ऊँचाई के लिए मानक प्रसंग भार से 10% या अधिक शरीर का भार बढ़ जाता है। जब ग्रहण किए गए भोजन से आवश्यकता से अधिक ऊर्जा उपलब्ध होती है तो अतिरिक्त ऊर्जा वसा में परिवर्तित हो जाती है जो शरीर में वसीय ऊतकों में संचित हो जाती है। वसीय ऊतकों में वसा के संचित होने से मोटापा हो जाता है। इसके विपरीत यदि सभी वसीय ऊतकों का उपयोग हो चुका होता है और निरंतर भोजन की अपर्याप्त आपूर्ति हो रही होती है तो शरीर दुबला-पतला हो जाता है। मोटापा सर्वाधिक सामान्य रूप से प्रारम्भ में 25 से 50 वर्ष तक की आयु वर्ग में पाया जाता है तथा अधिकतर स्त्रियों में होता है।

मोटापे के कारण (Causes of Obesity)

- आराम-तलबी का जीवन व्यतीत करना।
- पर्याप्त शारीरिक श्रम न होना।
- जीनी कारक (Genetic factors)-जब माँ-बाप में से कोई मोटा होता है तो 50% इस बात की सम्भावना होती है कि उनका बच्चा मोटा होगा। जब माँ और बाप दोनों ही मोटे होते हैं तो बच्चे में मोटापा होने की सम्भावना बढ़ कर 80% हो जाती है।

खाने की आदतें (Eating Habits)

- अधिक खाना
- जल्दी-जल्दी खाना खाना जिससे भोजन को चबाने में अधिक समय नहीं लगाया जाता और इसलिए अधिक खाना खाया जाता है।

- भोजन ग्रहण करने के अनियमित समय, किसी दिन एक समय पर खाना तो दूसरे दिन दूसरे समय पर खाना, एक निश्चित समय पर खाना नहीं खाया जाता।
- मुख्य आहारों के बीच में हलके नाश्ते लेना या कुछ न कुछ खाते रहना।

अन्तःस्रावी कारक (Endocrine Factors)

- अवटु-अल्पक्रियता (Hypothyroidism)—रक्त सीरम में T_3, T_4 तथा TSH का आकलन करने से इसकी पुष्टि हो जाती है।
- जननग्रन्थि अल्पक्रियता (Hypogonadism)
- कुशिंग्स संलक्षण (Cushing's syndrome)—शरीर के केन्द्रीय भाग पर वसा संचित हो जाती है जिससे चेहरा चन्द्राकार हो जाता है, भैंस का कूबड़ जैसा (गर्दन और कन्धों के चारों ओर वसा के संचित होने से) निकल आता है तथा पेट लटका हुआ हो जाता है।
- **यौवनारम्भ (Puberty)**
- **गर्भावस्था**
- **रजोनिवृत्ति (Menopause)**

अन्य कारण (Other Causes)

- शराब अधिक पीना।
- नियमित रूप से गर्भनिरोधक गोलियों को ग्रहण करना।
- मानसिक अवसाद जिसमें लोगों को अधिक खाना खाने में संलिप्त होते हुए पाया जाता है।
- अधश्चेतक (Hypothalamus) में क्षति पहुँचना—सिर में चोट लगने के बाद अधश्चेतक में क्षति पहुँचने के परिणामस्वरूप मोटापा हो जाता है।

हृदीय, वृक्कीय या यकृती विकारों के कारण उत्पन्न शोफ के कारण भी शरीर का भार 10% से अधिक बढ़ सकता है जिसे उपयुक्त परीक्षणों द्वारा निष्कासित किया जा सकता है।

मोटापे का निर्धारण (Assessment of Obesity)

निम्नलिखित मानदण्डों के द्वारा मोटापे का निर्धारण किया जा सकता है–

1. आपेक्षिक शरीर का भार (Relative body weight)–इसे किलोग्राम में वास्तविक शरीर के भार के वांछनीय शरीर के भार के साथ अनुपात के द्वारा निर्धारित किया जाता है।

2. त्वचा-परत की मोटाई (Skin-fold thickness)–इसे त्वचा-परत मापक कैलीपर की सहायता से सेन्टीमीटरों में त्वचा-परत की मोटाई मापकर निर्धारित किया जाता है। यह माप ऐसे स्थानों पर जैसे उदर, वक्षीय क्षेत्र या छाती के अगले ऊपरी भाग में, पीठ में, बाँह तथा जाँघ के बाहर की ओर ली जाती है। ऐसा शरीर में अवत्वचीय वसा का निर्धारण करने के लिए किया जाता है। इस प्रकार से उपलब्ध सूचकों की आदर्श मानों से तुलना की जाती है।

3. शरीर परिमाण सूचक (Body mass index—BMI)या क्वीटलेट्स सूचक (Quetelet's index)–यह किलोग्राम में वास्तविक शरीर के भार को वर्ग मीटरों में शरीर की ऊँचाई से विभाजित करने से उपलब्ध मान है। यदि BMI 20-25 किग्रा./वर्ग मीटर ऊँचाई या अधिक है तो मोटापा समझा जाता है और इसकी चिकित्सा करने की आवश्यकता होती है।

4. कटि नितम्ब अनुपात (Waist hip ratio—WHR)-यह कटि प्रदेश की सेन्टीमीटरों में ली गई परिधि को नितम्ब या कूल्हे की सेन्टीमीटरों में ली गई परिधि से विभाजित करने से उपलब्ध अनुपात है। ऊँचा WHR (कटि नितम्ब अनुपात) पुरुषों में 1.0 से. तथा स्त्रियों में 0.85 से. अधिक होने पर उदर में वसा के इकट्ठा हो जाने का संकेत मिलता है और तब हृद्वाहिकीय (cardiovascular) रोगों के होने का खतरा बहुत हो जाता है।

5. मोटापा सूचक (Corpulence index) $= \dfrac{\text{वास्तविक शरीर का भार}}{\text{वांछनीय शरीर का भार}}$

इसे 1.2 से अधिक होना चाहिए।

6. ब्रोकॉस सूचक (Brocas index)= शरीर की सेन्टीमीटरों में ऊँचाई–100 = आदर्श भार

उदाहरण–यदि किसी व्यक्ति की ऊँचाई 160 सेमी. है तो उसका आदर्श भार 160—100 = 60किलोग्राम होगा।

मोटापे के प्रकार (Types of Obesity)

मोटापा निम्न तीन प्रकार का होता है–

प्रथम श्रेणी–प्रथम श्रेणी के मोटापे के व्यक्तियों का Body mass index (BMI) 25 से अधिक (25 BMI सामान्य होता है) परन्तु 29.9 से कम होता है। अतिरिक्त भार या मोटापा ऐसे व्यक्तियों के स्वास्थ्य को प्रभावित नहीं करता। वे सामान्यत: अपने भार को स्वयं ही कम कर लेते हैं।

द्वितीय श्रेणी–द्वितीय श्रेणी के मोटापे के व्यक्तियों का BMI 30 तथा 39.9 के बीच होता है। यद्यपि ऐसे व्यक्ति अच्छे स्वास्थ्य को बनाए रखते हैं परन्तु थोड़ा-सा श्रम करने पर वे थक जाते हैं। इनमें मधुमेह, उच्च रक्त-चाप, धमनीकलाकाठिन्य (atherosclerosis), वसीय यकृत, पित्ताशय के रोग, हर्निया आदि होने का अधिक खतरा होता है।

तृतीय श्रेणी–तृतीय श्रेणी के मोटापे के व्यक्तियों का BMI 40 से ऊपर होता है। अत्यधिक शारीरिक भार होने के कारण उनमें बहुत ही कम शारीरिक क्रियाशीलता होती है। उनमें द्वितीय श्रेणी के सभी रोगों के प्रति अधिक ग्रहणशीलता होती है।

मोटापे के प्रभाव (Effects of Obesity)

मोटापे से निम्न विकार उत्पन्न हो सकते है :

- मधुमेह (Diabetes mellitus)
- उच्च रक्त-चाप (ब्लड प्रैशर बढ़ जाना)
- कॉरोनरी हृदय रोग जैसे हृद्‌शूल (angina pectoris) तथा परिहृद् घनास्रता (Coronary thrombosis) या हृद्‌पेशी रोधगलन (myocardial infarction) अथवा दिल का दौरा पड़ना।
- रक्ताधिक्यज हृदय पात (congestive heart failure)
- धमनीकलाकाठिन्य (Atherosclerosis)–धमनियों की भित्तियों के अन्त:स्तरों (intimas) में मेदार्बुदों (atheromas) का बनना जिससे भित्तियाँ मोटी और कठोर हो जाती हैं और इसके परिणाम स्वरूप उनकी अवकाशिका तंग हो जाती है।

- भार वहन करने वाली सन्धियों जैसे घुटनों तथा कूल्हे की सन्धियों का अस्थिसन्धिशोथ (osteoarthritis) हो जाता है।
- अपस्फीत शिराएँ (varicose veins)
- उदरीय हर्निया
- पित्ताश्मरियों (gall stones) का बनना।
- त्वग्वलीशोथ (Intertrigo)–रगड़ खाने से त्वचा की विपरीत सतहों पर उत्पन्न होने वाला एक त्वक्‌रक्तिमा-विस्फोट (erythematous eruption)
- मोड़ो के ऊपर की त्वचा में तथा मोटी स्त्रियों में स्तनों के नीचे संक्रमण होना।
- पाँवों का सपाट होना।
- मोटापे से अधिक दिनों तक जीने की आशा कम हो जाती है।
- प्रासूतिक खतरा (Obstetrical risk)–मोटी गर्भवती स्त्रियों में मधुमेह तथा उच्च रक्त-चाप होने के कारण अधिक प्रासूतिक खतरा होता है और मोटी स्त्रियों में बच्चे का जन्म होना बहुत कठिन होता है।
- जननक्षमता (Fertility) कम हो जाती है।
- मनोवैज्ञानिक विघ्न–मोटापा होने से किशोरों में हीन-भावना होने लगती है।
- दुर्घटनाओं के प्रति प्रवृत्त होना–फिसल जाने और गिर जाने के कारण मोटे व्यक्ति दुर्घटनाओं के प्रति अधिक प्रवृत्त होते हैं।
- मृत्यु–20% से अधिक शरीर भार वाले व्यक्तियों की अचानक मृत्यु हो सकती है। मृत्यु वृक्कीय पात होने के कारण भी हो सकती है।

औसत शरीर के भार से बीस प्रतिशत या अधिक शरीर का भार होना मोटापा कहलाता है। नीचे शरीर के भार पर आधारित मोटापे की विभिन्न श्रेणियों का वर्गीकरण किया गया है–

अतिरिक्त शरीर भार %	मोटापे की श्रेणी
20	मन्द
30	मामूली
40	तीव्र
50	अति तीव्र

मोटापे को शरीर का भार कम करके नियन्त्रित किया जा सकता है जिसके लिए हमे सामान्य वयस्कों के शरीर के औसत भार का पता होना चाहिए।

मोटे व्यक्तियों की व्यवस्था (Management of Obese Persons)

ऊर्जा (Energy)–बैठे रहने का (श्रम रहित) कार्य करने वालों के लिए लगभग 20 किलोकैलोरियों को तथा मामूली श्रम का कार्य करने वालों के लिए लगभग 25 किलोकैलोरियों को प्रति किलोग्राम शरीर के भार पर निर्धारित किया जाता है। आहार ऊर्जा का अन्तर्ग्रहण व्यय के लिए आवश्यक ऊर्जा से अधिक नहीं होना चाहिए। इसे हमेशा उपभुक्त ऊर्जा से कम होना चाहिए।

मोटापा कम करने की सर्व सामान्य विधियाँ निम्नलिखित हैं–

(1) आहार

(2) व्यायाम

(3) औषधीय चिकित्सा

(1) आहार नियन्त्रण (Dietary Control)–शुरू में व्यक्ति जिस मात्रा में भोजन ग्रहण कर रहा है, उसे आधा कर देना चाहिए। शुरू में यह 100 क्रिलोकैलोरियों वाला होना चाहिए और इसमें अधिक मात्रा में तन्तु या रेशे होने चाहिएँ। भूख को नियन्त्रित करने के लिए थोड़ी–थोड़ी मात्रा में बारम्बार भोजन ग्रहण करना चाहिए और व्यक्ति को जल्दी में एकदम से खाना नहीं निगल लेना चाहिए बल्कि धीरे–धीरे खाना चाहिए। भोजन में प्रति किलोग्राम आदर्श शरीर भार पर 1 ग्राम प्रोटीन होनी चाहिए। घी, मक्खन, अण्डों, तली हुई तथा घी में तैयार की हुई वस्तुओं, मिठाई, आलू तथा शराब का परिहार कर देना चाहिए। आवश्यक वसीय अम्लों की उपलब्धि के लिए नारियल एवं खजूर के तेल के अतिरिक्त अन्य वनस्पति तेलों का उपभोग किया जा सकता है। सूप या शोरवे के समान हल्की बनाई गयी खाद्य वस्तुओं(हरी सब्जियों जैसे पालक, बथुआ, पत्तागोभी, धनिया, पोदीना, मेथी की पत्तियाँ, लौकी, तोरई आदि(सलाद तथा ताजे फलों के खाने पर जोर देना चाहिए। भूख को रोकने के लिए मुख्य आहारों के बीच में खीरा और/या टमाटर खाने चाहिएँ। मक्खन निकाला हुआ दूध पीना चाहिए।

लवण अन्तर्ग्रहण पर प्रतिबन्ध (Restriction of salt intake)–नमक लेना प्रतिबन्धित होना चाहिए। प्राकृतिक रूप में भोजन में नमक इसके घटक के रूप में पर्याप्त मात्रा में होता है जो लगभग 3 ग्राम होता है। अत: भोजन में अतिरिक्त नमक नहीं मिलाना चाहिए।

तरल (Fluids)–तरल पदार्थों को प्रचुर मात्रा में लेना चाहिए जिनसे पेट भरा हुआ मालूम होता है। खाना खाने के पहले एक गिलास पानी पीने से भोजन कम मात्रा में ग्रहण किया जाता है।

भूखे रहना (Starvation)–कुछ वैज्ञानिकों ने मोटापे को कम करने के लिए 2 से 14 दिन का उपवास करने का परामर्श दिया है जिसे आवश्यकता पड़ने पर दोहराया जा सकता है। इसका उद्देश्य शरीर के भार को कम करने के लिए प्रोत्साहित करना है तथा भूखे रहने के पश्चात् क्षुधालोप (भूख न लगना) उत्पन्न करना है। लगभग 50% रोगियों में भूख अधिकतर 7 दिनों में शान्त हो जाती है।

आहार नियन्त्रण द्वारा शरीर का भार शीघ्रता से घट जाता है, लगभग 6 माह तक प्रति सप्ताह ½ से 2 पौंड घट जाता है। शुरू में यह शरीर के अत्यधिक जलीय अंश की हानि होने पर होता है जो मूत्रोत्सर्जन की बारम्बारता बढ़ जाने तथा बहुमूत्रता होने से प्रमाणित हो जाता है। इसलिए शरीर का भार कुछ महीनों के लिए कुछ स्थायी हो जाता है, जब व्यक्ति स्वत: नये भार को अपना लेता है तो फिर वह फिर से भार कम करना शुरू कर देता है। इस तरह से जब वांछनीय भार मिल जाता है तो व्यक्ति को इसे कायम रखना चाहिए।

(2) व्यायाम (Exercise)–साधारणतया मोटे लोग आराम-तलबी का जीवन व्यतीत करते हैं। उन्हें अपने शरीर का वज़न घटाना होता है। इस उद्देश्य के लिए कम कैलोरी वाले भोजन को ग्रहण करने तथा कैलोरी व्यय को बढ़ाने के लिए मामूली व्यायाम करने जैसे घूमने जाने (शरीर का भार कम करने के लिए कैलोरी व्यय को बढ़ाना होता है) का परामर्श देना चाहिए।

प्रतिदिन सुबह-शाम खुशी के साथ तेजी से 30 से 40 मिनट तक घूमने पर बल देना चाहिए। लगभग 5 किलोमीटर प्रति घंटा की गति से घूमने से एक घंटे में 300 किलोकैलोरियाँ व्यय होगीं। इसके अतिरिक्त मोटे व्यक्ति हल्के बाह्य खेलों जैसे बैडमिन्टन, टेबल टेनिस आदि में या तैरने तथा साइकिल चलाने आदि में भाग ले सकते हैं जिससे व्यायाम होगा और मनोरंजन भी तथा लोगों की संगति मिलेगी और

साथ ही सामाजिक अलगाव भी नहीं होगा। गृहणियों के लिए घरेलु कार्य जैसे बुहारना, झाड़ना, पोंचा लगाकर फर्श की सफाई करना, बर्तनों की सफाई करना तथा बाग़बानी करना आदि व्यायाम के रूप हैं। योगाभ्यास शरीर का भार कम करने की सबसे अच्छी विधि है।

(3) औषधीय चिकित्सा–मृदुविरेचक (Laxative)–रोगी को रात को सोने से पहले दूध के साथ 2-3 चाय की चम्मच भर इसबगोल की भूसी लेनी चाहिए या अन्य कोई मृदुविरेचक लेना चाहिए जिसमें प्रचुर मात्रा में तन्तु या रेशे हों।

मेदुरतारोधी औषधियाँ (Anti-obesity drugs)–निम्नलिखित मेदुरतारोधी औषधियों में से किसी एक का उपयोग किया जा सकता है।

1. एम्फीटामीन सल्फेट (Amphetamine sulfate—Benzadrine)–इसका प्रयोग करने से मोटे व्यक्तियों में भूख कम हो जाती है परन्तु यह अधिक प्रभावकारी नहीं है क्योंकि अधिक मात्रा में यह विषैली होती है और इसे लम्बे समय तक प्रयोग में लाने से औषधि निर्भरता उत्पन्न हो जाती है। यह गोलियों या कैप्सूलों के रूप में बाजार में उपलब्ध है।

2. फेनफ्लूरामीन हाइड्रोक्लोराइड (Fenfluramine hydrochloride—Pondimin)–यह मोटापे के लिए व्यापक रूप से प्रयोग में लाई जाने वाली औषधि है जो एम्फीटामीन की तरह भूख कम करके क्रिया करती है परन्तु इसके बहुत से इतर प्रभाव होते हैं जैसे मुँह सूख जाता है, दिल की धड़कन बढ़ जाती है, नींद नहीं आती, अवसाद होता है, ब्लड प्रैशर बढ़ जाता है तथा औषधि पर निर्भरता हो जाती है। अतः इसे उच्च रक्त-चाप, हृदय रोग, अपस्मार या मिर्गी रोग होने पर एवम् गर्भावस्था में नहीं देना चाहिए।

3. फेन्टरमाइन (Phentermine)–इससे भी भूख कम होती है और इसका प्रतिदिन केवल एक कैप्सूल दिया जाता है।

4. डाइ-इथाइलप्रोप्लोन हाइड्रोक्लोराइड (Diethylproplon hydrochloride—Dospan)–यह औषधि मोटापे की चिकित्सा में एम्फीटामीन की भाँति कार्य करती है।

5. लैप्टिन (Leptin)–यह एक हार्मोन है जो अधश्चेतक (hypothalamus) को प्रभावित करके भोजन के अन्तर्ग्रहण और क्षुधा को प्रभावित करता है। आजकल

इसे इन्जैक्शन के रूप में प्रयोग में लाया जाता है और यह मोटापे की चिकित्सा के लिए एक आदर्श औषधि है जिसके इतर प्रभाव नहीं होते।

6. ओर्लिस्टेट (Orlistat)–यह मोटापे की चिकित्सा के लिए USA के खाद्य एवं औषधि अधिकारी द्वारा स्वीकृत एक औषधि है जो आँत से वसा का अवशोषण कम करके मोटापा कम करती है।

शल्यक्रियात्मक चिकित्सा (Surgical Treatment)

(I) लाइपोसक्शन (Liposuction)–शरीर से अतिरिक्त वसा को ऑपरेशन द्वारा निकाल दिया जाता है परन्तु इसकी पुनरावृत्ति होने की सम्भावना होती है और कुछ जटिलताएँ भी उत्पन्न हो सकती हैं।

(II) आमाशयिक वलीकरण (Gastric plication)–कुछ शल्यचिकित्सीय स्टेपलों को आमाशय के ऊपरी भाग में आर-पार फिट कर दिया जाता है जिससे आहार अन्तर्ग्रहण की क्षमता कम हो जाती है।

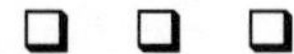

न्यूनभार (Underweight)

9

जब शरीर का भार आयु, लिंग तथा शरीर की ऊँचाई के लिए मानक प्रसंग भार से 10% या इससे अधिक कम हो जाता है तो शरीर न्यूनभार होता है। न्यूनभार वाला व्यक्ति पतला-दुबला तथा क्षीण दिखाई देता है और उसकी संक्रामक रोगों जैसे यक्ष्मा या क्षय रोग (tuberculosis) आदि से ग्रस्त होने की अधिक सम्भावना होती है। क्षुधालोप (anorexia) हो जाता है अर्थात् भूख कम लगती है अतः न्यूनभार की व्यवस्था में मुख्य लक्ष्य भूख बढ़ाना होता है।

न्यूनभार के कारण (Causes of Underweight)

- असन्तुलित भोजन–भोजन में प्रोटीन पर्याप्त मात्रा में न होने पर शरीर का भार कम होता है।
- क्षयकारी रोगों जैसे क्षयरोग या तपेदिक, मधुमेह, कैंसर, कुपोषण संलक्षण, अतिसार (दस्त आने), पेचिश तथा विसूचिका या हैजा आदि हो जाने पर न्यूनभार हो जाता हैं।
- उपवास–बहुत अधिक उपवास करने पर न्यूनभार हो जाता है जो अधिकतर स्त्रियों में होता है।
- आहारहीनता या भूखे रहना (starvation)–इसमें कृशता हो जाती है, बाल झड़ने लगते हैं तथा ब्लड प्रैशर कम हो जाता है।
- भोजन का कम मात्रा में उपभोग करना जैसा कि उन लोगों में होता है जो अधिक क्रियाशील होते हैं और व्यस्त रहते हैं, अधीर होते हैं और तनाव में रहते हैं।
- खाने से घृणा होना।
- भोजन में तथा खाने में कोई रुचि न होना।
- स्वाद बदल जाना।
- खाना निगलने में असमर्थता।

- मनोवैज्ञानिक कारक (Psychological factors)–जैसे मानसिक परेशानियों के कारण भूख न लगना (anorexia nervosa) जिसमें व्यक्ति बहुत कम खाना खाता है जो सामान्यतया कुछ दृढ़ विचारों के कारण (जैसे अधिक खाना खाने से मोटापा हो जायेगा) 15 से 25 वर्ष तक की आयु के व्यक्तियों में होता है। यदि इसकी चिकित्सा नहीं की जाती है तो धीरे-धीरे आहारहीनता या भूखे रहने (starvation) की स्थिति आ सकती है।
- बच्चों में सुखण्डी या सूखा रोग (Marasmus)

उपचार (Remedy)

आहार पर विचार (Dietary Considerations)

पीड़ित व्यक्ति को अधिक कैलोरी, अधिक प्रोटीन, वसा एवम् कार्बोहाइड्रेट से युक्त आहार ग्रहण करना चाहिए जिसमें प्रचुर मात्रा में विटामिन तथा खनिज हों।

ऊर्जा (Energy)–कैलोरियों की आवश्यकता व्यक्ति की क्रियाशीलताओं पर निर्भर करती है। यदि अधिक कैलोरी वाले आहार को अधिक मात्रा में ग्रहण किया जाता है तो पाचक कष्ट उत्पन्न हो सकते हैं जैसे दस्त आ सकते हैं। अतः सामान्य आवश्यकता से 50 किलोकैलोरियाँ बढ़ा कर देना चाहिए।

प्रोटीन (Proteins)–ऊतकों के निर्माण के लिए प्रति किलोग्राम शरीर के भार पर 1.2 से 1.5 ग्राम प्रोटीन के अन्तर्ग्रहण की अनुशंसा की गई है। भोजन में उच्च जैविक मान की प्रोटीन का समावेश होना चाहिए क्योंकि इनका पूर्ण रूप से शरीर के द्वारा उपभोग हो सकता है।

वसाएँ (Fats)–भोजन में वसा या चर्बी जैसे घी, मक्खन तथा तेल आदि को बढ़ावा देना चाहिए क्योंकि इनसे शरीर का भार बढ़ता है परन्तु तले हुए खाद्य पदार्थो का तथा ऐसे खाद्य पदार्थों का जिनमें अत्यधिक तेल हो, परिहार कर देना चाहिए क्योंकि इनका उपभोग करने से दस्त हो सकते हैं या भूख कम हो सकती है।

कार्बोहाइड्रेट (Carbohydrates)–कार्बोहाइड्रेट हमारे शरीर के लिए शक्ति के मुख्य स्रोत होते हैं तथा ये हमारे भोजन के आधार होते हैं और भोजन का अधिकांश भाग कार्बोहाइड्रेटों का होता है। न्यूनभार व्यक्तियों को अपने शरीर का भार बढ़ाने के

लिए अधिक मात्रा में कार्बोहाइड्रेटों से युक्त भोजन ग्रहण करना चाहिए। कार्बोहाइड्रेटों में अनाजों जैसे गेहूँ, चावल, मक्का का तथा दालों एवं भूमिगत सब्जियों जैसे आलू तथा शकरकन्द आदि का समावेश होता है। काष्ठफलों जैसे मूंगफलियों, बादामों, अखरोटों तथा काजुओं का सम्पूरण होना चाहिए। शुरु में कमी को दूर करने के लिए भोजन कम मात्रा में ग्रहण किया जायेगा। न्यूनभार व्यक्तियों को भोजन थोड़ी मात्रा में परन्तु बार-बार लेना चाहिए। उन्हें आसानी से पच जाने वाला भोजन ग्रहण करना चाहिए।

विटामिन तथा खनिज (Vitamins and Minerals)–सामान्यतया एक सामान्य सन्तुलित आहार में उपयुक्त मात्राओं में सभी आवश्यक विटामिन एवं खनिज पाए जाते हैं अतः सामान्यतया उन्हें सम्पूरित करने की आवश्यकता नहीं होती।

तरल (Fluids)–न्यूनभार व्यक्तियों को खाने के बाद जल तथा अन्य तरल पीने चाहिएँ क्योंकि खाने से पहले पीने से भूख कम हो जाती है। कब्ज न होने देने के लिए ताजे फलों के रस तथा सूप के रूप में पर्याप्त तरलों का समावेश होना चाहिए। न्यूनभार व्यक्तियों की भूख अच्छी होनी चाहिए। उन्हें ऐसे पेय पदार्थों का जैसे शराब आदि का उपभोग नहीं करना चाहिए जिनसे भूख कम होती है।

परिवर्तित पोषण–शरीर की आवश्यकता से कम (Altered Nutrition—Less than Body Requirement)

ऐसी दशा जिसमें रोगी को शरीर के लिए अपर्याप्त पोषकों का अन्तर्ग्रहण अनुभव होता है। यह दशा असन्तुलित भोजन के कारण, कुछ औषधियों के इतर प्रभाव के रूप में, जी मिचलाने, उल्टियाँ होने, भोजन अन्तर्ग्रहण के ढंग में परिवर्तन होने, नियमित रूप से भोजन ग्रहण करने को भूल जाने, विकिरण (radiation) चिकित्सा होने तथा रसायन-चिकित्सा (Chemotherapy) अर्थात् रासायनिक वस्तुओं से चिकित्सा होने आदि से उत्पन्न होती है जिससे भोजन एवं भोजन ग्रहण करने में रूचि नहीं होती। अतः अपर्याप्त भोजन ग्रहण करने से शरीर का भार कम हो जाता है।

भूख बढ़ाने और इस प्रकार भोजन अन्तर्ग्रहण बढ़ाने की विधियाँ (Methods of improving appetite and so food intake)

- हानिकारक वातावरणीय उद्दीपकों जैसे अप्रिय दृश्य तथा दुर्गन्ध आदि से बचना चाहिए।

- खाना खाने से पहले न्यूनभार व्यक्ति के मुख की अच्छी तरह से सफाई होनी चाहिए क्योंकि इससे भोजन के अन्तर्ग्रहण में वृद्धि होती है।
- खाद्य वस्तुओं को छोटे-छोटे टुकड़ों में काटना चाहिए जिससे भोजन अन्तर्ग्रहण को बढ़ावा मिलता है। भोजन धीरे-धीरे ग्रहण करना चाहिए और इसे चबाने में पर्याप्त समय लगना चाहिए। इससे भी भोजन अन्तर्ग्रहण को बढ़ावा मिलता है।
- खाना खाने के बीच में कोई तरल नहीं लेना चाहिए। खाना खाने के बीच में तरल लेने से भोजन अन्तर्ग्रहण कम हो जाता है अत: तरल भोजनोपरान्त लेना चाहिए।
- स्वादिष्ट भोजन अधिक ग्रहण किया जाता है अत: भोजन को स्वादिष्ट बनाना चाहिए।
- ऐसा व्यायाम करने के लिए प्रोत्साहित करना चाहिए जिससे भूख बढ़ती है।

❑ ❑ ❑

आहार स्वच्छता (Food Hygiene) 10

आहार की सूक्ष्मजीवों से संदूषित होने की अधिक सम्भावना होती है। अत: यह उत्पादक से उपभोक्ता तक इसके परिवहन के दौरान कहीं भी उत्पन्न होने वाले संक्रमण का एक शक्तिशाली स्रोत है। आहार स्वच्छता में इसके उत्पादन में, इसे सँभालने में, इसके वितरण में तथा सभी प्रकार के भोज्य पदार्थों को परोसने में स्वच्छता होने का समावेश होता है। आहार स्वच्छता का उद्देश्य भोजन विषाक्तता (Food poisoning) तथा अन्य भोजन से उत्पन्न होने वाले रोगों की रोकथाम करना है जो संक्रामक या विषैले हो सकते हैं और ऐसे सूक्ष्मजीवों से उत्पन्न होते हैं जो भोजन के निगल लिए जाने पर उसके साथ शरीर में पहुँच जाते हैं।

भोजन विषाक्तता सामान्यतया Salmonella वंश के जीवाणुओं द्वारा तथा Staphylococcus aureus, Clostridium botulinum और Clostridium perfringens जीवाणुओं द्वारा उत्पन्न होती है।

आहार से उत्पन्न रोगों को निम्न प्रकार से वर्गीकृत किया गया है–

A. संक्रमण (Infections)

1. जीवाणुज रोग (Bacterial Diseases)

- तीर्व अतिसार (Acute diarrhea)
- इ. कोलाई अतिसार (E. coli diarrhea)
- जठरान्त्रशोथ (Gastroenteritis)
- खूनी पेचिश (Bacillary dysentery)
- विसूचिका या हैजा (Cholera)
- आन्त्रिक ज्वर (Typhoid fever)
- परान्त्रिक ज्वर (Paratyphoid fever)
- पूतिजीवरक्तता (Septicemia)

- गैस कोथ (Gas gangrene)
- स्ट्रैप्टोकॉकस जीवाणु का संक्रमण जिससे अनेकों रोग उत्पन्न होते हैं।

2. विषाणुज रोग (Viral Diseases)

- विषाणुज जठरान्त्रशोथ (Viral gastroenteritis)
- विषाणुज अतिसार (Viral diarrhea)
- विषाणुज यकृतशोथ (Viral hepatitis)

3. परजीवीय रोग (Parasitic Diseases)

- एककोशिकीय जन्तु एन्टैमीबा हिस्टोलाइटिका द्वारा उत्पन्न आँव की पेचिश (Amoebic dysentery)
- एस्केरिस लम्ब्रीकॉयड्स (गोलकृमि) द्वारा उत्पन्न गोलकृमिरुग्णता (Ascariasis)
- एन्ट्रोबियस वर्मीकुलेरिस या ऑक्सीयूरिस वर्मीकुलेरिस (सूत्रकृमि) द्वारा उत्पन्न सूत्रकृमिरुग्णता (Enterobiasis या Oxyuriasis)
- टीनिया सैजीनेटा या टीनिया सोलियम (फीताकृमि) द्वारा उत्पन्न फीताकृमि रोग (Taeniasis)
- ट्राइक्यूरिस ट्राइक्यूरा (चाबुककृमि) द्वारा उत्पन्न कशाकृमिरुग्णता **(Trichuriasis)**
- **ट्राइकीनैला स्पाइरेलिस द्वारा उत्पन्न लोमविकृति या केशविकृति (Trichonosis)**
- **एककोशिकीय जन्तु जियार्डिया लैम्बलिया द्वारा उत्पन्न रोग (Giardiasis)**

B. जीवविषों द्वारा उत्पन्न रोग (Diseases Caused by Toxins)

- *लैथीरिज्म (Lathyrism)*–खेसरी दाल खाने से उत्पन्न रोग जो उसमें प्राकृतिक रूप में पाए जाने वाले जीवविष Beta-N-Oxalyl-amino-L-alanine के कारण उत्पन्न होता है।
- *जानपदिक जलशोफ (Epidemic dropsy)*–यह आर्जीमोन ऑयल से सन्दूषित सरसों के तेल का उपभोग करने से उत्पन्न होता है।
- *बोटुलिज़्म (Botulism)*–यह क्लोस्ट्राइडियम बोटुलिनम नामक जीवाणुओं से उत्पन्न जीवविष बोटुलिन से उत्पन्न होने वाला रोग है।
- स्टैफिलोकोकाई द्वारा उत्पन्न जीवविष।

- *एफ्लाटॉक्सीकोसिस (Aflatoxicosis)*–यह Aspergillus flavus तथा Aspergillus parasiticus नामक कवकों द्वारा उत्पन्न एफ्लाटॉक्सिन जीवविष द्वारा उत्पन्न रोग है। ठीक से भण्डारण न होने के कारण मूँगफलियाँ, गेहूँ, चावल, मक्का एवं ज्वार आदि इन कवकों से दूषित हो जाते हैं।

सब्जियों एवम् फलों की स्वच्छता (Hygiene of Vegetables and Fruits)

सब्जियाँ तथा फल, विशेष रूप से कच्ची खाई जाने वाली सब्जियाँ जैसे टमाटर, मूली आदि संक्रमण का एक स्रोत हो सकती हैं। ऐसी सब्जियाँ जो मलजल या गन्दे पानी से सींची गई भूमि में उगी हुई हों, विशेष रूप से खतरनाक होती हैं यदि उन्हें कच्चा और धोये बिना खाया जाता है क्योंकि वे रोगजनक जीवाणुओं जैसे टाइफॉयड ज्वर को उत्पन्न करने वाले जीवाणु Salmonella typhi को, एककोशिकीय जन्तुओं तथा कृमियों के अण्डों को संचारित करती हैं। ऐसी सब्जियों को जिन्हें सलाद के रूप में कच्चा खाया जाता है, पोटेशियम परमैंगेनेट के तनु (हल्के) विलयन में संसाधित करना चाहिए और बाद में टोंटी के पानी से धो लेना चाहिए। फलों का उपभोग करने से पूर्व उन्हें ठीक प्रकार से टोंटी के पानी से धो लेना चाहिए।

दुग्ध स्वच्छता (Milk Hygeine)

दूध के संक्रमण या संदूषण के स्रोत निम्नलिखित हो सकते हैं–

1. डेरी के पशु
2. दूध सँभालने वाला व्यक्ति
3. वातावरण जैसे संदूषित बर्तन, प्रदूषित जल, मक्खियाँ तथा धूल आदि।

दूध से उत्पन्न होने वाले विशेष रोग निम्न हैं–

(1) सीधे डेरी पशु से उत्पन्न होने वाले रोग (Directly from the Dairy Animal)

- गोताजीय यक्ष्मा (Bovine tuberculosis)–यह डेरी के पशुओं से मानव में सीधा संचारित होने वाला दूध से उत्पन्न मुख्य रोग है। संक्रमण संक्रमित या बीमार पशु का दूध, विशेष रूप से गाय का दूध पीने से संचारित होता है। सामान्यतया बच्चे बीमार गाय का दूध पीने से उदर की यक्ष्मा या क्षय रोग (Koch's abdomen) से पीड़ित होते हैं।
- ब्रूसीलोसिस (Brucellosis)
- स्ट्रैप्टोकॉकस जीवाणुओं का संक्रमण
- स्टैफिलोकॉकस–आन्त्रजीवविष (Enterotoxin) विषाक्तता
- पाँव तथा मुख का रोग
- एन्थ्रैक्स (Anthrax)

(2) अप्रत्यक्ष रूप से दूध सँभालने वाले व्यक्ति या वातावरण से उत्पन्न रोग (Indirectly from the Human Handler or Environment)

- आन्त्रिक ज्वर (Typhoid fever)
- परान्त्रिक ज्वर (Paratyphoid fever)
- स्ट्रैप्टोकॉकस जीवाणुओं का संक्रमण
- स्टैफिलोकॉकस द्वारा उत्पन्न भोजन विषाक्तता
- यक्ष्मा या क्षय रोग
- खूनी पेचिश (Bacillary dysentery)
- विसूचिका या हैजा (Cholera)
- विषाणुज यकृतशोथ (Viral hepatitis)

साफ और सुरक्षित दूध (Clean and Safe Milk)

साफ और सुरक्षित दूध के उत्पादन के लिए निम्न स्थितियों को बनाये रखना चाहिए:

- पशुओं को स्वस्थ तथा साफ होना चाहिए। एक स्वस्थ थन से उपलब्ध दूध में कुछ ही सूक्ष्मजीव होते हैं और इसका अपेक्षाकृत कोई महत्व नहीं होता।
- वह प्रांगण जहाँ पर किसी घर में पशु को रखा जाता है और उसे दूहा जाता है, साफ और स्वास्थ्यकर होना चाहिए।
- दूध के बर्तनों को निर्जीवाणुक (Sterile) और ढका हुआ होना चाहिए।
- जल आपूर्ति रोगाणुओं से रहित होनी चाहिए।
- दूध सँभालने वाले व्यक्ति में कोई संचारी रोग नहीं होना चाहिए।
- दूध सँभालने वाले व्यक्तियों को दूध दूहने से पहले अपने हाथों तथा बाहों को धो लेना चाहिए। जहाँ तक हो सके दूध दूहने की मशीन का उपयोग करना चाहिए।
- जीवाणुओं की वृद्धि को रोकने के लिए दूध निकालने के तुरंत बाद इसे ठण्डा होकर $10^{o}C$ तापमान से नीचा हो जाना चाहिए।
- अच्छी गुणवत्ता के दूध के उत्पादन के लिए सभी पात्रों तथा उपकरणों को जिनमें दूध को सँभाला जाता है, साफ होना चाहिए।

एक स्वास्थ्यकर और अच्छी गुणवत्ता का दूध तलछट से रहित सफेद होना चाहिए और इससे कोई अप्रिय गन्ध नहीं आनी चाहिए और न ही इसका स्वाद खराब होना चाहिए। गाय तथा भैंस के दूध का औसत विशिष्ट गुरुत्व (specific gravity) 1032 है, जिसे लैक्टोमीटर द्वारा निर्धारित किया जाता है। इसका पाठ्यांक (reading) 1026 से कम नहीं होना चाहिए।

मिथाइलीन ब्लू रिडक्शन टैस्ट (Methylene blue reduction test)–यह परीक्षण दूध में सूक्ष्मजीवों का पता लगाने के लिए किया जाता है। यह इस बात के अवलोकन पर आधारित होता है कि दूध में पैदा होने वाले जीवाणु दूध को प्रदत्त रंग को कम कर देते हैं। इस परीक्षण में दूध के कुछ नमूनों में जिनमें से प्रत्येक नमूने में 10 मिली. दूध हो, मिथाइलीन ब्लू की एक निश्चित मात्रा को मिलाया जाता है और नमूनों को एक-समान तापमान $37^{o}C$ पर रख दिया जाता है जब तक सभी नमूनों में मिथाइलीन ब्लू का नीला रंग गायब नहीं हो जाता। जो दूध का नमूना लम्बे समय तक नीला बना रहता है, उसे सबसे अच्छी गुणवत्ता का दूध समझा जाता है क्योंकि इससे जीवाणुओं का अभाव होने या उनके बहुत थोड़ी संख्या में होने का संकेत मिलता है।

दूध को पाश्चुरीकरण (Pasteurization) की क्रिया द्वारा निर्जीवाणुक (sterile) बनाया जाता है। दूध के पाश्चुरीकरण तथा पाश्चुरीकरण की कुशलता की जाँच करने हेतु फास्फेटेज़ परीक्षण के लिए अध्याय 15 देखें।

अण्डे (Eggs)

यद्यपि ताजे दिए हुए अण्डे भीतर से निर्जीवाणुक होते हैं, उनके खोल मुर्गी के मल पदार्थ से संदूषित हो जाते हैं, रोगजनक जीवाणु चटके हुए खोल को बेधकर अण्डे में प्रवेश कर सकते हैं और उसे संक्रमित कर सकते हैं। अण्डों को लम्बे समय तक तथा असन्तोषजनक स्थितियों में रखने पर वे बासी हो जाते हैं। अण्डों की ताज़गी का परीक्षण किया जा सकता है जिसका वर्णन अध्याय 11 में किया गया है।

मांस की स्वच्छता (Meat Hygiene)

मांस का अर्थ जन्तु उद्गम का गोश्त है जो पेशी तन्तुओं के संयोजी ऊतक द्वारा आपस में बंधे रहने और पेशी प्रोटीन मायोसिन, पेशी एल्ब्युमिन तथा मायोग्लोबिन से बना होता है। प्रोटीन मायोसिन के जम जाने पर मृत्युज काठिन्य (rigor mortis) हो जाता है जिससे मांस चीमड़ (चमड़े जैसा) हो जाता है परन्तु शीघ्र ही अम्लों के उत्पन्न हो जाने से मायोसिन के कोमल हो ज़ाने से मांस कोमल हो जाता है और स्वादिष्ट हो जाता है। अतः मांस को मृत्युज काठिन्य समाप्त हो जाने के पश्चात् खाना चाहिए।

तरुण जन्तुओं का मांस खाना अच्छा रहता है क्योंकि वृद्ध जन्तुओं में संयोजी ऊतक की अधिकता होती है जिससे मांस चीमड़ होता है अतः इसे पकाने में अधिक समय लगता है।

मांस संक्रमण का एक स्रोत हो सकता हैं यदि यह खराब है या दूषित है। मांस से उत्पन्न रोग निम्नलिखित हैं–

(1) फीताकृमिरुग्णता (Taeniasis)–टीनिया सोलियम (Taenia solium) तथा टीनिया सैजीनेटा (Taenia saginata) द्वारा फीताकृमिरुग्णता होती है।

(2) जीवाणुज संक्रमण (Bacterial infections)–

- भोजन विषाक्तता

- यक्ष्मा या क्षय रोग (Tuberculosis)
- एन्थ्रैक्स
- एक्टिनोमाइसीज़ता (Actinomycosis)

मांस का निरीक्षण (Inspection of Meat)

एक योग्य पशु-चिकित्सक द्वारा वध करने के लिए लाए गए पशु का मृत्यु पूर्व तथा मरणोत्तर निरीक्षण होना चाहिए।

मृत्यु पूर्व निरीक्षण (Antemortem Inspection)–पशु के क्षीण होने, अत्यधिक थका हुआ होने और गर्भावस्था में होने की स्थिति में, तथा एक्टिनोमाइसीज़ता, ब्रूसीलोसिस, ज्वर, अतिसार एवं संक्रामक प्रकृति के अन्य रोगों के होने पर पशु का मांस मानव उपभोग के लिए अनुपयुक्त हो जाता है अतः ऐसे मांस का बहिष्कार कर दिया जाता है।

मरणोत्तर निरीक्षण (Postmortem inspection)–यदि पशु का वध करने के पश्चात् पशुचिकित्सक को उसमें यक्ष्मा या क्षय रोग, यकृत तथा फेफड़ों के परजीवीय और पर्विल संक्रमणों, पूतिजीवरक्तता (septicemia), शरीर में किसी फोड़े के होने, किसी फीताकृमि के लार्वे रूप (Cysticercus) का संक्रमण होने, यकृत पर्णकृमि (liver fluke) तथा हाइडेटिड पुटियों के पाए जाने (hydatidosis) आदि का पता लगता है तो मांस का बहिष्कार कर दिया जाता है।

अच्छे मांस के चिह्न (Signs of Good Meat) :

(1) **रंग**–मांस पीला, गुलाबी या गहरे जामुनी रंग का नहीं होना चाहिए बल्कि लाल रंग का होना चाहिए।

(2) **स्पर्श**–स्पर्श करने पर मांस दृढ़ तथा लचीला प्रतीत होना चाहिए, इसे चिकना या चमकदार नहीं होना चाहिए।

(3) **गन्ध**–मांस से रुचिकर गन्ध आनी चाहिए।

(4) यह पकाने पर सिकुड़ना या अधिक बर्बाद नहीं होना चाहिए।

(5) इसे एक या दो दिन तक रख देने पर यह गीला या भीगा हुआ नहीं होना चाहिए।

वधशाला या कसाईखाना (Slaughter Houses)

वधशाला या कसाईखाना वह स्थान होता है जहाँ पर उन जन्तुओं का वध किया जाता है जिनका मांस खाया जाता है। जन्तु का वध करने के पश्चात् मांस को सँवार कर रखने के दौरान इसे संदूषित होने को रोकने के लिए वधशाला की स्वच्छता होना बहुत आवश्यक है। भारत में Model Public Health Act (1955) के अन्तर्गत वधशालाओं के लिए निम्नलिखित न्यूनतम मानक प्रस्तावित किए गए हैं।

1. **स्थान**–वधशाला को आवासीय क्षेत्र से दूर होना चाहिए।
2. **संरचना**–वधशाला के फर्श तथा 3 फिट तक दीवारें अभेद्य या अप्रवेश्य (अप्रभावित) तथा आसानी से साफ हो जाने वाले होने चाहिएँ।
3. **अपशिष्ट उत्पादों का निपटारा**–रक्त, सड़े-गले मांस तथा कूड़े-करकट आदि को जनता मल-निर्यास (public sewer) में नहीं डालना चाहिए बल्कि इन्हें अलग ही इकट्ठा करना चाहिए।
4. **जल आपूर्ति**–यह स्वतन्त्र, पर्याप्त तथा निरन्तर बनी रहने वाली होनी चाहिए।
5. **जन्तुओं का परीक्षण**–जन्तुओं के मृत्युपूर्व तथा मरणोत्तर परीक्षणों का प्रबन्ध होना चाहिए। मानव उपभोग के लिए पाए जाने वाले अनुपयुक्त जन्तु या मांस को नष्ट या विकृत कर देना चाहिए।
6. **मांस का भण्डारण**–मांस का भण्डारण मक्खी-अभेद्य तथा चूहा-अभेद्य कमरों में करना चाहिए, मांस को पूरी रात रखने के लिए कमरे का तापमान $5^{o}C$ से नीचा बना रहना चाहिए।
7. **मांस का वहन करना**–मांस को मक्खी-अभेद्य बन्द गाड़ी में ले जाना चाहिए।
8. **विविध**–उन जानवरों के अतिरिक्त जिनका वध होना है, अन्य जानवरों को शेड के भीतर नहीं रहने देना चाहिए।

रोकथाम (Prevention)

1. संक्रमित मांस को नष्ट कर देना चाहिए।
2. मांस को पूरी तरह से पकाना चाहिए। बिना पके हुए या अधपके मांस को कभी भी प्रयोग में नहीं लाना चाहिए।

3. पशुओं और सुअरों को मानव मल आदि को नहीं खाने देना चाहिए।

मछलियाँ (Fishes)

मछलियाँ मरने के तुरन्त बाद स्वलयन (autolysis) तथा जीवाणुओं के कारण जिनसे वे संक्रमित हो जाती हैं, विघटित हो जाती हैं। बासी मछलियों को फेंक देना चाहिए। ताजी मछली के चिह्न निम्नलिखित हैं–

1. मछली कठोर या मृत्युज काठिन्य (rigor mortis) की अवस्था में होनी चाहिए।
2. मछली के गलफेड़ (gills) चमकीले लाल होने चाहिएँ।
3. आँखें साफ और सुस्पष्ट होनी चाहिएँ।

मछलियों द्वारा निम्न रोग उत्पन्न होते हैं–

(1) फीताकृमि उत्पीड़न (Tapeworm infestation)–मछलियाँ खाने वाले लोगों की आँत में Diphyllobothrium latum नामक एक चौड़ा तथा सबसे बड़ा फीताकृमि रहता है। इसका संक्रमण मनुष्य के द्वारा कच्ची मछली खा लेने (क्योंकि मछली को कच्चा नहीं खाया जाता अतः इसका उत्पीड़न एक दुर्लभ रोग होता है) या ठीक से न पकाई गयी मछली को खाने के बाद होता है जिसकी रोकथाम ताजे पानी की मछली को पूर्ण रूप से पका कर या मछली को खाने से पहले 48 घंटे के लिए —10C (14°F) तापमान पर जमाकर की जाती है।

(2) मछली विषाक्तता (Fish poisoning)–जीवाणुओं या विषाणुओं से संक्रमित कुछ प्रकार की मछलियों का उपभोग करने से मछली विषाक्तता उत्पन्न हो सकती है।

डिब्बा-बन्द मछलियों का निरीक्षण (Inspection of Tinned Fishes)

किसी डब्बे या केन की अन्तर्वस्तुओं (मछली, मांस या कोई भी खाद्य पदार्थ) का उपभोग करने से पूर्व उसका निरीक्षण करना आवश्यक है। इसके लिए निम्न बातों पर ध्यान देना चाहिए।

(I) डिब्बा नया और साफ होना चाहिए।

(II) डिब्बे में जंग नहीं लगा होना चाहिए।

(III) डिब्बे या टिन में किसी प्रकार के छिद्र या सील द्वार नहीं होने चाहिएँ।

(IV) डिब्बे को हिलाने पर कोई आवाज़ नहीं होनी चाहिए।

(V) डिब्बे को खोलने पर इसकी अन्तर्वस्तुओं को एकदम से बाहर को नहीं फूट पड़ना चाहिए जिससे उनके विघटित हो जाने का संकेत मिलता है, इसके विपरीत फुफकारने की ध्वनि निकलनी चाहिए।

भक्षण स्थलों या भोजनालयों की स्वच्छता (Sanitation of Eating Places)

भारत में Model Public Health Act (1955) के अन्तर्गत रेस्टोरैन्टों और भक्षण स्थलों या भोजनालयों के लिए निम्नलिखित न्यूनतम मानकों को प्रस्तावित किया गया है।

1. **स्थान**–खाना खाने का स्थान किसी गन्दगी के संचयन या खुली हुई और गन्दी नाली, अस्तबल या घुड़साल, डेरी तथा भोजन के संदूषण के अन्य स्रोतों के पास नहीं होना चाहिए।
2. **फर्श**–फर्श निकटवर्ती भूमि से ऊँचा तथा अभेद्य (अप्रभावित) सामग्री से बना हुआ और आसानी से साफ किया जाने वाला होना चाहिए।
3. **कमरे**–(a) कमरा जहाँ पर खाना परोसा जाता है, 100 वर्ग फीट से कम नहीं होना चाहिए जिससे अधिकतम 10 व्यक्तियों के लिए स्थान उपलब्ध होना चाहिए। (b) कमरे की दीवारें 3 फीट तक चिकनी, अभेद्य तथा आसानी से धोयी जाने वाली होनी चाहिएँ। (c) प्रकाश–कमरे में पर्याप्त प्राकृतिक प्रकाश होना चाहिए तथा कृत्रिम प्रकाश का प्रबन्ध भी होना चाहिए। (d) संवातन (ventilation)–संवातकों या वैन्टीलेटरों द्वारा कमरे में हवा का अच्छा संचरण होना चाहिए।
4. **रसोई**–(a) फर्श का स्थान 60 वर्ग फीट से कम नहीं होना चाहिए। (b) रसोई का फर्श अभेद्य, चिकना, आसानी से साफ किया जाने योग्य होना चाहिए तथा फिसलने वाला नहीं होना चाहिए। (c) खिड़कियों का क्षेत्रफल फर्श के क्षेत्रफल का 25% होना चाहिए। (d) दरवाज़े तथा खिड़कियाँ मक्खी-अभेद्य (fly-proof), चूहा-अभेद्य (rat-proof) और स्वतः बन्द हो

जाने वाले होने चाहिएँ। (e) धुएँ के पाइपों के अतिरिक्त संवातन क्षेत्र फर्श के क्षेत्र का 2% होना चाहिए।

5. **पकाये हुए भोजन का भण्डारण**—पकाये हुए भोजन के भण्डारण के लिए अलग कमरा उपलब्ध होना चाहिए। लम्बे समय के भण्डारण के लिए तापमान नियन्त्रित होना चाहिए।
6. **कच्चे खाद्य पदार्थों का भण्डारण**—खराब होने वाली तथा खराब न होने वाली वस्तुओं को अलग-अलग चूहा-अभेद्य तथा कीट-अभेद्य (insect-proof) स्थानों पर रखना चाहिए; खराब होने वाली वस्तुओं के भण्डारण के लिए तापमान नियन्त्रित होना चाहिए।
7. **फर्नीचर**—यह मजबूत तथा आसानी से धोया और सुखा लिया जाने वाला होना चाहिए।
8. **कचरे का निपटारा**—कचरे को ढक्कनदार, अभेद्य पात्र में इकट्ठा करके दिन में दो बार निपटाना चाहिए।
9. **जल आपूर्ति**—जल आपूर्ति स्वतन्त्र स्रोत की, पर्याप्त, निरन्तर बनी रहने वाली तथा सुरक्षित होनी चाहिए।
10. **बर्तनों तथा क्रॉकरी की सफाई**—यह गर्म पानी से और फिर विसंक्रमण से होनी चाहिए।

भोजन सँभालने वाले व्यक्तियों की स्वच्छता (Sanitation of Food Handlers)

भोजन सँभालने वालों के द्वारा स्ट्रैप्टोकॉकस तथा स्टैफिलोकॉकस के संक्रमण, अतिसार, पेचिश, आन्त्रिक एवं परान्त्रिक ज्वर, विषाणुज यकृतशोथ, एककोशिकीय जन्तुओं की पुटियों और कृमियों के अण्डे आदि संचारित होने की सम्भावना होती है।

सबसे पहले नियुक्ति के समय सभी भोजन सँभालने वाले व्यक्तियों का पूर्ण चिकित्सीय परीक्षण होना आवश्यक है। किसी भी ऐसे व्यक्ति को जिसमें टाइफॉयड या पैराटाइफॉयड ज्वर, दस्त, पेचिश होने, तपेदिक अथवा अन्य किसी संचारी रोग होने का इतिवृत्त मिलता है तो उसकी नियुक्ति नहीं करनी चाहिए। ऐसे व्यक्तियों को जिनके शरीर पर जख्म या त्वचा संक्रमण हो तथा मध्य कर्णशोथ हो, भोजन या बर्तनों को हाथ में लेने की अनुमति नहीं देनी चाहिए। भोजन सँभालने वाले व्यक्तियों की

प्रतिदिन जांच कराना आवश्यक है, जो बीमार हों उन्हें भोजन सँभालने से अलग रखना चाहिए। यह भी आवश्यक है कि भोजन सँभालने वाले के परिवार में यदि कोई रोग है तो उसकी तुरंत सूचना मिलनी चाहिए।

भोजन सँभालने वालों के लिए शिक्षा (Education of Food Handlers)

भोजन सँभालने वालों को भोजन सँभालने, बर्तनों तथा क्रॉकरी को सँभालने और उनकी सफाई करने तथा कीटों एवं चूहों पर नियंत्रण करने के लिए शिक्षित होना चाहिए। व्यक्तिगत स्वास्थ्य रक्षा के निम्नलिखित पहेलुओं पर विचार किया जाता है–

(1) **हाथ**–हाथ हमेशा साफ रहने चाहिएँ। शौचालय जाने के तुरंत बाद हाथों को ब्रुश से रगड़कर साबुन से धोना चाहिए और अन्य अवसरों पर भी आवश्यकता पड़ने पर हाथों की सफाई होनी चाहिए। अँगुलियों के नाखून कटे हुए और गन्दगी से रहित होने चाहिएँ।

(2) **बाल**–टूटे हुए बालों को खाने की वस्तुओं में जाने से रोकने के लिए विशेष रूप से महिलाओं को शीर्ष आवरक (Head coverings) उपलब्ध होने चाहिएँ।

(3) **गाउन**–सभी भोजन सँभालने वालों को एक साफ सफेद गाउन पहनना चाहिए।

(4) भोजन के पास खाँसना और छींकना नहीं चाहिए।

(5) भोजन के अहाते में धूम्रपान नहीं करना चाहिए।

आहार का संदूषण (Contamination of Food) 11

खाद्य पदार्थ जीवाणुओं, विषाणुओं, कवकों या उनके जीवविषों, एककोशिकीय जन्तुओं, आन्त्रीय परजीवियों के डिम्बों या अण्डों, पौधों तथा जन्तुओं से उत्पन विषों, अकार्बनिक रासायनिक पदार्थों तथा अपमिश्रकों (adulterants) आदि से संदूषित हो सकते हैं। संदूषित खाद्य पदार्थों को खाने या संदूषित भोज्य पदार्थों को तैयार करने से मनुष्य में निम्न रोग उत्पन्न हो सकते हैं–

भोजन द्वारा उत्पन्न रोग (Food-Borne Disease)

भोजन द्वारा उत्पन्न रोग वे होते हैं जो प्रकृति में विषैले या संक्रामक होते हैं और खाना निगल लिए जाने पर रोगोत्पादक जीवों के शरीर में प्रवेश कर जाने पर उनसे उत्पन्न होते हैं।

भोजन द्वारा उत्पन्न रोग निम्न हैं:

लैथीरिज़्म (Lathyrism)

यह खेसरी दाल (Lathyrus sativus pulse) खाने से उत्पन्न एक तन्त्रिकीय रोग है जो उसमें पाए जाने वाले जीवविष Beta-N-Oxalyl-amino-L-alanine (BOAA) के कारण उत्पन्न होता है जो तन्त्रिकीय संस्थान पर विषैले प्रभाव उत्पन्न करता है। यदि 4 से 6 माह तक 30% खेसरी दाल से युक्त भोजन ग्रहण किया जाता है जैसा कि अधिकतर गरीब लोगों में होता है तो यह रोग उत्पन्न हो जाता है। यह रोग अधिकतर भूमिहीन कृषीय श्रमिकों में व्याप्त है जो गरीबी के कारण इस दाल को अधिक खाते हैं। पुरुष 10 से 35 वर्ष की आयु के बीच जुलाई तथा अगस्त माह में अधिक प्रभावित होते हैं। इस रोग से पीड़ित 50% से अधिक व्यक्ति खेत में काम करते हुए अचानक जमीन पर गिर पड़ते हैं। इस रोग की निम्न 5 अवस्थायें होती हैं–

1. **चेतावनी की अवस्था (Warning stage)**–पिण्डली की पेशियों में या जांघ के पीछे अचानक ही ऐंठनयुक्त संकुचन होने के साथ तड़पाने वाला

दर्द होता है। यदि इस अवस्था के दौरान रोगी खेसरी दाल खाना छोड़ देता है तो रोग नहीं बढ़ता।

2. **प्रथम अवस्था (छड़ी रहित अवस्था)**–रोगी झटका देकर छोटे-छोटे कदम रख कर चलता है और उसकी एड़ियाँ भूमि पर नहीं पड़ती। रोगी छड़ी के सहारे के बिना चल सकता है और इस अवस्था में वह जीवन भर रह सकता है। अधिकतर रोगी इस अवस्था में पाए जाते हैं।
3. **द्वितीय अवस्था (एक छड़ी वाली अवस्था)**–रोगी के घुटने आकुंचित हो जाते (मुड़ जाते) हैं और रोगी पेशीय अकड़न के साथ पैरों की अँगुलियों पर चलता है। रोगी को सहारे के लिए तथा शरीर का संतुलन बनाये रखने के लिए एक छड़ी की आवश्यकता होती है।
4. **तृतीय अवस्था (दो छड़ी वाली अवस्था)**–रोगी बहुत कमजोर हो जाता है। थोड़ी-सी दूर चलने के लिए भी उसे सहारे के लिए दो छड़ियों की आवश्यकता होती है।
5. **रेंगने की अवस्था (Crawler stage)**–घुटने पूर्ण रूप से मुड़ जाते हैं और रोगी घुटनों तथा हथेलियों के सहारे रेंगते हुए चलता है।

निरोधक उपाय (Preventive Measures)

खेसरी दाल की खेती करने पर प्रतिबन्ध–खेसरी दाल की खेती करने पर प्रतिबन्ध लगा देना चाहिए।

जीवविषों का पृथक्करण (Removal of Toxins)–खेसरी दाल को एक घंटे के लिए उबलते हुए पानी में भिगो कर रखा जाता है। लगभग 90 से 95% इसके जीवविष जल में घुलनशील विटामिनों के साथ पानी में निकल जायेंगे।

आंशिक रूप से उबालने की विधि (Parboiling Method)–इस विधि में जल में घुलनशील विटामिन नष्ट नहीं होते। खेसरी दाल को पहले गुनगुने पानी में भिगोया जाता है और इसके पश्चात इसे 15 मिनट के लिए भाप में रखा जाता है। इस विधि से 80 से 90% जीवविष निकल जाते हैं।

जानपदिक जलशोफ (Epidemic Dropsy)

यह अधिकतर आर्जीमोन ऑयल से संदूषित सरसों के तेल का उपभोग करने से उत्पन्न रोग होता है जो एक ही भौगोलिक क्षेत्र में रहने वाले बहुत से लोगों को एक

साथ रोगग्रस्त करता है। आर्जीमोन ऑयल को सरसों के तेल में जान-बूझकर या इरादतन मिलाया जाता है अथवा आर्जीमोन के सरसों के खेतों में उगने के कारण अनजाने में सरसों के तेल में आर्जीमोन ऑयल की मिलावट हो जाती है क्योंकि आर्जीमोन के बीज आकृति और परिमाण में सरसों के बीज के समान होते हैं अतः ये सरसों के बीजों के साथ आसानी से मिश्रित हो जाते हैं और इस प्रकार सरसों के तेल में मिलावट के रूप में कुछ मात्रा आर्जीमोन ऑयल की होती है। इस रोग को उत्पन्न करने के लिए मिलावट 4% तक या इससे अधिक होनी चाहिए। विषैला कारक एक एल्कालॉयड 'Sanguinarine' होता है। इस रोग में भूख नहीं लगती, दस्त होने लगते हैं जिसके पश्चात् पाँवों पर शोफ उत्पन्न हो जाता है जो विशेष रूप से चलने के पश्चात् तथा शाम को देर से उत्पन्न होता है जिसे दबाने पर गड्ढा पड़ जाता है, दबाने पर दर्द होता है और जो गर्म होता है। ज्वर हो जाता है, तापमान सामान्यतः 102°F हो जाता है। कुछ रोगियों में अचानक टाँगों पर द्विपार्श्वीय शोथ उत्पन्न हो जाता है जिसके साथ अक्सर दस्त आने लगते हैं, सांस फूलने लगता है, हृदय-पात होता है तथा मृत्यु हो जाती है।

आर्जीमोन ऑयल का परीक्षण (Test of Argemone Oil)–आर्जीमोन ऑयल नारंगी रंग का होता है जिससे एक तीखी गन्ध आती है। आर्जीमोन ऑयल का पता लगाने के लिए नाइट्रिक एसिड का परीक्षण किया जाता है। तेल को एक टैस्ट ट्यूब में लेकर इसमें कुछ बूँदे नाइट्रिक एसिड की मिलाई जाती हैं। टैस्ट ट्यूब को हिलाया जाता है और नारंगी रंग से कत्थई रंग हो जाने पर आर्जीमोन ऑयल के होने का संकेत मिलता है।

विषाक्तता गायब हो जाती है यदि तेल को कुछ महीनों के लिए रख दिया जाता है।

एफ्लाटॉक्सीकोसिस (Aflatoxicosis)

यह रोग Aspergillus flavus तथा Aspergillus parasiticus नामक कवकों से जिनसे एक जीवविष एफ्लाटॉक्सिन (aflatoxin) उत्पन्न होता है, संदूषित मूँगफलियों, गेहूँ, चावल, मक्का तथा ज्वार आदि के अन्तर्ग्रहण से उत्पन्न होता है। एफ्लाटॉक्सिन एक शक्तिशाली यकृतविकारी (hepatotoxic) है और बचपन में

यकृत का सिरोह्सिस उत्पन्न करता है और सम्भवत: यह कैंसरजनक (carcinogenic) भी है। आर्द्रता या नमी का 16% से अधिक होना तथा तापमान का 11 से 37°C के बीच होना इसके बनने में सहायक होते हैं।

रोकथाम (Prevention)–इसकी वृद्धि को रोकने के लिए जहाँ पर उपरोक्त खाद्य वस्तुओं एवं काष्ठफलों आदि का भण्डारण किया जाना है, वहाँ पर वायुमण्डल में नमी नहीं होनी चाहिए तथा वह सीलन वाला स्थान नहीं होना चाहिए और खाद्य वस्तुओं को पानी से खराब नहीं होना चाहिए एवं वहाँ का उपयुक्त तापमान होना चाहिए।

अतिसार (Diarrhea)

बारम्बार पतला या पानी जैसा मल विसर्जित होता है। यह साधारणतया Salmonella वंश के जीवाणुओं द्वारा उत्पन्न होता है जो संदूषित भोजन में पाए जाते हैं और भोजन के साथ जीवाणुओं को निगलने के 12 से 24 घंटे बाद अर्थात् रोगोद्‌भवन काल (incubation period) के बाद अतिसार हो जाता है अर्थात दस्त आने लगते हैं जो सामान्यत: 2 से 3 दिन तक रहते हैं।

रोकथाम (Prevention)–अधपके, बासी तथा सड़े हुए खाद्य पदार्थों का कभी उपयोग नहीं करना चाहिए। उपभोग करने से पूर्व सब्जियों को धो लेना चाहिए तथा खाने को ठीक प्रकार से पकाना चाहिए।

चिकित्सा (Treatment)–अतिसार के नियन्त्रण के लिए पुनर्जलयोजन चिकित्सा पद्धति (rehydration therapy) को अपनाया जाता है जिसके द्वारा बारम्बार पतले मल के विसर्जित होने से शरीर से जल के निकल जाने पर उसको पुन:स्थापित किया जाता है। अतिसार के मन्द रोगियों को मुखीय पुनर्जलयोजन विलयन (Oral Rehydration Solution—ORS)मुख द्वारा दिया जाता है तथा गम्भीर रोगियों को अन्त:शिराभ इन्जैक्शन या आधान द्वारा तरल (नॉर्मल सैलाइन के साथ 5% ग्लूकोज़) दिया जाता है। कोई सा भी एक एन्टिबॉयटिक जैसे deoxycycline, tetracycline, chloramphenicol तथा furazolidine दिया जा सकता है।

विसूचिका या हैजा (Cholera)

विसूचिका या हैजा कॉमा के आकार के जीवाणु कॉलरी वाइब्रियो (Cholerae vibrio) के संक्रमण से उत्पन्न एक तीव्र संक्रामक रोग है जो साधारणतया संदूषित

पीने के पानी तथा भोजन में पाया जाता है। इस रोग में अचानक ही जल्दी-जल्दी जलीय, सफेद चावलों के माण्ड जैसे दस्त होते हैं, उल्टियाँ होती हैं, खुश्की हो जाती है, अल्पमूत्रता (oliguria) होती है अर्थात् पेशाब बहुत कम होता है, पेशियों में ऐंठन होती है, ब्लड प्रैशर कम हो जाता है तथा कमजोरी बहुत हो जाती है।

रोकथाम (Prevention)–पानी पीने से पहले उसे उबाल लेना चाहिए। भोजन को ठीक प्रकार से बनाना चाहिए। मक्खियों को मार देना चाहिए और उनके प्रजनन को नष्ट कर देना चाहिए। कूड़े-करकट तथा अन्य अपशिष्ट सामग्री का ठीक से निपटारा हो जाना चाहिए। सभी खाने और पीने वाली वस्तुओं को ढक कर रखना चाहिए।

चिकित्सा (Treatment)–अतिसार की चिकित्सा के समान ही इसकी चिकित्सा की जाती है।

खूनी पेचिश (Bacillary Dysentery)

यह संदूषित खाद्य वस्तुओं के साथ जीवाणु Shigella dysenteriac के निगल लिए जाने से उत्पन्न एक तीव्र संक्रामक रोग है जिसमें आन्त्रीय श्लेष्मकला का शोथ होता है। इसमें पेट में दर्द होता है, सम्पीडकुंथन (tenesmus) होता है अर्थात् मल द्वार का ऐंठनयुक्त संकुचन होता है, ज्वर हो जाता है तथा दस्त आने लगते हैं। मल में रक्त तथा श्लेष्मा भी होता है। गम्भीर मामलों में मल पसयुक्त पदार्थ के समान दिखाई देता हैं।

रोकथाम (Prevention)–रोकथाम दस्तों तथा हैजे की रोकथाम के समान ही की जाती है।

चिकित्सा (Treatment)–मुखीय पुनर्जलयोजन चिकित्सा पद्धति को अपनाना चाहिए। एन्टिबॉयटिक जैसे tetracycline या ampicillin को मुख द्वारा दिया जाता है।

आँव की पेचिश (Amoebic Dysentery)

यह संदूषित खाद्य एवं पेय पदार्थो के साथ एककोशिकीय परजीवी Entamoeba histolytica के निगल लिए जाने से उत्पन्न आँत का संक्रमण है जिसमें पेट में ऐठन

का दर्द होता है (मसोस होती है) जिसके पश्चात् दस्त आने लगते हैं, मल में अधिक मात्रा में श्लेष्मा होता है तथा मल से दुर्गन्ध आती है। कभी-कभी मल में रक्त का एक पुट भी दिखाई देता है।

रोकथाम (Prevention)–मल-त्याग के पश्चात् तथा खाना खाने से पहले और बाद में हाथों को खूब अच्छी तरह से साबुन और पानी से धोकर साफ कर लेने चाहिएँ। खाद्य तथा पेय पदार्थों की मल के संदूषण से तथा मक्खियों से रक्षा होनी चाहिए। पानी को छानने तथा उबाल कर ठण्डा करने के पश्चात् पीने के काम में लाना चाहिए।

चिकित्सा (Treatment)–Metronidazole (metrogyl) की 400 मिग्रा. की एक गोली को दिन में तीन बार 5-7 दिन तक दिया जाता है। बड़े बच्चों को metrogyl सीरम 5 मिली. (200 मिग्रा.) तथा छोटे बच्चों को 2.5 मिली. (100 मिग्रा.) दिन में तीन बार 5 से 7 दिनों तक दिया जाता है।

जियार्डियारुग्णता (Giardiasis)

यह एककोशिकीय परजीवी जियार्डिया लैम्बलिया द्वारा उत्पन्न संक्रमण है जो खाने या पीने की वस्तुओं के साथ निगल लिया जाता है। ड्योडिनम के निचले भाग तथा जेजुनम के ऊपरी भाग में शोथ उत्पन्न हो जाता है। इस रोग में पेट फूल जाता है तथा उससे वायु अधिक बनने के कारण गड़गड़ाहट की आवाज़ आती है और एकदम से दस्त होने लगते हैं, जिनके साथ आवाज़ होती है तथा मल पीला, झागदार, जलीय या पानी जैसा होता है जिससे बहुत दुर्गन्ध आती है।

रोकथाम तथा चिकित्सा (Prevention and Treatment)–आँव की पेचिश के समान हैं।

भोजन विषाक्तता (Food Poisoning)

भोजन विषाक्तता जीवित जीवाणुओं या उनके जीवविषों अथवा अकार्बनिक रासायनिक पदार्थों तथा पौधों एवं जन्तुओं से उत्पन्न विषों से संदूषित खाने या पीने की वस्तु को निगल लेने पर उत्पन्न तीव्र जठरान्त्रशोथ (acute gastroenteritis) है।

भोजन विषाक्तता को उत्पन्न करने वाले जीवाणु साधारणतया Salmonella वंश के जीवाणु, Staphylococcus aureus, Clostridium botulinum तथा Clostridium perfringens हैं।

1. Salmonella वंश के जीवाणु–Salmonella द्वारा उत्पन्न होने वाली भोजन विषाक्तता अत्यधिक सामान्य रूप से होने वाली भोजन विषाक्तता है। मनुष्य संदूषित दूध, दही, दुग्ध उत्पादों, अण्डे, अण्डों के उत्पादों तथा मांस आदि का उपभोग करने से संक्रमित होता है। चूहे अक्सर बहुत अधिक संक्रमित होते हैं और अपने मल-मूत्र द्वारा खाद्य पदार्थों को संदूषित करते हैं। रोगोत्पादक जीवों के निगल लिए जाने पर आँत में इनकी संख्या में वृद्धि होती है और तीव्र आन्त्रशोथ (acute enteritis) तथा तीव्र बृहदान्त्रशोथ (acute colitis) उत्पन्न हो जाते हैं। साधारणतया इसकी शुरूआत एकदम से होती है जब कँपकँपी होती है, ज्वर हो जाता है, जी मिचलाता है, उल्टियाँ होती हैं तथा अत्यधिक पानी जैसे दस्त होते हैं जो सामान्यतया 2-3 दिन तक होते रहते हैं। मृत्यु दर लगभग 1% होती है।

2. Staphylococcus aureus–इस प्रकार के जीवाणु से आन्त्रजीवविष (enterotoxins) उत्पन्न होते हैं जो ऊष्मा स्थायी होते हैं और खाद्य या पेय पदार्थ को 30 मिनट या अधिक समय तक उबालने पर भी वे नष्ट नहीं होते। यह जीवाणु मनुष्य तथा जन्तुओं की त्वचा पर, नासिका और गले में पाया जाता है। इससे फोड़े-फुन्सियाँ निकल आती हैं तथा त्वचा का पूतिजनक संक्रमण हो जाता है। भोजन विषाक्तता साधारणतया तब होती है जब स्तनशोथ (mastitis) से पीड़ित गाय के दूध या दुग्ध उत्पादों का उपयोग किया गया हो। Staphylococcus aureus जीवाणु से संदूषित होने वाले खाद्य पदार्थ सलाद, कस्टर्ड, दूध तथा दुग्ध उत्पाद हैं।

ऐसे भोजन में जिनमें जीवाणु उत्पन्न हो गए हैं, भोजन में पहले से उत्पन्न आन्त्र-जीवविषों के अन्तर्ग्रहण से भोजन विषाक्तता होती है। आन्त्र-जीवविष ऊष्मा स्थायी होने के कारण जीवों की मृत्यु हो जाने के पश्चात् भोजन में रह जाते हैं। आन्त्र-जीवविष प्रत्यक्ष रूप से आँत पर तथा केन्द्रीय तन्त्रिका तन्त्र पर क्रिया करते हैं। इस रोग में अचानक ही एकदम से उल्टियाँ होती हैं, पेट में ऐंठन होती है तथा दस्त होने लगते हैं। गम्भीर रोगियों में मल में रक्त तथा श्लेष्मा प्रकट हो जाते हैं। सामान्यतया ज्वर नहीं होता। मृत्यु प्रायः नहीं होती।

3. Clostridium botulinum–बोटुलिज़्म एक तीव्र प्रकार की भोजन विषाक्तता होती है परन्तु यह बहुत कम होती हैं। इससे दो तिहाई रोगियों की मृत्यु हो जाती है। यह जीवाणु Clostridium botulinum के बहिर्जीवविष से युक्त भोजन को ग्रहण करने से उत्पन्न होती है। जीवाणु व्यापक रूप से मिट्टी, धूल तथा जन्तुओं के आन्त्रीय पथ में फैले हुए होते हैं और बीजाणुओं (spores) के रूप में भोजन में प्रवेश करते हैं। बोटुलिज़्म के लिए अधिकतर उत्तरदायी खाद्य पदार्थ ठीक प्रकार से परिरक्षित न किए गए खाद्य पदार्थ जैसे घर में डिब्बे में बन्द की गयी सब्जियाँ, घर में बनाया गया पनीर और इसी प्रकार के कम अम्ल वाले खाद्य पदार्थ तथा धूमिल (smoked) या काँटेदार मछलियाँ हैं।

जीवविष भोजन में वातनिरपेक्षी दशाओं में पहले ही बन जाता है। यह मुख्य रूप से परानुकम्पी तन्त्रिका-तन्त्र (parasympathetic nervous system) पर क्रिया करता है। बोटुलिज़्म अन्य प्रकार की भोजन की विषाक्तता से इस बात में भिन्न होता है क्योंकि इसमें जठरान्त्रीय लक्षण बहुत हल्के होते हैं। विशिष्ट लक्षण निगरण कष्ट (dysphagia) या खाना निगलने में कठिनाई होना, द्विदृष्टिता (diplopia) अर्थात् एक वस्तु की दो दिखाई देना, वर्त्मपात (ptosis) अर्थात् ऊपरी पलकों का अगंघात हो जाने के कारण उनका नीचे को गिर जाना, आँखों से धुँधला दिखाई देना, दुरूच्चारण (dysarthria) अर्थात् बोलने में कठिनाई होना, पेशीय दुर्बलता और यहाँ तक कि चतुरांगघात (quadriplegia) हो जाना अर्थात् सभी चारों भुजाओं का अंगघात हो जाना, होता है। पाचन संबंधी लक्षण जैसे जी मिचलाता है, उल्टियाँ होती है, दस्त होते हैं तथा पेट में दर्द हो सकता है और नहीं भी हो सकता। साधारणतया ज्वर नहीं होता और रोगी होश में होता है। यह दशा सामान्यतया प्राणघातक होती है, श्वसनीय या हृदीय पात होने के कारण रोगी की 4-8 दिन में मृत्यु हो जाती है। क्योंकि जीवविष ऊष्मा से नष्ट हो जाने वाला (thermolabile) होता हैं, भोजन को उपभोग में लाने से पूर्व 30 मिनट तक 80°C (170°F) तापमान पर गर्म करने पर या इसे 10 मिनट तक 100°C (212°F) तापमान पर उबालने पर यह उपभोग के लिए बिल्कुल सुरक्षित हो जाता है।

4. Clostridium perfringens (Welchii)–यह जीवाणु मिट्टी, पानी, हवा और मनुष्य तथा जन्तुओं के मल में पाया जाता है। मांस को उपभोग स 24 घंटे या अधिक समय पहले तैयार किया और पकाया जाता है तथा कमरे के तापमान पर

धीरे-धीरे ठंडा होने दिया जाता है और फिर उपभोग करने से तुरंत पहले इसे गर्म किया जाता है। ऐसा करने से बीजाणु (spores) जो मांस पकाने के दौरान जीवित बच जाते हैं, बड़ी आँत में पहुँच जाते हैं जहाँ पर उनसे एक आन्त्र-जीवविष उत्पन्न होता है जिससे भोजन का उपभोग हो जाने (यदि मांस को पर्याप्त रूप से नहीं पकाया गया होता है) के 6 से 24 घंटे के रोगोद्भवन काल के पश्चात् भोजन विषाक्तता हो जाती है जिसमें पेट में ऐंठन होती है, दस्त हो जाते हैं, मन्द ज्वर हो जाता है या ज्वर नहीं भी हो सकता, जी मिचलाता है, कभी-कभी उल्टियाँ होती हैं और बीमारी सामान्यतया थोड़ी अवधि की होती है, सामान्यतया एक दिन की या कम समय की होती है। स्वास्थ्य लाभ शीघ्र होने लगता है और सामान्यतः मृत्यु नहीं होती।

भोजन विषाक्तता की रोकथाम (Prevention of Food Poisoning)

- रसोई के फर्श, बर्तनों तथा उपकरणां की नियमित रूप से खूब अच्छी तरह से सफाई होती रहनी चाहिए।
- ऐसे लोगों को जो संक्रमित व्रण, फोड़े-फुन्सियों, छाजन (eczema), त्वकशोथ, दस्तों से, पेचिश, गले के संक्रमण या खाँसी से पीड़ित हों, भोजन का कार्य नहीं करना चाहिए।
- उन लोगों को जो भोज्य पदार्थों को सँभालते हैं, भोजन तैयार करते हैं तथा भोजन परोसते हैं, सफाई के साथ रहना चाहिए।
- भोजन को ठीक प्रकार से पकाना चाहिए, अधपके भोजन का कभी उपभोग नहीं करना चाहिए।
- खाना बनाने तथा उसके उपभोग के बीच का समय कम से कम होना चाहिए।
- भोजन प्रांगण को धूल, मक्खियों तथा चूहों से मुक्त होना चाहिए।
- खाद्य पदार्थों जैसे कच्ची सब्जियों तथा फलों को और घर में तैयार खाने की वस्तुओं को गर्म स्थानों पर नहीं छोड़ना चाहिए यदि इनका तुरन्त ही उपयोग नहीं किया जाता है क्योंकि थोड़े से रोगाणु अगली सुबह संख्या में बढ़ कर दसों लाख हो जाते हैं। तुरंत ही उपभोग में न लाए गये भोज्य पदार्थों को जीवाणु बहुगुणन तथा जीवविष उत्पादन को रोकने के लिए 4° से. से नीचे तापमान पर रैफ्रीजिरेटर में रख देना चाहिए। भोजन तैयार करो और उसी दिन खालो का नियम सबसे अच्छा है।

- खाये जाने वाले जन्तु संक्रमण से मुक्त होने चाहिएँ जिसकी पशु-चिकित्सक द्वारा जन्तु का वध होने से पूर्व तथा बाद में परीक्षण करने से पुष्टि हो जाती है।
- स्वास्थ्य शिक्षा–भोजन सँभालने वाले व्यक्तियों को सफाई की आदतों के मामलों में तथा व्यक्तिगत स्वच्छता जैसे बारम्बार अच्छी तरह से हाथों को धोने में शिक्षित किया जाना चाहिए।

आन्त्रिक ज्वर (Typhoid Fever)

आन्त्रिक ज्वर वह ज्वर होता है जो Salmonella typhi दण्डाणु के संक्रमण से उत्पन्न होता है जो गन्दे पानी, बर्फ, खाद्य पदार्थों, दूध तथा मिट्टी में पाया जाता है। रोगियों तथा रोग वाहकों द्वारा संदूषित खाद्य पदार्थों, जल, विशेष रूप से दूध तथा दुग्ध उत्पादों का उपभोग करने से, मक्खियों द्वारा, संक्रमित कपड़ों आदि के द्वारा, ऐसी सब्जियों का उपयोग करने से जो मलजल या गन्दे पानी की खाद में उगाई गई हों या संदूषित जल से घुली हों, यह रोग स्वस्थ व्यक्ति में संचारित हो जाता है।

सामान्यतया 1 से 3 सप्ताह के रोगोद्‌भवन काल (रोगोत्पादक जीवों के शरीर में प्रवेश करने तथा रोग के लक्षण प्रकट होने के बीच का काल) के पश्चात् आन्त्रिक ज्वर उत्पन्न होता है।

यह रोग निम्न प्रकार से तीन सप्ताह की अवधि पूरा करता है।

प्रथम सप्ताह–रोगी सार्वदैहिक दुर्बलता, माथे में दर्द होने, हाथों-पैरों में दुःखन होने, भूख न लगने, कब्ज होने, नींद न आने तथा ज्वर हो जाने की शिकायत करता है। तापमान धीरे-धीरे ऊपर को चढ़ता चला (जीने की पैड़ियों के समान) जाता है जो प्रतिदिन सुबह को ½ से 1 डिग्री कम हो जाता है और सप्ताह के अन्त तक 102°F से 103°F के बीच पहुँच जाता है। नाड़ी की गति तापमान बढ़ने की तुलना में धीमी होती है और नाड़ी द्विस्पन्दी (dicrotic) होती है। यह सामान्यत: 90 से 100 प्रति मिनट होती है। जिह्वा पर सफेद परत जम जाती है जिसका सिरा तथा किनारे साफ होते हैं। लगभग सातवें दिन धड़ एवं उदर पर टाइफॉयड के दाने (गुलाबी दाने–मोतीझारा) प्रकट हो जाते हैं जो दबाने पर फीके पड़ जाते हैं। परिस्पर्शन करने पर प्लीहा या तिल्ली की अनुभूति होती है।

द्वितीय सप्ताह–रोगी अधिक शक्तिहीन हो जाता है, सिर का दर्द कम हो जाता है। अनिद्रा (नींद न आना) होती है जो कष्टदायक हो सकती है और प्रलाप (delirium) हो जाता है। तापमान लगभग 101°F से 103°F के बीच स्थिर हो जाता है। यह अक्सर एकदम से बहुत अधिक, 104°F से 105°F तक हो जाता है। पेट फूल जाता है और दस्त होने की प्रवृत्ति बहुत होती है।

तृतीय सप्ताह–तृतीय सप्ताह में जीवविषरक्तता (toxemia) बढ़ जाती है तथा रोगी गहन मूर्च्छा (coma) में पहुंच जाता है और उसकी मृत्यु हो जाती है परन्तु अधिकतर इस सप्ताह के अन्त तक उसमें सुधार हो जाता है और तापमान गिरना शुरू हो जाता है। फिर भी छोटी आँत के जख्मों से रक्तस्राव होने अथवा उनके फट जाने का डर रहता है। रोगी बहुत कमजोर हो जाता है।

रोगनिवृत्ति काल (Convalescence period)–तीसरे सप्ताह के पश्चात् तापमान धीरे-धीरे कम होकर सामान्य हो जाता है, जीभ साफ हो जाती है, परिस्पर्शन द्वारा प्लीहा की अनुभूति नहीं होती। रक्ताल्पता (खून की कमी) हो जाती है। बाल झड़ने लगते हैं तथा खाल उतरने लगती है। सामान्य दशा में सुधार होता है। कभी-कभी रोग की पुनरावृत्ति हो जाती है।

रोकथाम (Prevention)

- मल-त्याग या मूत्र-त्याग के पश्चात् तथा खाना बनाने से पहले आपको साबुन और पानी से अपने हाथों को खूब अच्छी तरह से धो लेना चाहिए।
- पीने के लिए साफ पानी का उपयोग करना चाहिए।
- व्यक्तिगत स्वच्छता पर ध्यान देना चाहिए। लोगों को स्वास्थ्यकर स्थितियों में रहना चाहिए।
- घर को, विशेष रूप से रसोईघर को साफ रखना चाहिए।

  ताजे तथा साफ खाने योग्य खाद्य पदार्थों का उपभोग करना चाहिए, सड़े-गले फलों तथा बासी भोजन का उपभोग नहीं करना चाहिए।

रोगक्षमीकरण (Immunization)–टाइफॉयड ज्वर के प्रति रोगक्षमीकरण के लिए टाइफॉयड वैक्सीन का उपयोग किया जाता है जिसे बाँह में अवत्वचीय इन्जैक्शन द्वारा या मुख द्वारा शरीर में प्रविष्ट किया जाता है। यह इन्जैक्शन के लिए 5 मिली. की वॉयल में उपलब्ध होता है।

टाइफोरल मुखीय वैक्सीन (Typhoral oral vaccine)–यह कैप्सूल के रूप में उपलब्ध है। इसे टाइफॉयड के प्रति रोगक्षमीकरण के लिए 6 वर्ष से अधिक की आयु के बच्चों तथा वयस्कों को दिया जाता है। एक कैप्सूल ठण्डे या गुनगुने पानी से खाना खाने से 1 घंटा पहले दिन में दो बार पहले, तीसरे तथा पांचवे दिन दिया जाता है। अन्तिम कैप्सूल लेने के दो सप्ताह बाद से टाइफॉयड ज्वर के प्रति कम से कम 3 वर्ष के लिए सुरक्षा हो जाती है।

चिकित्सा (Treatment)

एक एन्टिबॉयटिक Chloramphenical का प्रयोग किया जाता है। एक सप्ताह तक हर 4 घंटे पर तथा अगले 14 दिनों तक हर 6 घंटे बाद क्लोरमफैनीकॉल का 500 मिग्रा. का एक कैप्सूल दिया जाता है।

परान्त्रिक ज्वर (Paratyphoid Fever)

परान्त्रिक ज्वर एक संक्रामक ज्वर है जो आन्त्रिक ज्वर या टाइफॉयड ज्वर के समान होता है। इसका रोगोत्पादक जीव Salmonella paratyphi जीवाणु है। इसका रोगोद्‍भवन काल टाइफॉयड ज्वर के रोगोद्‍भवन काल से कम होता है अतः यह अपेक्षाकृत बहुत जल्दी उत्पन्न हो जाता है। इसमें जाड़ा चढ़कर ज्वर हो जाता है परन्तु टाइफॉयड ज्वर से इसकी तीव्रता तथा अवधि कम होती है, जठरान्त्रशोथ (gastroenteritis) के साथ ज्वर होना इस रोग का विशेष लक्षण है। जठरान्त्रशोथ होने के कारण उल्टियाँ होती हैं और दस्त होते हैं या केवल दस्त होते हैं। यह भी टाइफॉयड ज्वर की भांति रोगी के सम्पर्क में रहने पर, रोग वाहकों के द्वारा तथा भोजन के संक्रमण के द्वारा स्वस्थ व्यक्ति में संचारित होता है।

रोकथाम एवम् चिकित्सा (Prevention and Treatment)–इसकी रोकथाम और चिकित्सा वही है जो टाइफॉयड ज्वर के लिए बताई गयी है, अन्तर केवल यह है कि इसकी रोकथाम के लिए Bivalent anti-typhoid vaccine का उपयोग किया जाता है।

विषाणुज यकृतशोथ (Viral Hepatitis)

पहले इस रोग को संक्रामी यकृतशोथ (Infective hepatitis) कहा जाता था। यह Hepatitis A virus (HAV) द्वारा उत्पन्न होता है। यह तीव्र यकृतशोथ (Acute hepatitis) होता है। Hepatitis A virus कामला या पीलिया (jaundice) अथवा यकृतशोथ के रोगी के मल से दूषित जल, दूध या भोजन का उपभोग करने से स्वस्थ व्यक्ति में संचारित हो जाता है। यह रोग मलजल में उगी हुई कच्ची या अधपकी सब्जियाँ खाने से भी उत्पन्न होता है। इस रोग में (एक माह के रोगोद्भवन काल के पश्चात्) ठंड लगकर कँपकँपी होती है, ज्वर हो जाता है, सिर में दर्द होता है, पेशीय शूल, सार्वदैहिक दुर्बलता होती है जिसके पश्चात् भूख कम लगने लगती है, जी मिचलाता हैं, उल्टियाँ होती हैं तथा उदर के दायें ऊपरी भाग में दर्द होता है। परीक्षण करने पर यकृत बढ़ा हुआ पाया जाता है जिसे दबाने पर दर्द होता है। कामला या पीलिया हो जाती है जिसके कारण मूत्र भूरे-से पीले रंग का हो जाता है तथा मल का रंग मटियाला हो जाता है।

रोकथाम (Prevention)

- भोजन ग्रहण करने से पूर्व तथा मल-त्याग के पश्चात् हाथों को खूब अच्छी तरह से धो लेना चाहिए।
- मल का सफाई के साथ निपटारा हो जाना चाहिए जिससे पीने का पानी, भोजन तथा दूध संदूषित न हो सकें।
- मक्खियों को मारने का प्रबन्ध होना चाहिए।
- जल के शुद्धिकरण के लिए नगरपालिका या नगर निगम को जनता की जल आपूर्ति में पर्याप्त मात्रा में क्लोरीन मिलाना चाहिए।
- जानपदिक रोग (Epidemic disease) होने के दौरान उबाला हुआ पानी पीना चाहिए।
- इसे रोग की रोकथाम के लिए रोगक्षमीकरण उत्पन्न करने हेतु Human immunoglobulin का एक अन्त:पेशीय इन्जैक्शन दिया जाता है।

गोलकृमिरुग्णता (Ascariasis)

यह रोग एस्केरिस लम्ब्रीकायड्स (Ascaris lumbricoides) नामक परजीवी द्वारा उत्पन्न होता है जिसे गोलकृमि (roundworm) भी कहा जाता है। इसके अण्डे गोलकृमिरुग्णता से पीड़ित व्यक्ति के मल में पाए जाते हैं। मनुष्य द्वारा संक्रमित खाने-पीने की वस्तुओं के साथ गोलकृमि के अण्डों को निगल लिए जाने से उसमें गोलकृमिरुग्णता (Ascariasis) हो जाती है। छोटी आँत में विद्यमान अण्डे यकृत तथा फेफड़ों से होते हुए पुनः छोटी आँत में पहुँच जाते हैं जहाँ पर वे लार्वा की अवस्था से गुजरते हुए गोलकृमि के वयस्क रूप में परिवर्तित हो जाते हैं। एक वयस्क गोलकृमि की जीवन अवधि 1 वर्ष होती है जिसके पश्चात् वह स्वतः आँत से बाहर निकल जाता है।

इस रोग में नाभि-क्षेत्र में दर्द होता है, पेट में गैस बनती है, अपच रहने लगता है, जी मिचलाता है, उल्टियाँ होती हैं, कभी-कभी दस्त हो जाते हैं, कभी-कभी पित्ती भी उछल आती है, भूख खूब लगती है परन्तु रोगी रक्ताल्पता या खून की कमी से पीड़ित रहता है जिससे थोड़ी-सी दूर चलने पर ही उसका सांस फूलने लगता है और कमजोरी बहुत हो जाती है।

गोलकृमिरुग्णता के उपद्रव (Complications of Ascariasis)

- कभी-कभी गोलकृमियों के गुच्छे से आन्त्रीय अवरोध उत्पन्न हो जाता है।
- विशेष रूप से बच्चे कुपोषण से पीड़ित होते हैं।
- बच्चे मानसिक और शारीरिक रूप से विकसित नहीं होते।
- इओसिनरोगीकोशिकाबहुलता (Eosinophilia) उत्पन्न हो सकती हैं

रोकथाम (Prevention)

- मानव मल-मूत्र का सफाई के साथ विसर्जन तथा इनका निपटारा हो जाना चाहिए और मलजल को निकाल देना चाहिए जिससे मिट्टी दूषित न होने पाए।
- ग्रामीण क्षेत्रों में स्वास्थ्यकर शौचालयों का निर्माण होना चाहिए।
- पीने के लिए शुद्ध जल का प्रबन्ध होना चाहिए।

- शुद्ध भोजन को ग्रहण करना चाहिए और बासी तथा सड़े हुए भोजन का उपभोग नहीं करना चाहिए।
- मल-त्याग के पश्चात् हाथों को साबुन तथा पानी से या मिट्टी से खूब अच्छी तरह से धोना चाहिए।
- भोजन ग्रहण करने से पूर्व अपने बच्चों के हाथ पानी से खूब अच्छी तरह से धोने के पश्चात् सूखी तौलिया से साफ कर देने चाहिएँ।
- सलाद के रूप में प्रयोग में लाने से पूर्व सब्जियों को भली-भांति पानी से धो लेना चाहिए।

चिकित्सा (Treatment)

वयस्क को पिप्राज़ीन फॉस्फेट (Piperazine phosphate) की 260 मिग्रा. की एक गोली दिन में तीन बार दो दिन तक दी जाती है तथा बच्चों को पिप्राज़ीन साइट्रेट (piperazine citrate) सीरप एक चाय की चम्मच भर दिन में तीन बार दो दिन तक दिया जाता है तथा रात को सोने से पहले एक विरेचक (दस्तावर औषधि) दिया जाता है।

सूत्रकृमिरुग्णता (Oxyuriasis or Enterobiasis)

यह सफेद, धागे के समान कृमि ऑक्सीयूरिस वर्मीकुलोरिस (Oxyuris vermicularis) या सूत्रकृमि द्वारा उत्पन्न रोग है। यह साधारणतया बच्चों में होता है जिसमें विशेष रूप से रात को गुदा के चारों ओर चिड़चिड़ाहट और खुजली होती है तथा यह इस रोग का मुख्य लक्षण है।

अगुँलियों से गुदा को खुजलाने या खरोंचने पर सूत्रकृमियों के अण्डे बच्चे की अँगुलियों तथा नाखूनों पर चिपक जाते हैं। संक्रमित अँगुलियों तथा नाखूनों की अच्छी तरह से सफाई न करके यदि इनके द्वारा संदूषित खाद्य तथा पेय पदार्थों का उपभोग किया जाता है तो सूत्रकृमियों के अण्डे आमाशय से होते हुए छोटी आँत में पहुँच जाते हैं जहाँ पर वे लार्वा की अवस्था से गुजरते हुए वयस्क कृमियों में परिवर्तित हो जाते हैं। गर्भवती मादा सूत्रकृमि अन्धान्त्र (Cecum) तथा बृहदान्त्र (Colon) से होते हुए मलाशय में पहुँच जाती है और वहां से रात को बाहर आकर हजारों की संख्या में अण्डे देती है जिससे विशेषकर रात को गुदा के चारों ओर बहुत खुजली होती है।

उपद्रव (Complications)–कभी-कभी विशेष रूप से युवतियों में मूत्राशयशोथ (cystitis) हो जाता है।

– स्त्रियों में डिम्बवाहिनीशोथ (Salpingitis) हो जाता है।
– उण्डुकपुच्छशोथ या एपैण्डीसाइटिस (Appendicitis) हो जाता है।
– मलाशय का भ्रंश (prolapse) हो सकता है।

रोकथाम (Prevention)

- नाखूनों को नियमित रूप से काटते रहना चाहिए। उन्हें बढ़ने नहीं देना चाहिए।
- व्यक्तिगत स्वच्छता पर विशेष ध्यान देना चाहिए।
- मल-त्याग के बाद तथा खाना खाने से पहले हाथों को खूब अच्छी तरह से पानी से धो लेना चाहिए।
- गुदा को खरोंचने से रोकने के लिए बच्चों को कसा हुआ अण्डरवीयर पहनाना चाहिए।
- रोग के उत्पन्न हो जाने पर परिवार के सभी सदस्यों की एक साथ चिकित्सा होनी चाहिए।

चिकित्सा (Treatment)

पिप्राजीन साइट्रेट सीरप दो चाय की चम्मच भर वयस्कों को तथा एक चाय की चम्मच भर बच्चों को दिन में तीन बार एक सप्ताह तक दिया जाता है। दो सप्ताह बाद फिर से इस कोर्स की पुनरावृत्ति कर दी जाती है।

या मेबेण्डाज़ोल (Mebendazole) की 100 मिग्रा. की केवल एक गोली दी जाती है। दो सप्ताह बाद एक गोली और दी जाती है। इसे गर्भावस्था के दौरान नहीं दिया जाता।

या ऑक्सीटैट्रासाइक्लीन हाइड्रोक्लोराइड (टैरामाइसीन) का 250 मिग्रा. या 500 मिग्रा. का एक कैप्सूल 6-6 घंटे बाद दो या तीन दिन तक दिया जाता है।

दूध द्वारा उत्पन्न रोग (Milk-Borne Diseases)

दूध रोगोत्पादक सूक्ष्मजीवों जैसे क्षयरोग तथा टाइफॉयड के जीवाणुओं के संचारण के लिए एक महत्त्वपूर्ण वाहन या माध्यम है।

दूध का संदूषण निम्न तीन स्रोतों से उत्पन्न हो सकता है–

1. डेरी के पशुओं द्वारा जैसे यक्ष्मा या क्षयरोग के जीवाणु (tubercle bacilli)
2. दूध सँभालने वाला जैसे टाइफॉयड जीवाणु (typhoid bacilli)
3. वातावरण जैसे संदूषित बर्तनों, प्रदूषित जल, धूल तथा मक्खियों के द्वारा।

दूध द्वारा उत्पन्न विशिष्ट रोग निम्न हैं–

1. प्रत्यक्ष रूप से डेरी पशुओं से होने वाले रोग (Directly from the Dairy Animals)

- गोजातीय यक्ष्मा (Bovine tuberculosis)–यह दूध द्वारा उत्पन्न मुख्य रोग है जो डेरी पशुओं या मवेशियों से सीधा मनुष्य में संचारित होता है। संक्रमित या बीमार पशु का दूध पीने, विशेष रूप से गाय का दूध पीने से संक्रमण संचारित हो जाता है। सामान्यतः बच्चे बीमार गाय का दूध पीने से उदर की यक्ष्मा (Koch's abdomen) से पीड़ित होते हैं। विशेष रूप से बच्चों में शुद्ध दूध की आपूर्ति करके इसका उन्मूलन किया जा सकता है। इसे बच्चे को संक्रमित गाय का दूध न पिला कर किया जा सकता है परन्तु दूध स्वस्थ गाय का होना चाहिए अथवा इसे दूध पिलाने से पहले दूध का पाश्चुरीकरण करके रोगोत्पादक जीवाणुओं को मारकर किया जा सकता है।
- ब्रूसीलोसिस (Brucellosis)
- स्ट्रैप्टोकॉकस के संक्रमण
- पाद एवं मुख का रोग
- एन्थ्रैक्स (Anthrax)

2. दूध सँभालने वाले व्यक्ति या वातावरण से अप्रत्यक्ष रूप से होने वाले रोग (Indirectly from the Human Handler or Environment)

- आन्त्रिक ज्वर (Typhoid fever)
- परान्त्रिक ज्वर (Paratyphoid fever)

- विसूचिका या हैजा (Cholera)
- विषाणुज यकृतशोथ (Viral hepatitis)

फल एवम् सब्जियाँ (Fruits and Vegetables)

फल एवम् सब्जियाँ, विशेष रूप से जिन सब्जियों को कच्चा खाया जाता है, संक्रमण का एक स्रोत होती हैं जैसे टमाटर तथा मूली आदि। ऐसी सब्जियाँ जो मलजल से सींची हुई भूमि में उगी हुई होती हैं, विशेष रूप से खतरनाक होती हैं यदि उन्हें कच्ची ही और बिना धोए ही खा लिया जाता है। ये रोगोत्पादक जीवाणुओं को जैसे टाइफॉयड के जीवाणुओं को तथा कृमियों के अण्डों को संचारित कर सकती हैं। सब्जियों को पका कर खाने से इस प्रकार का खतरा नहीं होता। ऐसी सब्जियों को जिन्हें सलाद के रूप में कच्चा खाया जाना हैं, पोटेशियम परमैंगेनेट के हल्के विलयन से संसाधित करना तथा बाद में उन्हें नल के बहते पानी से धो लेना सबसे अच्छा होता है।

अण्डे (Eggs)

अण्डे लम्बे समय तक तथा असंतोषजनक अवस्थाओं में रखे रहने पर बासी हो जाते हैं। अण्डों की ताज़गी को निम्न प्रकार से परीक्षित किया जा सकता है–

(a) **प्रकाश-व्यवस्था (Lighting)**–जब एक तीव्र प्रकाश को अण्डे पर फेंका जाता है तो अण्डे को पारदर्शक दीखना चाहिए। ऐसे अण्डों को निष्कासित कर देना चाहिए जिन पर कोई दाग हो या जिनमें आन्तरिक धब्बे दिखाई देते हों।

(b) **लवणीय जल में तैराना (Floating in saline water)**–ताजे अण्डे 10% सैलाइन विलयन में डूब जाते हैं जबकि बासी अण्डा तैरेगा।

मछलियाँ (Fishes)

मछली मरने के तुरंत बाद विघटित हो जाती है। ताज़ी मछली के चिह्न निम्नलिखित हैं–

(1) इसे अकड़न या कठोरता अथवा मृत्युज काठिन्य की अवस्था में होना चाहिए।

(2) गलफड़े चमकीले होने चाहिएँ।

(3) नेत्र साफ और सुस्पष्ट होने चाहिएँ।

मछलियों द्वारा निम्नलिखित रोग उत्पन्न होते हैं :-

(a) एक फीताकृमि रोग 'D' latos परंतु चूंकि मछली कच्ची नहीं खायी जाती अत: यह रोग बहुत कम होता है।

(b) मछली विषाक्तता

डिब्बा बन्द मछली (Tinned Fish)–आजकल बहुत से लोग डिब्बा बन्द मछलियाँ खा रहे हैं। किसी डिब्बे की अन्तर्वस्तुओं का उपभोग करने से पूर्व डिब्बे का निरीक्षण करना आवश्यक है। डिब्बाबन्द मछली, मांस या अन्य डिब्बाबन्द खाद्य पदार्थ का परीक्षण करते समय निम्न बिन्दुओं को नोट करना चाहिए।

(I) डिब्बा नया और साफ होना चाहिए।

(II) डिब्बे में किसी प्रकार के छिद्र या सीलबन्द के द्वार खुले हुए नहीं होने चाहिएँ। ऐसे डिब्बों को निकाल देना चाहिए।

(III) डिब्बे को हिलाने पर कोई आवाज़ नहीं आनी चाहिए।

(IV) डिब्बे को खोलने पर इसकी अन्तर्वस्तुओं को एकदम से बाहर को नहीं फूट पड़ना चाहिए, इसके विपरीत फुफकारने की ध्वनि निकलनी चाहिए।

मांस (Meat)

मांस शब्द में जन्तु उद्‌गम के बहुत से ऊतकों का समावेश होता है। यह संक्रमण का एक स्रोत हो सकता है यदि यह खराब होता है या दूषित होता है। मांस से उत्पन्न होने वाले रोग निम्नलिखित हैं–

फीताकृमिरुग्णता (Taeniasis)

यह रोग ऐसे कृमियों द्वारा उत्पन्न होता है जो फीते के समान लम्बे तथा चपटे होते हैं और इसलिए इन्हें फीताकृमि कहा जाता है। कृमि छोटी आँत से चिपके हुए पाए जाते हैं। इनसे अपच होता है, जी मिचलाता है, यदा-कदा पेट में दर्द होता है, कभी दस्त हो जाते हैं तो कभी कब्ज हो जाता है और गुदा पर खुजली होती है। कभी-कभी रोगी अपने मल में, अपने शरीर पर और कपड़ों पर गतिशील फीताकृमि के देहखण्डों (proglottides) को देखता है। भूख खूब लगती है, रोगी बहुत खाता है परन्तु कमजोरी बढ़ती जाती है और शरीर का वजन लगातार घटता जाता है और रक्ताल्पता हो जाती है। फीताकृमि के अंतिम सगर्भा देहखण्ड रोगी की आँत में अलग होते जाते हैं और मल के साथ बाहर आते रहते हैं या देहखण्ड रोगी की आँत में ही फट जाते हैं अतः उनके अण्डे बाहर आकर आँत में आ जाते हैं जहाँ से वे गुदा से होकर मल के साथ उत्सर्जित हो जाते हैं।

दो प्रकार के फीताकृमि होते हैं जो आकार में समान होते हैं–

1. **टीनिया सोलियम (Taenia solium)**–सुअर का अधपका मांस खाने से टीनिया सोलियम द्वारा फीताकृमिरुग्णता हो जाती है। सुअर का अधपका मांस खाने वाले व्यक्तियों के मल में टीनिया सोलियम के अण्डे पाए जाते हैं।
2. **टीनिया सैजीनेटा (Taenia saginata)**–गाय या भैंस का अधपका मांस खाने से टीनिया सैजीनेटा द्वारा फीताकृमिग्रुणता हो जाती है। गाय या भैंस का अधपका मांस खाने वाले व्यक्तियों के मल में टीनिया सैजीनेटा के अण्डे पाए जाते हैं।

रोकथाम (Prevention)

- संक्रमित मांस को नष्ट कर देना चाहिए।
- मांस को भली-भांति पकाना चाहिए। कच्चे या अधपके मांस का कभी भी उपयोग नहीं करना चाहिए।
- सुअरों तथा पशुओं को मानव मल-मूत्र को नहीं खाने देना चाहिए।

चिकित्सा (Treatment)–Niclosamide औषधि का उपयोग किया जाता है। सुबह खाली पेट इसकी एक-एक गोली (500 मिग्रा.) को एक घण्टे के अंतराल पर चबाया जाता हैं और फिर इन्हें पानी से निगल लिया जाता है। 2-3 घंटे बाद विरेचक के रूप में मैग्नीशियम सल्फेट दिया जाता है।

जीवाणुज संक्रमण (Bacterial Infections)

- यक्ष्मा या क्षयरोग
- एन्थ्रैक्स
- भोजन विषाक्तता

अच्छे मांस के चिह्न (Sings of Good Meat)

1. **रंग**–मांस पीले, गुलाबी या गहरे जामुनी रंग का नहीं होना चाहिए।
2. **स्पर्श**–मांस स्पर्श करने पर दृढ़ और लचीला होना चाहिए। यह चिकटा या लेसदार नहीं होना चाहिए।
3. **गन्ध**–गन्ध रुचिकर होनी चाहिए।

भोजन को अधिक पौष्टिक बनाने के लिए विभिन्न प्रक्रियायें–

- **अंकुरित करना (Sprouting)**–बहुत से अनाजों तथा दालों को जैसे चने की दाल, उड़द की दाल तथा मूंग की दाल आदि को अकुंरित किया जा सकता है। अकुंरण के लिए किसी भी खाद्य पदार्थ को 24 घंटे तक पानी में भिगोकर रखें, फिर इसे एक गीले कपड़े पर फैला दें और कपड़े को एक या दो दिन तक गीला बनायें रखें जब तक आधा इंच अकुंरण न हो जाय। इसे कच्चा खा लेना चाहिए या पोषकों को सुरक्षित रखने के लिए हल्का पका कर (थोड़े समय के लिए ही) खाना चाहिए। अंकुरित खाद्य पदार्थों में विटामिन C 10 गुना तक बढ़ जाता है जबकि विटामिन B Complex अक्सर दुगना होता है। लोहा मुक्त हो जाता है और इसलिए यह शरीर को अधिक उपलब्ध हो जाता है। अंकुरण से खाद्य पदार्थों की पाचन क्षमता भी बढ़ जाती है। अंकुरण से मेथी के बीजों का कड़ुवा स्वाद भी कम हो जाता है।
- **खमीरण या किण्वन (Fermentation)**–दूध से दही बनाने में दूध की शुगर का जिसे लैक्टोज़ या दुग्ध शर्करा कहा जाता है, Lactobacillus

acidophilus नामक जीवाणुओं द्वारा खमीरण हो जाता है जिससे दूध से दही बन जाता है। दक्षिण भारत में इडली और डोसा बनाने में चावल मिश्रण का खमीरण किया जाता है। यह सूक्ष्मजीवों द्वारा किया जाता है जिनकी संख्या में बहुत शीघ्रता से वृद्धि होती है जब दशायें अनुकूल होती हैं। खमीरण में विटामिन B Complex (thiamine, riboflavine तथा nicotinic acid) भी दुगना हो जाता है और इससे शरीर के लिए लोहे की उपलब्धता बढ़ जाती है। किण्वित खाद्य पदार्थ मुलायम और स्पंजी होते हैं।

- **भूनना या सेंकना (Parching or Roasting)**–इस प्रक्रिया द्वारा अनाज जैसे गेहूँ, चावल और मक्का फूल जाते हैं यदि उनके भीगे होने पर उनको अचानक ही गर्म किया जाता है। पानी अनाज को फुलाकर निकल जाता है। भुने हुए खाद्य पदार्थ का सबसे अच्छा उदाहरण मकई है। भूनने के पश्चात् स्टार्च अधिक पचनीय हो जाता है।
- **अनाज तथा छोटे अनाज का मिश्रण (Cereal or Millet Mixture)**–एक छोटे अनाज जैसे बाजरा या ज्वार और एक अनाज को एक साथ ग्रहण करने से आहार को अतिरिक्त पोषक मिलते हैं।
- **अनाज और दाल का मिश्रण (Cereal or Pulse Mixture)**–यदि चावल या चपाती के साथ किसी दाल को ग्रहण किया जाता है तो आहार का प्रोटीन मान बढ़ जाता है।
- **दूध का दलिया (Milk Porridge)**–दूध का अकेले उपयोग करने की बजाय यदि इसे गेहूँ के साथ मिश्रित करके दलिया बना लिया जाये तो यह अधिक पौष्टिक होगा। शिशु को अकेला दूध पिलाने की अपेक्षा दलिये का उपभोग कराने पर उसे अधिक प्रोटीन एवम् कैलोरियाँ उपलब्ध होगीं।
- **चूर्णित प्रोटीन आहार (Powdered Protien Food)**–इसे बड़ी मात्रा में मूँगफलियों, चनों, दालों तथा सेम आदि को पीसकर उसका चूर्ण बनाकर तैयार किया जा सकता है। सूखी मछलियों को पीसकर भी चूर्ण बनाया जा सकता है। प्रोटीन से भरपूर चूर्णों को डिब्बों में रखा जा सकता है। उन्हें पकाने की आवश्यकता होती है अत: उन्हें पकाने से पहले अनाज के आटे के साथ मिला देना चाहिए। इससे बच्चे के लिए एक बहुत ही पौष्टिक आहार बन जाता है।

- **चूर्णित गहरी हरी पत्तियाँ (Pounded Dark Green Leaves)**–गहरी हरी पत्तियों को ताजी या सुखाकर पीसा जा सकता है। सूखी पत्तियाँ एक हरे पाउडर में परिवर्तित हो जायेंगीं जिसे दलिये को पुष्ट बनाने के लिए प्रयोग में लाया जा सकता है। इसे परिवार के आहार को समृद्ध बनाने के लिए रोटी या चपाती बनाने के लिए विद्यमान आटे में भी मिलाया जा सकता है। यह प्रोटीन तथा लोहे से भरपूर होता है।
- हवा में रहने पर कुछ फल एवं सब्जियों का रंग बदल जाता है। अत: बैंगन को पानी के भीतर काटना चाहिए तथा सेवों को शुगर और नींबू के रस से ढक देना चाहिए।
- जब दूध को गरम किया जाता है तो यह शुगर (लैक्टोज) की अमीनों एसिडों के साथ प्रतिक्रिया होने से थोड़ा भूरा हो जाता है जिससे मनोहर गन्ध आती है।
- **सलाद का तैयार करना (Preparation of Salad)**–सलाद बनाने में ताजे फलों, सब्जियों, हरी पत्तियों तथा काष्ठफलों आदि का उपयोग किया जाता है। सब्जियों तथा फलों को पानी से धोयें और फिर उन्हें स्टेनलैस स्टील के चाकू से पानी के भीतर काट लें जिससे सब्जियों और फलों का रंग नहीं बिगड़ता। फल तथा सब्जियों को परोसा तथा उन्हें सजाया जा सकता है। सलाद में अकुंरित चनों का तथा ताजी मटरों का उपयोग किया जा सकता है।

❑ ❑ ❑

अपमिश्रण या मिलावट (Adulteration) 12

भोजन का अपमिश्रण किसी अशुद्ध, अशक्त, सस्ते या घटिया, सम्भवतः विषैले पदार्थ को खाद्य पदार्थ में मिलाना या प्रतिस्थापित करना है जो भोजन की गुणवत्ता को प्रभावित करता है। Indian Prevention of Food Adulteration Act (PEA), 1954 के अनुसार कोई भी घटक जब भोजन में विद्यमान होता है जिससे स्वास्थ्य को हानि पहुँचती है, वह अपमिश्रक (Adulterant) होता है। एक्ट या अधिनियम में कई बार संशोधन हो चुका है, अन्तिम संशोधन सन् 1986 में हुआ है जिससे अधिनियम अधिक कठोर हो गया है।

यद्यपि यह एक केन्द्रीय अधिनियम है, इसका कार्यान्वयन अधिकांशतः स्थानीय निकायों तथा राज्य सरकारों द्वारा होता है।

भारतीय मानकों का विभाग (Bureau of Indian Standards—BIS)– किसी भी खाद्य वस्तु पर ISI मार्का उस वस्तु के लिए Bureau of Indian Standards द्वारा निर्धारित मानकों के अनुसार खाद्य वस्तु की गुणवत्ता की एक गारन्टी होता है।

खाद्य पदार्थों में योगशील पदार्थों का अपमिश्रण (Adulteration of Food Additives)

खाद्य पदार्थों के योगशील पदार्थ निम्न दो प्रकार के होते हैं–

1. **जान-बूझ कर मिलाये गए पदार्थ (Intentionally added substances)**–इन्हें जान-बूझ कर साधारणतया थोड़ी मात्रा में भोज्य पदार्थ के रूप, रंग, गन्ध, स्वाद, संरचना या संचयन गुणों (शैल्फ जीवन) में सुधार लाने के लिए मिलाया जाता है। ये पदार्थ निम्नलिखित हो सकते हैं–
   - रंजन कारक जैसे हल्दी, केसर आदि
   - सुगन्ध प्रदान करने वाले कारक जैसे वैनिला सार

- मीठा बनाने वाले कारक जैसे सैकेरीन
- परिरक्षक जैसे सोडियम बेन्जोएट आदि।

कारकों को साधारणतया मानव उपभोग के लिए सुरक्षित समझा जाता है। खाद्य पदार्थों के योगशील पदार्थ के अनियंत्रित या अन्धाधुन्ध प्रयोग से स्वास्थ्य संकट उत्पन्न हो सकते हैं। साधारणतया संसाधित भोज्य पदार्थों में जैसे रोटी, डबलरोटी, बिस्कुटों, मिठाई, चूसने वाली गोलियों, टॉफियों, जाम, जैली, मृदु पेय पदार्थों, आइस क्रीम तथा परिष्कृत तेलों आदि में खाद्य पदार्थों के योगशील पदार्थ होते हैं।

2. **आकस्मिक संदूषक (Contaminants incidental)**–ये खाद्य पदार्थों में अकस्मात ही मिल जाते हैं जैसे खेती के दौरान कीटनाशक मिल जाते हैं, खाना बनाने की प्रक्रिया में, खाद्य पदार्थ की पैकिंग करने में या वातावरण से खाद्य पदार्थ में संदूषक मिल जाते हैं।

   खाद्य योगशील पदार्थों का उपयोग करना सम्पूर्ण संसार में सरकारी अधिनियम के अधीन होता है। भारत में Prevention of Food Adulteration Act खाद्य योगशील पदार्थों के नियमों तथा अधिनियमों को नियंत्रित करता है। किसी भी खाद्य पदार्थ को जिसमें ऐसे योगशील पदार्थ होते हैं जिनके मिलाने की अनुमति नहीं होती, अपमिश्रित हुआ समझा जाता है और यदि कोई योगशील पदार्थ अनुमति प्राप्त सीमा से अधिक मिलाया जाता है, तब भी खाद्य पदार्थ को अपमिश्रित समझा जाता है।

   योगशील पदार्थों की प्रकृति तथा उनकी मात्रा को स्पष्ट रूप से लेबल पर लिखा जाना चाहिए जिसे पात्र पर चिपकाया जाना है। जब भी कभी किसी खाद्य वस्तु में कोई असंगत रंगीन करने वाली सामग्री को मिलाया जाता है। तो लेबल पर "Artificially Coloured" लिखा जाना चाहिए।

खाद्य पदार्थ का अपमिश्रण (Adulteration of Foods)

खाद्य पदार्थ का अपमिश्रण निम्न विधियों से किया जाता है–

- मिश्रित करके
- प्रतिस्थापित करके

- अलग करके
- गुणवत्ता को छिपा कर
- सड़े-गले खाद्य पदार्थों को बिक्री के लिए रखना।
- किसी वस्तु का गलत विज्ञापन करना।
- पात्रों पर मिथ्या लेबल लगाना।
- विषैले पदार्थों को मिलाना।

खाद्य वस्तुओं के अपमिश्रण की प्रक्रिया देश के अलग-अलग भागों में तथा समय-समय पर बदलती रहती है।

भारत में सामान्यतया पाए जाने वाले अपमिश्रण के प्रकार तथा उनका पता लगाने के लिए किए जाने वाले परीक्षण निम्न हैं-

अनाज जैसे गेहूँ तथा चावल-इनमें मिट्टी, कंकड़, पत्थर के टुकड़े तथा संगमरमर आदि मिले हो सकते हैं।

परीक्षण-नेत्र परीक्षण द्वारा अपमिश्रण का पता लगाया जा सकता है।

गेहूँ का आटा-निम्न श्रेणी का आटा जिससे मैदा या सूजी (रवा) निकाल दी जाती है और पत्थर का चूरा मिला दिया जाता है।

दालें-दालों में मिट्टी, पत्थर के टुकड़े, कंकड़ तथा खेसरी दाल मिली हो सकती है।

परीक्षण-नेत्र परीक्षण द्वारा मिट्टी, पत्थर के टुकड़ों तथा कंकड़ों का पता लगाया जा सकता है।

यदि खेसरी दाल का नियमित रूप से लम्बे समय तक उपभोग किया जाता है तो इससे लैथीरिज़्म नामक रोग उत्पन्न होता है जिसमें पेशीय दुर्बलता हो जाती है तथा अधरांगघात (paraplegia) हो जाता है और अन्ततः मृत्यु हो जाती है।

खेसरी दाल का परीक्षण-थोड़ी-सी खेसरी दाल में 50 मिली. तनु (हल्का) हाइड्रोक्लोरिक एसिड मिलाकर इसे 15 मिनट के लिए उबलते हुए पानी में रख दें। यदि गुलाबी रंग प्रकट होता है तो इससे खेसरी दाल के होने का संकेत मिलता है।

घी या मक्खन	(a) डालडा या वनस्पति घी (b) कुचले हुए आलू या शकरकन्दियाँ अथवा स्टार्च का चूर्ण

	(c) जानवरों की जैसे सुअरों की चर्बी
पेय तेल	(a) आर्जीमोन ऑयल
	(b) खनिज तेल
	(c) कैस्टर ऑयल
शुगर	खड़िया का पाउडर
परीक्षण	एक गिलास पानी में शुगर को घोलने पर खड़िया नीचे बैठ जायेगी।
दूध	(a) दूध का आयतन बढ़ाने के लिए उसमें पानी मिलाया जाता है।
	(b) दूध से वसा या चर्बी निकाल कर उसे गाढ़ा बनाने के लिए उसमें स्टार्च या मैदा अथवा अरारोट मिला देना।

दूध का परीक्षण (Examination of Milk)

1. दूध सफेद होना चाहिए और इसमें नीचे कोई पदार्थ जमा नहीं होना चाहिए, इससे दुर्गन्ध नहीं आनी चाहिए और न ही इसका स्वाद खराब होना चाहिए।
2. गाय और भैस के दूध का औसत विशिष्ट गुरुत्व 1032 है। लैक्टोमीटर एक ऐसा यन्त्र है जिसे दूध के विशिष्ट गुरुत्व को निर्धारित करने के लिए प्रयोग में लाया जाता है। इसके पाठ्यांक को 1026 से कम नहीं होना चाहिए।

मिठाई–ऐसी मिठाई जिसमें ऐसे रंग को मिलाया गया हो जिसकी अनुमति न मिली हो।

आइस क्रीम–सस्ते प्रकार की जिसमें कोलतार रंजक (dye), सेल्यूलोज़, स्टार्च मिलाने की अनुमति न हो।

शर्बत–सस्ते प्रकार का जिसमें कोलतार रंजक मिलाने की अनुमति न हो।

खोया या मावा–स्टार्च।

चाय–सूखी प्रयोग में लाई गयी चाय की पत्तियाँ, अरहर की भूसी, चमड़ा और बुरादा।

परीक्षण–चाय की पत्तियों को भीगे फिल्टर पेपर पर छितराया जाता है तो फिल्टर पेपर से तुरन्त ही रंग निकलता है।

कॉफी– (a) कासनी।

(b) इमली के बीजों का पाउडर।

(c) खजूर के बीजों का पाउडर।

परीक्षण–एक गिलास में पानी लेकर हल्के से पानी की सतह पर थोड़ा-सा कॉफी का पाउडर छिड़क दें। कॉफी पानी पर तैरने लगेगी परन्तु कासनी आदि नीचे तली में बैठ जायेगी।

साधारण नमक–खड़िया पिसा हुआ पत्थर।

परीक्षण–एक गिलास में पानी लेकर उसमें एक चम्मच भर साधारण नमक डाल कर चलायें। खड़िया के होने से विलयन सफेद हो जायेगा और अन्य अशुद्धियाँ जैसे पत्थर का चूरा नीचे बैठ जायेगा।

हल्दी–रंगीन बुरादा।

परीक्षण–एक टैस्ट ट्यूब में एक चाय की चम्मच भर हल्दी का चूर्ण लेकर उसमें कुछ बूँदे सान्द्र हाइड्रोक्लोरिक एसिड की मिलायें। तुरंत ही एक बैंगनी रंग प्रकट होगा जो पानी से हल्का करने पर गायब हो जाता है।

सूखी लाल मिर्च पाउडर–ईंट का चूरा।

परीक्षण–एक गिलास पानी में एक चाय की चम्मच भर मिर्च का पाउडर लें। ईंट का चूरा होने पर वह नीचे तली में बैठ जायेगा।

धनिये (सूखे) का पाउडर–स्टार्च, गाय के गोबर का चूरा, घोड़े की लीद का चूरा।

हींग–रेत, गोंद, राल, कंकडियाँ।

काली मिर्च–सूखे पपीते के बीज।

परीक्षण–काली मिर्च गोलाकार होती है। काली मिर्च को काटने पर एक अरुचिकर तीक्ष्ण गन्ध निकलती है जो काली मिर्च का एक महत्त्वपूर्ण चिह्न है। सूखे पपीते के बीजों को अलग किया जा सकता है क्योंकि ये आकार में अण्डाकार और झुर्रीदार होते हैं।

शहद–शीरा (शुगर या जागरी के निर्माण का अन्तिम उत्पाद)।

परीक्षण–एक रूई की बत्ती को विशुद्ध शहद में डुबोने के पश्चात जलाया जाता है तो इसके जलने पर एक बहुत अच्छी लौ निकलती है, यदि शहद मिलावटी होगा तो जलने के लिए पूर्ण रूप से शहद न मिलने के कारण इसके जलने पर चटचटाहट की आवाज निकलेगी।

केसर–मकई की गुल्ली के सूखे रेशे।

सरसों के बीज–काँटेदार पोस्त के बीज–आर्जीमोन।

कोई भी पदार्थ जो Prevention of Food Adulteration Act 1954 के अन्तर्गत बताए गये न्यूनतम मानकों के अनुसार नहीं है, अपमिश्रित (Adulterated) कहलाता है।

तालिका 57 : भोज्य पदार्थों में मिलाये जाने वाले सामान्य पदार्थ

भोज्य पदार्थ	मिलावट के सामान्य पदार्थ
अनाज	
गेहूँ एवं चावल	छोटी–छोटी पथरियां
गेहूँ का आटा	टैपिओका का आटा, टॅल्क
रवा (सूजी)	टैपिओका की सूजी
दालें	
गुलाबी चने की दाल	खेसरी दाल (लेथिरस सॅटाइवस)
लाल चने की दाल	कोलतार रंग से पीला रंगकर
बेसन	टैपिओका का आटा या पीले रंग से रंगा हुआ स्टॉर्च पाउडर
मिर्च एवं मसाले	
पूरी हल्दी	लेड क्रोमेट या अन्य कोलतार रंग
पिसी हुई हल्दी	कोलतार रंग, पीली मिट्टी, स्टार्च और टॅल्क को कोलतार रंग से पीला रंगकर
करी–पॉउडर	कोलतार रंगों से स्टार्च को भूरा रंगकर

धनिये के बीज	हरे रंग के अन्य बीज
पिसा हुआ धनिया	हरे रंग से रंगकर लकड़ी का भूसा या अनाज के पिसे हुए छिलके
पिसी हुई मिर्च	कोलतार रंगों में स्टार्च को लाल रंगकर
सरसों	अर्जीमोन बीज
जीरा	जीरे जैसे कृत्रिम पदार्थ
काली मिर्च	पपीते के सूखे बीज
हींग	रेज़िन्स और अन्य पौधों का गोंद
दूध एवं दूध के पदार्थ	पानी, मक्खन निकालकर, रिफाइन्ड तेल मिलाना, वसा, दूध के पॉउडर से बनाये गये दूध को मलाई निकले हुए दूध में मिलाना
दूध पॉउडर	स्टार्च, ड्रेक्स्ट्रिन
क्रीम	अन्य वसा
आइस क्रीम	वर्जित रंजक-पदार्थ, कृत्रिम मीठे-पदार्थ, अन्य वसा और जेली युक्त पदार्थ
मक्खन	अन्य वसा
घी	वनस्पति घी
पेय पदार्थ	
कॉफी पाउडर	खराब हुआ कॉफी पॉउडर, खजूर व इमली के सूखे भूने हुए बीजों का पॉउडर
चाय	अन्य पत्तियों को रंगकर तथा उपयोग की हुई चाय की पत्ती
मीठे पदार्थ और मृदु पेय	
शहद	शकर के रंगीन शरबत
मृदु पेय	सेकॅरिन मिले हुए कृत्रिम पेय-पदार्थ

आहार पुष्टीकरण (Food Fortification)

विश्व स्वास्थ्य संगठन (World Health Organisation—WHO)के अनुसार आहार पुष्टीकरण वह प्रक्रिया है जिसके द्वारा किसी वर्ग या समुदाय के लोगों अथवा किसी आबादी के लिए भोजन की गुणवत्ता को कायम रखने के अथवा उसे उन्नत करने के लिए खाद्य पदार्थों में पोषकों को (अपेक्षाकृत थोड़ी मात्राओं में) मिलाया जाता है।

उदाहरण :

1. कृत्रिम रूप से विटामिन D से पुष्टीकृत खाद्य पदार्थ जैसे दूध, मार्जेरीन, वनस्पति घी तथा शिशु का आहार।
2. विटामिन A से पुष्टीकृत खाद्य पदार्थ जैसे मार्जेरीन, दूध तथा वनस्पति घी।

❑ ❑ ❑

भोजन प्रत्यूर्जता या एलर्जी (Food Allergy)

13

प्रत्यूर्जता या एलर्जी किसी पदार्थ के प्रति अतिसंवेदनशील प्रतिक्रिया है जिसे प्रत्यूर्जतोत्पादक या एलर्जन कहा जाता है जिससे सामान्यतः कोई प्रतिक्रिया नहीं होती। यह क्षतिग्रस्त ऊतक कोशिकाओं से हिस्टामीन या हिस्टामीन के समान पदार्थों के मुक्त होने से होती है। भोजन एलर्जी किसी व्यक्ति की भोजन के प्रति जिसे वह ग्रहण करता है, एक असामान्य या अतिसंवेदनशील प्रतिक्रिया है। खाद्य एलर्जन भोजन के अन्तर्ग्रहण द्वारा शरीर में प्रविष्ट हो सकता है। सामान्यतया आहार एलर्जन स्वभावतः प्रोटीन की प्रकृति का होता है परन्तु यह एक कार्बोहाइड्रेट, लाइपिड या आहार में विद्यमान एक रसायन हो सकता है।

भोजन एलर्जी गेहूँ, दूध और दूध के उत्पादों जैसे पनीर आदि, अण्डों, मांस, मछली, चाकलेट, स्ट्राबेरी (एक प्रकार की झरबेरी) तथा टमाटर आदि के अन्तर्ग्रहण के पश्चात् उत्पन्न हो सकती है। अन्य खाद्य एलर्जन (एलर्जी उत्पन्न करने वाले खाद्य पदार्थ) जो इतने सामान्य नहीं हैं, सन्तरे, पालक, पत्तागोभी या बन्दगोभी, प्याज़, काष्ठफल, मसाले तथा चटनियाँ आदि हैं।

भोजन एलर्जी के चिह्न तथा लक्षण (Signs and Symptoms of Food Allergy)

भोजन एलर्जी से निम्न चिह्न तथा लक्षण उत्पन्न होते हैं–

- त्वचा विक्षतियाँ
  - ददोरे पड़ना
  - पित्ती उछल आना
  - छाजन या पामा (एक्ज़िमा)
- जी मिचलाना
- उल्टियाँ होना

- दस्त होने
- बृहदान्त्रशोथ (Colitis)
- सिर में दर्द होना
- आँखों में लाली, सूजन, जलन तथा खुजली होना
- प्रत्यूर्जित नासाशोथ (Allergic rhinitis) या सर्दी-जुकाम
- श्वसनिका दमा (Bronchial asthma)
- अल्प रक्त-चाप या ब्लड प्रैशर कम हो जाना
- स्तब्धता या सदमा
- ज्वर।

निदान (Diagnosis)

एलर्जी के निदान के लिए निम्न कार्यविधियों को अपनाना चाहिए।

(1) **इतिवृत्त (History)**–रोगी द्वारा एलर्जी द्वारा प्रतिक्रिया उत्पन्न होने से पहले तथा बाद में ग्रहण की गयी खाद्य वस्तुओं का सम्पूर्ण इतिवृत्त लेना चाहिए। इससे एलर्जी के लिए उत्तरदायी खाने की वस्तु के सम्बन्ध में कुछ सुराग मिल सकता है।

(2) **त्वचा परीक्षण (Skin tests)**–सन्दिग्ध खाद्य पदार्थ के जलीय सत्त या जलीय विलयन का निम्न प्रकार से त्वचा पर प्रयोग किया जाता है–

1. **खरोंच परीक्षण (Scratch test)**–रोगी की बाँह या पीठ पर कुछ स्थानों पर खरोंच दिया जाता है और फिर इनमें से प्रत्येक खरोंच में खाद्य पदार्थ के सत्त या विलयन की कुछ बूँदों को डाल दिया जाता है। यदि व्यक्ति में किसी भी खाद्य पदार्थ के सत्त या विलयन के प्रति एलर्जी है तो कुछ ही मिनटों में एक चक्र उत्पन्न हो जायेगा जो चारों ओर से एक लाल या शोथयुक्त क्षेत्र से घिरा हुआ होगा।

2. **चकत्ता परीक्षण (Patch test)**–संदिग्ध खाद्य पदार्थ के पाउडर या उसके सत्त को फिल्टर पेपर पर रखकर फिल्टर पेपर को उलट कर त्वचा के चकत्ते पर रख दिया जाता है और फिर सेलोफेन से ढक कर 24 घंटे के लिए छोड़ दिया जाता है। यदि चकत्ते या स्पर्श के स्थान

पर लाल सूजन अथवा चक्र प्रकट होता है तो वह खाद्य पदार्थ एलर्जन समझा जाता है।

3. **अन्तस्त्वचीय परीक्षण (Interadermal test)**–खाद्य पदार्थ के सत्त की कुछ बूँदों का अन्तस्त्वचीय (त्वचा के भीतर) इन्जैक्शन लगाया जाता है। यदि कुछ ही मिनटों में इन्जैक्शन लगने के स्थान पर एक चक्र प्रकट होता है तो उस खाद्य पदार्थ को एलर्जन समझा जाता है।

(3) **श्वेतकोशिकाल्पता–सूचक परीक्षण (Leukopenic index test)**–उपवास कर रहे रोगी की दस मिनट के अन्तराल पर कुल श्वेतकोशिका गणना (Total Leukocyte Count—TLC)की जाती है। फिर जिस खाद्य पदार्थ का परीक्षण किया जाना है, उसे थोड़ी मात्रा में रोगी को देना चाहिए। फिर पुनः डेढ़ घंटे तक 15 मिनट के अन्तराल पर कुल श्वेतकोशिका गणना की जाती है। खाद्य पदार्थ के अन्तर्ग्रहण के आधे घंटे से डेढ़ घंटे के बीच कुल श्वेत कोशिकाओं की संख्या में कमी हो जाने से यह संकेत मिलता है कि वह खाद्य पदार्थ एलर्जीजनक है अर्थात् एलर्जी उत्पन्न करने वाला है।

आहार एलर्जी की चिकित्सा (Treatment of Food Allergy)

आहार एलर्जी की निम्न पाँच विधियों से चिकित्सा हो सकती है–

(1) औषधीय चिकित्सा (Drug therapy)

(2) कृत्रिम आहार (Synthetic diet)

(3) निष्कासन आहार (Elimination diet)

(4) प्रतिबन्धित आहार (Restricted diet)

(5) विसुग्राहीकरण (Desensitization)

(1) **औषधीय चिकित्सा (Drug therapy)**–प्रत्यूर्जतारोधक (Antiallergic) औषधियाँ जैसे कार्टिकोस्टैरॉयडों या हिस्टामीनरोधियों जैसे एन्थीसान (Anthisan) या एविल (Avil) की 50 मिग्रा. की 1 गोली दी जाती है।

मध्यम श्रेणी के रोगियों की चिकित्सा हिस्टामीनरोधियों से की जाती है। सामान्यतया चिकित्सा के पश्चात् एलर्जीजनक प्रतिक्रिया लुप्त हो जाती है। एलर्जी का बार-बार रोगाक्रमण होने पर इफिड्रीन हाइड्रोक्लोराइड (Ephedrine hydrochloride) की 30 मिग्रा. की एक-एक गोली को खाना खाने से पहले दिन में 2-3 बार दिया जाता है। सुबह और शाम के एलर्जी के रोगाक्रमण को रोकने के लिए रात को इफिड्रीन की एक अतिरिक्त खुराक के साथ 60 से 120 मिग्रा. अर्थात् 1 से 2 ग्रेन फिनोबार्बीटोन (Phenobarbitone) दिया जाता है। गम्भीर अवस्था में या तीव्रग्राही स्तब्ध ता (Anaphylactic shock) में एड्रीनालीन (Adrenaline) या इफिड्रीन का एक इन्जैक्शन लगाया जा सकता है। रोगाक्रमण को रोकने के लिए रोगी थोड़ी मात्रा में इनका इन्जैक्शन लगाना सीख सकता है।

(2) **कृत्रिम आहार (Synthetic diet)**–जो रोगी सामान्य खाद्य पदार्थों के प्रति एलर्जी से पीड़ित होते हैं, उनमें सुधार होता दिखाई देता है जब वे कृत्रिम आहार ग्रहण करते हैं। आहार में अमीनो एसिड, शुगर, लवण मिश्रण, सान्द्र विटामिन, पायसीकारक (emulsifying) वसा तथा जल होते हैं। कृत्रिम आहार के किसी भी घटक से एलर्जी उत्पन्न नहीं होती। गम्भीर रोगियों को कृत्रिम आहार को नेज़ोगैस्ट्रिक ट्यूब (nasogastric tube) के द्वारा दिया जा सकता है जो नासिका से होते हुए आमाशय में पहुँच जाती है। ऐसे रोगियों के लिए जिनमें आहार से एलर्जी होती है, कृत्रिम आहार ग्रहण करने से उनमें कुछ ही दिनों में बहुत सुधार होता है। रोगी को रोगमुक्ति के पश्चात् प्राकृतिक खाद्य पदार्थों से युक्त आहार पर रखा जाना चाहिए। एलर्जी उत्पन्न करने वाले भोज्य पदार्थों का परिहार करने का ध्यान रखना चाहिए।

(3) **निष्कासन आहार (Elimination diet)**–Rowe ने सन् 1944 में निष्कासन आहारों का सुझाव दिया जिन्हें एलर्जी की चिकित्सा के लिए प्रयोग में लाया जा सकता है। रोगी की पहले प्रत्यूर्जतारोधक या एलर्जीरोधक औषधियों से चिकित्सा की जाती है। जब एलर्जी की प्रतिक्रिया से मुक्ति हो जाती है तो रोगी को निम्नलिखित तालिका में दिए हुए आहारों में से किसी एक पर रखा जाता है जो आहार के इतिवृत्त तथा त्वचा परीक्षणों के आधार पर एलर्जी की प्रतिक्रिया को उत्पन्न नहीं करते। आहार को 2-3

सप्ताह तक ग्रहण करना चाहिए जब तक आहार ग्रहण करने के तुरंत बाद तीव्र एलर्जी प्रतिक्रिया उत्पन्न नहीं होती। यदि रोगी में कोई एलर्जी-प्रतिक्रिया उत्पन्न नहीं होती है तो वह आहार ग्रहण करना जारी रख सकता है। अन्यथा तालिका में दिए हुए द्वितीय आहार का 2-3 सप्ताह तक उपभोग किया जाता है। यह सुनिश्चित करने के लिए कि क्या आहार में सम्मिलित किसी खाद्य पदार्थ से रोगी में एलर्जी प्रतिक्रिया उत्पन्न हुई है, 2 से 3 सप्ताह का काल आवश्यक है। यदि रोगी में द्वितीय आहार के प्रति ठीक से प्रतिक्रिया होती है अर्थात् उसमें एलर्जी प्रतिक्रिया नहीं होती तो उसे ऊपर की भांति तालिका में दिए हुए शेष दो आहारों को ग्रहण करने का प्रयास करना चाहिए। यदि रोगी तालिका में दिए हुए सभी चारों आहारों में विद्यमान खाद्य पदार्थों को सहन कर लेता है तो चारों आहारों में सूचीबद्ध सभी खाद्य पदार्थों का उपयोग किया जा सकता है।

तालिका 58 : निष्कासन आहार (Rowe 1944)

आहार I	आहार II	आहार III	आहार IV
चावल	मक्का	टैपियोका	दूध
टैपियोका (कसावा)	राई	सफेद आलू	टैपियोका
चावल बिस्कुट		किसी के भी संयोजन	इक्षु-शर्करा
		से बनी रोटियाँ	या चीनी
चावल रोटी	मक्का-राई चपाती	सोयाबीन, लाइमा बीन,	
	राई रोटी	आलू का स्टार्च तथा	
	राई-कुरकुरे	टैपियोका का आटा	
सलाद	चुकन्दर	टमाटर	
	भुरता	गाजर	
पालक	शतावर	Lima beans	
गाजर	हाथीचक या वज्रांगी	String beans	
शकरकन्द		मटर	
बथुआ	चूज़ा	गो मांस	
	सुअर का मांस	सुअर का मांस	
नीम्बू	अनन्नास	नीम्बू	

अँगूर	आड़ू	अँगूर
नाशपाती	आलूबुखारा	आड़ू
	खुबानी	खुबानी
इक्षु-शर्करा	गन्ने या चुकन्दर की शर्करा	इक्षु-शर्करा
तिल का तेल	मैज़ोला ऑयल	तिल का तेल
आलिव ऑयल	तिल का तेल	सोयाबीन का तेल
नमक	नमक	नमक

(4) **प्रतिबन्धित आहार (Restricted diet)**–जब कोई व्यक्ति ऊपर तालिका में वर्णित किसी एक निष्कासन आहार को सहन कर लेता है, अन्य खाद्य पदार्थों जैसे गेहूँ, दूध तथा मांस को (एक को एक समय पर) निष्कासन आहार में मिला देना चाहिए। नये आहार को लेना 2-3 सप्ताह तक जारी रखना चाहिए। यदि आहार में नये मिलाये गए खाद्य पदार्थ से कोई एलर्जी प्रतिक्रिया उत्पन्न नहीं होती है तो यह सुनिश्चित करने के लिए कि यह रोगी के द्वारा ठीक प्रकार से सहन हो जाता है, इसका लम्बे समय तक उपभोग किया जा सकता है। इसके विपरीत यदि इससे एलर्जी प्रतिक्रिया होती है, इसे आहार से पूर्ण रूप से निष्कासित कर देना चाहिए। इस प्रकार रोगी में एलर्जी प्रतिक्रिया उत्पन्न करने वाले खाद्य पदार्थों का पता लगाया जा सकता है और उसी को पूर्ण रूप से आहार से निष्कासित कर देना चाहिए।

(5) **विसुग्राहीकरण (Desensitization)**–विसुग्राहीकरण का लक्ष्य किसी व्यक्ति में आहार एलर्जी के प्रति सहनशीलता विकसित करना है। इस उद्देश्य के लिए व्यक्ति वह आहार ग्रहण करता है जिसे वह भली-भांति सहन कर लेता है। एलर्जी उत्पन्न करने वाले खाद्य पदार्थ को बहुत थोड़ी मात्रा में व्यक्ति को दिया जाता है। यदि वह खाद्य पदार्थ की थोड़ी-सी मात्रा को सहन कर लेता है तो उसे थोड़ी-सी अधिक मात्रा में खाद्य पदार्थ को दिया जा सकता है। यदि वह निरन्तर खाद्य पदार्थ को सहन कर रहा है तो उसे वह खाद्य पदार्थ क्रमशः बढ़ती हुई मात्राओं में दिया जाता है। इस प्रकार उस व्यक्ति में किसी एलर्जी उत्पन्न करने वाले खाद्य पदार्थ के प्रति सहनशीलता विकसित हो सकती है। यदि वह व्यक्ति खाद्य पदार्थ की

सूक्ष्म मात्रा को भी सहन नहीं करता है तो उसके शरीर में उस खाद्य पदार्थ विशेष के प्रति प्रतिरोध उत्पन्न करना बड़ा कठिन होता है।

रोगी की आयु बढ़ते जाने पर किसी आहार एलर्जन के प्रति अतिसंवेदिता (hypersensitivity) स्वत: कम हो जाती है या लुप्त हो सकती है अत: समय-समय पर आहार में किसी खाद्य वस्तु के पुन: अन्तर्वेशन पर विचार किया जाना चाहिए। यह विशेष रूप से शिशुओं और बच्चों के मामलों में बहुत महत्वूर्ण है। यह विशेष रूप से शिशुओं और बच्चों के मामलों में बहुत महत्वपूर्ण है जिनमें आहार एलर्जी सामान्यत: निरन्तर नहीं रहती।

शिशुओं में एलर्जी (Allergy in Infants)

आहार एलर्जी अधिकतर उन शिशुओं में देखी जाती है जो गाय या भैंस का दूध पीते हैं। माँ के स्तनों के दूध से एलर्जी नहीं होती या एक हल्की-सी एलर्जी होती है। ऐसा बच्चा जिसने ऐसे परिवार में जन्म लिया है जिसमें उसके पिता या माता अथवा दोनों कुछ भोज्य पदार्थों के प्रति एलर्जी से ग्रस्त हो जाने वाले या अतिसंवेदनशील होते हैं, उन्हीं भोज्य पदार्थों के प्रति बच्चे में भी एलर्जी प्रतिक्रिया होने की सम्भावना होती है। साधारणतया कुछ शिशुओं में गाय के दूध से एलर्जी होती है जिसके स्थान पर पुष्टिकृत सोयाबीन दूध उपयोग में लाया जा सकता है। माँ के स्तनों का दूध सबसे अच्छा रहता है।

❑ ❑ ❑

पकाना और भोजन पर इसके प्रभाव (Cooking and its Effects on Food)

14

भोजन को पकाने पर उपभोग में लाए जाने वाले खाद्य पदार्थों में वांछनीय परिवर्तन उत्पन्न हो जाते हैं। पकाने के लिए ऊष्मा के स्रोत लकड़ी या कोयला जलाकर, मिट्टी के तेल या गैस, वैद्युत हीटर द्वारा, वैद्युत ओवन, गर्म प्लेट या एक माइक्रोवेव कूकर द्वारा उपलब्ध होते हैं।

भोजन पकाने के कारण (Causes of Cooking Foods)

(1) पकाने से खाद्य पदार्थों का रूप उन्नत होता है।

(2) इससे भोजन में सुगन्ध उत्पन्न होती है।

(3) भोजन पकाने से वह अधिक क्षुधावर्द्धक एवं स्वादिष्ट हो जाता है।

(4) इससे खाने का स्वाद बदल जाता है।

(5) पकाने से भोजन की पाचन क्षमता बढ़ जाती है। इससे भोजन को चबाने में आसानी हो जाती है। गर्मी से कोशिकाओं का स्टार्च फूल जाता है जिससे कोशिका भित्तियाँ फट जाती हैं अतः पाचक एन्जाइम आसानी से स्टार्च पर क्रिया करते हैं।

(6) इससे भोजन में विद्यमान हानिकारक सूक्ष्मजीवों, परजीवियों के अण्डों तथा जीवविषों के नष्ट हो जाने से भोजन निर्जीवाणुक हो जाता है।

(7) पकाने से कई प्रकार के भोज्य पदार्थ उपलब्ध हो जाते हैं अर्थात् एक ही संघटकों से कई प्रकार के पकवान तैयार किए जा सकते हैं।

(8) पकाने पर भोजन पौष्टिक हो जाता है।

पकाने की विधियाँ (Methods of Cooking)

भोजन पकाने की निम्न 9 विधियाँ हैं-

1. उबालना (Boiling)

2. सिमसिमाना (Simmering)
3. भाप से पकाना (Steaming)
4. सेंकना (Baking)
5. भूनना (Roasting)
6. तलना (Frying)
7. लोहे की छड़ों पर भूनना (Grilling)
8. गरम पानी में तलना (Poaching)
9. धीमी अग्नि में पकाना (Stewing)

1. **उबालना (Boiling)**–खाद्य पदार्थों को जल में 100°C (212°F) तापमान पर पकाना उबालना कहलाता है। चावल, दालों, मूल सब्जियों, कन्दों तथा अन्य सब्जियों को इस प्रकार पकाया जाता है। इन्हें अधिक पानी में उबालने से विटामिनों तथा खनिजों की हानि होती है। अत: खाद्य पदार्थों को पानी की न्यूनतम मात्रा में उबालना चाहिए।

2. **सिमसिमाना (Simmering)**–खाद्य पदार्थों को क्वथनांक (boiling point) से नीचे के तापमान अर्थात् 84°C पर उबालना सिमसिमाना कहलाता है। मांस और मछलियों को सबसे अच्छा सिमसिमाना के द्वारा ही पकाया जाता है क्योंकि ऊँचे तापमान पर पकाने से उनके तन्तु कठोर हो जाते हैं।

3. **भाप से पकाना (Steaming)**–भाप से पकाना भी भोजन को पकाने की एक विधि है जिसमें खाद्य पदार्थों पर पानी की भाप को लगाया जाता है। यह सिद्धान्त प्रैशर कूकर में लागू होता है। भाप का दाब बढ़ा होने के कारण प्राप्त होने वाला तापमान 100°C से अधिक होता है, यह 121°C हो जाता है। प्रैशर कूकर खाना पकाने की एक अच्छी विधि है क्योंकि इससे पोषकों, ईंधन तथा समय की बचत होती है।

4. **सेंकना (Baking)**–इस विधि में भोजन को सूखी गर्मी के द्वारा पकाया जाता है। यह उष्ण वायु भट्टी (Hot air oven) में किया जाता है। भोज्य पदार्थ को चारों ओर से गर्म वायु में परिबद्ध किया जाता है जिससे इसे सभी ओर से गर्मी मिलती रहे। पकाने का तापमान 250°F से 500°F तक घटने-बढ़ने वाला होता है। पकाने की यह एक धीमी विधि है।

5. **भूनना (Roasting)**–इस प्रकार से भोजन पकाने में जब गर्मी भोजन पर पहुँचती है तो खाद्य पदार्थ की केवल सतह ही गर्म होती है। गर्मी भोजन के भीतर नहीं घुसती। भोजन का शेष भाग ऊष्मा के अधिकतर चालन (conduction) द्वारा तथा कुछ हद तक संवहन (convection) द्वारा भी पकता है जैसे डबल रोटी के टोस्ट सेंकना। डबल रोटी के टुकड़े पर थोड़ा-सा मक्खन लगाकर उसे सीधे गर्मी में या अग्नि की लौ पर अनावृत किया जाता है अथवा डबल रोटी के टुकड़े को पहले सीधे गर्मी में या अग्नि की लौ पर अनावृत किया जाता है और फिर उस पर मक्खन लगाया जाता है।

6. **तलना (Frying)**–भोज्य पदार्थ को घी या तेल में पकाना तलना कहलाता है। तलने से भोज्य पदार्थ का स्वाद तो अच्छा हो जाता है परंतु विटामिन नष्ट हो जाते है। यह निम्न दो प्रकार का होता है–

   छिछला तलना (Shallow frying)–इस प्रकार के तलने में कड़ाही या तलने के पात्र में घी अथवा तेल की केवल लगभग 1/8 इंच मोटी परत होने की आवश्यकता होती है। घी को गर्म होना चाहिए और जब भोज्य पदार्थ को इसमें डाला जाता है तो इसे सतह पर पूर्णतया चिकना होना चाहिए। जब भोज्य पदार्थ एक ओर भूरा हो जाता है तो इसे उलट देना चाहिए और इसे दूसरी ओर भी भूरा होने देना चाहिए। इस विधि से खाद्य पदार्थ के केवल पतले टुकड़े ही पकाये जाते हैं। पकाने की यह विधि केक, डोसा, पकाने से पूर्व के भोजन, अण्डों के आमलेट तैयार करने, मछली, कटलेट तथा मांस के पतले टुकड़े तैयार करने आदि के लिए सन्तोषजनक है। इस विधि से भोजन पैन या पकाने के बर्तन से नहीं चिपकता।

   गहन तलना (Deep frying)–गहन तलने में पैन में अधिक मात्रा में पड़े हुए गर्म (क्वथनांक तक) घी या तेल में भोज्य पदार्थ को पूर्णतया डुबो दिया जाता है। इस तापमान पर सामान्यतया भोज्य पदार्थ कठोर, कुरकुरा और रंग में भूरा हो जाता है। यह पूरी, पकौड़ा आदि बनाने के लिए उपयुक्त है। इस विधि से खाद्य पदार्थों द्वारा अधिक मात्रा में वसा अवशोषित हो जाती है जिससे भोजन का कैलोरी मान भी बढ़ जाता है।

7. **लोहे की छड़ी पर भूनना (Grilling)**–पकाने की इस विधि में शुष्क ऊष्मा का सीधे खाद्य पदार्थों पर प्रयोग होता है। इसमें तत्काल ही पका लिया जाता है जैसे मछलियों तथा मांस आदि को पका लिया जाता है।

   भोजन को माध्यमों के एक संयोजन द्वारा भी पकाया जा सकता है जैसे उपमा या हलवा बनाने के लिए वसा और जल का संयोजन आवश्यक है।

8. **गरम पानी में तलना (Poaching)**–खाद्य पदार्थों को जैसे अण्डे तथा मछली आदि को क्वथनांक से ठीक नीचे के तापमान पर गरम पानी में धीरे-धीरे पकाया जाता है।

9. **धीमी अग्नि में पकाना (Stewing)**–इसका उपयोग मांस पकाने में किया जाता है। निम्न श्रेणी की ऊष्मा (सामान्यत: 200°F) का लम्बे समय तक पकाने में प्रयुक्त होने वाले द्रव में प्रयोग किया जाता है। खाद्य पदार्थ द्रव में आधा डूबा होता है और जैसे ही तापमान क्वथनांक तक पहुँचने को होता है तो इसे लम्बे समय तक उबलते रहने के लिए ऊष्मा को कम कर दिया जाता है। एक किलोग्राम खाद्य वस्तु के लिए लगभग 7 लीटर द्रव की आवश्यकता होती है। अच्छे परिणाम के लिए वाष्पीकरण को रोकने के लिए ठीक प्रकार से फिट होने वाले ढक्कन से युक्त पैन का प्रयोग करें। धीमी अग्नि से पकाने के दौरान खाद्य पदार्थ से निकलने वाले पोषकों की हानि नहीं होती।

   पकाने वाले माध्यम (Cooking Media)–वायु, जल, वाष्प तथा वसा अथवा इनका संयोजन पकाने वाले माध्यमों के रूप में प्रयुक्त होते हैं। सेंकना, भूनना तथा लोहे की छड़ों पर भूनना वायु में होता है। उबालना तथा सिमसिमाना जल में होता है। इन विधियों में ऊष्मा को स्थानान्तरित करने वाला माध्यम जल है। भाप से पकाने की विधि साधारणतया प्रैशर कूकर में होती है। तलना घी या तेल में होता है।

खाद्य पदार्थों में विद्यमान पोषकों पर ऊष्मा के प्रभाव (Effects of Heat on the Nutrients in Foods)

यह समझने के लिए कि किस प्रकार पकाने से भोजन की पाचन क्षमता प्रभावित होती है, खाद्य पदार्थों में विद्यमान पोषकों पर ऊष्मा के प्रभाव को जानना आवश्यक है। ऊष्मा के प्रभाव से खाद्य पदार्थ के पोषकों में निम्नलिखित परिवर्तन हो जाते हैं।

प्रोटीन में परिवर्तन (Changes in Proteins)

- खाद्य पदार्थ के सूक्ष्मजीव नष्ट हो जाते हैं।
- खाद्य पदार्थ के विषैले पदार्थों का नष्ट हो जाना जैसे फलियों में विद्यमान ट्रिप्सिन निरोधक जिससे प्रोटीन की उपलब्धता तथा उसकी पाचन क्षमता प्रभावित होती है।
- खाद्य पदार्थ में विद्यमान कुछ एन्जाइमों का निष्क्रिय हो जाना।
- भोजन को गर्म करने या पकाने पर प्रोटीन जम जाती हैं। ऐसा लगभग 104°F या 60°C तापमान पर होता है। इस तापमान से ऊपर अण्डों के अतिरिक्त जन्तु आहारों की प्रोटीन सिकुड़ जाती है और उसका पाचन कुछ कम हो जाता है। वनस्पति प्रोटीने भी पकाने पर जम जाती हैं परंतु वे सामान्यत: स्टार्च के साथ पाई जाती हैं जो नम ऊष्मा में फूल जाता है और सेल्यूलोज़ आवरण फट जाता है। इस प्रकार पकाने से सब्जी कोमल हो जाती है और प्रोटीन अधिक पचनीय हो जाती है। सब्जियों से कुछ प्रोटीन की हानि तब होती है जब उन्हें पानी में उबाला जाता है विशेष रूप से जब पकाने में नमक का प्रयोग किया जाता है।

वसाओं में परिवर्तन (Changes in Fats)

वसाओं पर ऊष्मा का इतना अधिक प्रभाव नहीं होता जितना प्रोटीनों तथा कार्बोहाइड्रेटों पर होता है। वसा जो कमरे के तापमान पर ठोस होती है, गर्म करने पर पिघल जाती है। जब वसा को और अधिक गर्म किया जाता है अर्थात् ऊँचे तापमान पर इससे धुआँ निकलना शुरू हो जाता है, जिसे धुएँ का बिन्दु (smoking point) कहा जाता है और वसा विघटित होना शुरू हो जाती है। इस बिन्दु पर वसा भूरी और गाढ़ी हो जाती है तथा इसके स्वाद और गन्ध में परिवर्तन हो जाता है। वसा ऑक्सीकरण होने के कारण बासी हो जाती है और एन्जाइमों द्वारा जल अपघटन होने के कारण जलीय हो जाती है।

कार्बोहाइड्रेटों में परिवर्तन (Changes in Carbohydrates)

कार्बोहाइड्रेट का स्टार्च ऊष्मा से सर्वाधिक प्रभावित होता है। मनुष्य में कोशिकाओं की सेल्यूलोज भित्तियों का पाचन नहीं होता जिन्हें कोशिका अन्तर्वस्तुओं

का पाचन होने के लिए टूट जाना चाहिए। यदि पकाने में जल का उपयोग किया जाता है तो सेल्यूलोज़ की भित्तियाँ कोमल हो जाती हैं परंतु इसके अतिरिक्त कोशिकाओं के भीतर स्टार्च के दाने जल का अवशोषण करते हैं और फूल जाते हैं तथा अन्तत: सेल्यूलोज़ भित्तियाँ फट जाती है जिससे एन्जाइमों द्वारा शीघ्र ही स्टार्च का पाचन हो जाता है और इससे कार्बोहाइड्रेट की पाचन क्षमता बढ़ जाती है। जब स्टार्च पर शुष्क ऊष्मा का प्रयोग होता है तो यह डैक्सट्रिन (dextrin) में खण्डित हो जाता है जिसके कारण सेंके हुए खाद्य पदार्थ का रंग भूरा हो जाता है तथा स्वाद में यह हल्का मीठा हो जाता है जैसे डबल रोटी की परत।

विटामिनों में परिवर्तन (Changes in Vitamins)

जब खाद्य पदार्थों को पानी में पकाया जाता है तो विटामिन A या कैरोटीन पर कोई प्रभाव नहीं होता। परंतु छिछला तलने या भूनने में विटामिन A की काफी हानि होती है।

चावलों और दालों को पकाने से पहले बार-बार रगड़ कर धोने से विटामिन B-Complex की 50% तक हानि हो जाती है जबकि विटामिन C की 45% तक हानि होती है।

विटामिन C सर्वाधिक ऊष्मा अस्थिर (गर्मी से नष्ट हो जाने वाला) विटामिन है जो भोजन बनाने या खाना पकाने में शीघ्र ही नष्ट हो जाता है।

थायामीन, रिबोफ्लेविन तथा विटामिन K किसी क्षार जैसे सोडियम बाइकार्बोनेट के होने पर नष्ट हो जाते हैं और जल में घुलनशीलता होने से इनकी हानि हो जाती है।

खनिजों में परिवर्तन (Changes in Minerals)

खाना पकाने के दौरान खनिजों की हानि नहीं होती परंतु यदि खाना बनाकर पानी फेंक दिया जाता है तो उसमें घुलनशीलता होने के कारण खनिजों की हानि हो जाती है।

विभिन्न प्रकार के खाद्य पदार्थों पर पकाने के प्रभाव

अनाज (Cereals)

अनाजों में सेल्यूलोज़ की एक कोशिका भित्ति के भीतर बंद मुख्य रूप से स्टार्च के साथ थोड़ी-सी मात्रा में प्रोटीन होती है। अनाज को ठीक प्रकार से पका लेने पर कोशिकाओं की सेल्यूलोज़ की भित्तियाँ फट जाती है जिससे पाचक रस कोशिकाओं के भीतर स्टार्च तक पहुँच जाते हैं। इसके अतिरिक्त उबालने से स्टार्च के दाने फूल जाते हैं और सेल्यूलोज़ भित्ति को फोड़ देते हैं।

चावल पकाते समय वे अपने भार से दुगने भार का जल अवशोषित कर लेते हैं अत: पके हुए चावलों का भार सूखे चावलों के भार से तिगुना होता है।

यदि अनाजों को पकाने में अधिक जल का उपयोग किया जाता है तो जल में घुलनशील होने के कारण भोजन से थायामीन की हानि हो जाती है। पकाने के दौरान खाद्य पदार्थ में सोडा बाइकार्ब मिला देने पर भी थायामीन नष्ट हो जाता है।

खाना पकाते समय अनाजों की प्रोटीन भी जम जाती है और यह पाचन के लिए सेल्यूलोज़ भित्तियों के फटने पर निर्भर करता है।

इस प्रकार ठीक से पकाए गए अनाज कच्चे अनाजों की अपेक्षा आसानी से पच जाते हैं।

दालें (Pulses)

दालों में अनाजों की अपेक्षा कार्बोहाइड्रेट कम होता है परंतु प्रोटीन अधिक होती है परंतु पकाने का प्रभाव लगभग एक-सा होता है। दालों में कुछ कार्बोहाइड्रेट ऐसा भी होता है जो पच नहीं पाता और इनमें एक ट्रिप्सिनरोधी पदार्थ भी होता है जो ट्रिप्सिन एन्जाइम की क्रिया को रोकता है। अपचित कार्बोहाइड्रेट बड़ी आँत में पाए जाने वाले जीवाणुओं द्वारा विघटित हो जाता है और पेट में वायु बनने से अफारा आ जाता है। दालों के खूब उबालने से ट्रिप्सिनरोधी एन्जाइम नष्ट हो जाता है जिससे यह बहुत आवश्यक है कि दालों को ठीक प्रकार से पकाया जाय।

सब्जियाँ (Vegetables)

हरी पत्तियों वाली सब्जियाँ (Green Leafy Vegetables)

हरी पत्तियों वाली सब्जियों का कैलोरी-मान कम होता है परंतु इनसे एक सामान्य आहार के बहुत से विटामिन तथा खनिज उपलब्ध होते हैं। इन्हें सामान्यतः उबालने की विधि से पकाया जाता है। यदि उबालने में अधिक जल का उपयोग किया जाता है तो जल में घुलनशीलता होने से थायामीन, विटामिन C तथा कुछ खनिजों की हानि हो जाती है। थायामीन भोजन पकाने में सोडियम बाइकार्बोनेट का प्रयोग होने पर भी नष्ट हो जाता है। घरेलू पकाने की विधियों द्वारा विटामिन A तथा कैरोटीन अधिक प्रभावित नहीं होते।

मूलें एवम् कन्द (Roots and Tubers)

मूल (जड़ वाली) सब्जियों से गीली या सूखी पकाने की विधियों द्वारा अधिक पोषकों की हानि नहीं होती क्योंकि उनकी त्वचा पोषकों के रिसाव को रोक देती है। अतः इन्हें इनकी त्वचा के साबुत बने रहने पर उबालना चाहिए और सब्जियों को काटने से ठीक पहले धोना चाहिए और सब्जियों को पकाने से बहुत पहले काट कर नहीं रखना चाहिए, उन्हें पकाने से ठीक पहले काटना चाहिए। सब्जियों को बड़े टुकड़ों में काटना चाहिए और छोटे टुकड़ों में नहीं काटना चाहिए क्योंकि उनके कटे हुए सिरों से विटामिनों की हानि होती है।

कन्दों में जैसे आलुओं में अन्य सब्जियों की अपेक्षा अधिक मात्रा में स्टार्च होता है। उन्हें ठीक प्रकार से पकाना चाहिए जिससे स्टार्च के दाने फूल कर सेल्यूलोज़ की कोशिका भित्तियों को फोड़ दें। उन्हें बहुत लम्बे समय तक पानी में भिगोकर नहीं रखना चाहिए क्योंकि इससे विटामिनों की हानि होती है। कन्दों को त्वचा के साबुत बने रहने पर पकाने से उनमें पोषक सुरक्षित रहते हैं, परंतु यदि वे पुराने होते हैं तो उनसे एक तीव्र गन्ध भी आती है। खनिज परत को परिरक्षित करने के लिए नये आलुओं को छीलनें की बजाय खुरचना चाहिए। कन्दों को धीरे-धीरे पकाना या उबालना चाहिए क्योंकि शीघ्रता से उबालने से उनकी त्वचा फट जाती है।

अन्य सब्जियाँ (Other Vegetables)

खाद्य पदार्थों के मामले में अन्य सब्जियों में भिन्नता होती है परंतु हरी पत्तियों वाली सब्जियों की भांति उनसे भी भोजन में विटामिन तथा खनिज उपलब्ध होते हैं। भोजन के खाद्य मान को परिरक्षित करने के लिए उसकी तैयारी करने और पकाने में एक-सी सावधानियाँ बरतनी चाहिएँ।

फल (Fruits)

फलों में अधिकतर जल होता है जिसके साथ थोड़ा-सा कार्बोहाइड्रेट जैसे सेल्यूलोज़ और शुगर होती है। प्रोटीन, वसा तथा खनिजों की मात्रा बहुत कम होती है। कुछ फल जैसे अमरूद, सन्तरा, सेव, पका आम, पका पपीता, अनन्नास तथा नींबू आदि विटामिन C के अच्छे स्रोत हैं। साधारणतया फलों को कच्चा खाया जाता है और यदि उन्हें ताजा ही खाया जाय तो उनसे शरीर को विटामिन C मिलेगा। पकाने से फलों की सेल्यूलोज़ के कोमल हो जाने से वे अधिक पचनीय हो जाते हैं परंतु सामान्यतः इसके परिणामस्वरूप जल में घुलनशील होने के कारण शुगर की हानि हो जाती है। यदि फल को धीमी अग्नि में पकाया जाता है तो पके फल के साथ उसका रस भी ग्रहण करने पर शुगर की हानि बहुत कम होती है परंतु विटामिन C की हानि तो फिर भी होती हैं।

दूध (Milk)

दूध को पकाने या उबालने पर उसमें निम्न परिवर्तन उत्पन्न हो जाते हैं:-

- वटामिन C नष्ट हो जाता है।
- विटामिन B Complex की आंशिक हानि होती है।
- कुछ एन्जाइम नष्ट हो जाते हैं।
- सूक्ष्मजीव नष्ट हो जाते हैं। लैक्टिक एसिड को उत्पन्न करने वाले जीव मर जाते हैं।
- केज़ीनोजन (दूध की मुख्य प्रोटीन) अधिक पचनीय हो जाती है।

- लैक्टेल्ब्युमिन तथा लैक्टोग्लोबुलिन (दूध की प्रोटीन) क्रमशः 160°F तथा 168°F तापमान पर जम जाती हैं।
- कैल्सियम, मैग्नीशियम तथा फॉस्फोरस अवक्षेपित हो जाते हैं।
- कुछ समय बाद दूध की सतह पर फेन या झाग उत्पन्न हो जाता है जिसमें दुग्ध वसा, कैल्सियम का लवण, आंशिक रूप से सूखा केजीन तथा जमा हुआ लैक्टेल्ब्युमिन होता है।

अण्डा (Egg)

उबालने पर अण्डे की सफेदी तथा अण्डे की ज़र्दी जम जाते हैं। अण्डे में एक पदार्थ एवीडिन (Avidin) पाया जाता है जो शरीर को अण्डे में विद्यमान विटामिन B Complex के घटक बायोटिन (Biotin) को उपलब्ध करने से रोकता है। अण्डे को उबालने से यह नष्ट हो जाता है। इसलिए उबला हुआ अण्डा पौषणिक दृष्टि से कच्चे अण्डे से श्रेष्ठ होता है।

मछली (Fish)

मुख्य रूप से तीन प्रकार की मछलियाँ होती हैं :-

1. **श्वेत मछली**–इसे पकाने पर इसमें सफेद तथा अपारदर्शक मांस होता है जिसमें प्रोटीन होती है तथा बहुत कम वसा होती है। इसे सबसे अधिक आसानी से पच जाने वाली मछली समझा जाता है।
2. **तेलीय मछली**–पकाने पर इसके मांस का रंग गुलाबी भूरा होता है जिसमें श्वेत मछली की अपेक्षा अधिक मात्रा में वसा होती है और यह आसानी से पच जाने वाली होती है।
3. **शंख-मीन (Shell fish)**–जैसे मांस सहित कर्कट या केकड़ा और झींगा आदि जिसका मांस सघन तथा कड़ा होता है जिसका कठिनाई से पाचन होता है।

मांस (Meat)

मांस जन्तु उद्‌गम का प्रोटीन आहार होता है परंतु इसमें विभिन्न मात्राओं में वसा भी होती है। मांस को पकाने पर यह कोमल हो जाता है जिसे आसानी से चबाया जा सकता है। मांस को पकाने या उबालने पर इसका जल कम हो जाता है, प्रोटीन जम जाती है, संयोजी ऊतक के जिलेटिन में परिवर्तित हो जाने के कारण तंतु कोमल हो जाते हैं तथा वसा पिघल जाती है। यदि मांस को भूनकर या लोहे की छड़ों पर भून कर पकाया जाता है तो सतह के ऊपर की प्रोटीन तुंरत ही जम जाती है जो मांस के भीतर के रसों को बाहर निकलने से रोक देती है।

पकाने की या लोहे की छड़ों पर भूनने की क्रिया में कुछ खनिज लवणों की हानि हो सकती है परंतु इसका इतना महत्व नहीं है यदि द्रव का भी उपयोग किया जाता है जैसे शोरबा या मांस रस।

अधिक समय तक पकाने से विशेष रूप से शुष्क ऊष्मा से जैसे भूनने से प्रोटीन कठोर और अपचनीय हो जाती है।

रंग में परिवर्तन (Changes in Colour)

भोज्य पदार्थ के बहुत से रंग होते हैं जिससे भोज्य पदार्थ अधिक आकर्षक और सुखद होता है। पौधों के वर्णक जैसे हरी पत्तियों का क्लोरोफिल, गाजरों का कैरोटीनॉयड (Carotenoid), सफेद आलुओं का फ्लेवोनॉयड (Flavonoid) तथा चुकंदर की जड़, प्याज और लाल बंदगोभी के एन्थोसियानिन (anthocyanins) तथा मांस के मायोग्लोबुलिन (myoglobulin) आदि ऊष्मा से प्रभावित होते हैं। घुलनशील वर्णक जैसे एन्थोसियानिन पकाये जाने वाले जल में घुलकर बह जाते हैं।

भोजन पकाने पर कुछ सुझाव (Some Suggestions on Cooking)

- पकाने से पहले पकई जाने वाली सभी खाद्य सामग्रियों को तैयार रखना चाहिए।
- पकाते समय पात्र का ढक्कन बंद कर देना चाहिए।
- हरी सब्जियों को पकाते समय हरे रंग को परिरक्षित करने के लिए ढक्कन को खुला रखें।

- सोडे या पाक-चूर्ण (Baking powder) का कम मात्रा में प्रयोग करें क्योंकि यह आँत को क्षोभित करता है।
- तलने से स्वाद बढ़ जाता है परंतु विटामिन नष्ट हो जाते हैं।
- उबालना तथा भाप से पकाना भोजन पकाने की अच्छी विधियाँ हैं।
- खाद्य वस्तुओं में रंगों का प्रयोग न करें।

भोजन पकाने के दौरान ध्यान रखने योग्य कुछ महत्त्वपूर्ण बातें

वर्जित	अवर्जित
सब्जी या दाल पकाने के लिए उन्हें उबले पानी में डालना।	सब्जी या दाल पकाने के लिये उन्हें आरंभ से ही ठंडे पानी में डालना।
सब्जी या दाल पकाने के लिए पानी का सीमित मात्रा में उपयोग करना।	सब्जी या दाल पकाने के लिये पानी की अधिक मात्रा का उपयोग करना।
सब्जी पकाने के बाद बचे हुए पानी को दाल में मिलाना।	सब्जी पकाने के बाद बचे हुए पानी को फेंक देना।
सब्जियों की हरी पत्तियों को या तो सब्जी बनाकर या सलाद के रूप में उपयोग कर सकते हैं।	प्याज, मूली आदि सब्जी की हरी पत्तियों को फेंक देना।
पकाने में सोड़े का उपयोग नहीं करना चाहिये।	पकाने में सोड़े का उपयोग करना चाहिए।
सब्जियों को 15 मिनट से अधिक समय तक नहीं पकाना चाहिये।	सब्जियों को आधे घंटे से अधिक समय तक पकाना।
सब्जी बनने के ठीक बाद उन्हें परोसना।	परोसने से पहले बनी हुई सब्जियों को अधिक देर तक रखना।
सब्जियों को साफ, शुष्क एवं ठंडी जगह संग्रहित रखना।	सब्जियों को गरम स्थान पर संग्रहित रखना।

❑ ❑ ❑

आहार का परिरक्षण एवम् भण्डारण (Preservation and Storage of Food)

15

भोज्य वस्तु में धीरे-धीरे ह्रास होने लगता है या वह खराब होने लगती है जब फसल काट कर रखी जाती है, पशु-वध किया जाता है या भोज्य वस्तु का निर्माण किया जाता है। कुछ भोज्य वस्तुएँ जल्दी ही खराब हो जाती हैं और अन्य लम्बे समय के बाद खराब होती हैं। ह्रास होने के कारण भोज्य वस्तु में शरीरक्रियात्मक, रासायनिक तथा जैविक परिवर्तन उत्पन्न हो जाते हैं जिससे भोज्य वस्तु मानव उपभोग के लिए अनुपयुक्त हो जाती है। ह्रास को रोकने के लिए भोज्य वस्तुओं को सावधानी से संग्रहीत करना चाहिए और भविष्य में उपयोग में लाने के लिए उन्हें परिरक्षित करना चाहिए। कोई भी दशा जो जीवाणुओं की वृद्धि के विरुद्ध कार्य करती है और उन्हें नष्ट कर देती है, भोज्य वस्तु के परिरक्षण में सहायता करती हैं।

भोज्य वस्तुओं के परिरक्षण की विधियाँ निम्नलिखित हैं-

1. प्रशीतन या शीतागार तथा हिमीकरण (Refrigeration or Cold Storage and Freezing)
2. गर्म करके
3. सुखा कर
4. डिब्बे में बंद करके
5. नमक मिलाकर और अचार डाल कर
6. मुरब्बे या जाम के द्वारा
7. सिरके के द्वारा
8. रासायनिक परिरक्षकों का प्रयोग करना
9. धुआँ देना
10. किरणन (Irradiation)

तालिक 59 : कुछ भोज्य-पदार्थों के लिए परिरक्षण एवं भण्डारण की उत्तम स्थितियाँ

भोज्य पदार्थ	भण्डारण का उत्तम तापक्रम (°F)	अनुमानित भण्डारण अवधि (दिनों में)
मांस, मछली, अंडे और दूध		
ताजा मांस	32-35	5-7
ताजी मछली	32-35	3-5
अंडे	29-30	150-180
दूध	29-30	5-7
सब्जियाँ (अधिक हिमीकरण वाली)		
बैंगन	45-50	10-15
कद्दू	45-50	10-15
भिण्डी	45-50	10-15
शकरकंदी	52-55	90-100
टमाटर (हरे)	40-42	30-40
सब्जियाँ (कम हिमीकरण वाली)		
सेम	32-35	14
बन्द गोभी	32-35	80
फूल गोभी	32-35	40-50
हरा धनिया	32-35	5
प्याज	32-35	90
मटर	32-35	10-15
आलू	32-35	200-250
फल (अधिक हिमीकरण वाले)		
केले	52-55	20
नींबू	42-45	36-45
आम	45-50	30-40
तरबूज	45-50	30-40
संतरा (सथगुडि)	42-45	100-120
पपीता	45-50	40-50
अन्नानास	45-48	60-70

फल (कम हिमीकरण वाले)		
सेब	35-38	120
अंगूर	32-35	60
नाशपती	32-35	80
स्ट्राबेरी	32-35	50

1. प्रशीतन या शीतागार तथा हिमीकरण (Refrigeration or Cold Storage and Freezing)

बहुत से खाद्य पदार्थों को जैसे फलों, सब्जियों, मछलियों, मांस और मक्खन आदि को रैफ्रीजिरेटर में संग्रहीत तथा परिरक्षित किया जाता है जिसका व्यापक रूप से घर में और व्यापारिक संयन्त्रों में प्रयोग होता है। मौसम में साधारणतया आलुओं को कोल्ड स्टोरेज में संग्रहीत किया जाता है। फलों एवं सब्जियों को हिमांक (freezing point) अर्थात् 0°C तापमान से ठीक ऊपर के तापमान पर रखना चाहिए। मांस तथा मक्खन को और भी कम तापमान पर रखा जाता है। यद्यपि जमाने की प्रक्रिया सूक्ष्मजीवों को नष्ट नहीं करती है, इससे उनकी वृद्धि और बहुगुणन रुक जाता है। इससे भोज्य वस्तु के स्वाद और गन्ध पर कोई प्रभाव नहीं पड़ता। इस विधि से फलों, सब्जियों, मछलियों, मांस तथा मक्खन आदि को लम्बे समय तक परिरक्षित किया जा सकता है।

2. गर्म करके (Heating)

खाद्य वस्तु को गर्म करके भी परिरक्षित किया जाता है। द्रव खाद्य पदार्थ को पात्रों में या अन्य उपाय द्वारा जल के क्वथनांक से नीचे के तापमान पर, सामान्यतः 60°C पर एक निश्चित काल के लिए सामान्यतः 30 मिनट के लिए गर्म किया जाता है। ऊष्मा संसाधन की अन्य विधि भोज्य वस्तु को 2-3 मिनट के लिए उबलते हुए पानी में डुबो देना है। इस प्रक्रिया से खाद्य सामग्री में विद्यमान रोगोत्पादक जीव नष्ट हो जाते हैं और खाद्य पदार्थ का रासायनिक संघटन नहीं बदलता जिससे उसका शैल्फ-जीवन (वह काल जिसके लिए किसी खाद्य वस्तु का उपभोग करने के लिए उसे शैल्फ पर सुरक्षित रखा जा सकता है) बढ़ जाता है।

दूध उबालना **(Boiling of Milk)**–दूध को उबालना उसे मानव उपभोग के लिए सुरक्षित बनाने की एक प्राचीन विधि है। भारत में अधिकांश दूध उबालने से संसाधित होता है।

निर्जीवाणुकरण **(Sterilization)**–इसे किसी बंद पात्र में भोज्य वस्तु का तापमान 100°C तक बढ़ाकर और फिर उसे 15 मिनट तक कायम रख कर किया जाता है।

दूध को उबालने या उसका निर्जीवाणुकरण करने की निम्नलिखित हानियाँ हैं:

- दूध उबालने से उसमें विद्यमान लाभकारी जीवाणु लैक्टोबेसीलस एसिडोफिलस सहित जो लैक्टिक एसिड उत्पन्न करता है, सभी जीव मर जाते हैं।
- इससे अधिकांश विटामिन C तथा आंशिक रूप से विटामिन B Complex नष्ट हो जाता है।
- दूध को उबालने के दौरान लैक्टोज़ के जलने से उबला हुआ दूध पीने से पकने का स्वाद आता है।
- दूध की प्रोटीन (लैक्टेल्ब्युमिन तथा लैक्टोग्लोबुलिन) जम जाती है।
- एन्जाइम नष्ट हो जाते हैं।
- कैल्सियम, मैग्नीशियम तथा फॉस्फेट अवक्षेपित हो जाते हैं।

संक्षेप में, दूध को उबालने पर उसके स्वाद, गंध तथा पौषणिक मान में काफी परिवर्तन हो जाते हैं।

दूध का पाश्चुरीकरण **(Pasteurization of Milk)**

पाश्चुरीकरण को विश्व स्वास्थ्य संगठन (WHO) की विशेषज्ञ समिति द्वारा सन् 1970 में परिभाषित किया गया है कि "दूध को इतने तापमान पर तथा इतनी समयावधि तक गर्म करना जैसा कि उसमें पाये जाने वाले किन्हीं भी रोगोत्पादक सूक्ष्मजीवों को नष्ट करने के लिए आवश्यक होता है जबकि दूध के संघटन, स्वाद में तथा उसकी गंध और पौषणिक मान में बहुत कम परिवर्तन होता है।"

दूध के पाश्चुरीकरण में दूध को 30 मिनट तक 62°C तापमान पर गरम करके या 1 मिनट से कम समय के लिए अधिक तापमान पर गरम करके रोगोत्पादक जीवाणुओं को नष्ट किया जाता है। पाश्चुरीकरण से दूध के टाइफॉयड, क्षय रोग, दस्त, पेचिश तथा हैजा आदि रोग को उत्पन्न करने वाले 97 से 99% जीव नष्ट हो जाते हैं।

पाश्चुरीकरण के लाभ (Advantages of Pasteurization)

1. पाश्चुरीकरण से केवल हानिकारक रोगोत्पादक जीवाणु ही नष्ट होते हैं परन्तु लैक्टिक एसिड उत्पन्न करने वाले जीवाणु नष्ट नहीं होते।

2. पाश्चुरीकरण से विटामिन नष्ट नहीं होते।

3. पाश्चुरीकरण दूध को सुरक्षित बनाने के लिए एक सबसे साधारण, सुरक्षित तथा सस्ती विधि है।

फॉस्फेटेज़ परीक्षण (Phosphatase Test)

यह परीक्षण यह पता लगाने के लिए किया जाता है कि दूध का ठीक प्रकार से पाश्चुरीकरण हो गया है या नहीं। यह परीक्षण इस सिद्धांत पर आधारित है कि कच्चे दूध में पाया जाने वाला एन्जाइम फॉस्फेटेज़ पाश्चुरीकरण के दौरान नष्ट हो जाता है। यदि पाश्चुरीकरण के पश्चात् दूध में फॉस्फेटेज़ एन्जाइम पाया जाता है तो इससे संकेत मिलता है कि दूध ठीक प्रकार से पाश्चुरीकृत नहीं हुआ है।

3. सुखा कर (Drying)

सुखाना भी खाद्य पदार्थों के परिरक्षण की एक प्राचीन और प्राकृतिक विधि है। सुखाने से खाद्य पदार्थ का नमी का अंश अलग हो जाता है। खाद्य पदार्थ में पानी के न रहने पर सूक्ष्मजीवों की वृद्धि नहीं हो सकती क्योंकि खाद्य पदार्थ में नमी या जल का होना सूक्ष्मजीवों की वृद्धि के लिए आवश्यक है। सुखा कर बहुत से फलों, सब्जियों, मछलियों तथा मांस को परिरक्षित किया जाता है। सुखाने से विटामिन C नष्ट हो जाता है परंतु अन्य पोषक परिरक्षित हो जाते हैं।

फलों को धूप में रख कर सुखाया जा सकता है। खाद्य पदार्थ में नमक मिला कर रखने से उसमें से नमी दूर हो जाती है और वह सूख जाता है। दूध और रसों को यांत्रिक विधि से सुखाया जा सकता है। ऊष्मा द्वारा अण्डों, मछलियों तथा मांस आदि का निर्जलीकरण किया जाता है। मांस के कटे हुए टुकड़ों को रोलर प्रक्रिया द्वारा या निम्न दाब में सुखाया जाता है। मांस से पानी के निकल जाने पर पूतीभवन नहीं होता अर्थात् मांस सड़ता नहीं।

दूध को सुखाना (Drying of Milk)–दूध को गर्म बेलनों या रोलरों पर से होकर गुजारा जाता है जहाँ से वह भाप बन कर उड़ जाता है और एक पतली फिल्म

बन जाती है जिसका अंत में पाउडर बना लिया जाता है। यह पाउडर खतरनाक सूक्ष्मजीवों से रहित होता है और शिशुओं द्वारा आसानी से पचा लिया जाता है।

संघनित दूध (Condensed Milk) –दूध सामान्यतः पाश्चुरीकृत किया जाता है और दाब के अन्तर्गत धीरे-धीरे निर्वात पैन (vacuum pan) में गर्म किया जाता है जब तक इसका जल भाप बन कर उड़ जाने पर प्रारम्भिक जलांश का एक चौथाई न रह जाय।

4. डिब्बे में बन्द करके (Canning)

डिब्बे में बन्द करने पर खाद्य पदार्थ उच्च तापमान (275°F से 350°F) पर थोड़े समय के लिए (कुछ ही सेकण्डों के लिए) निर्जीवाणुकृत होता है, फिर इसे ठण्डा करके एक निर्जीवाणुक वातावरण में पूर्व-निर्जीवाणुकृत सीलबंद हो जाने वाले टीन के डिब्बों में भरा जाता है जिन्हें बंद करके सील कर दिया जाता है। बहुत से खाद्य पदार्थों जैसे फलों, सब्जियों, दूध, शिशु आहार, शोरबे, मछलियों तथा मांस को डिब्बे में बंद करने की विधि से परिरक्षित किया जाता है। डिब्बे में बंद करने की प्रक्रिया में ताप-अस्थिर विटामिनों की कुछ हानि हो जाती है।

नोट : किसी को जंग लगे हुए बदबूदार तथा क्षतिग्रस्त डिब्बों या पात्रों का प्रयोग नहीं करना चाहिए।

5. नमक मिलाकर और अचार डालकर (Salting and Pickling)

नमक एक परिरक्षक है। नमक मिलाने से भोज्य पदार्थ का कुछ ही समय के लिए केवल उपरिस्थ परिरक्षण होता है क्योंकि इससे जीवाणुओं की वृद्धि रुक जाती है जबकि आचार डालने पर अर्थात् नमक का कुछ चटनियों एवं मसालों के साथ उपयोग करने पर यह भोज्य पदार्थ के भीतर घुसकर जीवाणुओं को मार देता है। आम, सब्जियों, मछलियों तथा मांस का परिरक्षण इस विधि से होता है। नमक से खाद्य पदार्थों से नमी अलग होने में मदद मिलती है।

6. मुरब्बे या जाम के द्वारा (Jams)

जाम या मुरब्बे सामान्यतः गूदे के रूप में परिरक्षित फल होते हैं। ये फल के गूदे में शुगर मिलाने से बनते हैं जिसे पकाया जाता है और उसमें रासायनिक परिरक्षक जैसे

सोडियम बेन्जोएट (Sodium benzoate), पोटेशियम मेटाबाइसल्फेट (Potassium metabisulphate) या साइट्रिक एसिड को मिलाया जाता है। यह भी भोज्य पदार्थ को परिरक्षित करने की एक प्राचीन विधि है।

7. सिरके द्वारा (Vinegar)

सिरका भी एक परिरक्षक है जिसमें प्राचीन काल में खाद्य पदार्थों को परिरक्षित किया जाता था और जो आज भी परिरक्षण के लिए प्रयोग में लाया जाता है। सब्जियाँ जैसे प्याज, मूली और नींबू आदि के टुकड़े सिरके में परिरक्षित किए जाते हैं जिसमें उपयुक्त मात्रा में नमक मिलाया जाता है।

8. रासायनिक परिरक्षकों का प्रयोग करना (Use of Chemical Preservatives)

कुछ रसायनों का प्रयोग परिरक्षकों के रूप में किया जाता है जो खाद्य पदार्थ के अम्लता-क्षारता के अंश (pH) को बढ़ा-घटाकर सूक्ष्मजीवों की वृद्धि को रोक देते हैं। ये खाद्य पदार्थ की गुणवत्ता को लम्बे समय तक सुरक्षित रखने में मदद करते हैं। सामान्य रूप से प्रयोग में लाये जाने वाले रासायनिक परिरक्षक सोडियम बेन्जोएट, सोडियम नाइट्रेट, पोटेशियम मेटाबाइसल्फेट, साइट्रिक एसिड, सिरका तथा एस्कार्बिक एसिड आदि हैं। सोडियम नाइट्रेट का पनीर और मांस के परिरक्षण में उपयोग होता है। एस्कॉर्बिक एसिड से मिठाईयों, खाने-पीने की वस्तुओं तथा अचारों आदि पर फफूँदी नहीं लगती। रासायनिक परिरक्षकों के उपयोग का लक्ष्य भोज्य वस्तु के निर्माण के दौरान रोगोत्पादक तथा दूषित करने वाले जीवाणुओं का उन्मूलन करना है जिससे भोज्य वस्तु लम्बे समय तक सुरक्षित रहे।

9. धुआँ देना (Smoking)

धुआँ देना भी परिरक्षण की एक विधि हैं जैसे मांस में नमक लगाकर उसे एक बड़े हाल में लटका दिया जाता है और नीचे से इसमें लकड़ी के बुरादे से उत्पन्न धुआँ दिया जाता है। धुएँ में पाए जाने वाले क्रियोज़ोट से मांस के सभी जीवाणु और बीजाणु भी मर जाते हैं।

धुआँ देने से सुगन्ध भी आती है।

10. किरणन (Irradiation)

यह गामा रेज़ या एक्स-रेज़ द्वारा किया जाता है जिससे खाद्य वस्तु के सूक्ष्मजीव नष्ट हो जाते हैं। खाद्य वस्तुओं को पैकिंग के बाद संसाधित किया जा सकता है। गेहूँ, आलू और प्याज किरणन द्वारा परिरक्षित किए जा सकते हैं। फलों, सब्जियों तथा मछलियों को ताजा रखा जा सकता है। खराब हो जाने वाली खाद्य वस्तुओं को उनकी गुणवत्ता में कमी आये बिना लम्बे समय तक रखा जा सकता है।

❑ ❑ ❑

पोषण शिक्षा (Nutrition Education) 16

विकासशील देशों में जैसे भारत में समुदाय में परिवारों के स्वास्थ्य को उन्नत करने के लिए पोषण शिक्षा बहुत आवश्यक है। स्कूल जाने वाले बच्चों, गर्भवती स्त्रियों, दूध पिलाने वाली माताओं तथा समुदाय के अन्य अतिसवंदेनशील खण्ड में उत्पन्न होने वाले कुपोषण का मुख्य कारण आहार संबंधी आवश्यकताओं तथा विभिन्न प्रकार के खाद्य पदार्थों के पौषणिक मान के विषय में जानकारी न होना है। अत: पोषण शिक्षा के कार्यक्रम को समुदाय का एक भाग हो जाना चाहिए। इसका मुख्य लक्ष्य उपलब्ध साधनों के द्वारा समुदाय की पोषक स्थिति को उन्नत करना है।

पोषण शिक्षा का कोर्स अल्पकालिक तथा व्यवहारिक होना चाहिए और इसे समुदाय में प्रचलित वर्तमान पौषणिक समस्याओं पर तथा वहीं से उपलब्ध खाद्य पदार्थों के उपयोग द्वारा उनकी रोकथाम करने पर जोर देना चाहिए।

पोषण शिक्षा के संबंध में निम्न कारकों पर विचार किया जाता है–

- संस्कृति
- धर्म
- भोजन की आदतें
- स्थानीय उपलब्ध खाद्य पदार्थ
- जल आपूर्ति
- स्थानीय लोगों का शैक्षिक स्तर
- परिवारों की आर्थिक स्थिति
- खाद्य पदार्थों के उत्पादन के लिए उपलब्ध भूमि
- घर की व्यवस्था और वातावरणीय स्वच्छता

समुदाय की पोषण शिक्षा की विधियाँ

पोषण शिक्षा की बहुत सी महत्त्वपूर्ण विधियाँ निम्नलिखित हैं–

– लेक्चर

– प्रदर्शन

– फिल्में तथा स्लाइडे दिखाना

– पोस्टर लगाना
– चार्ट का प्रयोग करना
– पैम्फलेट बँटवाना, अखबारों एवम् पुस्तकों का प्रयोग करना
– रेडियो तथा टेलीविज़न द्वारा
– प्रदर्शनी लगाकर

लेक्चर (Lectures)–पोषण पर दिया जाने वाला लेक्चर संक्षिप्त, प्रासंगिक (to the point) होना चाहिए और भाषा सरल तथा आसानी से समझ में आने वाली होनी चाहिए। इसे लेक्चर सुनने वाले लोगों के लिए आसानी से अपनाया जाने योग्य होना चाहिए।

प्रदर्शन (Demonstration)–प्रदर्शन साधारण होना चाहिएँ और इसमें स्थानीय उपलब्ध साधनों का उपयोग होना चाहिए जिससे इसे आसानी से समुदाय द्वारा अपनाया जा सके।

फिल्में तथा स्लाइडे दिखाना (Film and slide shows)–ये पोषण शिक्षा की बहुत प्रभावकारी विधियाँ हैं। ये व्यावहारिक, दृष्टान्तचित्र (illustrative) से युक्त तथा आसानी से समझ में आने वाली होनी चाहिएँ।

पोस्टर लगाना (Posters)–पोस्टर साधारण होने चाहिए और उनकी सामग्री में क्षेत्रीय भाषा में बहुत बड़े परिमाण के थोड़े-से शब्द लिखे होने चाहिएँ, जो स्पष्टत: और आसानी से दूर से ही दिखाई दे सकें। पोस्टर तुरंत ही देखने वालों का ध्यान आकर्षित करने वाला होना चाहिए।

चार्ट का प्रयोग करना (Charts)–चार्ट में बहुत से रंग नहीं होने चाहिएँ, उसमें कुछ ही रंग होने चाहिएँ। इसे आकर्षक होना चाहिए और इससे लोगों में रुचि उत्पन्न होनी चाहिए।

पैम्फलेट बँटवाना, अखबारों एवम् पुस्तकों का प्रयोग करना (Pamphlets, newspapers and books)–इनमें पोषण शिक्षा के विषय में मुद्रित सामग्री होती है जो शिक्षित व्यक्तियों के लिए उपयुक्त होते हैं। इनकी सामग्री क्षेत्रीय भाषा में उपलब्ध होनी चाहिए और उससे पर्याप्त जानकारी मिलनी चाहिए।

रेडियो तथा टेलीविज़न द्वारा (Radio and television)–रेडियो तथा टेलीविज़न प्रोग्रामों से जिनमें पौषणिक समस्याओं पर विचार होता है, बड़े पैमाने पर लोगों को जानकारी मिलती है।

पोषण शिक्षा के सिद्धान्त (Principles of Nutrition Education)

- पहले देखें और फिर लोगों की संस्कृति तथा खाने की आदतों के बारे में जानकारी प्राप्त करने के लिए उनसे प्रश्न पूछें।
- खाद्य पदार्थों की उपलब्धता के विषय में प्रश्न पूछें अर्थात् उस क्षेत्र में कौन-कौन से खाद्य पदार्थ उपलब्ध हैं।
- ऐसी उम्मीद न करें कि लोग आसानी से अपनी खाने की आदतों को बदल देंगे। अतः नये विचारों को धीरे-धीरे प्रस्तुत करना चाहिए और एक समय में केवल एक ही बात का शिक्षण देना चाहिए। आपका कोई भी प्रस्ताव उस क्षेत्र के लोगों के द्वारा स्वीकार्य होना चाहिए।
- लोगों की यह देखने में मदद करें कि अच्छा पोषण उनके लिए आवश्यक है जैसे यदि वे चाहते हैं कि उनके बच्चे बढ़ कर हृष्ट-पुष्ट हों और अपने स्कूलों में अच्छा कार्य करें तो उन्हें पर्याप्त पौष्टिक भोजन देना चाहिए।
- खाद्य पदार्थों के लिए स्थानीय शब्दों का पता लगायें जिससे लोगों के साथ और अच्छा सम्पर्क हो सकें।
- पोषण की शिक्षा देने में जहाँ तक संभव हो वास्तविक खाद्य पदार्थों का, विशेष रूप से घर में बनाए भोज्य पदार्थो का प्रयोग करें।
- पोषण की शिक्षा पैम्फलेंटों, पोस्टरों तथा चार्टों की सहायता से भी दें।
- लोगों को संदेह दूर करने के लिए प्रश्न पूछने और विचार-विमर्श करने के लिए प्रोत्साहित करना चाहिए।
- लोगों को उन बातों के विषय में शिक्षा न दें जिन्हें करना उनके लिए संभव न हो, न ही ऐसी खाद्य वस्तुओं के बारे में बताना चाहिए जिन्हें खरीदने के लिए लोग असमर्थ होते हैं या जो उन्हें उपलब्ध नहीं हो सकती।
- पोषण पर आपकी शिक्षा का सम्बन्ध माँ और बच्चे के स्वास्थ्य क्रियाकलापों से तथा अन्य स्वास्थ्य शिक्षा से होना चाहिए।
- अनुकरण करें और पता लगायें कि क्या परिवार अपनी खाने की आदतों को बदल रहे हैं। अपने शिक्षण को रूपान्तरित करने में इस जानकारी का उपयोग करें।

पोषण शिक्षा के साधन (The Means of Nutrition Education)

किसी समुदाय में पौषणिक सर्वेक्षण करने से समुदाय में, विशेष रूप से अतिसंवेदनशील वर्ग में जैसे शिशुओं, स्कूल-पूर्व बच्चों, गर्भवती स्त्रियों तथा दूध पिलाने वाली माताओं में व्याप्त पोषण समस्या के विषय में उपयुक्त जानकारी मिल सकती है जिसे पोषण शिक्षा की आवश्यकता होती है। पौषणिक सर्वेक्षण से पौषणिक स्थिति की जानकारी मिलती है।

निम्नलिखित जाँचे कराकर पौषणिक स्थिति का निर्धारण किया जाता है–

1. आहार का सर्वेक्षण
2. पारिस्थितिकीजन्य कारक (Ecological factors)
3. जीवन संबंधी सांख्यिकी (Vital Statistics) का अध्ययन
4. मानवदेहभिति संबंधी परीक्षण (Anthropometric examination)
5. रोगविषयक परीक्षण (Clinical examination)
6. प्रयोगशाला परीक्षण
7. जीवरासायनिक (Biochemical) परीक्षण

1. **आहार का सर्वेक्षण (Dietary survey)**–आहार का सर्वेक्षण निम्नलिखित विधियों में से किसी के द्वारा किया जाता है-
   (a) कच्चे खाद्य पदार्थों को तोलना।
   (b) पकाये गए खाद्य पदार्थों को तोलना।
   (c) भण्डारण में खाद्य पदार्थों की सूची की जाँच करना।
   (d) मौखिक प्रश्नावली विधि।

   निम्नलिखित प्रश्न पूछे जाते हैं-
   - आप शाकाहारी हैं या मांसाहारी हैं?
   - आप सुबह, दोपहर, तीसरे पहर, शाम, रात को तथा अन्य अवसरों पर क्या खाते हैं?
   - आप कौन से खाद्य पदार्थों को पसंद करते हैं या नापसंद करते हैं और क्यों?

– कब-कब आप निम्नलिखित खाद्य पदार्थों का उपभोग करते हैं। प्रतिदिन, साप्ताहिक, 15 दिन में एक बार, मासिक, वार्षिक या बहुत कम।

- अनाज
- शुगर या जागरी
- दालें
- हरी पत्तियों वाली सब्जियाँ
- मूलें (जड़ वाली सब्जियाँ) तथा कन्द
- अन्य सब्जियाँ
- दूध और दुग्ध उत्पाद
- अण्डे
- मछली
- मांस

परिवार के भीतर कुछ वर्गों के लिए कोई रूपान्तरण?

– शिशु एवम् स्कूल-पूर्व बच्चे

– बूढ़े व्यक्ति

– गर्भवती स्त्रियाँ तथा दूध पिलाने वाली माताएँ

– बीमारी

– उपभुक्त खाद्य पदार्थ

खाना बनाने या पकाने की विधियाँ जैसे–

– चपाती

– चावल

– सब्जियाँ

– दालें

– मछली

– मांस

क्या आपके पास हैं :

– बाग

– पशु

उपरोक्त विधियों में से किसी का भी प्रयोग करके एकत्रित आँकड़ों का निम्न के लिए विश्लेषण किया जाता है :

- अनाजों, दालों, सब्जियों, फलों, दूध, अण्डों, मछली तथा मांस आदि का भोजन के रूप में औसत अन्तर्ग्रहण।
- कैलोरियों, प्रोटीनों, वसाओं, कार्बोहाइड्रेटों, विटामिनों तथा खनिजों का औसत अन्तर्ग्रहण।

– कॉपर सल्फेट विषाक्तत

2. **पारिस्थितिकीजन्य कारक (Ecological factors)**–पौषणिक सर्वेक्षण में निर्धारण को पूर्ण करने के लिए बताये हुए समुदाय के पारिस्थितिकीजन्य कारकों का संचयन करना आवश्यक है। कुपोषण से संबंधित पारिस्थितिकीजन्य कारक निम्न हैं-

(a) ***सांस्कृतिक प्रभाव (Cultural influence)***–भोजन की आदतें, शिशुओं तथा स्कूल-पूर्व बच्चों को खिलाना, गर्भवती स्त्रियों तथा दूध पिलाने वाली माताओं का भोजन ग्रहण करना, खाना पकाने का रिवाज, धार्मिक विश्वास, भोजन ग्रहण करने के ढंग को प्रभावित करने वाली प्रथायें और परम्परायें तथा निषेध।

(b) ***समाज-आर्थिक कारक (Socio-economic factors)***–परिवार का विस्तार, व्यवसाय, आमदनी, शिक्षा, घर का प्रबंध और रहन-सहन तथा भोज्य पदार्थों के मूल्य।

(c) ***खाद्यान्न का उत्पादन (Food production)***–खाद्यान्न की खेती, उसका भण्डारण तथा वितरण से संबंधित रीति-रिवाज।

(d) ***स्थिति-वश प्रभाव (Conditioning influences)***–जीवाणुज, विषाणुज, कवकज तथा परजीवीय संक्रमण जैसे अमीबारुग्णता (Amebiasis) तथा गोलकृमिरुग्णता (Ascariasis) आदि।

(e) ***स्वास्थ्य तथा शिक्षा सेवाएँ (Health and education services)*** – अस्पतालों और स्वास्थ्य केंद्रों की संख्या, स्वास्थ्य कार्यकर्ताओं का

वितरण, निरोधक (जैसे रोगक्षमीकरण) तथा रोगनाशक उपाय, प्राथमिक स्कूलों, माध्यमिक स्कूलों, हाई स्कूलों तथा इन्टर कॉलेजों या डिग्री कॉलेजों की संख्या।

कुपोषण की रोकथाम और नियंत्रण के लिए किये जाने वाले उपायों से पूर्व किसी समुदाय में कुपोषण के लिए उत्तरदायी अन्य कारकों के साथ पारिस्थितिकीजन्य कारक भी हो सकते हैं जिनका पता लगाना आवश्यक है।

3. **जीवन संबंधी सांख्यिकी (Vital statistics)**–रुग्णता या बीमारी (morbidity) तथा मर्त्यता या मृत्यु होने की संख्या (mortality) का अध्ययन करना। किसी क्षेत्र विशेष के समुदाय से उपलब्ध रुग्णता तथा मृत्यु संख्या के आकड़ों को एकत्रित करके उनका विश्लेषण किया जाता है। रुग्णता के आँकड़े अधिक महत्वपूर्ण हैं जिन्हें अस्पतालों तथा समुदाय के स्वास्थ्य केंद्रों आदि से उपलब्ध किया जा सकता है जो प्रोटीन-ऊर्जा कुपोषण (सुखण्डी या सूखा रोग, क्वाशियोरकोर)लोहे या विटामिन B Complex की कमी होने से उत्पन्न रक्ताल्पता विटामिन A की कमी होने से उत्पन्न शुष्कता, रतौंधी (रात को दिखाई न देना) तथा स्वच्छमण्डलमृदुता (Keratomalacia); पीने के पानी में आयोडीन की कमी होने से उत्पन्न स्थानिक गलगण्ड (endemic goitre) तथा परजीवीय संक्रमण आदि से संबंधित समस्याओं पर प्रकाश डालते हैं। मृत्यु हो जाने के आंकड़ों के लिए गर्भस्थ शिशुओं, नवजात शिशुओं, शिशुओं तथा 1 से 4 वर्ष तक की आयु के बच्चों की मृत्यु के बारे में जानकारी उपलब्ध करनी चाहिए।

4. **मानवदेहमिति संबंधी परीक्षण (Anthropometric examination)**– मानवदेहमिति-मापों जैसे शरीर की ऊँचाई, उसका भार, सिर, छाती और बाँह की परिधि, त्वचा परत की मोटाई पौषणिक स्थिति के संकेतक हैं। समय-समय पर लिपिबद्ध मानवदेहमिति-मापों से वृद्धि और विकास होने के ढंग का पता लग जाता है। शरीर की ऊँचाई शिशुओं, बच्चों तथा किशोरों में होने वाली वृद्धि का एक संकेतक है और आयु के अनुसार ऊँचाई के सामान्य से कम होने पर कुपोषण होने का संकेत मिलता है। ऊँचाई के लिए भार वर्तमान पौषणिक स्थिति का एक सूचक है। बच्चों के सिर, छाती तथा

बाँह की परिधि के सामान्य से कम होने से प्रोटीन-ऊर्जा कुपोषण होने का संकेत मिलता है। यह शरीर की वसा का एक सूचक भी है। अवअंसफलकीय (Subscapular) क्षेत्र में त्वचा कैलीपरों से मापी गई त्वचा परत की मोटाई कुपोषण की एक प्रारम्भिक संकेतक है।

5. **रोगविषयक परीक्षण (Clinical examination)**–पौषणिक सर्वेक्षणों में रोग विषयक परीक्षण की अत्यावश्यक भूमिका है। इसका मुख्य लक्ष्य किसी क्षेत्र विशेष में लोग जो खाद्य पदार्थ ग्रहण करते हैं, उनके संबंध में लोगों के स्तर को निर्धारित करना है। किसी क्षेत्र विशेष में रहने वाले लोगों का रोगविषयक परीक्षण निम्न प्रकार से किया जाता है–

- सार्वदैहिक रूप-रंग–सामान्य शारीरिक गठन/पतला/मोटा/बीमार या कमजोर/चाल सामान्य या असामान्य।
- बाल–खालित्य या गंजापन/सामान्य/सफेद, भूरे-से, लाल-से/वर्णक रहित/शुष्क/मलिन या आभा रहित/पतले और छितरे हुए/भंगुर।
- चेहरा–सामान्य/विसरित/फूला हुआ/मुखावरण (mask) के समान/वर्णक रहित/निश्चेष्ट जिसके साथ मुँह खुला होता है/पीली त्वचा के साथ पिचके हुए गाल/चन्द्राकार चेहरा/नासिका-ओष्ठीय त्वग्वसीय स्राव (nasolabial dyssebacea)।
- आँखे–सामान्य/टिमटिमाने वाली/अंदर को धँसी हुईं/बाहर को निकली हुई।
  - नेत्रश्लेष्मला या नेत्रश्लेष्मकला (conjunctiva)–सामान्य/पीली/सफेद/भूरी वर्णकता/बीटोट्स स्पाट्स (Bitot's spots)/शुष्क और झुर्रीदार/कोणीय नेत्रश्लेष्मकलाशोथ (angular conjunctivitis)।
  - स्वच्छमण्डल (cornea)–सामान्य/शुष्क/धुँधला/अपारदर्शक।
- होंठ–सामान्य/शुष्क/पपड़ीदार/फटे हुए/शोथयुक्त/ओष्ठविदरण (chcilosis)
- जिह्वा–सामान्य/शुष्क/सफेद चकत्तों से ढ़की हुई/पीली/फटी हुई भौगोलिक/शोथयुक्त/बाहर को निकली हुई।
- दाँत–सामान्य/दन्त-क्षरण/चितकबरा दन्तवल्क (mottled enamel)/घिसे हुए।

- मसूड़े–सामान्य/पोले/रक्तस्रावी।
- ग्रन्थियाँ :
  - अवटु ग्रन्थि (Thyroid gland)–सामान्य/बढ़ी हुई, विसरित या पर्विल (nodular)
  - कर्णपूर्व ग्रन्थियाँ (Parotid glands)–सामान्य/बढ़ी हुई।
- त्वचा–सामान्य/शोथयुक्त/वर्णकयुक्त/वर्णक रहित/मोटी/पतली शुष्क, खुरदरी तथा फटी हुई/पपड़ीदार/ढीली परतों वाली, थलथली (flabby)।
- नाखून–सामान्य/सफ़ेदी/दर्बीनख या चम्मच के आकार के नाखून (koilonychia)
- शोफ (Edema)–प्रोटीन की कमी होने के कारण चेहरे, बाँहों तथा टाँगों और टखनों पर उत्पन्न शोफ।
- उदर (Abdomen)–सामान्य/फुलाव/जलोदर/यकृत की वृद्धि/प्लीहा या तिल्ली की वृद्धि/अवत्वचीय वसा और पेशियों का क्षय हो जाना।

बच्चों में बालास्थिविकार (Rickets) के लिए परीक्षण–करोटि अन्तराल (fontanelles) बंद नहीं होते, कपालशोष (Craniotabes) होते हैं, खोपड़ी के ललाटीय तथा भित्तिक भाग बाहर को उभर आते हैं, कबूतर की छाती जैसी छाती होती है, हैरीसन्स सल्कस (Harrison's sulcus) दिखाई देता है, रिकेट्स की माला (rickety rosary) उत्पन्न होती है या पर्शुकाओं (ribs) के उपास्थियों (cartilages) के साथ संगम पर माला के दानों के समान उभार हो जाते हैं, टाँगें मुड़ जाती हैं या वक्र हो जाती हैं, हड्डियाँ मुड़ जाती हैं और विरूपित हो जाती हैं, सार्वदैहिक दुर्बलता होती है, वृद्धि नहीं होती, बच्चे के चलने, बोलने तथा उसके दाँत निकलने में विलम्ब होता है और पेट फूल जाता है।

6. प्रयोगशाला परीक्षण (Laboratory tests) :

- हीमोग्लोबिन–रक्ताल्पता (anemia) की पुष्टि के लिए रक्त में हीमोग्लोबिन प्रतिशतता का पता लगाया जाता है।
- मल–आन्त्रीय परजीवियों के अण्डों के लिए मल का परीक्षण किया जाता है।
- मूत्र–शुगर तथा एल्ब्युमिन के लिए मूत्र का परीक्षण किया जाता है।

7. **जीव-रासायनिक परीक्षण (Biochemical tests)**–जीव-रासायनिक परीक्षणों में समय लगता है और ये बहुत खर्चीले होते हैं अतः इन्हें बड़े पैमाने पर नहीं किया जाता है। फिर भी सामान्यतः निम्न जीव-रासायनिक परीक्षणों को किया जाता है :
    - सीरम प्रोटीन–एल्ब्युमिन तथा ग्लोबुलिन।
    - विटामिन–A, C, D, थायामीन, रिबोफ्लेविन तथा नियासिन।
    - खनिज–लोहा, आयोडीन।

पोषण पर राष्ट्रीय कार्यक्रम (National Programmes on Nutrition)

भारत सरकार ने प्रमुख पौषणिक समस्याओं को नियंत्रित करने/उनकी रोकथाम करने के लिए राष्ट्रीय स्तर पर पोषण पर कई कार्यक्रम आरम्भ किए हैं। इन कार्यक्रमों को निम्न प्रकार से वगीकृत किया गया है-

(1) पौषणिक स्थिति में सुधार लाने के लिए कार्यक्रम

(a) लागू हुआ पोषण कार्यक्रम (Applied Nutrition Programme)

सन् 1963 में भारत सरकार ने यूनीसफे, संयुक्त राष्ट्र संघ के खाद्य एवं कृषि संगठन (FAO) तथा विश्व स्वास्थ्य संगठन (WHO) की सहायता से गर्भवती स्त्रियों, दूध पिलाने वाली माताओं तथा बच्चों के पोषण के उन्नयन के लिए लागू हुआ पोषण कार्यक्रम (Applied Nutrition Programme) को आरम्भ किया।

कार्यक्रम का मुख्य लक्ष्य स्वास्थ्य शिक्षा द्वारा जो कार्यक्रम का एक महत्त्वपूर्ण घटक है, रक्षात्मक खाद्य वस्तुओं जैसे सब्जियों, फलों, दूध, अण्डों तथा मछलियों आदि को उत्पन्न करने के लिए प्रोत्साहित करना है तथा माताओं और बच्चों द्वारा इनका उपभोग करने को प्रोत्साहित करना है जो वास्तव में अति संवेदनशील वर्ग के होते हैं। वास्तव में लागू हुआ पोषण कार्यक्रम ग्रामीणों को यह सिखाने के आरंभ हुआ था कि वे कैसे रक्षात्मक और पौष्टिक खाद्य पदार्थों के उत्पादन एवं उनके उपभोग को उन्नत कर सकते हैं। कार्यक्रम का एक महत्त्वपूर्ण पहलू

विभिन्न श्रेणियों के कार्यकर्ताओं जैसे ग्रामीण स्वास्थ्य कार्यकर्ताओं और अध्यापकों आदि को प्रशिक्षित करना है।

लागू हुआ पोषण कार्यक्रम बहुत से देशों में यूनीसेफ द्वारा सहायता प्राप्त सबसे बड़े कार्यक्रमों में से एक है। भारत में इसमें 1375 सामुदायिक विकास खण्ड सम्मिलित होते हैं और यह दस लाख सत्तर हजार स्त्रियों तथा बच्चों के लिए कार्य करता है।

(b) अनुपूरक भरण कार्यक्रम (Supplementary Feeding Programme)

सन् 1970 में भारत सरकार के पूर्ण रूप से समाज-कल्याण मंत्रालय की देख-रेख में स्कूल-पूर्व (6 माह से 6 वर्ष तक की आयु के बच्चे) बच्चों, गर्भवती स्त्रियों तथा दूध पिलाने वाली माताओं के पौषणिक लाभ के लिए विशेष पोषण कार्यक्रम (Special Nutrition Programme—SNP)शुरू हुआ। यह कार्यक्रम मुख्य रूप से आबादी के निर्धन व्यक्तियों के लिए लाभकारी है। शुरू में जनजातीय क्षेत्रों तथा शहरी गन्दी बस्तियों में रहने वाले बच्चों को सम्मिलित किया गया। बाद में इसे चुने हुए पिछड़े तथा चिरकालिक शुष्कता-प्रभावित क्षेत्रों तक बढ़ाया गया।

अनुपूरक आहार से एक बच्चे को प्रतिदिन 300 किलोकैलोरियाँ तथा 10-12 ग्राम प्रोटीन उपलब्ध होती है। माताओं को प्रतिदिन 500 किलोकैलोरियाँ तथा 25 ग्राम प्रोटीन उपलब्ध होती है। यह अनुपूरक आहार उन्हें वर्ष में लगभग 300 दिन उपलब्ध कराया जाता है।

सन् 1970-71 में 3 से 6 वर्ष तक की आयु के बच्चों को प्राथमिक शिक्षा उपलब्ध कराने हेतु समाज-कल्याण विभाग (Social Welfare Department) के अधीन बालवाड़ी पोषण कार्यक्रम शुरू किया गया। बच्चों को दिए जाने वाले अनुपूरक आहार से एक बच्चे को प्रतिदिन 300 किलोकैलोरियाँ तथा 10 ग्राम प्रोटीन उपलब्ध होती है।

(c) स्कूल के बच्चों का मध्याह्न आहार कार्यक्रम (Mid-day Meal Programme for School Children—MDMP)

स्कूल में बच्चों के मध्याह्न आहार कार्यक्रम को स्कूल मध्याह्न-भोजन कार्यक्रम (School Lunch Programme) भी कहा जाता है। यह

कार्यक्रम सम्पूर्ण देश में सन् 1961 में शुरू किया गया। इस कार्यक्रम का मुख्य लक्ष्य स्कूल में दाखिला लेने तथा नियमित रूप से स्कूल में आने के लिए अधिक से अधिक बच्चों को आकर्षित करना है जिससे उनकी साक्षरता को उन्नत किया जा सके।

स्कूल के बच्चों के मध्याह्न आहार कार्यक्रम के मुख्य सिद्धान्त निम्न हैं-

1. आहार को एक अनुपूरक होना चाहिए और घर के खाने के एवज़ में नहीं होना चाहिए।
2. आहार से आवश्यक कुल ऊर्जा का कम से कम एक तिहाई भाग तथा आवश्यक प्रोटीन का आधा भाग उपलब्ध होना चाहिए।
3. भोजन ऐसा होना चाहिए जिसे स्कूलों में आसानी से तैयार किया जा सके, इसे बनाने में जटिल प्रक्रियाओं का उपयोग नहीं होना चाहिए।
4. आहार का मूल्य यथोचित कम होना चाहिए।
5. जहाँ तक हो सके स्थानीय रूप से उपलब्ध खाद्य पदार्थों का उपयोग करना चाहिए, इससे आहार का मूल्य कम होगा।
6. व्यंजन-सूची को प्रायः बदलते रहना चाहिए।

तालिका 60 : एक मध्याह्न स्कूल आहार (व्यंजन-सूची का नमूना)

खाद्य पदार्थ	ग्राम/दिन/बच्चा
अनाज और छोटे अनाज	75
दालें	30
तेल तथा वसाएँ	8
पत्तियों वाली सब्जियाँ	30
पत्तियों से रहित सब्जियाँ	30

National Institute of Nutrition, Hyderabad के अनुसार खाना खिलाने के लिए दिन वर्ष में कम से कम 250 होने चाहिएँ।

(2) विशिष्ट न्यूनताजन्य रोगों को अभिभूत करने के लिए कार्यक्रम

(a) राष्ट्रीय गलगण्ड नियंत्रण कार्यक्रम (National Goitre Control Programme)

सन् 1962 से राष्ट्रीय गलगण्ड नियंत्रण कार्यक्रम का संचालन हुआ। इसके निम्नलिखित चार घटक हैं-

— **आयोडीन-युक्त नमक या आयोडीन-युक्त तेल**–भारत में गलगण्ड के विकसित होने को रोकने के लिए आयोडीन-युक्त नमक (Iodized salt) का प्रयोग किया जाता है। यह साधारण नमक होता है, इसमें बहुत सूक्ष्म मात्रा में पोटेशियम आयोडाइड (10,000 भाग साधारण नमक में 1 भाग पोटेशियम आयोडाइड या 10 किग्रा. नमक में 1 ग्राम पोटेशियम आयोडाइड) मिलाकर इसे आयोडीन से पुष्टीकृत किया जाता है जो बाजार में उपलब्ध होता है।

आयोडीन-युक्त तेल–आपातकाल में आयोडीन-युक्त तेल (अधिकतर पोस्त के बीजों का तेल) का एक मिली. का एक अन्त:पेशीय इन्जैक्शन लगाया जाता है जिससे लगभग 4 वर्ष तक सुरक्षा हो जाती है।

आयोडीन-युक्त तेल, मौखिक–आयोडीन को आयोडीन-युक्त तेल या सोडियम आयोडेट गोलियों के रूप में भी मुख द्वारा दिया जाता है परंतु ये अन्त:पेशीय इन्जैक्शन से अधिक महँगे हैं।

— **आयोडीन को मॉनीटर करना**–देश में बहुत-सी प्रयोगशालाएँ ऐसी हैं जो (a) आयोडीन के उत्सर्जन को निर्धारित करके (b) जल, मिट्टी और भोज्य पदार्थ में आयोडीन को निर्धारित करके तथा (c) गुणवत्ता नियन्त्रण के लिए नमक में आयोडीन को निर्धारित करके गलगण्ड नियंत्रण कार्यक्रम को मॉनीटर करती हैं।

— **मानवशक्ति प्रशिक्षण**–स्वास्थ्य कार्यकर्ता तथा गलगण्ड नियंत्रण कार्यक्रम में लगे अन्य लोग यहाँ तक कि कार्यक्रम को बलपूर्वक लागू करने के लिए तथा जनता को शिक्षित करने के लिए पूर्णतया शिक्षित होते हैं।

— **जनता से सम्पर्क**–जनता से सम्पर्क गलगण्ड नियंत्रण कार्य में शक्तिशाली माध्यम है।

(b) विटामिन A रोगनिरोधक कार्यक्रम (Vitamin A Prophylaxis Programme)

विटामिन A रोगनिरोधक कार्यक्रम समुदाय में स्कूल-पूर्व बच्चों में विटामिन A की कमी होने से उत्पन्न रतौंधी (रात को दिखाई न देना) को नियंत्रित करने के लिए होता है जिसमें स्वास्थ्य कर्ताओं द्वारा विटामिन A के तेलीय योग की मुख द्वारा हर 6 महीने केवल एक खुराक दी जाती है जिसमें 200,000 IU या 110 मिग्रा. रेटिनोल पाल्मीटेट होता है।

उपरोक्त कार्यक्रम स्वास्थ्य एवम् परिवार कल्याण मंत्रालय द्वारा सन् 1970 में आरम्भ हुआ और इससे बच्चों में विटामिन A न्यूनता में बहुत कमी आयी है।

(c) पौषणिक रक्ताल्पता के प्रति रोगनिरोधक चिकित्सा (Prophylaxis Against Nutritional Anemia)

पौषणिक रक्ताल्पता की रोकथाम के लिए भारत सरकार द्वारा चौथी पंचवर्षीय योजना के दौरान एक राष्ट्रीय कार्यक्रम आरम्भ किया गया जो जनता के स्वास्थ्य के लिए बहुत प्रभावशाली सिद्ध हुआ। विश्व स्वास्थ्य संगठन (WHO) द्वारा पौषणिक रक्ताल्पता को परिभाषित किया गया है "ऐसा रोग जिसमें किसी एक या अधिक अनिवार्य पोषकों की कमी हो जाने के परिणामस्वरूप रक्त में हीमोग्लोबिन की मात्रा सामान्य से कम हो जाती है चाहे पोषक की कमी होने का कारण कुछ भी रहा हो।" पौषणिक रक्ताल्पता अधिकतर लोहे की कमी होने के कारण होती है और कभी-कभी विटामिन B_{12} तथा फोलिक एसिड की कमी होने के कारण भी होती हैं।

पौषणिक रक्ताल्पता साधारणतया भारत के समान विकासशील देशों में होती है। यह अधिकतर बच्चा पैदा करने की आयु की स्त्रियों में, छोटे बच्चों, गर्भवती स्त्रियों तथा दूध पिलाने वाली माताओं में होती है और ग्रामीण क्षेत्रों में अधिक पाई जाती है।

लोहे की कमी लोहे का अपर्याप्त अन्तर्ग्रहण होने, उसकी अत्यधिक हानि हो जाने या लोहे का आँत से अवशोषित कम (5% से कम) हो जाने के कारण होती है। स्त्रियों में मासिकधर्म के दौरान लोहे की कमी हो जाती है। मलेरिया, अकुंशकृमि उत्पीड़न तथा शरीर से रक्तस्राव होने से रक्ताल्पता हो जाती है।

चिकित्सा (Treatment)

— **माँ** : लोहे तथा फोलिक एसिड की एक गोली को जिसमें 60 मिग्रा. तात्त्विक या मौलिक लोहा (180 मिग्रा. फेरस सल्फेट) तथा 5 मिग्रा. फोलिक एसिड हो, हीमोग्लोबिन के फिर से सामान्य हो जाने के बाद प्रतिदिन 2-3 माह तक देना चाहिए।

— **बच्चे** : लोहे तथा फोलिक एसिड की एक गोली को जिसमें 20 मिग्रा. तात्त्विक या मौलिक लोहा (60 मिग्रा. फेरस सल्फेट) तथा 0.1 मिग्रा. फोलिक एसिड हो, प्रतिदिन बच्चों की देनी चाहिए।

लोहे से पुष्टीकृत लवण–National Institute of Nutrition, Hyderabad में यह पता लगाया गया कि जब लोहे से पुष्टीकृत नमक का 12-18 माह तक उपभोग किया जाना है तो इससे रक्ताल्पता की व्यापकता कम हो जाती है।

(3) सम्पूर्ण बाल विकास सेवाएँ (Integrated Child Development Services–ICDS) कार्यक्रम

बाल कल्याण के क्षेत्र में सम्पूर्ण बाल विकास सेवाएँ (ICDS) बहुत महत्त्वपूर्ण योजना है। इसे बच्चों के लिए राष्ट्रीय नीति के अनुसरण में भारत सरकार द्वारा समाज एवं महिला कल्याण मंत्रालय में सन् 1975 में प्रारंभ किया गया।

ICDS में छोटे या स्कूल-पूर्व (1 से 6 वर्ष तक की आयु के) बच्चों, गर्भवती स्त्रियों तथा दूध पिलाने वाली माताओं के लिए निम्नलिखित सेवाओं का समावेश होता है–

1. अनुपूरक पोषण, विटामिन A रोगनिरोधाक कार्यक्रम तथा लोहे और फोलिक एसिड का वितरण।

2. रोगक्षमीकरण (Immunization)
3. स्वास्थ्य परीक्षण।
4. चिकित्सा के लिए भेजने की सेवाएँ।
5. शहरी, ग्रामीण तथा जनजातीय क्षेत्रों में स्त्रियों, गर्भवती स्त्रियों तथा दूध पिलाने वाली माताओं के स्वास्थ्य तथा उनके बच्चों के स्वास्थ्य को कायम रखने के लिए पोषण तथा स्वास्थ्य शिक्षा प्रदान करना।

   गाँव के स्तर पर कार्य करने वाले जो सेवाएँ उपलब्ध कराते हैं, आँगनबाड़ी कार्यकर्ता कहलाते हैं। प्रत्येक आँगनबाड़ी इकाई में लगभग 1000 की आबादी का समावेश होता है। सम्पूर्ण बाल विकास सेवाओं (Integrated Child Development Programme–ICDS) परियोजना क्षेत्रों में स्वास्थ्य तथा पोषण सेवाएँ उपलब्ध कराने हेतु आँगनबाड़ी कार्यकर्ताओं की मदद करने के लिए महिला मण्डलों का एक जाल बिछा दिया गया है। आँगनबाड़ी के कार्य का मुख्य सेविकाओं द्वारा निरीक्षण किया जाता है। क्षेत्र का निरीक्षण बाल विकास परियोजना अधिकारी (Child Development Project Officer) द्वारा किया जाता है।

❑ ❑ ❑

ज्वर, राजयक्ष्मा या फुफ्फुसीय यक्ष्मा तथा दाह में आहार (Diet in Fevers, Tuberculosis and Burns)

17

ज्वर (Fever)

ज्वर थर्मामीटर द्वारा मुख से लिया जाने वाला सामान्य (98.6°F या 37°C) से अधिक बढ़ा हुआ शरीर का तापमान होता है। इसमें चेहरा तमतमाया हुआ होता है, त्वचा गर्म और शुष्क होती है, सिर में दर्द होता है, सारे शरीर में दुःखन होती है, भूख नहीं लगती, जी मिचलाता है और कभी-कभी उल्टियाँ हो जाती हैं, कब्ज होता है और कभी-कभी दस्त हो जाते हैं, थोड़ी मात्रा में रंगीन मूत्र विसर्जित होता है। तापमान के 105°F से ऊपर पहुँच जाने पर प्रलाप (Delirium) हो सकता है। विशेष रूप से बच्चों में दौरे पड़ने लगते हैं और बाद में बेहोशी हो जाती है।

ज्वरों का वर्गीकरण (Classification of fevers)–ज्वरों को निम्न प्रकार से वर्गीकृत किया गया है :

(1) विस्फोटक ज्वर (Eruptive fevers)–ऐसे ज्वर जिनमें रोग के प्रथम चार दिन में से किसी दिन शरीर पर विस्फोट (ददोरे पड़ना या दाने निकलना) प्रकट होता है जैसे चेचक तथा लघुमसूरिका (छोटी माता) आदि में होता है।

(2) सविरामी ज्वर (Intermittent fever)–ऐसा ज्वर जिसमें तापमान दिन में किसी समय सामान्य या सामान्य से भी कम हो जाता है और दिन के अन्य समय, सामान्यतया शाम को यह एक, दो या अधिक डिग्री बढ़ जाता है जैसे मलेरिया में होता है।

(3) सतत ज्वर (Continuous fever)–ऐसा ज्वर जिसमें तापमान लगातार बढ़ा हुआ रहता है, कभी भी नीचे गिर कर सामान्य नहीं होता और जिसमें प्रथम चार दिनों में विस्फोट उत्पन्न हो जाता है अर्थात् शरीर में दाने निकल आते हैं जैसे न्यूमोनिया आदि में होता है।

ज्वर हो सकता है–(a) तीव्र या अल्प अवधि का ज्वर जैसा सर्दी-जुकाम, इन्फ्लुएन्जा तथा न्यूमोनिया आदि में होता है। (b) जीर्ण ज्वर जैसा कि टाइफॉयड तथा यक्ष्मा में होता है जो लम्बे समय तक रहता है।

कारण (Causes)

- संक्रमण या शोथ
- उष्ण वातावरण
- अत्यधिक शारीरिक श्रम
- चोट लग जाने या शल्यक्रिया हो जाने के पश्चात्
- कॉरोनरी अन्तर्रोध (Coronary occlusion)
- अत्यधिक मूत्र-त्याग होने से उत्पन्न निर्जलीकरण
- औषधि द्वारा उत्पन्न ज्वर जैसे एट्रोपीन सल्फेट के द्वारा होता है।

ज्वरों में चयापचय (Metabolism in Fevers)

ज्वर में उत्पन्न होने वाले चयापचयी परिवर्तन निम्नलिखित हैं-

1. शरीर का तापमान प्रत्येक फेहरनहाइट डिग्री बढ़ जाने पर चयापचयी दर 7% तथा प्रत्येक सेल्सियस डिग्री बढ़ जाने पर चयापचयी दर 13% बढ़ जाती है।
2. बेचैनी बढ़ जाती है जिससे कैलोरियों की आवश्यकता बढ़ जाती है।
3. शरीर का तापमान बहुत अधिक बढ़ जाने के परिणामस्वरूप पसीना अधिक आने पर शरीर के जल की हानि अधिक होती है।
4. शरीर से सोडियम क्लोराइड तथा पोटेशियम लवणों का उत्सर्जन बढ़ जाता है।
5. ऊतक प्रोटीन का अपचय (Catabolism) या विघटन बढ़ जाता है।

आहार-व्यवस्था (Dietary Management)

पौषणिक आवश्यकता ज्वर की प्रकृति, तीव्रता और अवधि तथा रोगनिवृत्ति-काल की अवधि पर निर्भर होगी।

कैलोरियाँ–चयापचयी दर के बढ़ जाने के कारण कैलोरियों की आवश्यकता सामान्यत: 50% तक बढ़ जाती है जो तापमान के बढ़ने पर निर्भर होती है। ज्वर के चरम सीमा पर पहुँच जाने पर कैलोरियों की आवश्यकताओं को पूरा करना कठिन होता है परंतु ज्वर के नियंत्रित होने के तुरंत बाद अधिक कैलोरियों के लिए अधिक कार्बोहाइड्रेट से युक्त भोज्य पदार्थों को जैसे दलिया, साबुदाना या जल में उबाले हुए किसी अनाज को थोड़ी-थोड़ी मात्रा में दिन में कई बार देना चाहिए। ज्वर की चरम सीमा पर शुगर के साथ दूध या फल का रस दिया जा सकता है। 1800 कैलोरियों का अन्तर्ग्रहण पर्याप्त होता है।

प्रोटीन–क्योंकि ज्वर में ऊतक प्रोटीनों का अपचय या विघटन बढ़ जाने के कारण उनकी शरीर से हानि बढ़ जाती है अत: प्रतिदिन प्रोटीन का अन्तर्ग्रहण 50% तक बढ़ जाना चाहिए। प्रोटीन उच्च पौषणिक मान की तथा आसानी से पच जाने वाली होनी चाहिए जैसे दूध, दूध के उत्पाद, दालें तथा अण्डे की प्रोटीन होती है। उच्च प्रोटीन मान वाले पेय पदार्थ ठोस खाद्य पदार्थों से अच्छे होते हैं। प्रोटीन अन्तर्ग्रहण 70 ग्राम प्रतिदिन होना चाहिए।

वसाएँ–यद्यपि वसाओं जैसे घी, मक्खन तथा वनस्पति तेलों आदि में कार्बोहाइड्रेटों की अपेक्षा दुगनी ऊर्जा होती है, ज्वर के नियंत्रित हो जाने पर उनके अन्तर्ग्रहण को कम कर देना चाहिए क्योंकि ये भोजन के पाचन में बाधा उत्पन्न करते हैं।

कार्बोहाइड्रेट–ग्लूकोज का शीघ्र ही आँत से अवशोषण हो जाता है और इसे पाचन की आवश्यकता नहीं होती। इसे शरीर को ऊर्जा उपलब्ध कराने के लिए बार-बार अर्थात् 2 घंटे के अंतराल पर देना चाहिए। स्टार्च अनाजों (गेहूँ तथा चावल) में होता है। दूध तथा फलों के रसों के साथ गेहूँ की चपाती, डबलरोटी या अनाजों के अन्य योग का जैसे दलिये आदि का उपयोग किया जा सकता है।

विटामिन–रोगनिवृत्ति काल में विटामिनों की आवश्यकता बढ़ जाती है जिसे प्रतिदिन मल्टीविटामिन की एक गोली अन्तर्ग्रहीत करके पूरा किया जा सकता है।

खनिज–सब्जियों, फल, फल के रसों तथा दूध आदि का अन्तर्ग्रहण करके प्रचुर मात्रा में खनिजों का उपभोग होना चाहिए। कैल्सियम तथा फॉस्फोरस की आवश्यकता प्रतिदिन 1 लीटर दूध पीने से पूरी हो जाती है।

जल–त्वचा से होने वाली जल की हानि की क्षतिपूर्ति करने के लिए पर्यावरणीय दशाओं पर निर्भर करते हुए एक वयस्क को प्रतिदिन सादे पानी, दूध, ग्लूकोज़ के

पानी तथा फलों के रसों आदि के रूप में 3 से 5 लीटर पानी पीना चाहिए। जाड़ों के मौसम में कम पानी की आवश्यकता होती हैं, गर्मी के मौसम में अधिक पानी की आवश्यकता होती है। थोड़ी-सी मात्रा में अर्थात् 6 औंस तरल जैसे गलूकोज या फल के रस के साथ दूध हर तीन घंटे पर देना चाहिए।

आहार का सिद्धांत यह है कि इसमें प्रोटीन अधिक, कार्बोहाइड्रेट पर्याप्त मात्रा में तथा वसा कम मात्रा में होना चाहिए और आहार को पच जाने तथा अवशोषित हो जाने के लिए कोमल होना चाहिए। खाद्य पदार्थों को बारम्बार अर्थात् 2 से 3 घंटे पर देना चाहिए। अत्यधिक तन्तुओं या रेशों से युक्त आहार को त्याग देना चाहिए।

तालिका 61 : ज्वर से पीड़ित सामान्य व्यस्क के आहार (ग्राम/व्यक्ति/दिन)

(ज्वर की चरम स्थिति में)

(2700 कैलोरी, 85 ग्राम प्रोटीन, 600 ग्राम कार्बोहाइड्रेट्स)

भोज्य पदार्थ	मात्रा	भोज्य पदार्थ	मात्रा
दूध (मिली.)	1000	शकर (ग्राम)	100
जौ का पानी (मिली.)	1000	संतरे का रस (मिली.)	500
ग्लूकोज़ (ग्राम)	200		

राजयक्ष्मा या फुफ्फुसीय यक्ष्मा (Tuberculosis)

यह टुबरक्ल बेसीलस या माइकोबैक्टीरियम टुबरकुलोसिस नाम्क जीवाणु द्वारा उत्पन्न एक संक्रामक रोग है जो सर्वाधाक फफेड़ों को प्रभावित करता है परंतु शरीर के अन्य भाग जैसे जठरान्त्रीय पथ (gastrointestinal tract) तथा जननमूत्रांगी पथ (genitourinary tract), अस्थियाँ, सन्धियाँ, लसीका पर्व (lymph nodes), तन्त्रिकीय तंत्र तथा त्वचा भी रोगग्रस्त हो सकते हैं। इसमें इन विकृतिजन्य परिवर्तनों के होने की विशिष्टता होती है–शोथज अंत:संचरण (inflammatory infiltration) होना, गुलिकाओं (tubercles) का बनना, पनीरीभवन (caseation) होना, परिगलन (necrosis) होना, विद्रधियाँ या फोड़े (abscesses) बन जाने, तन्तुमयता (fibrosis) हो जाना तथा कैल्सीभवन (calcification) हो जाना। राजयक्ष्मा या फुफ्फुसीय यक्ष्मा के लक्षण एवं चिह्न निम्नलिखित हैं–

लक्षण (Symptoms)

- लगातार महीनों तक खाँसी होती रहती है जिसमें सामान्यतः बलगम निकलता है और कभी-कभी रक्तनिष्ठीवन (hemoptysis) होता है अर्थात् बलग़म के साथ खून निकलता है।
- ज्वर-शाम को तापमान बढ़ जाता है, सामान्यतः 4 बजे तापमान थोड़ा-सा बढ़ जाता है, यह 99°F या अधिक होता है।
- क्षुधालोप (Anorexia)—भूख नहीं लगती।
- कमजोरी होती है।
- शरीर का भार घट जाता है।
- रात को पसीना आता हैं।
- श्रम करने पर दिल की धड़कन बढ़ जाती है या सांस फूलने लगता है।
- छाती में दर्द होता है।

चिह्न (Signs)

- छाती का परिश्रवण करने पर कई स्थानों पर कुछ छितरे हुए रॉल (असामान्य श्वसनीय ध्वनियाँ) सुनाई देते हैं।
- प्रारम्भिक अवस्था में अँगुलियाँ अक्सर मुद्‌गर के आकार की हो जाती हैं, नाखून तोते की चोंच की भाँति मुड़ जाते हैं।
- बलग़म की जांच—बलग़म में माइकोबैक्टीरियम टुबरकुलोसिस जीवाणु पाए जाते हैं।
- एक्स-रे परीक्षण—प्रारम्भिक अवस्था में फेफड़ों में धुँधलापन दिखाई देता है या सम्पूर्ण फेफड़ें के क्षेत्र में छितरी हुई छोटी-छोटी, कोमल पर्विल (गांठदार) परछाईयाँ दिखाई देती हैं।

  बाद की अवस्थाओं में सामान्यतः एक्स-रे फिल्म में गुहाओं का बनना (Cavitation) दिखाई देता है।

एक्स-रे परीक्षण द्वारा सीरमी निःसरण के साथ फुप्फुसावरणशोथ (pleurisy with effusion) होने का प्रमाण मिल सकता है।

कारण (Causes)–राजयक्ष्मा या फुफ्फुसीय यक्ष्मा माइकोबैक्टीरियम टुबरकुलोसिस नामक जीवाणु द्वारा उत्पन्न होता है। जीवाणु धूल या सूखे बलग़म से, बिन्दुक संक्रमण द्वारा या संदूषित भोज्य वस्तुओं जैसे दूध, क्रीम, मक्खन, पनीर या मांस आदि के द्वारा शरीर को संक्रमित कर सकते हैं। राजयक्ष्मा से पीड़ित व्यक्ति के सम्पर्क में रहना संक्रमण का एक बहुत ही महत्वपूर्ण स्रोत है।

पशुओं में यक्ष्मा या क्षय रोग माइकोबैक्टीरियम बोविस (Mycobacterium bovis) नामक जीवाणु द्वारा उत्पन्न होता है जो दूध के द्वारा मनुष्य में संचारित होता है, इसे गोयक्ष्मा या गोजातीय यक्ष्मा (Bovine tuberculosis) कहा जाता है।

आहार-व्यवस्था (Dietary Management)

कैलोरियाँ–चूंकि राजयक्ष्मा में अत्यधिक कमजोरी हो जाती है और शरीर का भार कम हो जाता है अतः एक व्यस्क को प्रतिदिन घटे हुए भार को पुनः प्राप्त करने के लिए अधिक कैलोरियों (2500-3000 किलोकैलोरियाँ) वाले आहार को ग्रहण करना चाहिए।

प्रोटीन–राजयक्ष्मा में ऊतक प्रोटीनों का अपचय (विघटन) होता है अतः प्रतिदिन अधिक प्रोटीन (100-150 ग्राम) वाले आहार का उपभोग होना चाहिए। इससे स्वस्थ होने में बढ़ावा मिलेगा। दूध महत्त्वपूर्ण है क्योंकि इसमें उत्तम प्रोटीन होती है। किसी भी रूप में प्रतिदिन कम से कम एक लीटर दूध का उपभोग हो जाना चाहिए और अण्डों, पनीर, मछली, मांस तथा दालों का स्वच्छन्दता से उपभोग होना चाहिए।

वसाएँ–वसाओं को प्रचुर मात्रा में ग्रहण करने पर कमजोरी दूर हो जायेगी तथा शरीर का भार बढ़ जायेगा।

कार्बोहाइड्रेट–आवश्यक कैलोरियों की उपलब्धता के लिए पर्याप्त मात्रा में कार्बोहाइड्रेटों का उपभोग होना चाहिए।

विटामिन–यक्ष्मा की चिकित्सा में आइसोनियाज़िड के प्रयोग से साधारणतया विटामिन B_6 (pyridoxine hydrochloride) की कमी हो जाती है अतः आहार में विटामिन B_6 से युक्त खाद्य पदार्थों जैसे फलों और सब्जियों, अनाजों और दालों, सोयाबीन, मूंगफली, दूध, अण्डे की ज़र्दी, मछली, मांस आदि को सम्मिलित करना चाहिए या रोगी को यक्ष्मा-रोधी औषधियों के साथ विटामिन B_6 की 40 मिग्रा. की

एक गोली देनी चाहिए या विटामिन B Complex अनुपूरकों का प्रयोग करना चाहिए। यक्ष्मज विक्षतियों के विरोहण (healing) प्रक्रिया को बढ़ावा देने के लिए आहार में अधिक एस्कार्बिक एसिड (विटामिन C) से युक्त खाद्य पदार्थों का समावेश होना चाहिए। इनमें आमला, नींबू या नींबू के रस, टमाटरों, हरी पत्तियों वाली सब्जियों जैसे पालक, पत्तागोभी, चौलाई आदि; मूल सब्जियों जैसे मूली और शलज़म आदि; फलों जैसे अमरूद, संतरे, पके आम, पके पपीते, सेव तथा अनन्नास और अंकुरित दालों जैसे चने की दाल आदि का समावेश होता है।

खनिज–कैल्सियम तथा लोहा अधिक महत्त्वपूर्ण हैं जिन पर विचार किया जाना चाहिए।

कैल्सियम–यक्ष्मज विक्षतियों के विरोहण को बढ़ावा देने के लिए कैल्सियम आवश्यक है। आहार में अधिक मात्रा में कैल्सियम से युक्त खाद्य पदार्थों जैसे दूध (एक लीटर गाय के दूध से 1200 मिग्रा. कैल्सियम उपलब्ध होता है); दुग्ध उत्पादों जैसे पनीर, दही और मक्खन आदि; हरी पत्तियों वाली सब्जियों जैसे पालक तथा चौलाई आदि; तथा अन्य सब्जियों जैसे मूली, गाजर, भिण्डी तथा प्याज आदि; अनाजों, दालों, छोटे अनाजों, बादाम, अण्डों और मछली आदि का समावेश होना चाहिए।

लोहा–रक्तनिष्ठीवन (hemoptysis) होने पर लोहे का उपभोग करना आवश्यक हो जाता है। आहार में अधािक लोहे से युक्त खाद्य पदार्थ जैसे हरी पत्तियों वाली सब्जियाँ पालक, बथुआ, फलियाँ आदि; फल जैसे सेव; अनाज; मेवे, काष्ठफल, अण्डे की ज़र्दी, मुर्गा-मुर्गी, मछली तथा मांस आदि होने चाहिएँ। लोहा लोहे के बर्तनों में खाना बनाने से भी उपलब्ध होता है।

तरल–यदि शोफ नहीं है तो रोगी को प्रतिदिन 3 लीटर तक तरल देना चाहिए।

साधारणतया राजयक्ष्मा से पीड़ित व्यक्ति के लिए आहार का सिद्धांत है कि यह अधि क कैलोरी तथा अधिक प्रोटीन वाला और शक्ति प्रदान करने के लिए प्रचुर मात्रा में वसाओं से युक्त एवं पर्याप्त मात्रा में कार्बोहाइड्रेटों से युक्त होना चाहिए।

तालिका 62 : राजयक्ष्मा से पीड़ित एक वयस्क के लिए आहार (ग्राम)
कैलोरियाँ (2900-3000 किलोकैलोरियाँ, प्रोटीन : 100-115 ग्राम)

खाद्य पदार्थ	शाकाहारी	मांसाहारी
अनाज और अनाज के उत्पाद	300	300
दालें	100	80
हरी पत्तियों वाली सब्जियाँ	100	100
अन्य सब्ज़ियाँ	50	50
आलू और गाजर	100	100
फल	200	200
दूध	1200 मिली.	800 मिली.
मक्खन और वनस्पति तेल	40	40
शुगर	60	60
अण्डा	—	1
काष्ठफल	50	30
मांस	—	50
मल्टीविटामिन टैबलेट	1	1

दाह (Burns)

शरीर के अधिक क्षेत्र के जल जाने पर अधिक मात्रा में प्रोटीनों, लवणों तथा तरलों की हानि हो जाती है। बहुत जल जाने पर ऊर्जा का व्यय आधारिक आवश्यकता से 200% तक अधिक हो जाता है, अतः कुछ दिनों या महीनों तक आवश्यक ऊर्जा की आपूर्ति करने के लिए अधिक पोषकों की आवश्यकता होती है।

तीव्र अल्पप्रोटीनरक्तता (hypoproteinemia), जले हुए स्थान पर शोफ (edema) उत्पन्न हो जाना, त्वचा की वृद्धि न होना और शरीर का भार कम हो जाना

पोषण की मुख्य समस्यायें हैं। आवश्यक ऊर्जा को उपलब्ध कराने हेतु अन्त:शिराभ मार्ग द्वारा या नलिका सम्भरण (tube feeding) द्वारा अथवा दोनों के द्वारा पोषण किया जाता है। जब मुख द्वारा भोज्य वस्तु का अन्तर्ग्रहण करना सम्भव हो जाता है तो अधिक मात्रा में दूध और दूध के उत्पादों को देना चाहिए और फिर प्रोटीनों के प्रचुर स्रोत होने के कारण दालों और काष्ठफलों को आहार में सम्मिलित करना चाहिए।

आहार का सिद्धांत यह है कि इसमें अधिक प्रोटीन और अधिक कैलोरियों (2900-3500) वाले खाद्य पदार्थ होने चाहिएँ।

दाह के रोगी (वयस्क) में ऊर्जा की आवश्यकता : 25 किलोकैलोरियाँ × किलोग्राम में रोगी के शरीर का भार + 40 किलोकैलोरियाँ × दाह की प्रतिशतता

बच्चों में : 40—60 किलोकैलोरियाँ × बच्चे के शरीर का किलोग्राम में भार + 40 किलोकैलोरियाँ × दाह की प्रतिशतता।

उदाहरण—एक 60 किलोग्राम भार के व्यक्ति को जो 40% जल गया हो

$25 \times 60 + 40 \times 40 = 1500 + 1600 = 3100$ किलोकैलोरियों की आवश्यकता होगी।

रोगी की कैलोरी आवश्यकता 3100 किलोकैलोरियाँ प्रतिदिन होगी।

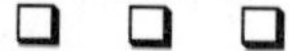

जठरान्त्रीय पथ के रोगों में आहार (Diet in the Diseases of the Gastrointestinal Tract)

18

जठरान्त्रीय पथ के सामान्य रोग निम्नलिखित हैं-

(1) दुष्पचन या उदर-वायु (Dyspepsia or flatulence)

(2) उल्टियाँ होना।

(3) मलबद्धता या कब्ज होना।

(4) अतिसार (दस्त आने) और पेचिश।

(5) पाचक व्रण (Peptic ulcer)

(6) व्रणीय बृहदान्त्रशोथ (Ulcerative colitis)

(7) कुपोषण संलक्षण (Malabsorption syndrome)

(1) दुष्पचन या उदर-वायु (Dyspepsia or Flatulence)

दुष्पचन या उदर-वायु पाचन की प्रक्रिया में बाधा होती है। यह अपने में कोई रोग नहीं है बल्कि अन्य रोगों का एक लक्षण है। इसमें खाना खाने के बाद पेट फूल जाता है और उसमें कष्ट होता है, डकारे आती हैं, हृद्दाह (heart burn) होता है अर्थात् उरोस्थि या स्टर्नम हड्डी के नीचे ग्रासनली में जलन होती है, जी मिचलाता है, उल्टियाँ होती है तथा भूख नहीं लगती।

कारण (Causes)

- वायु का निगल लेना।
- आँतों में कार्बोहाइड्रेट का खमीरण (Fermentation) होना।
- कुछ खाद्य पदार्थों को जैसे प्याज, लहसुन, पत्तागोभी, फूलगोभी और सूखी मटर तथा सेम के योग एवं अधिक कार्बोहाइड्रेट वाले भोजन को ग्रहण करना।

- चिंता विक्षिप्ति (Anxiety neurosis)
- प्रबल भावुकतापूर्ण स्थितियाँ (Strong emotional states)

आहार (Diet)

दुष्पचन को उत्पन्न करने वाले या पेट में वायु बनाने वाले खाद्य पदार्थों का जैसे प्याज, लहसुन, पत्तागोभी, फूलगोभी और सूखी मटर तथा सेम के योग का परिहार कर देना चाहिए। प्रचुर मात्रा में कार्बोहाइड्रेट से युक्त आहार जैसे आलुओं, मिठाई, शुगर, जागरी, गन्ने के रस, किसी भी प्रकार के सीरप (शर्बत) का उपभोग कम कर देना चाहिए या इन्हें त्याग देना चाहिए। यदि किसी व्यक्ति में किसी एक या अधिक विशेष भोज्य पदार्थ को ग्रहण करने पर दुष्पचन होता है तो उस विशेष भोज्य पदार्थ या उन भोज्य पदार्थों का परिहार कर देना चाहिए।

(2) उल्टियाँ होना (Vomiting)

यह आमाशय की तथा आन्त्रीय अवरोधन के मामले में आन्त्रीय अन्तर्वस्तुओं की बलपूर्वक मुख से बाहर निकल जाने की प्रक्रिया है।

कारण (Causes)

- संक्रमित भोजन ग्रहण करना।
- विषैले पदार्थों से युक्त भोजन को ग्रहण करना (भोजन विषाक्तता)
- वसीय तथा क्षोभक पदार्थों का अत्यधिक अन्तर्ग्रहण।
- शराब अधिक पी लेना।
- तीव्र आमाशयशोथ (Acute gastritis)
- आन्त्रीय अवरोधन
- दुष्पचन
- मस्तिष्कावरणशोथ (Meningitis)
- प्रमस्तिष्कीय अर्बुद (Cerebral tumor)

- अर्धकपाली या आधासीसी का दर्द (Migraine)
- विशिष्ट ज्वर
- जठर-निर्गम या पाइलोरस की संकीर्णता (Pyloric stenosis)
- यूरीमिया
- वमनकारी (उल्टी लाने वाली) वस्तुओं का प्रयोग करना।
- कुछ औषधियों जैसे डिजीटैलिस की अतिमात्रा हो जाना।
- गर्भावस्था
- कैंसर तथा साधारण व्रण विशेष रूप से जब वे अवरोधन करते हैं।
- विष जैसे आर्सैनिक, एकोनाइट तथा कोल्चीकम आदि।

आहार (Diet)

कारण कुछ भी हो वमन (उल्टी होना) का आहार एक ही होता है। क्योंकि वमन या उल्टी होने से शरीर से तरल निकल जाता है, उसे पुनः स्थापित करना आवश्यक होता है। पहले मुख द्वारा जल के साथ थोड़ा-सा ग्लूकोज़ या शुगर दी जाती है और फिर फलों के रस दिए जाते हैं। ठण्डे पेय देने की अनुमति है, चाय तथा गर्म पेय नहीं देने चाहिएँ। फिर सहन हो जाने पर अन्य तरलों को तथा मिर्च-मसालों से रहित, कोमल ठोस बनी भोज्य वस्तुओं को भी साथ में देना चाहिए। कार्बोहाइड्रेट के लिए शुगर तथा ठीक प्रकार से पकाये गए अनाजों और सूखे टोस्ट को दिया जा सकता है। आहार से सभी प्रकार की वसाओं को निष्कासित कर देना चाहिए। यदि उल्टियाँ लगातार हो रही हों तो तरल को अन्तःशिराभ मार्ग से दिया जा सकता है। नार्मल सैलाइन के साथ 5% ग्लूकोज़ को आधान द्वारा (बोतल से चढ़ाकर) दिया जाता है।

गर्भावस्था में (गर्भिणी अतिवमन–Hyperemesis Gravidarum)

यदि हालत गम्भीर है तो मुख द्वारा तरल अन्तर्ग्रहण को सीमित करना चाहिए परंतु इसे अंतःशिराभ मार्ग द्वारा देते रहना चाहिए। यदि हालत इतनी गंभीर नहीं है तो थोड़ी-थोड़ी मात्रा में बारम्बार अधिक या थोड़े सूखे भोज्य पदार्थों को देने का परामर्श दिया जा सकता है।

(3) मलबद्धता या कब्ज होना (Constipation)

इसमें कभी-कभी कठिनाई के साथ सूखा और कठोर मल विसर्जित होता है और आँत पूर्णतया खाली नहीं होती। किसी व्यक्ति को अच्छा स्वास्थ्य बनाये रखने के लिए दिन में एक बार मल-त्याग करना चाहिए, यद्यपि कुछ लोग दिन में दो बार मल-त्याग करते हैं और कुछ लोग अच्छा स्वास्थ्य बनाये रखते हुए भी प्रत्येक दूसरे या तीसरे दिन मल-त्याग करते हैं।

कारण (Causes)

- भोजन में रूक्षांश (roughage) की कमी होना।
- जल का अपर्याप्त उपभोग होना।
- मल-त्याग के लिए एक निश्चित और नियमित समय स्थापित करने में विफलता
- चिन्ता
- उत्सुकता
- भय
- आन्त्रीय अतानता (आन्त्रीय पेशियों की कमजोरी) जैसी वृद्धावस्था में होती है।
  - अतानिक मलबद्धता (Atonic constipation)
- आँत की अत्यधिक तानता (संस्तम्भता-spasticity)-संस्तम्भी मलबद्धता (Spastic constipation)
- आराम-तलबी का जीवन व्यतीत करना।
- मृदु विरेचकों (laxatives) का अत्यधिक उपयोग करना।
- कुछ औषिधयों का जैसे वेदनाहरों (analgesics) तथा अम्लनाशकों (antacids) आदि का प्रयोग करना।
- मलाशयशोथ
- गुदा विदर (Anal fissure)
- आन्त्रीय अवरोधन
- आँत में अर्बुद
- मधुमेह
- अतिकैल्सियमरक्तता (Hypercalcemia)
- अवटु-अल्पक्रियता (Hypothyroidism)

मलबद्धता या कब्ज के उपद्रव (Complications of constipation) मल-त्याग के समय जोर लगाने पर निम्न रोग उत्पन्न हो सकते हैं-

- गुदा-विदर
- अर्श या बवासीर
- मलाशय भ्रंश (Prolapse rectum)
- वंक्षण-बहि:सरण (Inguinal hernia)
- मल के संचित हो जाने से आँतों का फूल जाना जिससे सिर में दर्द होता है और उदासीनता या विरक्ति हो जाती है।
- कॉरोनरी हृदय रोग के रोगी के लिए कब्ज में मल-त्याग के समय जोर लगाना खतरनाक होता है।

आहार (Diet)

मलबद्धता की चिकित्सा में आहार की मुख्य भूमिका है। आहार को आँत की गति को बढ़ावा देने वाला तथा आँतों के खाली होने की क्रिया को उन्नत करने वाला होना चाहिए। आहार को प्रचुर मात्रा में तन्तुओं या रेशों (रूक्षांश) से युक्त खाद्य पदार्थों से युक्त होना चाहिए जैसे सलाद के रूप में सम्पूर्ण अनाज, सम्पूर्ण फलियाँ, कच्ची हरी पत्तियों वाली सब्जियाँ जैसे मूली, गाजर आदि, प्याज तथा खीरे आदि को मिलाया जा सकता है। तन्तुओं या रेशों से प्रचुर ताजे फलों जैसे अमरूद, नाशपाती, सेव, पपीते आदि का उपभोग होना चाहिए। भोजन के साथ प्रचुर मात्रा में पानी पीना चाहिए।

प्रोटीन–सामान्य, प्रति किलोग्राम शरीर के भार पर एक ग्राम देना चाहिए।

वसाएँ–घी, मक्खन और तेल स्नेहक (Lubricant) के रूप में कार्य करते हैं। इनके उपभोग से मल-त्याग हो जाता है।

दूध–रात को सोने से पहले गर्म दूध पीना कब्ज को दूर करने में सहायक होता है।

(4) अतिसार (दस्त आने) और पेचिश (Diarrhea and Dysentery)

अतिसार (दस्त आने) (Diarrhea)–यह ऐसा रोग है जिसमें बार-बार ढीला या पतला मल विसर्जित होता है। मल की मात्रा कुछ मिलीलीटरों से लेकर एक लीटर से अधिक तक घटने-बढ़ने वाली हो सकती है।

कारण (Causes)

- जठरान्त्रीय पथ का जीवाणुओं या विषाणुओं का संक्रमण।
- अपनचीय भोजन का अन्तर्ग्रहण।
- जीवविषों या विषैले पदार्थों से युक्त भोज्य वस्तुओं का अन्तर्ग्रहण (भोजन विषाक्तता)।
- खूनी पेचिश (Bacillary dysentery)
- आँव की पेचिश (Amebic dysentery)
- मानसिक कारक।
- कुछ औषधियों का प्रयोग करना।

पेचिश (Dysentery)–यह एक ऐसा रोग है जिसमें आन्त्रीय श्लेष्मकला का, विशेष रूप से बड़ी आँत की श्लेष्मकला का शोथ हो जाता है और पेट में दर्द होता है, सम्पीडकुंथन (tenesmus) होता है और बार-बार ढीला मल-त्याग होता है जिसमें श्लेष्मा या रक्त होता है।

कारण (Causes)

- जीवाणुज संक्रमण।
- विषाणुज संक्रमण।
- एककोशिकीय जन्तुओं द्वारा उत्पीड़न जैसे अमीबा द्वारा।
- परजीवीय कृमि
- रासायनिक क्षोभक

पेचिश मुख्यतया निम्न दो प्रकार की होती है–

1. **खूनी पेचिश (Bacillary dysentery)**–यह Shigella वंश के जीवाणुओं द्वारा उत्पन्न होती है। इसमें एकदम से ऐंठन के साथ पेट में दर्द होता है, सम्पीडकुंथन (tenesmus) होता है अर्थात् गुदा द्वार पर ऐंठन युक्त संकुचन के साथ दर्द होता है और दिन में 5 से 50 बार थोड़ी-थोड़ी मात्रा में ढीला मल विसर्जित होता है जिसमें रक्त मिला होता है।
2. **आँव की पेचिश (Amebic dysentery)**–यह एककोशिकीय जन्तु एन्टैमीबा हिस्टोलाइटिका द्वारा उत्पन्न पेचिश होती है। इसमें उदर के केंद्रीय तथा निचले भाग में पेशीय ऐंठन का दर्द होता है (मसोस होती है) जिसके

पश्चात् पतले पानी जैसे दस्त हो जाते हैं जिनमें अधिक मात्रा में श्लेष्मा (mucus) होती है। थोड़ी-सी मात्रा में रक्त भी मिला हो सकता है।

अतिसार और पेचिश की आहार-व्यवस्था (Dietary Management of Diarrhea and Dysentery)

निम्न भोज्य वस्तुओं का उपभोग नहीं करना चाहिए।

- सलाद और तन्तुओं (रेशों) या सेल्यूलोज़ से युक्त खाद्य पदार्थ
- अचार
- चटनियाँ
- मसालेदार खाद्य वस्तुएँ
- अत्यधिक तली हुई खाद्य वस्तुएँ
- मिठाईयाँ
- मेवे

रोग की तीव्रता में जब निर्जलीकरण (dehydration) हो जाता है तो पुनर्जलयोजन चिकित्सा पद्धति (rehydration therapy) को अपनाया जाता है जिसमें बहुत गम्भीर अवस्था न होने पर मुख द्वारा पुनर्जलयोजन विलयन दिया जाता है और अत्यन्त गम्भीर अवस्था में अन्त:शिराभ मार्ग द्वारा तरल को दिया जाता है। मुखी पुनर्जलयोजन विलयन (Oral Rehydration Solution—ORS) का संघटन इस प्रकार है-

सोडियम क्लोराइड	3.5 ग्राम
सोडियम बाइकार्बोनेट	2.5 ग्राम
पोटेशियम क्लोराइड	1.5 ग्राम
ग्लूकोज़	20 ग्राम
जल	1 लीटर

बाजार में पैकेटों में पाउडर के रूप में सोडियम क्लोराइड, सोडियम बाइकार्बोनेट, पोटेशियम क्लोराइड तथा ग्लूकोज़ का मिश्रण उपलब्ध है जिसे गुखी पुनर्जलयोजन मिक्शचर कहा जाता है। इसे एक लीटर जल में घोल लिया जाता है तो मुखी पुनर्जलयोजन विलयन (ORS) बन जाता है जिसका 24 घंटे के भीतर उपभोग हो जाना चाहिए।

गम्भीर रोगियों में नॉर्मल सैलाइन के साथ 5% ग्लूकोज़ का अन्त:शिराभ मार्ग द्वारा साधारणतया बोतल से आधान किया जाता है।

प्रोटीन–प्रोटीन आसानी से पच जाने वाली होनी चाहिए। प्रोटीन से भरपूर खाद्य पदार्थों को जैसे कोमल उबले हुए अण्डे, मक्खन से युक्त दूध, क्रीम से रहित दूध या दूध के योगों को रोगी को देना चाहिए। यदि रोगी को लैक्टोज़ (दुग्ध शर्करा) के सहन न होने के कारण दस्त हो जाते हैं तो उसे दूध तथा दूध के उत्पाद नहीं देने चाहिएँ।

वसाएँ–वसाओं को सामान्यतया सीमित कर दिया जाता है क्योंकि वे आसानी से अवशोषित नहीं हो पाते जब भोजन शीघ्रता से आँतों से होकर गुजरता है और वे दस्तों को बढ़ा देते हैं।

कार्बोहाइड्रेट–आसानी से पच जाने वाले कार्बोहाइड्रेटों को, विशेष रूप से साबूदाने, दलिये या मांड आदि के रूप में देना चाहिए। रूक्षांश (roughage) से युक्त खाद्य पदार्थों को जैसे सम्पूर्ण अनाजों, छोटे अनाजों को तथा कच्ची सब्जियों आदि को नहीं देना चाहिए क्योंकि इनसे जठरान्त्रीय पथ की श्लेष्मिक कलाओं का क्षोभण होगा जिससे दस्त लग सकते हैं।

विटामिन–मुख द्वारा या इन्जैक्शन से विटामिनों को दिया जाता है।

फल–रोगी को देने के लिए केला सबसे अच्छा होता है। हालत में सुधार होने पर सेव को भोजन के साथ लिया जा सकता है।

(5) पाचक व्रण (Peptic Ulcer)

यह श्लेष्मिक कला पर हाइड्रोक्लोरिक एसिड के अत्यधिक स्राव की क्रिया होने के परिणामस्वरूप ग्रासनली के निचले सिरे में, आमाशय में सामान्यत: उसकी लघुवक्रता पर कहीं भी या ग्रहणी (ड्योडिनम) में बनने वाला व्रण है। इसमें निम्न दो प्रकार के व्रणों का समावेश होता है–

1. आमाशयिक व्रण (Gastric Ulcer)

ग्रासनली के निचले सिरे या आमाशय में विद्यमान व्रण आमाशयिक व्रण या गैस्ट्रिक अल्सर कहलाता है। इसमें खाना खाने के लगभग आधे घंटे बाद अधिजठरीय प्रदेश (epigastric region) में दर्द होता है जो अगला खाना खाने से पहले समाप्त हो जाता है, भूख नहीं लगती, उदर के ऊपरी भाग में कष्ट होता है और गैस बनती है, ठोस खाद्य वस्तुओं को ग्रहण करने से भय लगता है, जी मिचलाता है और उल्टियाँ होती हैं। अम्लनाशकों के प्रयोग से दर्द में आराम पहुँचता है।

2. ग्रहणी-व्रण (Duodenal Ulcer)

ग्रहणी या ड्योडिनम में विद्यमान व्रण ग्रहणी-व्रण या ड्योडिनल अल्सर कहलाता है। इसमें खाना खाने के लगभग 3 से 4 घंटे बाद अधिजठरीय प्रदेश में दर्द होता है जब आमाशय ख़ाली हो जाता है-अतः इसे "भूख का दर्द (hungar pain)" कहा जाता है जिससे रोगी रात को लगभग 2 बजे सोते से जग जाता है और खाना लेने पर दर्द तुरंत ही लगभग समाप्त हो जाता है। दर्द घंटों तक होने की अपेक्षा कुछ ही मिनटों तक होता है।

पाचक व्रण के कारण (Causes of Peptic Ulcer)

- शराब अधिक पीना।
- अत्यधिक धूम्रपान करना या तम्बाकू चबाना।
- मिर्च-मसालेदार खाद्य वस्तुओं, अचारों तथा चटनियों आदि का अत्यधिक उपभोग करना।
- तेज चाय तथा कॉफी अधिक पीना।
- भोजन ठीक प्रकार से चबाकर न खाना।
- यह उन लोगों में उत्पन्न होता है जो काम अधिक करते हैं और खाना खाने में अनियमित होते हैं और जल्दी-जल्दी खा लेते हैं।
- कुछ व्यवसाय भी सहायक होते हैं जैसे पाचक व्रण बस ड्राइवरों, चिकित्सा-व्यवसायियों में तथा उद्योगों आदि में कार्यरत मुख्य कार्यकारी अधिकारी में बनता है।
- भय
- चिन्ता
- अन्य भावात्मक विघ्नताएँ
- लम्बे समय तक उपवास रखना-इस दशा में लम्बे समय तक आमाशय के खाली रहने से हाइड्रोक्लोरिक एसिड अधिक मात्रा में स्रवित होता है जो रोगोत्पादक कारक है।
- आनुवंशिकता (Heredity)

आहार व्यवस्था (Dietary Management)

पाचक व्रण के रोगी को परिहार करना चाहिए-

- धूम्रपान करना या तम्बाकू चबाना।
- पूर्णतः शराब का उपभोग करना।
- बहुत अधिक खट्टे (अम्लीय), लवणीय या मिर्च-मसालेदार खाद्य पदार्थ।
- अचार और चटनियाँ।
- तन्तुओं (रेशों) या सेल्यूलोज़ से युक्त खाद्य पदार्थ जैसे सलाद में कच्ची सब्जियाँ जैसे मूली, खीरा, प्याज़ तथा टमाटर आदि, छिलकों और बीजों सहित फल आदि।
- बहुत अधिक गर्म खाना या पेय पदार्थ।
- चाय तथा कॉफी।
- बहुत अधिक मिठाईयाँ।

पाचक व्रण के रोगियों की आहार-व्यवस्था में निम्न उद्देश्य होते हैं-

1. बार-बार थोड़ी-थोड़ी मात्रा में भोजन उपलब्ध कराना।
2. पर्याप्त पोषण उपलब्ध कराना।
3. आमाशय और आँत को विश्राम देना।
4. आमाशयिक अम्ल को निरन्तर उदासीन करना।
5. आमाशयिक रस (gastric juice) के उत्पादन को रोकना।
6. यान्त्रिक, रासायनिक तथा ऊष्मीय क्षोभकों को कम करना।

पौषणिक आवश्यकता (Nutritional Requirement)

कैलोरियाँ–आयु, लिंग तथा व्यवसाय के अनुसार कैलोरियों का अन्तर्ग्रहण पर्याप्त होना चाहिए। शीघ्रता से शरीर का भार कम होने पर ठीक प्रकार की खाद्य वस्तुओं का चयन करके कैलोरियों को बढ़ा देना चाहिए।

प्रोटीन–सामान्य प्रोटीन आवश्यकता की पूर्ति करनी चाहिए अर्थात् प्रति किलोग्राम शरीर के भार पर एक ग्राम या प्रतिदिन 60 ग्राम प्रोटीन देनी चाहिए। प्रोटीन के स्रोत के रूप में दूध को सम्मिलित करना चाहिए क्योंकि यह श्लेष्मकला को

क्षोभित नहीं करता। बहुत थोड़ी मात्रा में बारम्बार दूध या दूध और अण्डे का मिश्रण देना चाहिए जिसे धीरे-धीरे बढ़ाया जाता है। मांस का उपभोग नहीं होना चाहिए क्योंकि इससे अम्लता बढ़ जाती है।

वसाएँ–वसाएँ जैसे घी, मक्खन, पनीर तथा क्रीम आदि मामूली मात्राओं में उपयोगी होते हैं क्योंकि ये आमाशयिक स्रवण को रोकते हैं जबकि तली हुई भोज्य वस्तुओं की वसाओं का पाचन कठिनता से होता है और इनके उपभोग से लक्षण और अधिक उग्र हो जाते हैं।

मसाले, अचार तथा चटनियाँ–खाना बनाने में प्रयोग में लाए जाने वाले मसाले जैसे मिर्च, गोल मिर्च या काली मिर्च, सोंठ, जीरा तथा अमचूर आदि और अचार एवम् चटनियाँ सभी रासायनिक क्षोभक हैं अतः इनका परिहार कर देना चाहिए। मांस के शोरबे आदि को भी त्याग देना चाहिए।

पाचक व्रण (Peptic Ulcer) में वर्जित और अवर्जित भोज्य-पदार्थ

वर्जित	अवर्जित
• पूर्ण अनाज • छिलके सहित चना, मटर देसी मटर, सूखे मटर आदि • दूध • अण्डे • फल (रेशे रहित) • मांस/मछली (कम मात्रा में) • शकर • वसा और तेल	• पिसे हुए अनाज (छिले चावल/सूजी) • पानी में भिगोई दालें (छिलके रहित) • तले हुए भोज्य-पदार्थ • सब्जियाँ (रेशे रहित), लहसुन, प्याज आदि • मिर्च-मसाले • मांस एवं उसके पदार्थ • शराब (अल्कोहल)

आहार चार्ट (Diet chart)

रोज़ सुबह (6 बजे)	– एक चाय की चम्मच-भर शुगर के साथ एक प्याला दूध

नाश्ता (8 बजे)	–	10 ग्राम मक्खन के साथ डबल रोटी की दो फाँके, एक चाय की चम्मच-भर शुगर के साथ एक प्याला दूध
दोपहर का खाना	–	घी से चुपड़ी हुई तीन छोटी चपातियाँ। एक मध्यम परिमाण के कटोरा भर के चावल और ठीक से पकाई गयी ¾ कटोरा दाल। मिर्च और जीरे से रहित ¾ कटोरा सब्जी
तीसरे पहर (4 बजे)	–	दूधा 300 मिली.
शाम (6 बजे)	–	सूजी दलिया 20 ग्राम और दो चाय की चम्मच-भर शुगर के साथ एक प्याला दूध।
शाम का खाना	–	3 छोटी चपातियाँ, एक मध्यम परिमाण के कटोरा भर के चावल, ठीक से पकाई गयी ¾ कटोरा दाल, कोमल अक्षोभक सब्जी ¾ कटोरा।
सोते समय	–	एक चाय की चम्मच-भर शुगर के साथ एक प्याला दूध।

आहार से 2300 कैलोरियाँ तथा 65 ग्राम प्रोटीन उपलब्ध होगी।

(6) व्रणीय बृहदान्त्रशोथ (Ulcerative Colitis)

इसमें बड़ी आँत या कोलन में शोथ हो जाता है और व्रण बनने लगते हैं जिससे पेट में ऐंठन का दर्द होता है, मलाशय से रक्तस्राव होता है और बहुध श्लेष्मा तथा रक्त से मिश्रित थोड़ी-थोड़ी मात्रा में काला और बदबूदार मल विसर्जित होता है।

कारण (Causes)

- संक्रमण–संक्रमण जीवाणुज, विषाणुज या कवकज हो सकता है।
- पौषणिक–यह किसी न्यूनता रोग जैसे पैलेग्रा और फोलिक एसिड की कमी से उत्पन्न होने वाला रोग है।

- भोजन प्रत्यूर्जता (Food allergy)–भोजन एलर्जी गाय के दूध से उत्पन्न हो सकती है परंतु अन्य खाद्य पदार्थों जैसे गेहूँ, आलुओं, टमाटरों, सन्तरों और अण्डों आदि से भी हो सकती है।
- रासायनिक खाद्य योगज (Chemical food additives)
- भावात्मक विघ्नताएँ या भावात्मक अभिघात।

आहार (Diet)

खाद्य वस्तुओं को थोड़ी-थोड़ी मात्रा में बार-बार दिया जाता है। अधिक प्रोटीन तथा मामूली वसा से युक्त एक उपयुक्त आहार की अनुशंसा की जाती है। विटामिनों तथा खनिजों का अनुपूरण करने की आवश्यकता होती है।

कच्ची सब्जियों, अनाज के चोकर, मेवों, काष्ठफलों, मसालों, अचार तथा चटनियों का उपयोग नहीं होना चाहिए।

(7) अपावशोषण संलक्षण (Malabsorption Syndrome)

इसमें आन्त्रीय पथ, विशेष रूप से छोटी आँत से पोषकों जैसे प्रोटीनों, वसाओं, कार्बोहाइड्रेटों, विटामिनों, खनिजों तथा जल का विकृत या अपर्याप्त अवशोषण होता है। इसमें दस्त होते हैं, वसापुरीष (अधिक वसा-6 ग्राम से अधिक वसा से युक्त मल का उत्सर्जन होता है) होता है। पेट फूल जाता है, भूख कम लगती है, पिलापी छा जाती है, कमजोरी होती है, शिथिलता होती है, शरीर का भार कम हो जाता है, अपसंवेदन (Paresthesia) होती है, पेशीय ऐंठन होती है तथा शोफ (edema) हो जाता है।

कारण (Causes)

- आन्त्रीय श्लेष्मकला को प्रभावित करने वाले संक्रमण।
- ऊष्णकटिबन्धीय स्प्रू (Tropical sprue) जिसमें वसापुरीष होता है, रक्ताल्पता हो जाती है, दुर्बलता होती है तथा शरीर का भार कम हो जाता है।

- ग्लूटेन आन्त्रविकृति (Gluten enteropathy) या सिलियक रोग (Celiac disease)–यह गेहूँ की ग्लूटेन के प्रति संवेदनशीलता होने के कारण उत्पन्न रोग हैं। यह सामान्यत: बच्चों में होता है।
- अग्न्याशयिक अपर्याप्तता (Pancreatic insufficiency)
- लैक्टेज़ न्यूनता।
- यक्ष्मज इलियम एवम् जेजुनम का शोथ (Tuberculous ileojejunitis)
- क्षेत्रीय आन्त्रशोथ
- कुछ एन्टीबॉयटिकों का लम्बे समय तक प्रयोग करना।
- पित्ताश्मरी या सिरोह्सिस के कारण पित्तज वाहिनी में अवरोध होना।
- दुर्दम लसीकार्बुद (Malignant lymphoma)
- आमाशय-उच्छेदन एवम् इलियम की बाईपास सर्जरी।

आहार-व्यवस्था (Dietary Management)

कुपोषण संलक्षण से पीड़ित व्यक्ति को अधिक कार्बोहाइड्रेट तथा अधिक प्रोटीन वाला आहार उपलब्ध कराना चाहिए। कुछ ही परिस्थितियों में एक या अधिक प्रकार के कार्बोहाइड्रेट या प्रोटीन का परिहार किया जा सकता है जैसे लैक्टोज़ असह्यता में लैक्टोज़ का किया जा सकता है। कोई भी व्यक्ति दूध और दूध के उत्पादों का परिहार कर सकता है। गेहूँ की प्रोटीन ग्लूटेन के प्रति सम्वेदनशीलता होने पर गेहूँ के उपभोग को कम किया जा सकता है या गेहूँ का परिहार किया जा सकता है। ऐसे व्यक्ति के लिए जिसे लगातार दस्त हो रहे हों, एक कोमल तथा सीमित मात्रा में तन्तुओं से युक्त आहार होना चाहिए। वसा या चर्बी कम लेनी चाहिए।

❑ ❑ ❑

यकृत तथा पित्ताशय के रोगों में आहार (Diet in the Diseases of Liver and Gallbladder)

19

यकृत (Liver)

यकृत शरीर के प्राणभूत (जीवन के लिए अत्यावश्यक) अंगों में से एक है जो पित्त (Bile) स्रवित करता है और कार्बोहाइड्रेटों, वसाओं तथा प्रोटीनों के चयापचय में और अन्य अत्यावश्यक प्रक्रियाओं में भाग लेता है। पित्ताशय (Gallbladder) पित्त को संचित करता है और भोजन के पाचन के दौरान उसे छोटी आँत में छोड़ देता है। पित्त वसा के पाचन और अवशोषण के लिए आवश्यक है। यकृत अतिरिक्त शुगर को ग्लाइकोजन में परिवर्तित करके रक्त के शुगर स्तर को नियमित करता है जो यकृत में संचित हो जाता है।

यकृत के निम्न रोग हो सकते हैं–

(1) यकृतशोथ (Hepatitis)

(2) पीलिया या कामला (Jaundice)

(3) यकृत का सिरोह्सिस (Cirrhosis of the liver)

(4) यकृती मूर्च्छा (Hepatic coma)

(1) यकृतशोथ (Hepatitis)

यकृत का शोथ जो जीवाणुओं, विषाणुओं (हिपैटाइटिस A, B, C, D तथा E विषाणुओं द्वारा परन्तु अधिकतर हिपैटाइटिस A विषाणु तथा हिपैटाइटिस B विषाणु द्वारा उत्पन्न होता है। हिपैटाइटिस A विषाणु भोजन या जल के द्वारा शरीर में प्रवेश करता है और हिपैटाइटिस B विषाणु वाहकों के संक्रमित रक्त उत्पादों का उपयोग करने से, अनिर्जीवाणुकृत सूईयाँ के प्रयोग से तथा लैंगिक सम्पर्क से शरीर में प्रवेश करता है।), परजीवियों (एन्टैमीबा हिस्टोलाइटिका जिससे आँव की पेचिश के उपद्रव के रूप में अमीबाजन्य यकृतशोथ उत्पन्न हो जाता है) तथा औषधियों, एल्कोहॉल

एवम् रसायनों की विषैली प्रतिक्रिया के द्वारा उत्पन्न होता है। इसमें सार्वदैहिक अस्वस्थता होती है, मन्द ज्वर होता है, भूख नहीं लगती, जी मिचलाता है, उल्टियाँ होती है, मांसपेशियों में तथा सन्धियों में दर्द होता है, थकान होती है, सिर में दर्द होता है, काला मूत्र उत्सर्जित होता है, मिट्टी के रंग का मल-त्याग होता है जिसके पश्चात् कामला या पीलिया (त्वचा, नेत्रश्लेष्मकला, श्लेष्मिक कलाओं तथा शरीर के तरलों का पीलापन), कण्डू (बहुत खुजली होना) होती है, यकृत की वृद्धि हो जाती है जिसे स्पर्श करने पर दर्द होता है।

आहार-व्यवस्था (Dietary Management)

यकृतशोथ की प्रारम्भिक अवस्थाओं में सामान्य भोजन करना कठिन होता है। मुख्य उद्देश्य यकृत में और अधिक क्षति पहुँचने तथा उस पर जोर पड़ने को रोकना है और यकृत ऊतकों के पुनर्जनन के लिए पोषण उपलब्ध कराना है। साधारणतया अधिक प्रोटीन, अधिक कार्बोहाइड्रेट तथा मामूली मात्रा में वसा से युक्त आहार की अनुशंसा की जाती है।

तरल और लवण—यकृत रोग से पीड़ित रोगी का अक्सर जी मिचलाता है और उसे उल्टियाँ होती हैं जिससे तरल और लवण की हानि होती है अतः पहले इन पर विचार होना चाहिए। नॉर्मल सैलाइन (प्रति 100 मिली. आसुत जल में .9 ग्राम सोडियम क्लोराइड के मिलाने से बना विलयन) के साथ 5% ग्लूकोज़ के आधान की आवश्यकता होती है।

ऊर्जा (कैलोरियाँ)—प्रारम्भिक अवस्था में अर्थात् नासा-आमाशयिक नली (Nasogastric tube) द्वारा तरल भोजन ग्रहण करने की अवस्था में कैलोरियों की आवश्यकता 1000-1200 किलोकैलोरियाँ होनी चाहिए और बाद में रोगनिवृत्ति की अवस्था में शरीर के प्रति किलोग्राम भार पर 45 किलो-कैलोरियाँ होनी चाहिएँ।

प्रोटीन—रोग की तीव्रता के अनुसार प्रोटीन की आवश्यकता घटती-बढ़ती है। यकृत ऊतकों के पुनर्जनन के लिए प्रोटीन की आवश्यकता होती है। वनस्पति प्रोटीनों को सबसे अच्छा समझा जाता है। आहार में प्रोटीन प्रचुर मात्रा में होनी चाहिए। प्रतिदिन 60 से 80 ग्राम प्रोटीन अन्तर्ग्रहण की अनुशंसा की गई है।

वसाएँ–मामूली मात्रा में वसा या घी आदि के लेने की अनुशंसा की गई है क्योंकि यकृत में बहुत अधिक खराबी होने पर अधिक मात्रा में वसा लेने से वह चयापचयित नहीं हो सकती। वसा के अन्तर्ग्रहण से आहार का आयतन बढ़े बिना कैलोरियों में वृद्धि वहो जाती है और आवश्यक असंतृप्त वसीय अम्लों तथा वसा में घुलनशील विटामिनों की आपूर्ति होती है।

वसा को सीमित नहीं करना चाहिए जब तक रोगी उसे सहन न करे। वसा अन्तर्ग्रहण को सीमित करना चाहिए यदि पित्त के प्रवाह में अवरोध उत्पन्न हो जाता है जिससे वसा का पाचन नहीं होता और वसीय अतिसार उत्पन्न हो जाता है।

सम्पूर्ण दूध, क्रीम, मक्खन, घी, अण्डे आदि की वसाओं का आसानी से पाचन हो जाता है, इन्हें भोजन में सम्मिलित करना चाहिए। फिर भी भोजन में अधिक मात्रा में वसा नहीं लेनी चाहिए। अनुशंसित प्रतिदिन वसा का अन्तर्ग्रहण 30 ग्राम हैं।

कार्बोहाइड्रेट–आहार में कार्बोहाइड्रेट प्रचुर मात्रा में होना चाहिए क्योंकि आवश्यक ऊर्जा की आपूर्ति के लिए इसकी आवश्यकता होती है और प्रोटीन को ऊर्जा की आपूर्ति के लिए ही खर्च नहीं हो जाना चाहिए। यदि उल्टियाँ होने के कारण पर्याप्त ग्लूकोज़ तथा तरल मुख द्वारा सहन नहीं हो सकते तो इन्हें अन्तःशिराभ मार्ग द्वारा देना चाहिए।

विटामिन–विटामिन बहुत महत्वपूर्ण हैं क्योंकि ये यकृत कोशिकाओं के उत्पादन के लिए आवश्यक हैं। अधिाक कार्बोहाइड्रेट वाले आहार के चयापचय में मदद करने के लिए विटामिन B Complex की पर्याप्त मात्रा में आपूर्ति होनी चाहिए। प्रतिदिन की आवश्यकता के लिए विटामिन C तथा K भी देने चाहिएँ।

खनिज–इलैक्ट्रोलाइट सन्तुलन को कायम रखने के लिए पर्याप्त मात्राओं में सोडियम क्लोराइड तथा पोटेशियम क्लोराइड का उपभोग होना चाहिए।

तरल–शोफ या जलोदर होने पर या पेट फूलने की स्थिति में तरल अन्तर्ग्रहण सीमित कर देना चाहिए।

खाद्य वस्तुएँ जिनकी अनुमति दी जाती है (Foods to be allowed) :

- *अनाज*–गेहूँ, कोमल पके हुए चावल तथा अन्य अनाज।
- *दालें*–ठीक प्रकार से पकी हुई तथा मसली हुई।
- *वसाएँ*–मामूली मात्रा में घी, मक्खन तथा वनस्पति घी।

- *सब्जियाँ*–सलाद के रूप में कच्ची सब्जियाँ या ठीक से पकाया गया सब्जियों का पतला शोरबा। कन्दों का जैसे आलुओं और अरबी का भी उपभोग किया जा सकता है।
- *फल*–अधिक वसा से रहित ताजे फल और फलों के रस।
- *शोरबा*–साफ शोरबा और मांस रस।
- *चटनियाँ*–मामूली मात्राओं में।
- *पेय पदार्थ*–दूध, चाय, कॉफी, कोका तथा कार्बोनेट से युक्त पेय।
- *मिठाईयाँ*–शुगर, जागरी, शहद, मुरब्बा, सीरप या शर्बत।
- *भोजन के अंत में खायी जाने वाली खाद्य वस्तुएँ (Desserts)*– आइसक्रीम, कस्टर्ड, अवलेह या चटनी, मक्का के आटे के पकवान।
- *अण्डा*–कोमल उबला हुआ।
- *मछली*–ताजी तथा ठीक से पकाई हुई।
- *मांस*–बे-चर्बी का भेड़ का मांस, चूज़ा।

खाद्य वस्तुएँ जिनका परिहार करना (Foods to be avoided)

– पेट फूल जाने की स्थिति में बहुत पकी हुई तथा कुचली हुई दालें न दें।

– तली हुई खाद्य वस्तुओं का परिहार करना चाहिए।

– गैस बनाने वाली सब्जियों जैसे पत्तागोभी, शलज़म और प्याज़ का परिहार करना चाहिए।

– वसा के साथ शोरबे और मांस रस का उपयोग नहीं करना चाहिए।

– मसालों, अचारों और चटनियों का उपभोग नहीं होना चाहिए।

– रोगी को तेज चाय या कॉफी नहीं पीनी चाहिए।

– किसी को भी चौकोलेट और काष्ठफलों के साथ मिठाईयों का उपभोग नहीं करना चाहिए।

– एल्कोहॉल या शराब का पूर्णतः परित्याग कर देना चाहिए।

– पेस्ट्री।

– अत्यधिक मिर्च और गोल या काली मिर्च।

– कचौड़ी।

– मेवे और काष्ठफल।

– वसीय मछली, मांस या सुअर का गोश्त।

– घी, मक्खन या तेल में तले हुए अण्डे, मछली और मांस।

आहार चार्ट (Diet Chart)

सुबह की चाय–10 ग्राम शुगर के साथ 1 प्याला हल्की चाय।

नाश्ता–फल का रस 150 मिली. + 15 ग्राम शुगर, दो बड़ी चम्मच भर ज़ाम।

सुबह 10 बजे–गन्ने का रस एक गिलास।

दोपहर का खाना–2 मध्यम परिमाण के कटोरा भर के चावल, आधा मध्यम परिमाण के कटोरा भर के पतली दाल, शुगर के साथ एक प्याला पूर्ण क्रीम वाला दूध।

तीसरे पहर (4 बजे)–दो चाय की चम्मच-भर शुगर के साथ हल्की चाय, मध्यम परिमाण का एक केला।

शाम का खाना–मध्यम परिमाण की दो चपातियाँ, मिश्रित फल 250 ग्राम, एक कटोरा ठीक से पकाई गई सब्जी।

आहार से लगभग 200 कैलोरियाँ तथा 25 ग्राम वसा उपलब्ध होगी।

(2) कामला या पीलिया (Jaundice)

इस रोग में रक्त में पित्त वर्णक बिलीरूबिन की मात्रा बढ़ जाने (अतिबिलीरूबिनरक्तता) के परिणामस्वरूप उसके जम जाने के कारण त्वचा, नेत्रों की सफेदी (उपतारा या आईरिस के चारों ओर श्वेत पटल या स्क्लेरा का दिखाई देने वाला भाग), श्लेष्मिक कलाओं तथा शरीर के तरलो और उत्सर्ग (मल–मूत्र आदि) में पिलापी हो जाती है।

पीलिया या कामला निम्न प्रकार की होती है-

1. रक्तसंलायी कामला (Hemolytic jaundice)–यह रक्तसंलयन या रक्त-अपघटन (लाल रक्त कोशिकाओं का विघटन हो जाना और रक्त प्लाज्मा में हीमोग्लोबिन का मुक्त होना) से उत्पन्न होने वाली कामला होती है।

2. यकृत-कोशिकीय कामला (Hepatocellular jaundice)–यह यकृत कोशिकाओं के क्षतिग्रस्त होने या उनके रोग हो जाने के कारण उत्पन्न होने वाली कामला होती है।

3. संक्रामक कामला (Infectious jaundice)–यह संक्रामक या विषाणुज यकृतशोथ में उत्पन्न होने वाली कामला होती है।

4. रुद्धपथ कामला (Obstructive jaundice)–यह पित्त के यकृत से ड्योडिनम में को होने वाले प्रवाह में होने वाले किसी यान्त्रिक अवरोध के परिणामस्वरूप उत्पन्न होने वाली कामला होती है।

आहार-व्यवस्था (Dietary Management)

कैलोरियाँ–60 किलोग्राम शरीर के भार वाले वयस्क को 1000 किलोकैलोरियों की आवश्यकता होती है जिन्हें यकृती मूर्च्छापूर्व या मूर्च्छा की अवस्था में नासा-आमाशयिक नली द्वारा या अन्त:शिराभ मार्ग से ग्लूकोज़ देकर उपलब्ध कराया जा सकता है। तीव्र तथा मामूली तीव्र कामला में लगभग 1600-2000 किलोकैलोरियाँ उपलब्ध कराई जाती हैं।

प्रोटीन–प्रोटीन की मात्रा जो आहार में दी जा सकती है, रोग की तीव्रता पर निर्भर करती है। (I) यकृती मूर्च्छापूर्व या मूर्च्छा की अवस्था में प्रोटीन से युक्त खाद्य वस्तुओं का उपभोग करना पूर्णत: रोक दिया जाता है और केवल नासाआमाशयिक नली सम्भरण द्वारा अधिक कार्बोहाइड्रेट युक्त खाद्य पदार्थों को दिया जाता है। (II) तीव्र कामला में जिसमें सीरम बिलीरूबिन 15 मिग्रा. प्रति 100 मिली. सीरम हो, प्रोटीन अन्तर्ग्रहण 40 ग्राम होना चाहिए। (III) कामला जब मन्द होती है तो 60 से 80 ग्राम प्रोटीन उपलब्ध करायी जा सकती है।

वसाएँ–वसा अन्तर्ग्रहण रोग की तीव्रता पर निर्भर करेगा। यकृती मूर्च्छापूर्व तथा मूर्च्छा अवस्था में गम्भीर रूप से यकृती कोशिकाओं का ह्रास हो जाने के कारण यकृत द्वारा वसाओं का चयापचय नहीं होता अत: वसाओं को बिल्कुल नहीं देना चाहिए। गम्भीर कामला में लगभग 30 ग्राम वसा दी जा सकती है। मन्द तथा मामूली तीव्रता की कामला में प्रतिदिन 50-60 ग्राम वसा दी जा सकती है।

कार्बोहाइड्रेट–ग्लूकोज़ मुख्य कार्बोहाइड्रेट होता है जिसे कामला में दिया जाता है। विषाणुज यकृतशोथ द्वारा उत्पन्न कामला की प्रारम्भिक अवस्था में जिसमें बहुत जी मिचलाता हो और उल्टियाँ हो रही हों, ग्लूकोज़ को अन्त:शिराभ मार्ग द्वारा दिया जाता है। यकृती मूर्च्छापूर्व तथा मूर्च्छा के दौरान खाद्य पदार्थो को नासा-आमाशयिक नली द्वारा दिया जाता है। कामला की गम्भीर अवस्था में फलों के रस, दलिया तथा शुगर से युक्त अन्न का पकवान दिया जा सकता है। मन्द से मामूली कामला में कार्बोहाइड्रेट के मुख्य स्रोत के रूप में अनाजों को दिया जा सकता है, 300-340 ग्राम कार्बोहाइड्रेट प्रतिदिन दिया जा सकता है।

विटामिन–एक मल्टीविटामिन तथा एक विटामिन C की (500 मिग्रा. की) गोली प्रतिदिन देनी चाहिए। विटामिन K की एक गोली प्रतिदिन दी जा सकती है या विटामिन K_1 का अन्त:पेशीय इन्जैक्शन लगाया जा सकता है। उपरोक्त विटामिनों से युक्त खाद्य पदार्थों का उपभोग किया जा सकता है जिनका अध्याय "आहार के घटक एवम् उनके कार्य" में वर्णन किया गया है।

खनिज–भोजन में सोडियम क्लोराइड तथा पोटेशियम क्लोराइड को मिलाकर रक्त सीरम में सोडियम तथा पोटेशियम को सामान्य स्तर पर बनाये रखना चाहिए। सोडियम क्लोराइड तथा पोटेशियम क्लोराइड से युक्त खाद्य पदार्थों का जिनका वर्णन अधयाय "आहार के घटक एवम् उनके कार्य" में हो चुका है, उपभोग किया जा सकता है।

आन्त्रेतर सम्भरण (Parenteral feeding)–जब रोगी का जी बहुत मिचलाता है और उल्टियाँ बहुत हो रही हों तो अन्त:शिराभ मार्ग द्वारा 30 बूँद प्रति मिनट की गति से 10% ग्लूकोज़ विलयन को देना चाहिए। प्रतिदिन कुल 2000-2500 मिली. तरल देना चाहिए जिससे प्रतिदिन 800-1000 किलोकैलोरियाँ उपलब्ध होती हैं।

नासा-आमाशयिक सम्भरण (Nasogastric feeding)–जब जी मिचलाना बंद हो जाता है और उल्टियाँ होना रुक जाती है तो नासा-आमाशियक सम्भरण आरंभ कर देना चाहिए। एक लीटर फल के रस (सन्तरे के रस) को एक लीटर जल के साथ मिश्रित किया जाता है और इनमें 200 ग्राम शुगर को मिलाया जाता है। इस मिश्रण को विभाजित मात्राओं (लगभग 200 मिली. प्रत्येक मात्रा में) में सुबह 6 बजे से शुरू करके रात 12 बजे तक हर दो घंटे पर नासा-आमाशयिक नली द्वारा दिया जाता है। प्रत्येक मात्रा में मल्टीविटामिन की एक उपयुक्त मात्रा को मिलाया जा सकता है। इस आहार से 1200 किलोकैलोरियाँ उपलब्ध होती हैं।

(3) यकृत का सिरोह्सिस (Cirrhosis of the Liver)

यकृत का सिरोह्सिस एक जीर्ण रोग है जिसमें परिगलन (necrosis) द्वारा यकृत की कोशिकाएँ नष्ट हो जाती हैं जिसके पश्चात् तन्तुमयता (fibrosis) हो जाती है और पर्विकाएँ (nodules) बन जाती हैं। इसके परिणामस्वरूप यकृत कोशिकाओं के कार्य करने में कमी हो जाती है और प्रतिहारी उच्च रक्त-चाप (portal hypertension) हो जाता है।

इस रोग में बैचेनी होती है, यकृत के क्षेत्र में भार प्रतीत होता है, साथ ही यकृत बढ़ा हुआ होता है जो बाद में छोटा तथा कठोर हो जाता है और सतह पर्विल (nodular) हो जाती है, रोगी के चेहरे पर गालों में विस्फारित तनुशिराएँ या शिरिकाएँ (venules) तथा केशिकाएँ (capillaries) दिखाई देती हैं, गर्दन में बाँहों पर तथा चूचुकों के स्तर से ऊपर धड़ पर मकड़ी के समान एक बिन्दु से फैलती हुई केशिकाएँ (spider nevi) होती हैं, हथेलियों पर एक विसरित त्वक्रक्तिमा (diffuse erythema) होता है जिसे यकृत हथेलियाँ (liver palms) भी कहा जाता है, तीन में से एक रोगी को जलोदर तथा कामला हो जाती है।

कारण (Causes)

- **शराब (Alcohol)**–शराब या एल्कोहॉल का यकृत पर बहुत ही विषैला प्रभाव होता है। यकृत का सिरोह्सिस वर्षों से नियमित रूप से अधिक शराब पीने वाले व्यक्तियों को होता है।
- **विषाणुज यकृतशोथ**–अधिकतर मामलों में Hepatitis B virus द्वारा यकृत का सिरोह्सिस होता है। कुछ मामलों में यह non-A तथा non-B hepatitis virus द्वारा उत्पन्न होता है।
- **कुपोषण**–प्रोटीन की कमी (प्रोटीन-ऊर्जा कुपोषण—PEM) विशेष रूप से उच्च जैविक मान की प्रोटीन की कमी होना।
- **खाद्य वस्तुओं के जीवविष**–कुछ जीवविष जो कुछ खाद्य वस्तुओं पर उत्पन्न हो जाते हैं जैसे एफ्लाटॉक्सिन (Aspergillus flavus तथा Aspergillus parasiticus कवक द्वारा उत्पन्न एक जीवविष) जो मूँगफलियों

पर उत्पन्न हो जाता है और कुछ कवक जो अनाजों पर पनपते हैं, रोगोत्पादक कारक हो सकते हैं।

आहार के सिद्धांत (Principles of Diet)

आहार में प्रोटीन तथा कार्बोहाइड्रेट प्रचुर मात्रा में होने चाहिएँ, वसा (रोग की तीव्रता पर निर्भर करते हुए) मामूली या सीमित मात्रा में होनी चाहिए। जलोदर होने की दशा में सोडियम सीमित कर दिया जाता है।

यकृत के सिरोह्सिस से पीड़ित व्यस्क के आहार (ग्राम/व्यक्ति/दिन)

भोज्य पदार्थ	शाकाहारी	मासांहारी
अनाज	250	250
दालें	50	50
सब्जियाँ	100	100
फल	200	200
फलों का रस	500	500
दूध (अर्द्धवसायुक्त)	800	500
पनीर	50	–
मांस	–	100
अंडे	–	6 0
शकर	60	60
ग्लूकोज	60	60

आहार-व्यवस्था (Dietary Management)

ऊर्जा (कैलोरियाँ)–रोगी क्षीणता एवं दुर्बलता से ग्रस्त होता है अत: आहार को उसे पर्याप्त मात्रा में कैलोरियाँ उपलब्ध करानी चाहिएँ जो 2000 से 2500 किलोकैलोरियाँ होनी चाहिएँ।

प्रोटीन–अधिक प्रोटीन वाला आहार उपलब्ध होना चाहिए क्योंकि जलोदरीय तरल में अधिक प्रोटीन (एल्ब्युमिन) की हानि होती है। यह यकृत कोशिकाओं के

पुनर्जनन में भी मदद करेगी। प्रोटीन 1.2 से 1.5 ग्राम प्रति किलोग्राम शरीर के भार पर देनी चाहिए।

वसाएँ—पूर्णतः प्रतिबंधित करने की अपेक्षा वसा को मामूली मात्रा में लेने का परामर्श दिया जाता है। वसा को .5 ग्राम प्रति किलोग्राम शरीर के भार पर दिया जाता है।

कार्बोहाइड्रेट—आहार में कार्बोहाइड्रेटों से कुल कैलोरियों की 60% से अधिक उपलब्ध होती हैं अतः इन्हें पर्याप्त मात्रा में देना चाहिए।

विटामिन—सभी अनिवार्य विटामिनों की आवश्यकता की पूर्ति के लिए रोगी को प्रतिदिन एक मल्टी विटामिन की गोली देनी चाहिए।

खनिज—यदि शोफ तथा जलोदर है तो सोडियम अन्तर्ग्रहण को सीमित कर देना चाहिए। उल्टियाँ होने तथा दस्त होने पर पोटेशियम की कमी होने पर उसे दूर करने के लिए पोटेशियम लवण देने चाहिएँ। रक्ताल्पता (Anemia) से मुक्ति दिलाने के लिए लोहे से युक्त खाद्य वस्तुओं को देना चाहिए।

कठोरता—यकृत का सिरोह्सिस बढ़ा होने पर जब ग्रासनली की अपस्फीत शिराओं (esophageal varices) से रक्तस्राव होने का खतरा हो तो भोजन में तन्तुओं या रेशों की मात्रा कम कर देनी चाहिए। एक कोमल आहार को बार-बार देना चाहिए।

(4) यकृती मूर्च्छा (Hepatic Coma)

यह यकृत में खराबी हो जाने के कारण गहन मूर्च्छा में पहुँच जाने की दशा होती है जिससे रोगी को शक्तिशाली बाह्य उद्दीपकों के द्वारा भी उठाया नहीं जा सकता। इसके कारण यकृत में (I) विषाणुज यकृतशोथ (II) कामला या पीलिया तथा (III) यकृत का सिरोह्सिस हैं।

आहार व्यवस्था (Dietary Management)

कैलोरियाँ—कैलोरी अन्तर्ग्रहण लगभग 1000 किलोकैलोरियाँ होनी चाहिएँ और इसके लिए आहार ग्लूकोज़ तथा फलों के रसों के रूप में होना चाहिए।

प्रोटीन—चूँकि प्रोटीन चयापचय के नाइट्रोजनयुक्त उत्पाद यकृत में क्षति पहुँचा कर रोगी को मूर्च्छित कर देते हैं तो प्रोटीन को नहीं देना चाहिए। अतः अधिक

कार्बोहाइड्रेट वाला आहार देना चाहिए जिससे प्रोटीन को देने से बचा लिया जाता है। जब रोगी होश में आता है तो थोड़ी-सी मात्रा में प्रोटीन दी जा सकती है अर्थात् 30-40 ग्राम प्रतिदिन दी जा सकती है जिसे धीरे-धीरे बढ़ा कर सामान्य अन्तर्ग्रहण अर्थात् 1 ग्राम प्रति किलोग्राम शरीर के भार पर लाया जा सकता है।

वसाएँ–चूँकि वसाएँ पहले यकृत में चयापचयित होती हैं, वसा को बिल्कुल नहीं देना चाहिए।

कार्बोहाइड्रेट–चूँकि ऊर्जा का मुख्य स्रोत कार्बोहाइड्रेट होते हैं, इनका शीघ्र ही स्वांगीकरण (assimilation) हो जाना चाहिए और इसलिए इन्हें ग्लूकोज़ के रूप में होना चाहिए। यकृत के बुरी तरह से क्षतिग्रस्त होने के बावजूद भी ग्लूकोज़ का ऊतकों द्वारा उपभोग हो जाता है।

विटामिन–प्रतिदिन के लिए आवश्यक विटामिनों को ग्लूकोज़ और फल के रस के मिश्रण में घोल लेना चाहिए।

खनिज–सोडियम तथा पोटेशियम के सीरम स्तरों को निर्धारित करना चाहिए और कोई भी असन्तुलन होने पर तरल आहार में इनके लवणों को मिलाकर असन्तुलन को ठीक करना चाहिए। आहार को इन्जैक्शनों द्वारा या नासा-आमाशयिक नली द्वारा दिया जाता है।

आन्त्रेतर सम्भरण (Parenteral feeding)–जब आन्त्रेतर सम्भरण आवश्यक हो जाता है तो 10% ग्लूकोज़ विलयन को 30 बूँदे प्रति मिनट की दर से अन्तःशिराभ मार्ग से देना चाहिए। प्रतिदिन कुल 2000-2500 मिली. विलयन देना चाहिए। विटामिन B-Complex, विटामिन C तथा विटामिन K को भी इन्जैक्शन द्वारा दिया जाता है।

नासा-आमाशियक नली सम्भरण–अधिकतर मामलों में नासा-आमाशयिक नली द्वारा सम्भरण होता है। आहार निम्न प्रकार से तैयार किया जा सकता है–

सन्तरे का रस	1000 मिली.
ग्लूकोज़	200 ग्राम
जल	1000 मिली.
कुल आयतन	2000 मिली.

एक दिन के लिए आवश्यक विटामिनों को उपरोक्त तरल में घोला जा सकता है। इस आहार को 10 खुराकों में, प्रत्येक खुराक में 200 मिली. को सुबह 6 बजे से शुरू करके रात को 12 बजे तक हर दो घंटे पर देना चाहिए।

पित्ताशय (Gallbladder)

पित्ताशय यकृत के दायें खण्ड की निचली सतह पर स्थित नाशपाती के आकार की एक थैली होता है जो यकृत से आने वाले पित्त को गाढ़ा करता है और उसे तब तक थामे रखता है जब तक वह पित्त-वाहिनी (Cystic duct) द्वारा ड्योडिनम में नहीं पहुँच जाता। पित्ताशय के सामान्य रोग निम्न हैं-

(1) तीव्र या जीर्ण पित्ताशयशोथ (Acute or chronic cholecystitis)

(2) पित्ताश्मरियाँ (Gallstones)

(1) तीव्र पित्ताशयशोथ (Acute Cholecystitis)

यह पित्ताशय का शोथ (सूजन) होता है। इसमें अचानक ही दायें अध:पर्शुकीय क्षेत्र (right hypochondriac region) में बहुत तेज दर्द होता है जो प्रायः पीछे को या दायें कंधे में को जाता है, ज्वर हो जाता है, जी मिचलाता है, उल्टियाँ होती हैं तथा लगभग 20% रोगियों में मंद कामला हो जाती है।

कारण (Causes)

1. पित्त-वाहिनी या पित्ताशय की ग्रीवा में अवरोधान उत्पन्न हो जाता है जिस पर सामान्यत: संक्रमण हो जाता है।
2. दाँतों तथा टॉन्सिलों से संक्रमण के पित्ताशय में पहुँचने पर और इन्फ्लुएन्जा, न्यूमोनिया या टाइफॉयड ज्वर आदि के बाद तीव्र पित्ताशयशोथ होता है।
3. पित्ताशय में पित्त (bile) का पड़े रहना।
4. पित्ताशय में पथरियों का पाया जाना।
5. पित्ताशय में बाह्य कायों, कृमियों तथा अण्डों का पाया जाना।

आहार-व्यवस्था (Dietary Management)

तरल आहार दिया जाता है। तरल का संघटन निम्न प्रकार है-

सन्तरे का रस	1500 मिली.
ग्लूकोज़	200 ग्राम
सुक्रोज़	200 ग्राम
मक्खन निकला हुआ दूध (तरल)	1000 मिली.
	2500 मिली.

उपरोक्त तरल को 10 खुराकों में, प्रत्येक खुराक में 250 मिली. को सुबह 6 बजे से शुरू करके रात को 12 बजे तक हर दो घंटे के अंतराल पर देना चाहिए।

जीर्ण पित्ताशयशोथ (Chronic Cholecystitis)

यह पित्ताशय का जीर्ण शोथ तथा उसकी भित्तियों का मोटा हो जाना है। इसमें जी मिचलाता है, उदरीय कष्ट होता है, पेट में गैस बनने से दुष्पचन हो जाता है या खाना खाने के बाद पेट फूल जाता है, दायें अध:पर्शुकीय क्षेत्र या अधिजठरीय क्षेत्र (epigastric region) में कभी-कभी बहुत तेज दर्द होता है जो दायें कंधे या पीठ में जाता है। वसीय खाद्य पदार्थों से असह्यता होती है क्योंकि सामान्यत: वसीय आहार ग्रहण करने पर दर्द बढ़ जाता है। मर्फी का चिह्न (Murphy's sign) धनात्मक होता है।

कारण (Causes)–इसके कारण भी वही हैं जो तीव्र पित्ताशयशोथ के हैं।

आहार-व्यवस्था (Dietary Management)

आहार–आहार में तत्काल उपलब्ध कार्बोहाइड्रेट प्रचुर मात्रा में होने चाहिएँ परंतु वसा और कोलास्ट्रॉल कम होने चाहिएँ। तली हुई भोज्य वस्तुओं, वसीय (घी, तेल से युक्त) मांस, पनीर, पेस्ट्री, काष्ठफलों, मेवों, बंदगोभी, फूलगोभी, खीरे, मटर, सेम, अचारों, चटनियों तथा मसालों का परिहार कर देना चाहिए।

कैलोरियाँ–चूँकि यह रोग अधिकतर मोटे व्यक्तियों में होता है, कैलोरी अन्तर्ग्रहण लगभग 1500 किलोकैलोरियाँ होना चाहिए।

प्रोटीन–प्रोटीन 1 ग्राम प्रति किलोग्राम शरीर के भार पर या 50-60 ग्राम प्रतिदिन ली जा सकती है।

वसाएँ–आवश्यक वसीय अम्लों से भरपूर वनस्पति तेलों का उपभोग होना चाहिए। तंतु वसा तथा कोलस्ट्रॉल से भरपूर खाद्य वस्तुओं को त्याग देना चाहिए।

आहार चार्ट (Diet Chart)

सुबह की चाय	शुगर के साथ एक प्याला हल्की चाय शुगर रहित
नाश्ता	टोण्ड दूध, थोड़े-से जाम के साथ दो टोस्ट।
दोपहर का खाना	एक मध्यम परिमाण के कटोरा भर कर चावल, 4 छोटी तथा पतली चपातियाँ, ¾ मध्यम परिमाण के कटोरा भर कर पतली दाल, पतला मक्खन, दूध, अण्डा एक, पकी हुई सेमें तथा गाजरें, खाना बनाने के काम आने वाला तेल डेढ़ चाय की चम्मच-भर।
तीसरे पहर (4 बजे)	एक चाय की चम्मच-भर शुगर के साथ एक प्याला हल्की चाय, 3-4 बिस्कुट।
शाम का खाना	4 छोटी चपातियाँ, पकी हुई मिश्रित सब्जी एक कटोरा, दाल ¾ कटोरा, सन्तरा एक।
रात को सोते समय	शुगर और क्रीम से रहित एक प्याला दूध।

आहार से लगभग 1500 कैलोरियाँ, 50 ग्राम प्रोटीन तथा 30 ग्राम वसा उपलब्ध होगी।

(2) पित्ताश्मरियाँ (Gallstones)

पित्ताशय में अश्मरियाँ या पथरियाँ पाई जा सकती हैं जिन्हें पित्ताश्मरियाँ (gallstones) कहा जाता है। इनके लक्षण पित्ताशयशोथ के लक्षणों के समान ही होते हैं।

कारण (Causes)–सर्व सामान्य कारण किसी भी कारण से पित्त (bile) का पित्ताशय में ठहर जाना है या अश्मरियाँ टाइफॉयड ज्वर अथवा स्ट्रैप्टोकॉकस जीवाणुओं

के संक्रमण से उत्पन्न पित्ताशयशोथ के पश्चात् उत्पन्न हो सकती हैं। पित्ताश्मरियाँ हृष्ट-पुष्ट व्यक्तियों में बन सकती हैं जो आराम-तलबी का जीवन व्यतीत करते हैं और खाने में वसा (घी, तेल आदि) तथा शुगर अधिाक लेते हैं।

आहार व्यवस्था (Dietary Management)

कोलस्ट्रॉल से युक्त खाद्य वस्तुओं, जन्तु वसाओं का विशेष रूप से यदि वे पकी हुई हों तो उनका परिहार कर देना चाहिए। थोड़ा-सा मक्खन लिया जा सकता है परंतु क्रीम, अण्डे की ज़र्दी तथा मांस की वसा को त्याग देना चाहिए। पोटेशियम तथा मैग्नीशियम से युक्त खाद्य वस्तुओं का उपभोग होना चाहिए।

❑ ❑ ❑

हृद्वाहिकीय संस्थान के रोगों में आहार (Diet in the Diseases of the Cardiovascular System)

20

हृदय शरीर का एक प्राणाधार (जीवित रहने के लिए अत्यावश्यक) अंग है जिसकी महाधमनी (Aorta) से निकलने वाली कॉरोनरी धमनियों द्वारा आपूर्ति होती है। हृदय रोगों से सभी आयु के व्यक्ति प्रभावित हो सकते हैं परंतु ये प्राय: मध्यम आयु के बाद होते हैं। धमनीकाठिन्य (Arteriosclerosis) ऐसा रोग है जिसमें धमनियों की भित्तियाँ मोटी और कठोर हो जाती हैं तथा उनका लचीलापन समाप्त हो जाता है जिससे धमनी की अवकाशिका (lumen) तंग हो जाती हैं।

धमनीकलाकाठिन्य (Atherosclerosis) धमनियों का मुख्य रूप से कॉरोनरी धमनियों का ह्रासी रोग (degenerative disease) है जिसमें किसी कॉरोनरी धमनी के अन्त:अस्तर में कोलेस्ट्रॉल या लाइपिड जमा हो जाता है और बाद में तन्तुमयता हो जाती है और कैल्सीभवन हो जाता है तथा प्रभावित धमनी की अवकाशिका तंग हो जाती है जिससे हृदय की रक्त आपूर्ति में कमी हो जाती है जिसके परिणामस्वरूप निम्न दो स्थानिक अरक्तताजन्य हृदय रोगों (Ischemic heart diseases) में से कोई एक उत्पन्न हो जाता है-

(1) हृद्शूल (Angina pectoris)

(2) परिहृद्-धमनी घनास्रता या हृद्पेशीय रोधगलन (Coronary thrombosis or Myocardial infarction)

(1) हृद्शूल (Angina Pectoris)

इसमें हृदय में रक्त और इसलिए ऑक्सीजन की अपर्याप्त आपूर्ति होने के कारण अचानक ही उरोस्थि (स्टर्नम हड्डी) के नीचे बहुत तेज दर्द होता है और छाती में संकुचन होता है जो सामान्यत: श्रम करते समय या उत्तेजना होने पर होता है जिससे शारीरिक कार्य नहीं हो पाता। श्रम करने पर दर्द बढ़ जाता है और यह सामान्यत: बायें कन्धे की ओर फैलकर नीचे बाँह में चला जाता है अथवा ऊपर जबड़े में पहुँच जाता

है। इसमें उच्च रक्त-चाप (ब्लड प्रैशर बढ़ जाना) हो जाता है। सांस फूलने लगता है। यह रोगाक्रमण लगभग 30 मिनट तक रहता है।

(2) परिहृद्-धमनी घनास्रता या हृद्पेशीय रोधगलन (Coronary Thrombosis or Myocardial Infarction)

इसे दिल का दौरा पड़ना भी कहा जाता है। इसमें कॉरोनरी धमनी में या उसकी किसी शाखा में घनास्रता हो जाती है अर्थात् उसमें रक्त जम जाता है। अतः इसमें हृद्पेशी (Myocardium) के उस क्षेत्र की रक्त आपूर्ति में अवरोध उत्पन्न हो जाता है जिसकी प्रभावित कॉरोनरी धमनी या उसकी शाखा से रक्त आपूर्ति हो रही होती है जिसके परिणामस्वरूप हृद्पेशी के उस क्षेत्र में स्थानिक अरक्तता (ischemia) अर्थात् रक्त की कमी हो जाती है। कुछ ही क्षणों के लिए रक्त आपूर्ति में अवरोध उत्पन्न हो जाने से हृद्पेशी के उस क्षेत्र में परिगलन (necrosis) हो जाता है अर्थात् वह क्षेत्र मृत हो जाता है। हृद्पेशी के परिगलित क्षेत्र को रोधगलितांश (infarct) तथा रोधगलितांश बनने की क्रिया को रोधगलन (infarction) कहा जाता है।

परिहृद्-धमनी घनास्रता या हृद्पेशीय रोधगलन में रात में अर्थात् विश्राम के समय छाती के बीच में उरोस्थि या स्टर्नम हड्डी (छाती की हड्डी) के मध्यवर्ती तथा निचले भाग के पीछे बहुत तेज दर्द होता है जो शीघ्रता से बढ़ता चला जाता है। इसे सामान्यतः दिल का दौरा पड़ना कहा जाता है। दर्द स्थानीय हो सकता है या यह बायीं ओर के कन्धे में अथवा पीठ, गर्दन, जबड़े अथवा बाँह (बायें हाथ की चौथी तथा पाँचवी अँगुलियों) में जाता है। दर्द एन्जाइना पैक्टोरिस के दर्द से अधिक समय तक रहता है और विश्राम करने पर इसमें आराम नहीं होता।

धमनीकलाकाठिन्य (Atherosclerosis) तथा स्थानिक अरक्तताजन्य हृदय रोगों (Ischemic Heart Diseases) के कारण :

- धूम्रपान करना या तम्बाकू चबाना।
- शराब अधिक पीना।
- संतृप्त वसा का अधिक उपभोग करना।
- शारीरिक श्रम न करना या आराम-तलबी का जीवन व्यतीत करना।

- मोटापा
- मधुमेह
- उच्च रक्त-चाप
- मानसिक दबाव एवम् तनाव
- अतिकोलेस्ट्रॉलरक्तता (Hypercholesterolemia)

धमनीकलाकाठिन्य तथा स्थानिक अरक्तताजन्य रोगों में आहार-व्यवस्था

आहार के मुख्य उद्देश्य निम्नलिखित हैं–

- अच्छे पोषण को बनाये रखना।
- हृदय को अधिकतम विश्राम कराना।
- शोफ तथा अन्य उपद्रवों के उत्पन्न होने को रोकना या उनका निष्कासन करना।

आहार के सिद्धान्त (Principles of the Diet)

धमनीकलाकाठिन्य या किसी स्थानिक अरक्तताजन्य हृदय रोग से पीड़ित व्यक्ति के आहार में कैलोरियाँ, संतृप्त वसाएँ तथा कोलेस्ट्रॉल कम होने चाहिएँ, कार्बोहाइड्रेट तथा प्रोटीन मामूली मात्रा में होनी चाहिए और आहार अधिक तन्तुओं वाला होना चाहिए।

धमनीकलाकाठिन्य तथा स्थानिक अरक्तताजन्य हृदय रोगों में आहार–

- **कैलोरियाँ–**आहार से 1000 से 1200 कैलोरियाँ प्रतिदिन उपलब्ध होनी चाहिएँ जितनी कि बिस्तर पर लेटे रहने वाले व्यक्ति के लिए आवश्यक होती हैं। कैलोरियों को धीरे-धीरे 1500-1800 तक बढ़ाया जा सकता है।
- **वसा–**वसा अन्तर्ग्रहण कम होना चाहिए जिस पर आहार में मुख्य रूप से विचार किया जाता है। यह कुल उपभुक्त कैलोरियों के 20% से अधिक नहीं होना चाहिए। संतृप्त वसाओं का उपभोग नहीं करना चाहिए क्योंकि ये कोलेस्ट्रॉल के संश्लेषण को उद्दीप्त करती हैं। पूर्णरूप से वसा का परिहार करने से मानसिक और शारीरिक अवसाद हो जाता है। जन्तु वसाओं में जैसे घी, मक्खन, क्रीम, मारजैरीन, अण्डे की ज़र्दी, मांस, सुअर की चर्बी में संतृप्त वसाएँ बहुत होती हैं अतः इन्हें त्याग देना चाहिए। ओलिव ऑयल तथा

मूँगफली के तेल की अनुशंसा की गई है क्योंकि इनसे लो-डैन्सिटी लाइपोप्रोटीन (LDL) कम हो जाती है।

अच्छा यह है कि वनस्पति आहार का उपभोग किया जाय क्योंकि इसमें कैलोरियाँ कम होगीं तथा तन्तु या रेशे अधिक होगें जो कोलेस्ट्रॉल को कम करने में सहायक होते हैं।

मोटे रोगी के शरीर का भार कम करना।

निम्नलिखित कारणों से मोटे रोगी के शरीर का भार कम होना चाहिए।

- हृद्पेशी में वसा के जमाव से हृदय की कार्यक्षमता कम हो जाती है।
- उदरीय क्षेत्र में वसा के होने से बहुधा डायाफ्राम की गति और हृदय की स्वच्छन्द क्रिया में बाधा उत्पन्न होती है।
- मोटे रोगियों में कोलेस्ट्रॉल बढ़ा होता है।
- मोटे व्यक्ति के शरीर का भार धीरे-धीरे कम होने से आधारी चयापचयी दर (Basal metabolic rate—BMR)कम हो जाने के कारण हृदय का कार्य-भार कम हो जाता है। इससे हृदय गति कम हो जाती है, ब्लड प्रैशर कम हो जाता है जिससे हृदय की कार्यक्षमता बढ़ जाती है।

- **कोलेस्ट्रॉल**–कोलेस्ट्रॉल 200-500 मिग्रा. प्रतिदिन लेना चाहिए जबकि सामान्यतः यह 500 मिग्रा. प्रतिदिन लिया जाता है जिसे जन्तु उद्गम की वसा कम लेकर तथा फलों, सब्जियों एवम् अनाजों का अत्यधिक उपभोग करके पूरा किया जा सकता है। प्लाज़्मा कोलेस्ट्रॉल स्तर 20% कम होना चाहिए। संतृप्त वसीय अम्लों और कोलेस्ट्रॉल का अन्तर्ग्रहण कम करके तथा फलों और सब्जियों का उपभोग करने से उनके तन्तुओं का कोलेस्ट्रॉल कम करने में शक्तिशाली प्रभाव होता है।
- **कार्बोहाइड्रेट**–क्योंकि कुल कैलोरियों का अन्तर्ग्रहण कम होता है, उसी के अनुसार कार्बोहाइड्रेट अन्तर्ग्रहण कम हो जाना चाहिए। शुगर अन्तर्ग्रहण विशेष रूप से कम होना चाहिए।
- **प्रोटीन**–प्रोटीनें मामूली मात्रा में लेनी चाहिएँ, केवल जन्तु प्रोटीनों का परित्याग करना चाहिए। भोजन थोड़ी-थोड़ी मात्रा में कई बार लेना चाहिए।
- **अधिक तन्तुओं या रेशों वाला आहार**–अधिक तन्तुओं या रेशों वाला आहार कोलेस्ट्रॉल के अवशोषण में बाधा उत्पन्न करके प्लाज़्मा में कोलेस्ट्रॉल को कम करने में मदद करता है।

- **विटामिन**–विटामिन C केशिका दृढ़ता के लिए आवश्यक होती है। निकोटिनिक एसिड से रक्त में लाइपिड कम होती हैं, अतः दोनों लाभदायक हैं।
- **खनिज**–हृदीय अतालताओं (Cardiac arrhythmias) की रोकथाम करने के लिए रक्त में पर्याप्त मात्रा में पोटेशियम और कैल्सियम के होने की आवश्यकता है।
- **धूम्रपान करना या तम्बाकू चबाना**–धूम्रपान करने वाले तथा तम्बाकू चबाने वाले व्यक्ति निम्नलिखित कारणों से हृद्पेशीय रोधगलन (Myocardial infarction) से पीड़ित होने के प्रति अधिक प्रवृत्त होते हैं और इसलिए धूम्रपान करना तथा तम्बाकू चबाना बिल्कुल छोड़ देना चाहिए।
  - तम्बाकू में एक बहुत ही विषैला एल्कालॉयड निकोटीन पाया जाता है जो वाहिकासंकीर्णक (Vasoconstrictor) होता है अतः यह कॉरोनरी धमनी को संकुचित करता है।
  - निकोटीन से प्लेटलेटों में चिपचिपाहट उत्पन्न होती है जिससे कॉरोनरी धमनी में रक्त के जमने में वृद्धि होती है।
  - इससे हृदय में ऑक्सीजन की आपूर्ति कम हो जाती है और हृदय गति बढ़ जाती है।
  - इससे उच्च-डैन्सिटी लाइपोप्रोटीन (HDL) कम हो जाती हैं।
- **शराब या एल्कोहॉल**–शराब अधिक पीने से हृदय पर हानिकारक प्रभाव होते हैं और स्थानिक अरक्तताजन्य हृदय रोग (ischemic heart disease) होने का खतरा हो जाता है।
  - एल्कोहॉल का हृद्पेशी पर विषैला प्रभाव होता है।
  - इससे हृद्पेशी में वसा जम जाती है, हृदय पेशियाँ पतली और चौड़ी हो जाती हैं।
  - इससे हृदीय अतालताएँ उत्पन्न होती हैं।
  - इससे रक्त-चाप या ब्लड प्रैशर बढ़ जाता है।

धमनीकलाकाठिन्य तथा स्थानिक अरक्तताजन्य हृदय रोगों के लिए आहार चार्ट (Diet Chart for Atherosclerosis and Ischemic Heart Diseases)

सुबह की चाय	–	शुगर से रहित हल्की चाय
नाश्ता	–	शुगर तथा क्रीम रहित एक प्याला दूध
दोपहर का खाना	–	घी से रहित चार छोटी चपातियाँ, मध्यम परिमाण का एक कटोरा चावल, खाना बनाने के काम आने वाला तेल ½ चाय की चम्मच भर, ¾ कटोरा पकी हुई सब्जियाँ और सलाद।
तीसरे पहर (4 बजे)	–	शुगर रहित हल्की चाय, मौसम्बी और पपीता।
शाम का खाना	–	दो मध्यम परिमाण की चपातियाँ, ¾ मध्यम परिमाण का कटोरा दाल, ¾ प्याला दही, सलाद, खाना बनाने के काम आने वाला तेल ½ चाय की चम्मच-भर, पकी हुई सब्जियाँ ¾ मध्यम परिमाण का प्याला।

रक्ताधिक्यज हृद्पात (Congestive Heart Failure—CHF)

इस रोग में हृदय विस्फारित हो जाता है, श्यावता (Cyanosis) होती है, गर्दन की रक्त से अतिपूरित तथा स्पन्दनशील शिरायें दिखाई देती हैं, शिरापरक रक्त की स्थैतिकता तथा हृदय के बायीं ओर से रक्त के कम मात्रा में बाहर निकलने के परिणाम स्वरूप शरीर के आश्रित (निचले) भाग पर शोफ उत्पन्न हो जाता है, कमजोरी होती है तथा सांस फूलता है।

कारण (Causes)

(a) संक्रमण जैसे आमवात (Rheumatism) टाइफॉयड ज्वर, इन्फ्लुएन्जा, न्यूमोनिया तथा रोहिणी (Diphtheria) आदि।

(b) हृदय रोग–हृद्पेशीय रोधगलन (Myocardial infarction), अलिन्दी स्फुरण (Atrial flutter), अलिन्दी विकम्पन (Atrial fibrillation), प्रवेगी हृद्क्षिप्रता (Paroxysmal tachycardia)

(c) **चयापचयी रोग**–अवटु-अतिक्रियता (Hyperthyroidism), अवटु-अल्पक्रियता (Hypothyroidism), बेरी-बेरी तथा स्कर्वी।

(d) **अल्प-ऑक्सीयता (Hypoxia)**–ऊतकों का अपर्याप्त ऑक्सीकरण।

आहार-व्यवस्था (Dietary Management)

- **कैलोरियाँ**–आहार से प्रतिदिन 1000 से 1200 कैलोरियाँ उपलब्ध होनी चाहिएँ।
- **प्रोटीन**–प्रोटीन की सामान्य रूप से 1 ग्राम प्रति किलोग्राम शरीर के भार पर दी जाने वाली मात्रा पर्याप्त होती है।
- **वसाएँ**–वसाओं का अन्तर्ग्रहण कम हो जाना चाहिए क्योंकि इनका पाचन कठिनता से होता है। तली हुई खाद्य वस्तुएँ पूर्णतया प्रतिबन्धित होनी चाहिएँ। प्रतिदिन 30 ग्राम वसा ग्रहण करनी चाहिए।
- **कार्बोहाइड्रेट**–कार्बोहाइड्रेट इतनी मात्रा में होने चाहिएँ कि प्रोटीनों तथा वसाओं के लेने के बाद इनसे शेष कैलोरियाँ उपलब्ध हो सकें।
- **तरल**–शोफ होने के कारण तरलों की मात्रा कम करके 750-1200 मिली. प्रतिदिन होनी चाहिए।
- **सोडियम**–सोडियम को सोडियम क्लोराइड (साधारण नमक) के रूप में भोजन के साथ नहीं मिलाना चाहिए और खाना बनाने में इसका परिहार कर देना चाहिए।

रोगी सामान्यतः स्वयं भोजन ग्रहण करने में असमर्थ होता है और उसे विश्राम कराना बहुत आवश्यक होता है। आहार को शुगर तथा जल के साथ फल के रस तक ही सीमित करना चाहिए। धीरे-धीरे जैसे रोगी की हालत में सुधार होता है तो सहन हो जाने पर थोड़ी मात्रा में शोरबा तथा मिर्च मसालों और अचारों से रहित कोमल (पचनीय) आहार रोगी को देना चाहिए। लवण या नमक को सीमित मात्रा में देना चाहिए। रोगी की हालत में सुधार होने पर थोड़ी-थोड़ी देर में थोड़ी मात्रा में एक अर्द्ध-ठोस आहार दिया जाता है। एक सामान्य ठोस भोजन रोगी को तभी दिया जाता है जब वह स्वयं ही खाना खाने लगता है और उसे चबाने में अधिक जोर नहीं लगाना पड़ता।

सोडियम प्रतिबन्धित आहार (Sodium Restricted Diet)

एक सम्पूर्ण सामान्य आहार के खाद्य पदार्थों में प्रतिदिन खाना बनाते समय उसमें मिलाने से पूर्व लगभग 2-3 ग्राम सोडियम क्लोराइड (साधारण नमक) होता है। ऐसा भोजन ग्रहण करने से जिसमें नमक मिला दिया गया हो, सोडियम अन्तर्ग्रहण बढ़ जायेगा। शरीर में सोडियम के ठहर जाने से शोफ उत्पन्न हो जाता है।

सोडियम प्रतिबन्धित आहार निम्न तीन प्रकार का होता है–

1. **मामूली सोडियम की कमी वाला आहार**–इस प्रकार के आहार में भोजन तैयार करने में एक सीमित मात्रा (1-2 ग्राम) में नमक का उपभोग होता है, परंतु बनाये गए भोजन में नमक बिल्कुल नहीं मिलाया जाता। इसे सामान्यत: मन्द प्रकार के रक्ताधिक्यज हृदय रोग से पीड़ित रोगियों को दिया जाता है।
2. **सोडियम की कमी वाला आहार**–खाना बनाने में नमक का उपभोग नहीं किया जाता और यह बने हुए खाने में भी नहीं मिलाया जाता। शोफ से ग्रस्त रक्ताधिक्यज हृद्पात के रोगी के लिए .5 से 1 ग्राम नमक को निर्धारित किया जा सकता है जिसका सावधानीपूर्वक दिन भर के लिए उसकी खाद्य वस्तुओं में उपयोग किया जाता हैं।
3. **बहुत सोडियम की कमी वाला आहार**–गम्भीर शोफ, जलोदर या उच्च रक्त-चाप से ग्रस्त रक्ताधिक्यज हृद्पात (CHF) के रोगियों के लिए 500 मिग्रा. (½ ग्राम) से कम नमक निर्धारित किया जाता है। खाना बनाते समय या खाना बनाने के बाद उसमें नमक नहीं मिलाया जाता, यह कच्चे खाद्य पदार्थों से उपलब्ध हो जाता है।

उच्च रक्त-चाप (Hypertension)

उच्च रक्त-चाप एक ऐसा रोग है जिसमें रोगी का रक्त-चाप (ब्लड प्रैशर) सामान्य से अधिक हो जाता है, प्रकुंचनीय रक्त-चाप या सिस्टोलिक ब्लड प्रैशर 140 मिमी. Hg से ऊपर या अनुशिथिलनीय रक्त-चाप अथवा डायस्टोलिक ब्लड प्रैशर 90 मिमी. Hg. से ऊपर हो जाता है जो वाहिकासंकीर्णन (Vasoconstriction) या परिसरीय रक्त वाहिनियों के तंग हो जाने के परिणामस्वरूप परिसरीय प्रतिरोध बढ़ जाने के कारण उत्पन्न होता है।

कारण (Causes)–उच्च रक्त-चाप के कारण बढ़ती हुई आयु, भोजन में सोडियम का अर्थात् साधारण नमक का अत्यधिक उपभोग करना, धूम्रपान करना, मोटापा, मधुमेह, अतिकोलेस्ट्रॉलरक्तता, शराब अधिक पीना, जीर्ण भावावेगी दबाव (emotional stress), आराम-तलबी का जीवन व्यतीत करना, कुछ प्रकार के वृक्कीय रोग जो विशेष रूप से एक ही वृक्क के हों, कुशिंग्सम सिण्ड्रोम, फियोक्रोमोसाइटोमा, अधिवृक्कीय अर्बुद, अवटुविषाक्तता (thyrotoxicosis) के साथ अवटु-अतिक्रियता, रजोनिवृत्ति की बाद की अवस्था हैं।

इसमें सुबह सोकर उठने पर पश्चकपालीय क्षेत्र (Occipital region) में दर्द होता है, चक्कर आते हैं, दिल की धड़कन बढ़ जाती है, कमजोरी होती है, नींद नहीं आती।

उच्च रक्त-चाप वालों के लिये दैनिक भोजन

शाकाहारी	माँसाहारी
सुबह	
हल्की चाय - 1 कप	हल्की चाय — 1कप
नाश्ता	
ब्रेड या कार्नफ्लेक्स-सप्रेटा	ब्रेड या कार्नफ्लेक्स-सप्रेटा
दूध के साथ	दूधा के साथ
इडली एक बार (बिना नमक)	इडली एक बार (बिना नमक)
या जेम के साथ	या जेम के साथ
फल (एक)	फल (एक)
हल्की चाय — 1कप	हल्की चाय — 1कप
10 बजे के लगभग	
फल का रस — 1ग्लास	फल का रस — 1ग्लास
दोपहर का भोजन	
पके चावल या चपाती एक	पके चावल या चपाती एक
पकी दाल (1 कप)	माँस और फिश करी
दही (2 कप)	दही (1 कप)
पकी सब्जी और आलू	पकी सब्जी और आलू

फल (एक)	फल (एक)
सप्रेटा दूध का पुडिंग — 1कप	सप्रेटा दूध का पुडिंग — 1कप
संध्या	
बिस्किट — 2	बिस्किट 2
फल का रस — 1ग्लास	फल का रस — 1ग्लास
रात्रिभोज	
दोपहर के भोजन के समान	

उच्च रक्त-चाप में आहार परिवर्तन (Dietary Modification in Hypertension)

उच्च रक्त-चाप में सामान्य प्रोटीन और कार्बोहाइड्रेट के साथ कम कैलोरियों वाले, कम वसा तथा कम सोडियम वाले आहार को ग्रहण करने का परामर्श दिया जाता है।

- **कैलोरियाँ**–प्रति किलोग्राम शरीर के भार पर 20 किलोकैलोरियों का अन्तर्ग्रहण करना सबसे अच्छा होता है। कम कैलोरियों के अन्तर्ग्रहण के लिए मोटे व्यक्तियों को अपने शरीर का भार घटाकर सामान्य कर लेना चाहिए।
- **प्रोटीन**–प्रोटीन के सामान्य अन्तर्ग्रहण का अर्थात् प्रति किलोग्राम शरीर के भार पर एक ग्राम प्रोटीन लेने का परामर्श दिया जाता है।
- **वसाएँ**–वसाओं का अन्तर्ग्रहण सीमित होना चाहिए क्योंकि अधिक वसाओं के ग्रहण करने से धमनीकलाकाठिन्य (Atherosclerosis) हो सकती है। जन्तु वसाओं को त्याग देना चाहिए। वनस्पति तेलों का मामूली मात्रा में उपयोग होना चाहिए।
- **कार्बोहाइड्रेट**–कार्बोहाइड्रेट का उपभोग सन्तुलित आहार में विशेष रूप से बताये गये कार्बोहाइड्रेट के अनुसार होना चाहिए।
- **लवण (साधारण नमक)**–लवण अन्तर्ग्रहण सीमित होना चाहिए। यह उच्च रक्त-चाप की गम्भीरता पर निर्भर करते हुए 2-3 ग्राम या इससे कम प्रतिदिन होना चाहिए।

- **धूम्रपान करना या तम्बाकू चबाना**—धूम्रपान करना तथा तम्बाकू चबाना पूर्णतया छोड़ देना चाहिए।

परिरक्षित खाद्य वस्तुओं जैसे अचारों, डिब्बा-बंद भोज्य वस्तुओं, चटनी और मसालों का उपभोग करना त्याग देना चाहिए।

नमकीन खाद्य वस्तुओं जैसे मूँगफली, काष्ठफल, आलू के चिप्स, केले के चिप, पॉप कार्न तथा बिस्कुटों का उपभोग नहीं करना चाहिए। पाक-चूर्ण (baking powder) का उपयोग नहीं करना चाहिए। सोडियम बेन्जोएट से युक्त कोमल पेय वस्तुओं का परिहार कर देना चाहिए।

मूत्रीय संस्थान के रोगों में आहार (Diet in the Diseases of the Urinary System) 21

वृक्कों (गुर्दों) का सबसे महत्त्वपूर्ण कार्य रक्त को छानना तथा ग्लूकोज़ और अमीनो एसिडों आदि के पुनः अवशोषण के बाद जो शरीर के लिए अनिवार्य पदार्थ होते हैं, शेष छने हुए तरल से मूत्र का निर्माण करना है। मूत्र मूत्रनलियों से होते हुए मूत्राशय में पहुँचता है जहाँ से यह बाहर को उत्सर्जित हो जाता है।

इस अध्याय में निम्नलिखित रोगों की आहार-व्यवस्था पर विचार किया गया है।

- वृक्कशोथ (Nephritis)
- अपवृक्कीय संलक्षण (Nephrotic syndrome)
- तीव्र वृक्कीय पात (Acute renal failure)
- जीर्ण वृक्कीय पात (Chronic renal failure)
- वृक्कीय तथा मूत्राशयिक अश्मरियाँ (Renal and vesical calculi)

वृक्कशोथ (Nephritis)

वृक्कशोथ जीवाणुओं या उनके जीवविषों अथवा विषैले पदार्थों जैसे एल्कोहॉल (शराब) द्वारा उत्पन्न वृक्क या गुर्दे का शोथ (सूजन) है। इसमें केशिकागुच्छ (glomeruli), वृक्कीय नलिकाएँ तथा अन्तरालीय ऊतक (interstitial tissues) प्रभावित हो सकते हैं। यह रोग तीव्र या जीर्ण हो सकता है।

तीव्र वृक्कशोथ (Acute Nephritis)

इसमें केशिकागुच्छों, वृक्कीय नलिकाओं या सम्पूर्ण वृक्क का शोथ हो जाता हैं। इसे विसरित, सपूय (suppurative), अन्तरालीय या सारऊतकीय (parenchymatous) वृक्कशोथ भी कहा जाता है। इस रोग से अधिकतर बच्चे और तरुण वयस्क प्रभावित होते

हैं। शोथ से केशिकागुच्छ प्रभावित होते हैं, इसलिए वृक्कीय रक्त प्रवाह तथा केशिकागुच्छीय निस्यंद (छना हुआ द्रव) का आयतन दोनों कम हो जाते हैं जिससे उत्सर्जित मूत्र का आयतन भी कम हो जाता है। यूरिया तथा प्रोटीन चयापचय के अन्य अन्तिम उत्पाद रक्त में ठहर जाते हैं। मूत्र में रक्त, एल्ब्युमिन तथा निर्मोक (Casts) होते हैं।

आहार-व्यवस्था (Dietary Management)

कम प्रोटीन और कम नमक तथा अधिाक कार्बोहाइड्रेट एवं सीमित तरलों से युक्त आहार ग्रहण करने का परामर्श देना चाहिए।

- **कैलोरियाँ**–कैलोरी अन्तर्ग्रहण एक बैठे रहकर कार्य करने वाले व्यक्ति के लिए आवश्यक कैलोरियों से लगभग 10% कम होना चाहिए क्योंकि वृक्कशोथ से पीड़ित व्यक्ति बिस्तर पर लेटा हुआ पूर्ण विश्राम से होता है। प्रतिदिन वयस्क पुरूषों के लिए 1700 किलोकैलोरियों का तथा वयस्क स्त्रियों के लिए 1500 किलोकैलोरियों का अन्तर्ग्रहण पर्याप्त होगा।
- **प्रोटीन**–प्रोटीन अन्तर्ग्रहण अधिक प्रोटीन वाले खाद्य पदार्थों विशेष रूप से दुग्ध उत्पादों और मांसाहारी खाद्य वस्तुओं का बहिष्कार करके कम से कम अर्थात् प्रतिदिन 30 ग्राम होना चाहिए। दालों का उपभोग होना चाहिए। यदि रोगी प्रतिदिन 500 से 750 मिली. मूत्र उत्सर्जित करता है तो उसके प्रति किलोग्राम शरीर के भार पर .5 ग्राम (आधा ग्राम) प्रोटीन दी जा सकती है। प्रतिदिन के अन्तर्ग्रहण को धीरे-धीरे बढ़ाकर सामान्य अन्तर्ग्रहण पर लाया जा सकता है। लम्बे समय तक प्रोटीन को प्रतिबन्धित करने से पौषणिक रक्ताल्पता (nutritional anemia) उत्पन्न हो सकती है। अधिक प्रोटीन ग्रहण करने से रक्त में यूरिया बढ़ जाता है।
- **वसाएँ**–वसाओं का मामूली मात्रा में उपभोग किया जा सकता है अर्थात् वसाएँ 20-30 ग्राम प्रतिदिन ली जा सकती हैं।
- **कार्बोहाइड्रेट**–कार्बोहाइड्रेट ऊर्जा के मुख्य स्रोत के रूप में कार्य करते हैं अत: आहार में कार्बोहाइड्रेट प्रचुर मात्रा में होने चाहिएँ।
- **सोडियम क्लोराइड (साधाारण नमक)**–जब तक शोफ रहता है, तब तक साधारण नमक लेने पर प्रतिबन्ध रहता है। शोफ के समाप्त हो जाने

पर साधारण नमक को धीरे-धीरे बढ़ती हुई मात्राओं में लिया जा सकता है।

- **पोटेशियम**–मूत्र-त्याग कम होने की स्थिति में पोटेशियम नहीं लिया जाता। इस समय फलों के रस जैसे सन्तरे के रस, टमाटरों के रस या सब्जी के शोरबे को त्याग देना चाहिए जिनमें पोटेशियम होता है।
- **विटामिन**–विटामिन पर्याप्त मात्रा में लेने चाहिएँ। प्रतिदिन एक मल्टीविटामिन की गोली ली जा सकती है जिसमें एक दिन की आवश्यकता के लिए सभी विटामिन हों।
- **तरल**–मूत्र में उत्सर्जित होने वाले जल के अतिरिक्त प्रतिदिन लगभग 100 मिली. जल की हानि पसीना आने से, सांस तथा मल-त्याग के द्वारा होती है। तरल अन्तर्ग्रहण 100 मिली. जमा मूत्र में उत्सर्जित जल के आयतन के बराबर होना चाहिए जो सामान्यत: 400 से 600 मिली. प्रतिदिन होता है अर्थात् तरल अन्तर्ग्रहण शरीर से निकले तरल के बराबर होना चाहिए और इसे प्रतिदिन कायम रखना चाहिए।

जीर्ण वृक्कशोथ (Chronic Nephritis)

इसमें केशिकागुच्छ, वृक्कीय नलिकाएँ ग्रस्त हो सकती हैं अथवा सम्पूर्ण वृक्क रोगग्रस्त हो सकता है। इसे जीर्ण अन्तरालीय वृक्कशोथ (chronic interstitial nephritis) या जीर्ण सारऊतकीय वृक्कशोथ (chronic parenchymatous nephritis) भी कहा जाता है। इससे सभी आयु वर्ग के व्यक्ति प्रभावित होते हैं। परंतु वयस्क सर्वाधिक प्रभावित होते हैं। वृक्क के या मूत्रीय पथ के संक्रमण का कोई इतिवृत्त नहीं मिलता। इसमें गम्भीर एल्ब्युमिनमेह (severe albuminuria) तथा शोफ हो जाता है तथा मूत्र का उत्सर्जन कम होता है।

आहार-व्यवस्था (Dietary Managment)

सीमित तरल अन्तर्ग्रहण के साथ लवण रहित आहार की जिसमें प्रोटीन और कार्बोहाइड्रेट अधिक हो तथा वसा मामूली मात्रा में हो, अनुशंसा की जाती है।

- **कैलोरियाँ**–कैलोरी अन्तर्ग्रहण पर्याप्त होना चाहिए अर्थात् प्रतिदिन वयस्क पुरुषों के लिए 2000 किलोकैलोरियाँ तथा वयस्क स्त्रियों के लिए 1700 किलोकैलोरियाँ होना चाहिए।
- **प्रोटीन**–प्रोटीन अन्तर्ग्रहण प्रतिदिन 100-120 ग्राम होना चाहिए और इसे सीरम एल्ब्युमिन के प्रतिस्थापन के लिए जिसकी मूत्र में प्रतिदिन हानि होती है, उच्च पौषणिक मान का होना चाहिए जैसे दूध, अण्डे, मछली तथा मांस की प्रोटीन और प्रोटीन अन्तर्ग्रहण एल्ब्युमिनमेह की तीव्रता पर निर्भर करते हुए प्रतिदिन 10-12 ग्राम भी हो सकता है।
- **वसाएँ**–वसा अन्तर्ग्रहण प्रतिदिन 30 से 50 ग्राम होना चाहिए, आधी वसाएँ वनस्पति तेलों से उपलब्ध होनी चाहिएँ जो आवश्यक वसीय अम्लों से भरपूर होते हैं जैसे तिल का तेल तथा सूरजमुखी के फूलों के बीजों का तेल क्योंकि इनसे रक्त में कोलेस्ट्रॉल कम होने में मदद मिलती है।
- **कार्बोहाइड्रेट**–आहार में कार्बोहाइड्रेट प्रचुर मात्रा में होने चाहिएँ क्योंकि इनसे अधिकांश कैलोरियों की आवश्यकता की आपूर्ति हो जाती है।
- **विटामिन**–विटामिन अन्तर्ग्रहण पर्याप्त होना चाहिए। इसके लिए रोगी को प्रतिदिन एक मल्टीविटामिन की गोली देनी चाहिए।
- **सोडियम क्लोराइड (साधारण नमक)**–इसे भोजन में नहीं मिलाना चाहिए क्योंकि इससे शोफ बढ़ जायेगा।
- **तरल**–तरल अन्तर्ग्रहण 100 मिली. जमा प्रतिदिन उत्सर्जित मूत्र में शरीर से बाहर निकल जाने वाले जल का आयतन होना चाहिए। अतिरिक्त तरल की आवश्यकताओं की गणना करने के लिए आहार के जलांश पर विचार होना चाहिए।

अपवृक्कीय संलक्षण (Nephrotic Syndrome)

अपवृक्कीय संलक्षण वृक्कों के केशिकागुच्छों का रोग है जिसमें तीव्र प्रोटीनमेह (proteinuria) होता है अर्थात् मूत्र में प्रतिदिन 3 ग्राम से अधिक या बच्चों में प्रति किलोग्राम शरीर के भार पर 0.5 ग्राम से अधिक प्रोटीन उत्सर्जित होती है, सार्वदैहिक शोफ होता है और अल्पएल्ब्युमिनरक्तता (hypoalbuminemia) होती है अर्थात् प्रति

लीटर रक्त सीरम में 30 ग्राम से भी कम एल्ब्युमिन हो जाता है। इससे संक्रमण के प्रति ग्रहणशीलता बढ़ जाती है, ऊतकों में क्षति पहुँचती है, कुपोषण हो जाता है तथा वसीय यकृत हो जाता है।

आहार-व्यवस्था (Dietary Management)

क्षतिग्रस्त ऊतकों की पुन:पूर्ति के लिए अधिक कैलोरियों तथा अधिक प्रोटीन के अन्तर्ग्रहण की आवश्यकता होती है और अधिक तरल के संचयन को रोकने के लिए सोडियम क्लोराइड या साधारण नमक के अन्तर्ग्रहण को सीमित कर देना चाहिए। यह 2 ग्राम या इससे कम प्रतिदिन होना चाहिए क्योंकि इससे शोफ की पुनरावृत्ति नहीं होती या शोफ बढ़ नहीं पाता।

आहार चार्ट (Diet Chart)

सुबह की चाय	50 मिली. दूध और चाय की चम्मच-भर शुगर के साथ हल्की चाय
नाश्ता	2 चाय की चम्मच-भर शुगर के साथ एक गिलास (200 मिली.) दूध, 10 ग्राम मक्खन के साथ डबल रोटी की दो फाँके, एक तला हुआ अण्डा
दोपहर का खाना	मध्यम परिमाण की दो चपातियाँ, एक मध्यम परिमाण के कटोरा चावल, एक मध्यम परिमाण का कटोरा भरकर दाल तथा एक मध्यम परिमाण का कटोरा भरकर दही
शाम को	30 ग्राम भुनी हुई मूँगफलियाँ, 30 ग्राम चना, दो चाय की चम्मच-भर प्रोटीनैक्स के साथ एक गिलास दूध
शाम का खाना	घी के साथ मध्यम परिमाण की 3 चपातियाँ, मटर पनीर ¾ कटोरा या अण्डा कढ़ी के रूप में 2 अण्डे आदि, दाल ¾ कटोरा, मिठाई 100 ग्राम
रात को सोते समय	2 चाय की चम्मच-भर शुगर से युक्त एक गिलास दूध

आहार से 2600 कैलोरियाँ तथा 95 ग्राम प्रोटीन उपलब्ध होती है।

तीव्र वृक्कीय पात (Acute Renal Failure)

अनिवार्य कार्यों को सम्पन्न करने में वृक्क की तीव्र निष्फलता होती है। इस दशा में वृक्क के रक्त प्रवाह में जीवाणुज जीवविषों, स्तवकवृक्कशोथ (glomerulonephritis), मूत्रीय पथ के तीव्र विनाश, चोट पहुँचने के पश्चात्, किसी ऑपरेशन के सदमे से, विषों जैसे कार्बन टैट्राक्लोराइड या पारद को सांस के साथ अंदर खींच लेने अथवा निगल लेने से बाधा उत्पन्न हो जाती है। इसमें अल्पमूत्रता (oliguria) होती है (मूत्र कम मात्रा में उत्सर्जित होता है जिसमें नलिकीय निर्मोक होते हैं और एल्ब्युमिन होता है) तथा यूरीमिया (प्रोटीन चयापचय के अंतिम उत्पादों जैसे यूरिया के ठहर जाने से उत्पन्न दशा जिन्हें सामान्यतः वृक्कों द्वारा उत्सर्जित कर दिया जाता है।) हो जाता है। यूरीमिया में रक्त यूरिया स्तर 150 मिग्रा. से 500 मिग्रा. प्रति 100 मिली. रक्त (सामान्य रक्त यूरिया स्तर 30 मिग्रा. प्रति 100 मिली. रक्त होता है।) हो जाता है। मूत्र में यूरिया कम हो जाता है। यूरीमिया के मुख्य लक्षण निरंतर सिर में हल्का दर्द होते रहना, चक्कर आना, ब्लड प्रैशर बढ़ जाना, धुँधला दिखाई देना, जी मिचलाना, उल्टियाँ होना, आक्षेप आने अर्थात् दौरे पड़ना या बेहोशी हो जाना है।

तीव्र वृक्कीय पात के रोगियों में मृत्यु दर लगभग 50% होती है। सामान्यतः अपोहन (dialysis) किया जाता है जब तक वृक्क पुनः सामान्य रूप से कार्य न करने लगे।

आहार-व्यवस्था (Dietary Management)

आहार-चिकित्सा का सम्बन्ध मुख्यतः तरल और इलैक्ट्रोलाइट संतुलन को ठीक करने से है और अन्तर्जात अपचय (endogenous catabolism) अर्थात् विनाशकारी क्रिया को कम करने के लिए जिससे बाद में यूरीमिया हो जाता है, पौषणिक संतुलन होना चाहिए।

ऊतक प्रोटीन के अपचय या विनाश को रोकने के लिए मुख द्वारा ग्लूकोज दिया जाता है या मुख पर कोई चोट होने, उल्टियाँ अथवा दस्त होने से मुख द्वारा देने में अड़चन आ जाने पर ग्लूकोज को अन्तःशिराभ मार्ग द्वारा दिया जाता है।

आहार (Diet)

400 ग्राम ग्लूकोज तथा 100 ग्राम परिष्कृत मूँगफली के तेल का विटामिनों (प्रतिदिन के लिए आवश्यक) के साथ एक लीटर जल में पायस या इमल्सन बनाकर

इसे नासा-आमाशयिक नली द्वारा दिया जाता है। ऐसी आहार व्यवस्था से यदि कुछ रोगियों को दस्त होने लगते हैं तो उन्हें केवल एक लीटर जल में 200 ग्राम ग्लूकोज दिया जा सकता है। जैसे-जैसे मूत्र प्रवाह पुनः ठीक प्रकार से होने लगता है, रोगी को दूध और फलों के रस आदि के रूप में अधिक तरल दिया जा सकता है।

जीर्ण वृक्कीय पात (Chronic Renal Failure)

जीर्ण वृक्कीय पात स्तवकवृक्कशोथ (glomerulonephritis), जीर्ण गोणिका-वृक्कशोथ (chronic pyelonephritis) तथा अपवृक्कीय संलक्षण (nephrotic syndrome) के परिणाम स्वरूप उत्पन्न होता है। इस रोग में केशिकागुच्छ तथा वृक्कीय नलिकाएँ गम्भीर रूप से क्षतिग्रस्त हो जाती हैं। केशिकागुच्छीय निस्यन्दन दर (glomerular filtration rate—GFR) कम हो जाती है जो नाइट्रोजनयुक्त अपशिष्ट पदार्थों को उत्सर्जित करने में अपर्याप्त होती है। केशिकागुच्छीय निस्यन्दन दर 5 मिली. प्रति मिनट से कम हो जाती है जबकि सामान्य केशिकागुच्छीय निस्यन्दन दर 120 मिली. प्रति मिनट होती है। रक्त यूरिया नाइट्रोजन (BUN) 80 मिग्रा. से अधिक प्रति 100 मिली. रक्त होती है जबकि सामान्यतः यह 8 से 18 मिग्रा. प्रति 100 मिली. रक्त होती है।

इस रोग में अल्पमूत्रता (oliguria) या अमूत्रता (anuria) हो जाती है, यूरीमिया हो जाता है। जल अवरोधन हो जाता है। अतिसोडियमरक्तता (hypernatremia) तथा अतिपोटेशियमरक्तता (hyperkalemia or hyperpotassemia) हो जाती है। रोगी को भूख नहीं लगती, उसका जी मिचलाता है और उल्टियाँ होती हैं। खाने को देखने से ही या उसकी गन्ध से जी मिचलाने लगता है। मुँह में ज़ख्म बन जाने के कारण भोजन के अन्तर्ग्रहण में बाधा उत्पन्न हो जाती है। रोगी चिड़चिड़ा होता है, उस पर सुस्ती छायी रहती है और यहाँ तक कि वह बेहोश भी हो सकता है। जब हृद्पात सोडियम तथा जल अवरोधन से सम्बद्ध होता हैं तो रक्ताधिक्यज हृद्पात विकसित हो सकता है। रक्त सीरम में पोटेशियम के अत्यधिक बढ़ जाने के कारण रोगी की मृत्यु हो जाती है।

आहार-व्यवस्था (Dietary Management)

जीर्ण वृक्कीय पात में आहार पर्याप्त कैलोरियों वाला होना चाहिए और इसमें पर्याप्त मात्राओं में सभी अमीनों एसिड होने चाहिएँ तथा प्रोटीन, सोडियम, पोटेशियम और तरल कम मात्रा में होने चाहिएँ।

ऊर्जा (शक्ति)–कार्बोहाइड्रेट तथा वसा द्वारा पर्याप्त कैलोरियाँ उपलब्ध होनी चाहिएँ। यदि ऊर्जा (कैलोरियाँ) अन्तर्ग्रहण अपर्याप्त होता है तो ऊर्जा की आपूर्ति के लिए अन्तर्जात ऊतक प्रोटीन का अपचय होने लगता है जिससे पहले से विद्यमान रक्ताल्पता और बढ़ जाती है।

प्रोटीन–प्रोटीन अन्तर्ग्रहण को घटा कर प्रतिदिन प्रति किलोग्राम शरीर के भार पर .5 ग्राम कर दिया जाता है। गम्भीर जीर्ण वृक्कीय पात में बहुत कम प्रोटीन वाले आहार का जैसे प्रतिदिन प्रति किलोग्राम शरीर के भार पर 0.25 ग्राम प्रोटीन से युक्त आहार लेने या प्रतिदिन 15-20 ग्राम प्रोटीन लेने का परामर्श दिया जाता है।

सोडियम और पोटेशियम–पहले से विद्यमान शोफ और रक्त की रासायनिक संरचना को देखकर सोडियम अन्तर्ग्रहण को सीमित कर दिया जाता है। सोडियम को ऊपर से नमक के रूप में भोजन में नहीं मिलाना चाहिए। पोटेशियम को रक्त पोटेशियम स्तर के अनुसार सीमित कर दिया जाता है। सब्जियों को आधे घंटे तक पानी में भिगोय रख कर तथा उबालकर और फिर इनके पानी को निकाल देने के पश्चात् अर्थात् विक्षालन प्रक्रिया (leaching process) द्वारा पोटेशियम अन्तर्ग्रहण को कम किया जाता है। फलों और सब्जियों जैसे संतरे तथा टमाटरों का उपभोग नहीं करना चाहिए।

तरल–तरलों के अन्तर्ग्रहण और उनकी निकासी के अनुपात को ध्यान में रखते हुए उनके अन्तर्ग्रहण को सीमित कर दिया जाता है। सामान्यतः प्रतिदिन 500-700 मिली. तरल लिया जाता है जिसे रोगी की हालत में सुधार होने पर बढ़ाया जा सकता है।

आहार चार्ट (Diet Chart)

सुबह की चाय	एक चाय की चम्मच-भर शुगर के साथ हल्की चाय
नाश्ता	एक चाय की चम्मच-भर शुगर के साथ एक प्याला दूध, डबलरोटी 2 फाँके 10 ग्राम मक्खन के साथ, पनीर 25 ग्राम या एक अण्डा

दोपहर का खाना	घी के साथ 4 छोटे परिमाण की चपातियाँ, एक मध्यम परिमाण का कटोरा भर कर चावल, एक मध्यम परिमाण का कटोरा भर कर दाल, एक चाय की चम्मच-भर शुगर के साथ एक प्याला दही
तीसरे पहर (4 बजे)	मूँगफली का योग 50 ग्राम, फल का रस 1 गिलास, एक केला
शाम का खाना	घी के साथ 2 छोटे परिमाण की चपातियाँ, तले हुए चावल 2 कटोरे, दही ¾ प्याला, छौंकी हुई दाल ¾ कटोरा, मिश्रित सब्जी एक कटोरा, आईसक्रीम/मिठाई 50 ग्राम
रात को सोते समय	एक गिलास दूध

आहार से 2800 कैलोरियाँ, 85 ग्राम प्रोटीन तथा 105 ग्राम वसा उपलब्ध होते हैं।

वृक्कीय तथा मूत्राशयिक अश्मरियाँ (Renal and Vesical Calculi)

कोई भी असामान्य संग्रन्थि (Concretion) जो सामान्यतः वृक्क, मूत्रनली (ureter), मूत्राशय या मूत्र-मार्ग (urethra) में खनिज लवणों की बनी होती है, अश्मरी (calculus) कहलाती है। यह सामान्यतः चिपचिपे कार्बनिक पदार्थ द्वारा मूत्रीय रवेदार लवणों को मिला देने से बनती है। इसे पथरी भी कहा जाता है। अश्मरियाँ या पथरियाँ निम्न प्रकार की होती हैं–

कैल्सियम ऑक्ज़ेलेट–इसका प्रचलित नाम शहतूत पथरी है। यह बहुत कठोर होती है जिसकी सतह खुरदरी होती है और नुकीले प्रक्षेपों (projections) से आच्छादित होती है। इसके द्वारा वृक्क से रक्तस्राव हो सकता है और परिवर्तित रक्त अश्मरी की सतह पर जमा हो जाता है जिससे वह काली दिखाई देती है। यह अकेले पाई जाती है।

कैल्सियम फॉस्फेट–यह चिकनी और गन्दी सफेद होती है। क्षारीय मूत्र में यह शीघ्रता से बड़ी हो जाती है और बहुधा वृक्कीय आलवाल (renal calyx) को भर देती है और उसी के आकार की हो जाती है।

सोडियम यूरेट–ये सामान्यतः संख्या में कई होती हैं और कठोर तथा चिकनी होती हैं। इनके रंग परिवर्तनशील पीले से लाल-ब्राउन होते हैं। ये सामान्यतः बच्चों में पाई जाती हैं। ऐसी अश्मरियाँ पीली, कोमल तथा भुरभुरी होती हैं और जब तक उनमें अशुद्धियाँ नहीं होतीं, एक्स-रे में उनका पता नहीं चलता।

सिस्टीन अश्मरियाँ–ये सिस्टीनमेह (cystinuria) के रोगी के मूत्रीय पथ में पाई जाती हैं। सिस्टीन के रवे सफेद, अर्द्धपारदर्शक और पूर्णरूप से षट्कोणीय या छः कोणों वाले (hexagonal) होते हैं जो केवल अम्लीय मूत्र में ही प्रकट होते हैं। सिस्टीन अश्मरियाँ सामान्यतः संख्या में कई होती हैं जो वृक्कीय श्रोणि तथा आलवालों का रूप धारण कर लेती हैं। ये अश्मरियाँ पहली बार अलग करने पर कोमल, मधुमक्खियों के मोम के समान और गुलाबी या पीली होती हैं। खुला रखने पर इनका रंग बदल कर हरा-सा हो जाता है। सिस्टीन पथरियाँ अधिकतर युवतियों में पाई जाती हैं।

कारण (Causes)

अश्मरियों या पथरियों के बनने में निम्नलिखित कारकों का योगदान रहता है–

- **जलवायु**–उष्ण जलवायु में मूत्र का आयतन कम हो जाता है और वह यूरेट, आक्ज़ेलेट तथा कैल्सियम के होने से बहुत सान्द्र (गाढ़ा) हो जाता है।
- **व्यवसाय**–उन लोगों को जो धूप में रहकर कठोर श्रम का कार्य करते हैं, पसीना बहुत आता है और इसलिए वे सान्द्र या गाढ़ा मूत्र विसर्जित करते हैं जिससे मूत्रीय अश्मरियाँ बनती हैं।
- **मूत्रीय पथ का संक्रमण**–मूत्रीय पथ का बार-बार संक्रमण होना भी पथरियाँ बनने का एक सहायक कारण होता है। पस कोशिकाओं तथा इपीथीलियमी कोशिकाओं से एक केन्द्रबिंदु या फोकस बनता है जिसके चारों ओर पथरी बन सकती है।
- **भोजन की आदतें**–ऐसे लोग जो आदतन ऐसे भोज्य पदार्थों को ग्रहण करते हैं जिनमें कैल्सियम, ऑक्जेलेट, फॉस्फेट तथा प्यूरीन प्रचुर मात्रा में होते हैं जैसे दूध (कैल्सियम में प्रचुर), पत्तियों वाली सब्जियाँ (कैल्सियम तथा ऑक्ज़ेलेट में प्रचुर), सम्पूर्ण अनाज का आटा तथा मछली (फॉस्फेट में प्रचुर), मांस (प्यूरीन तथा फॉस्फेट में प्रचुर) ग्रहण करने पर वे मूत्रीय

अश्मरियों के बनने के प्रति अधिक प्रवृत्त होते हैं। चाय अधिक पीना भी पथरियाँ बनने का एक महत्त्वपूर्ण कारक हैं।

- विटामिन A तथा विटामिन B Complex की कमी होना।
- अवटु-अतिक्रियता (Hyperthyroidism)

मूत्रीय अश्मरियों की रोकथाम के लिए आहार-व्यवस्था (Dietary Management in Prevention of Urinary Calculi)

मूत्रीय अश्मरियों की रोकथाम के लिए निमित्त आहार में कैल्सियम, फॉस्फेट, ऑक्ज़ेलेट तथा प्यूरीन कम होने चाहिएँ। कैल्सियम, फॉस्फेट, ऑक्ज़ेलेट तथा प्यूरीन में प्रचुर खाद्य पदार्थों की एक सूची नीचे दी हुई है जिनका मूत्रीय अश्मरियों के बनने को रोकने के लिए थोड़ी मात्रा में उपभोग होना चाहिए। ऑक्ज़ेलेट तथा प्यूरीन में प्रचुर भोज्य वस्तुओं को तो पूर्णतया त्याग देना चाहिए।

कैल्सियम–दूध तथा दूध के उत्पाद जैसे पनीर, दही और मक्खन आदि; हरी पत्तियों वाली सब्जियाँ जैसे पालक और अन्य सब्जियाँ जैसे मूली, गाजर, भिण्डी और प्याज आदि; अण्डे एवम् मछलियाँ आदि कैल्सियम के प्रचुर स्रोत होते हैं।

फॉस्फेट–मछलियाँ फॉस्फेटों की सर्वाधिक प्रचुर स्रोत होती हैं। सब्जियाँ जैसे पालक, बन्दगोभी (पत्तागोभी), मूली, गाजर आदि; गेहूँ, चावल, मक्का, काष्ठफल, मूँगफलियाँ तथा बादाम आदि; और जन्तु खाद्य वस्तुएँ जैसे दूध, पनीर, अण्डे की ज़र्दी तथा अंगों का मांस आदि भी फॉस्फेटों के प्रचुर स्रोत होते हैं।

ऑक्ज़ेलेट–हरी पत्तियों वाली सब्जियाँ, टमाटर, चाय, कॉफी, कोका, चौकलेट, काजू, चुकन्दर आदि आक्ज़ेलेटों के प्रचुर स्रोत होते हैं।

प्यूरीन–प्यूरीन न्यूक्लियोप्रोटीन पाचन के अन्तिम उत्पाद होते हैं जिनका विघटन होकर यूरिक एसिड बनता है। मछली, जन्तुओं के अंगों जैसे यकृत, वृक्क तथा मस्तिष्क आदि का मांस प्यूरीन के अच्छे स्रोत हैं।

रोगी को मूत्र की निकासी बढ़ाकर उसे 2 से 2.5 लीटर प्रतिदिन करने के लिए और इससे मूत्र को गाढ़ा होने से रोकने और फिर अश्मरियों के बनने को रोकने के लिए अधिक मात्राओं में तरल ग्रहण करना चाहिए।

❑ ❑ ❑

मधुमेह में आहार (Diet in Diabetes Mellitus)

22

मधुमेह अग्न्याशय (Pancreas) के लैंगरहैन्स के द्वीपसमूहों की बीटा कोशिकाओं से इन्सुलिन का उत्पादन या उसका उपभोग कम होने के कारण भोजन के साथ ग्रहण किए गए पोषक कार्बोहाइड्रेट के चयापचय में गड़बड़ी हो जाने के परिणामस्वरूप उत्पन्न एक चयापचयी रोग हैं। यह साधारणतया 50 से 60 वर्ष की आयु के व्यक्तियों में होता है और इसमें बहुमूत्रता (polyuria) होती है अर्थात् मूत्र-त्याग अधिक होता है, शर्करामेह (glycosuria) होती है अर्थात् मूत्र में शुगर पाई जाती है, अतिग्लूकोज़रक्तता (hyperglycemia) होती है अर्थात् रक्त में शुगर सामान्य से अधिक हो जाती है, अतिपिपासा (polydipsia) होती है अर्थात् प्यास अधिक लगती है, अतिभक्षण (polyphagia) होता है अर्थात् भूख अधिक लगने के कारण खाना अधिक खाया जाता है, कमजोरी हो जाती है और शरीर का वजन घट जाता है। उपवासीय रक्त शुगर (Fasting blood sugar) अर्थात् रात को खाना खाने के बाद से 12 घंटे तक कुछ न खाने के पश्चात् सुबह ली गई रक्त शुगर 80 से 110 मिग्रा. प्रति 100 रक्त होती है तथा भोजनोत्तर रक्त शुगर (postprandial blood sugar) अर्थात् दोपहर का खाना खाने के 2 से 2½ घंटे बाद की रक्त शुगर 110 से 170 मिग्रा. प्रति 100 मिली. रक्त होती है।

कारण (Causes)

- अत्यधिक खाद्य वस्तुओं को ग्रहण करना, विशेष रूप से कार्बोहाइड्रेट अधिक लेना जैसे आलू, चावल तथा मिठाई आदि अधिक खाना और शारीरिक श्रम न करना। यह मधुमेह का मुख्य कारण है।
- **मोटापा**–जितना अधिक मोटापा होगा, उतनी ही अधिक मधुमेह होने की संभावना होगी।
- **आनुवंशिकता (Heredity)**–यदि माता या पिता मधुमेह से पीड़ित हैं तो उनकी सन्तान में भी मधुमेह होने की बहुत सम्भावना होती है। मधुमेह के लगभग 25% रोगियों में परिवार में मधुमेह होने का इतिवृत्त मिलता है।

- **संक्रमण**–सार्वदैहिक संक्रमण, विशेष रूप से विषाणुज संक्रमण से मधुमेह हो सकता है। यह प्रतिश्याय या नज़ला-जुकाम (coryza), चेचक तथा कर्णपूर्वग्रन्थिशोथ या कन्फेड़ (mumps) निकलने आदि के पश्चात् उत्पन्न हो सकता हैं। स्थानीय संक्रमण जैसे फुन्सियों, फोडों तथा कार्बन्कल आदि से भी मधुमेह हो सकता है। संक्रमण से अग्न्याशय की कोशिकाएँ क्षतिग्रस्त हो जाती हैं।
- बहुत समय से होने वाली चिन्ताएँ
- मानसिक तनाव
- कुपोषण
- अल्पपोषण
- किसी चोट लगने या एक्सीडैन्ट होने के पश्चात्
- औषधि द्वारा जैसे एड्रीनोकॉर्टिकोट्रॉपिक हॉर्मोन द्वारा उत्पन्न मधुमेह
- गर्भावस्था

मधुमेह में मुख्यत: निम्न प्रकार के मधुमेह का समावेश होता है–

(1) **किशोरावस्था में उत्पन्न होने वाला मधुमेह (Juvenile onset diabetes—JOD) या इन्सुलिन पर निर्भर रहने वाला मधुमेह (Insulin dependent diabetes mellitus—IDDM)अथवा प्रथम प्रकार का मधुमेह (type I diabetes)**–इस प्रकार का मधुमेह 25 वर्ष की आयु से पूर्व, अधिकतर 5 वर्ष की आयु में तथा प्रारम्भिक किशोरावस्था में एक दम से उत्पन्न होने वाला होता है जिसमें जीवित रहने के लिए इन्सुलिन का इन्जैक्शन लगवाने की आवश्यकता होती है अर्थात् इस प्रकार का मधुमेह इन्सुलिन पर निर्भर होने वाला होता है।

(2) **परिपक्वावस्था में उत्पन्न होने वाला मधुमेह (Maturity Onset Diabetes—MOD)या इन्सुलिन पर निर्भर न होने वाला मधुमेह (Non-Insulin Dependent Diabetes Mellitus—NIDDM) अथवा द्वितीय प्रकार का मधुमेह (type II diabetes)**–इस प्रकार का मधुमेह 40 वर्ष की आयु के पश्चात् उत्पन्न होता है जिसमें जीवित रहने के लिए इन्सुलिन का इन्जैक्शन लगवाने की आवश्यकता नहीं होती अर्थात् यह इन्सुलिन पर निर्भर नहीं होता और इसे मुखीय अल्पग्लूकोज़रक्तता

उत्पन्न करने वाली औषधियों द्वारा नियन्त्रित किया जा सकता है। इस प्रकार का मधुमेह मोटापे के अनुसार निम्न दो प्रकार का होता है–

A. इन्सुलिन पर निर्भर न रहने वाला मधुमेह जिसमें रोगी मोटा होता है (Obese non-insulin dependent diabetes mellitus—Obese NIDDM)

B. इन्सुलिन पर निर्भर न रहने वाला मधुमेह जिसमें रोगी मोटा नहीं होता (Non-obese non-insulin dependent diabetes mellitus—Non-obese—NIDDM)

अन्य प्रकार के मधुमेह (Other Types of Diabetes Mellitus)

(1) **कुपोषण सम्बद्ध मधुमेह**–30 वर्ष की आयु से पूर्व कुपोषण में उत्पन्न होने वाला मधामेह।

(2) **द्वितीयक मधुमेह**–कुछ रोगों के द्वितीयक रूप में उत्पन्न होने वाला मधुमेह।

(3) **गर्भावस्था में मधुमेह।**

आहार व्यवस्था (Dietary Management)

अत्यधिक कार्बोहाइड्रेट से युक्त खाद्य पदार्थों को जैसे शुगर, मिठाई, मीठे पेय, चावल, आलू तथा केक आदि को त्याग देना चाहिए।

कैलोरियाँ–कैलोरियों की आवश्यकता मधुमेही रोगी के भार पर निर्भर होती है। मधुमेही रोगी के भार की गणना निम्न सूत्र द्वारा की जाती है–

रोगी की सेन्टीमीटरों में ऊँचाई–100 = मधुमेही रोगी का किलोग्राम में भार

शरीर के भार पर निर्भर करते हुए आवश्यक कैलोरियों की निम्न प्रकार से गणना की जाती है–

श्रेणी	कैलोरियों की आवश्यकता
अति भार	20 किलोकैलोरियाँ/1 किलोग्राम शरीर का भार/प्रतिदिन

सामान्य भार	30 किलोकैलोरियाँ/1 किलोग्राम शरीर का भार/प्रतिदिन
न्यून भार	40 किलोकैलोरियाँ/1 किलोग्राम शरीर का भार/प्रतिदिन

एक 50 वर्ष से ऊपर की आयु के वृद्ध व्यक्ति के लिए प्रति दशक 10% कम कैलोरियों की आवश्यकता होती है।

कार्बोहाइड्रेट–सामान्यतः सादे कार्बोहाइड्रेटों को जैसे ग्लूकोज, सुक्रोज़, फ्क्टोज़ तथा लैक्टोज़ आदि के लेने का परामर्श नहीं दिया जाता क्योंकि इनका बहुत जल्दी अवशोषण हो जाता है और तुरंत ही रक्त में शुगर बढ़ जाती है। इसके विपरीत जटिल कार्बोहाइड्रेटों जैसे अनाजों (गेहूँ तथा चावल आदि), दालों, सब्जियों जैसे आलुओं और फलों आदि का पाचन और अवशोषण धीरे-धीरे होता है। 250 ग्राम से कम जटिल कार्बोहाइड्रेटों का उपभोग होना चाहिए। परंतु इनकी एकदम से बहुत कमी भी नहीं होनी चाहिए क्योंकि ऐसा होने से वसा का अत्यधिक चयापचय या मैटाबोलिज़्म होने के परिणामस्वरूप कीटोएसिडोसिस (Ketoacidosis) हो जाती है।

वसाएँ–संतृप्त वसाओं तथा कोलेस्ट्रॉल से प्रचुर खाद्य पदार्थों को सीमित होना चाहिए।

प्रोटीन–प्रोटीन अन्तर्ग्रहण सामान्य मात्रा में अर्थात् एक किलोग्राम शरीर के भार पर एक ग्राम होना चाहिए। अतिरिक्त प्रोटीन ग्रहण करनी चाहिए, विशेष रूप से गर्भावस्था के दौरान, वृद्ध लोगों को तथा ऐसे लोगों को जिन्हें कोई चोट लगी हो या जिनका कोई ऑपरेशन हुआ हो।

तन्तु या रेशे (सेल्यूलोज़)–आहार तन्तुओं से भरपूर होना चाहिए क्योंकि इनसे भोजन के आमाशय और छोटी आँत से होकर गुजरने में विलम्ब होता है जिससे कार्बोहाइड्रेट का अवशोषण देर से होता है।

विटामिन–आहार को विटामिन B Complex से भरपूर होना चाहिए क्योंकि इससे मधुमेहज तन्त्रिकाशोथ (diabetic neuritis) नहीं हो पाता।

खनिज–पोटेशियम से भरपूर खाद्य वस्तुओं जैसे टमाटरों आदि का उपभोग करना चाहिए क्योंकि इससे अग्न्याशय से इन्सुलिन के मुक्त होने में मदद मिलती है।

मीठा बनाने वाले कारक

(1) **सैकेरीन (Saccharine)**–यह शुगर से 300 से 350 गुना मीठी होती है जो गोली, दानों या द्रव के रूप में कृत्रिम मधुर बनाने वाले के रूप में प्रयोग में लायी जाती हैं परंतु इससे कैंसर हो सकता है अतः इसके उपयोग को अब प्रतिबन्धित कर दिया गया है।

(2) **सोर्बीटोल (Sorbitol)**–यह हाइड्रोजनीकृत (hydrogenated) ग्लूकोज होता है, इससे शर्करामेह (glycosuria) नहीं होता।

आहार चार्ट (Diet Chart)

सुबह की चाय	एक प्याला चाय या कॉफी
नाश्ता	थोड़ा-सा मक्खन लगे हुए दो टोस्टों के साथ एक प्याला चाय
दोपहर का खाना	दो चपातियाँ, एक मध्यम परिमाण का कटोरा चावल, ¾ मध्यम परिमाण का कटोरा दाल, पत्तियों वाली सब्जियाँ एक कटोरा, खाना बनाने के काम आने वाला तेल आधी चाय की चम्मच-भर
तीसरे पहर	शुगर से रहित एक प्याला हल्की चाय
शाम	एक फल
शाम का खाना	दो छोटी चपातियाँ, एक मध्यम परिमाण का कटोरा चावल या दो और चपातियाँ, ¾ मध्यम परिमाण का कटोरा दाल, सलाद, एक मध्यम परिमाण का कटोरा अन्य सब्जियाँ
रात को सोते समय	शुगर से रहित एक गिलास टोण्ड दूध

कैलोरियाँ लगभग 1500, कार्बोहाइड्रेट 250 ग्राम से कम।

❑ ❑ ❑

वृद्धावस्था में पोषण (Geriatric Nutrition)

23

वृद्धावस्था में पहुँचने की क्रिया से बहुत से शरीरवृत्तिक, मानसिक तथा सामाजिक परिवर्तन उत्पन्न हो जाते हैं जिनका पौषणिक आवश्यकताओं पर प्रभाव पड़ता है। वृद्धावस्था में पोषण का सम्बन्धा बूढ़े लोगों की पौषणिक आवश्यकताओं से है।

वृद्धावस्था में शरीरवृत्तिक परिवर्तन (Physiological Changes in Aging)

वृद्ध लोगों की पौषणिक आवश्यकताओं को प्रभावित करने वाले महत्त्वपूर्ण शरीरवृत्तिक, परिवर्तन निम्नलिखित हैं–

- **आधारी चयापचय (Basal metabolism)**–वृद्धावस्था के परिणामस्वरूप ऊतक कोशिकाओं के चयापचय में कमी हो जाती है। अतः आधारी चयापचयी दर घट जाती है।
- **कैलोरियाँ या ऊर्जा**–वृद्धावस्था में शारीरिक क्रियाशीलता कम हो जाने के कारण कैलोरियों की या ऊर्जा की आवश्यकता कम हो जाती है। यह 25% कम हो जाती है।

जठरान्त्रीय पथ (Gastrointestinal Tract)

1. बहुत सी खाद्य वस्तुओं के लिए भूख का कम हो जाना।
2. दाँतों और मसूड़ों का क्षय हो जाने से दाँतों का अभाव होना जिससे खाना ठीक से नहीं चबाया जाता। भोजन को ठीक प्रकार से न चबा पाने के कारण कुछ प्रकार की भोज्य वस्तुओं के प्रति सहनशीलता कम हो जाती है। अतः ऐसी कठोर खाद्य वस्तुओं का परिहार कर दिया जाता है परन्तु कोमल खाद्य वस्तु से कब्ज हो सकता है।

3. थूक की कमी हो जाती है और इसलिए स्टार्च का ठीक से पाचन नहीं हो सकता।
4. आमाशयिक रस कम हो जाता है और आमाशय से पेप्सिन तथा लाइपेस, अग्न्याशय से एमाइलेस और आँतों से एन्टीरोकाइनेस, ट्रिप्सिन, इनवर्टेस या सुक्रेज़, लैक्टेज़ तथा माल्टेज़ पाचक एन्ज़ाइमों का स्रवण बढ़ती उम्र में सामान्यत: कम हो जाता है, इसलिए भोजन को पचाने की क्षमता कम हो जाती है।
5. वृद्ध लोगों में आन्त्रीय श्लेष्मकला का अपक्षय होने के परिणामस्वरूप पोषकों का अवशोषण कम हो जाता है।
6. खाद्य पोषकों का आन्त्रीय पथ से विभिन्न ऊतकों में पहुँचने पर परिसंचरण में परिवर्तन होने तथा ऑक्सीजन का उद्ग्रहण (uptake) कम हो जाने से प्रतिकूल प्रभाव पड़ता है।
   - **कुपोषण (Malnutrition)**–भूख कम लगने तथा भोजन की पाचन क्षमता कम हो जाने से बूढ़े लोगों में प्रोटीन की कमी हो जाती है अर्थात् प्रोटीन ऊर्जा कुपोषण हो जाता है।
   - **मधुमेह (Diabetes mellitus)**–यह एक दीर्घकालीन रोग है जो साधारणतया दोषयुक्त कार्बोहाइड्रेट चयापचय के कारण बूढ़े लोगों में होता है।

श्वसनीय रोग (Respiratory Illnesses)

वृद्धावस्था में साधारणतया जीर्ण कास, दमा तथा फुफ्फुसीय वातस्फीति (emphysema) हो जाती है।

हृद्वाहिकीय संस्थान (Cardiovascular System)

धमनीकलाकाठिन्य (Atherosclerosis)–यह बूढ़े लोगों में उत्पन्न होता हैं जिसमें बड़ी तथा मध्यम परिमाण की धमनियों, विशेष रूप से महाधमनी (aorta) तथा कॉरोनरी धमनियों के अन्त:स्तर (भीतरी दीवार) पर लाइपिड जमा हो जाता है

जिससे उनकी अवकाशिका (lumen) तंग हो जाती है और अन्ततः लाइपिड के जमाव में तन्तुमयता (fibrosis) तथा कैल्सीभवन हो जाता है। कॉरोनरी धमनी में धमनीकलाकाठिन्य होने से हृदय को रक्त की आपूर्ति कम हो जाती है, घनास्र (thrombus) बन जाता है, रक्त-चाप बढ़ जाता है तथा कॉरोनरी धमनी फट जाती है।

हृदय गति (Heart rate)—हृदय गति कम हो जाती है।

रक्त-चाप (Blood pressure)—वृद्धावस्था में उच्च रक्त-चाप होने की प्रवृत्ति होती है। धमनीय सिस्टोलिक प्रैशर के बढ़ने की गति धमनीय डायस्टोलिक प्रैशर के बढ़ने की गति से तीव्र होती है।

मूत्रीय संस्थान (Urinary System)

वृक्कों के कार्यों में कमी हो जाती है तथा रक्त में यूरिया बढ़ जाता है।

जनन-संस्थान (Reproductive System)

नपुंसकता (Impotency)—वृद्ध व्यक्तियों में मुख्य रूप से टैस्टोस्टेरोन हॉर्मोन की कमी होने से तथा आंशिक रूप से लैंगिक शक्ति कम हो जाने से नपुंसकता (impotency) हो जाती है।

प्रोस्टेट की वृद्धि (Enlargement of the prostate)—वृद्धावस्था में सामान्यतः प्रोस्टेट ग्रन्थि बढ़ जाती है जिससे मूत्रकृच्छ (dysuria) होता है अर्थात् कठिनाई से मूत्र-त्याग होता है निशामेह (nocturia) होता है अर्थात् रात्रि में अधिक पेशाब होता है, मूत्र-त्याग के लिए बार-बार जाने की अत्यावश्यकता होती है।

भगश्वेतशल्कता (Leukoplakia vulva)—वृद्ध स्त्रियों में भग (वृहत् भगोष्ठ, लघु भगोष्ठ तथा भगशिश्निका या क्लाइटोरिस) की त्वचा तथा श्लेष्मिक कला का अपक्षय होने से वे पतली हो जाती हैं और शुष्क हो जाती हैं और योनि-छिद्र में संकीर्णता हो जाती है। खुजली बहुत होना तथा त्वचा पर श्वेत मार्बल के समान चकत्तों का पाया जाना एवं त्वचा का छिल जाना इसकी विशिष्टताएँ हैं। रजोनिवृत्ति के पश्चात् स्त्रियों को उत्तेजित करने पर भी उनमें षंढत्व या कामशीतलता अथवा ठण्डापन (frigidity) होता है अर्थात् लैंगिक इच्छा जागृत नहीं होती। वृद्ध स्त्रियों में अर्थात् रजोनिवृत्ति के पश्चात् कृच्छमैथुन (dyspareunia) होता है अर्थात् लैंगिक

संसर्ग या रतिक्रिया के दौरान दर्द होता है। वृद्ध स्त्रियों में (रजोनिवृत्ति के पश्चात्) उत्पन्न होने वाले उपरोक्त सभी परिवर्तन ईस्ट्रोजन हॉर्मोन की कमी होने के कारण होते हैं। इनकी चिकित्सा न होने पर दुर्दमता (malignancy) उत्पन्न हो सकती है।

तन्त्रिकीय संस्थान (Nervous System)

वृद्धावस्था के कारण तन्त्रिकीय संस्थान में निम्न परिवर्तन उत्पन्न हो जाते हैं–

1. बधिरता या बहरापन
2. धुँधला दिखाई देना
3. स्वाद की अनुभूति कम हो जाना
4. सूँघने की अनुभूति कम हो जाना

अस्थि-संस्थान या कंकालीय तंत्र (Skeletal System)

अस्थिसुषिरता (Osteoporosis)–यह अधिकतर वृद्ध लोगों में अस्थियों का विकैल्सीभवन (decalcification) होने से उनमें विरलीकरण (rarefaction) या छिद्रलता (porosity) के बढ़ जाने से उत्पन्न रोग है जिसमें अस्थियों में विकृति हो जाती है, स्थानीय शूल होता है तथा अस्थिभंग (fracture) हो जाता है।

सन्धि-संस्थान (Articulatory or Locomotor System)

अस्थिसन्धिशोथ (Osteoarthritis)–यह सन्धियों का सामान्यतः घुटने की सन्धियों का ह्रासी (degenerative) रोग है जिसमें सन्धियों की उपास्थि (cartilage) नष्ट हो जाती है तथा सन्धि के किनारे पर अस्थियों की अतिवृद्धि हो जाती है जिसमें दर्द होता है और जकड़ाहट पैदा हो जाती है।

त्वचा तथा बाल (Skin and Hair)

त्वचा (Skin)–त्वचा शुष्क, खुरदरी, पपड़ीदार तथा झुर्रीदार होती है जिसका लचीलापन कम हो जाता है।

बाल (Hair)–वृद्धावस्था में बाल सफेद और रूक्ष हो जाते हैं।

मानसिक परिवर्तन (Mental Changes)

1. स्मृति दौर्बल्य
2. दृष्टिकोण या विचारों में दृढ़ता और परिवर्तन को नापसन्द करना
3. व्यवहार में परिवर्तन

मनोवेगी विकार (Emotional Disorders)

कटुता, अन्तर्मुखी होना, खिन्नता, जिन्दगी की थकान और यहाँ तक कि सामाजिक कुव्यवस्था के परिणाम स्वरूप आत्महत्या कर लेना।

विटामिन न्यूनता—बूढ़े लोगों में बहुधा कुछ विटामिनों की कमी हो जाती है।

दुर्घटना—बूढ़े लोगों के चिकने फर्श पर रपट कर गिर जाने से हडिड्यों का विकैल्सीभवन होने के कारण साधारणतया फीमर हड्डी की ग्रीवा का अस्थिभंग या फ्रैक्चर हो जाता है।

कैंसर—वृद्धावस्था में साधारणतया कैंसर हो जाता है। 65 वर्ष की आयु के पश्चात् अक्सर प्रोस्टेट ग्रन्थि का कैंसर हो जाता है।

पौषणिक आवश्यकताएँ (Nutrtional Requirements)

कैलोरियाँ—कैलोरियों की आवश्यकता आधारी चयापचयी दर एवं शारीरिक क्रियाशीलता के कम हो जाने के परिणामस्वरूप हल्का कार्य करने वाले सामान्य वयस्कों की अपेक्षा 25% कम हो जाती है। ऐसे व्यक्तियों में जिनके शरीर का भार सामान्य होता है, शरीर के भार को स्थिर बनाये रखने के लिए कैलोरियों के अन्तर्ग्रहण को समायोजित करना चाहिए। मोटे व्यक्तियों में शरीर के भार को धीरे-धीरे घटाने के लिए कैलोरियों के अन्तर्ग्रहण को समायोजित करना चाहिए जैसे कि "मोटापा" अध्याय में बताया गया है। ऐसे व्यक्तियों में जिनके शरीर का भार सामान्य से कम होता है, कैलोरियों के अन्तर्ग्रहण को शरीर के भार को बढ़ा कर सामान्य स्तर पर लाने के लिए समायोजित करना चाहिए।

प्रोटीन—बूढ़े लोगों में सामान्यतः प्रोटीन की कमी हो जाती है, उनके आहार में पर्याप्य मात्रा में प्रोटीन से प्रचुर खाद्य वस्तुओं जैसे दालों, काष्ठफलों, दूध, अण्डों,

मछली तथा मांस आदि का समावेश होना चाहिए। प्रतिदिन प्रति किलोग्राम शरीर के भार पर 1.5 ग्राम प्रोटीन का अन्तर्ग्रहण होना चाहिए।

वसाएँ–वसा ऊर्जा की एक ठोस स्रोत है, आहार में प्रतिदिन 50 ग्राम से अधिक वसा (घी आदि) नहीं होनी चाहिए। इस मात्रा में से कम से कम आधी वसा वनस्पति तेलों के रूप में होनी चाहिए जिनमें आवश्यक वसीय अम्ल प्रचुर मात्रा में होते हैं।

विटामिन–बूढ़े लोगों में सामान्यत: कुछ विटामिनों की न्यूनता के चिह्न और लक्षण देखे जाते हैं। अत: यदि आहार से पर्याप्त मात्रा में सभी विटामिन उपलब्ध नहीं होते हैं तो प्रतिदिन एक मल्टीविटामिन की गोली ली जा सकती है जिससे विभिन्न विटामिनों की प्रतिदिन की आधी आवश्यकता उपलब्ध हो जाती है। इसके अतिरिक्त प्रतिदिन 400 IU विटामिन D लेने से कैल्सियम का अवशोषण बढ़ने में मदद मिलती है और अस्थिसुषिरता (Osteoporosis) की रोकथाम हो जाती है।

खनिज–चूँकि बूढ़े लोगों में कैल्सियम तथा लोहे का अवशोषण सामान्य वयस्कों में होने की आपेक्षा कम होता है अत: आवश्यकताओं की पूर्ति के लिए कैल्सियम तथा लोहे का अन्तर्ग्रहण बढ़ना चाहिए। वृद्धावस्था में प्रतिदिन कैल्सियम की आवश्यकता 0.8 से 1.0 ग्राम तथा लोहे की 30-40 मिग्रा. है।

रूक्षांश (Roughage)–बूढ़े लोगों के आहार में कब्ज को दूर करने के लिए तन्तुओं से युक्त कोमल सब्जियाँ तथा फल होने चाहिएँ परंतु उन्हें पकी सब्जियों, सम्पूर्ण अनाज, दालों या उनके चोकर का अधिक उपभोग नहीं करना चाहिए क्योंकि इनमें अधिक मात्रा में तन्तु होते हैं और इसलिए ये आन्त्रीय श्लेष्मकला को क्षोभित कर सकते हैं और पाचन में गड़बड़ी पैदा कर सकते हैं।

जल–यह सुनिश्चित करने के लिए कि प्रतिदिन कम से कम 1.5 लीटर मूत्र उत्सर्जित होना चाहिए, कितना भी पानी पिया जा सकता है। इससे अपशिष्ट चयापचयी उत्पादों जैसे यूरिया तथा यूरिक एसिड का निष्कासन हो जायेगा।

अच्छा भोजन परोसना–बूढ़े लोग सामान्यत: सोचते हैं कि उनकी उनके परिवार को तथा समाज को आवश्यकता नहीं है। उनमें नैराश्य होता है और लोगों से अलग रहने की प्रवृत्ति होती है तथा अपने को बहिष्कृत एवम् अवांछित (अनचाहा) समझने की अनुभूति की भोजन के प्रति शिकायतों के रूप में अभिव्यक्ति होती है, वे भोजन ग्रहण करने से इन्कार कर देते हैं या वे अपनी मनपसंद खाद्य वस्तुओं जैसे मिठाईयों को खाने में लग जाते हैं अत: सुखद वातावरण में अच्छा भोजन परोसने से बूढ़े व्यक्ति

को संकेत मिलता है कि कोई उसकी तरफ ध्यान दे रहा है, उसकी देखभाल कर रहा है और वह एक प्रभावशाली व्यक्ति है।

तालिका 63 : बूढ़े लोगों के लिए पौषणिक आवश्यकताएँ

पोषक	पुरुष	स्त्री
कैलोरियाँ	2100	1700
प्रोटीन (ग्राम)	80	70
कैल्सियम (ग्राम)	0.8	0.8
लोहा (मिलीग्राम)	30	40
विटामिन A (IU) या μg में	5000, 750	5000, 750
थायामीन (मिलीग्राम)	1.2	1.0
रिबोफ्लेविन (मिलीग्राम)	1.4	1.2
निकोटिनिक एसिड (मिलीग्राम)	16	13
फोलिक एसिड (माइक्रोग्राम)	100	100
विटामिन B_{12} (माइक्रोग्राम)	1.0	1.0
एस्कोर्बिक एसिड या		
विटामिन C (मिलीग्राम)	50	50
विटामिन D (IU) या	400	400
माइक्रोग्राम में	10	10

तालिका 64 : 60 वर्ष से ऊपर के बूढ़े लोगों के लिए सन्तुलित आहार (ग्रामों में)

खाद्य पदार्थ	पुरुष		स्त्री	
	शाकाहारी	मांसाहारी	शाकाहारी	मांसाहारी
अनाज	350	350	250	250
दालें	85	55	85	55

हरी पत्तियों वाली सब्जियाँ	85	85	100	100
मूलें एवं कन्द	75	75	50	50
अन्य सब्जियाँ	55	55	55	55
फल	55	55	30	30
दूध	300	200	300	200
वसाएँ तथा तेल	35	40	30	55
अण्डे	–	3 0	–	3 0
मछली तथा मांस	–	5 5	–	5 5
शुगर और जागरी	30	30	30	30
मल्टीविटामिन गोली	1	1	1	1

❑ ❑ ❑

गर्भवती स्त्रियों और दूध पिलाने वाली माताओं का आहार (Diet of the Pregnant Women and Lactating Mothers)

24

गर्भावस्था के दौरान स्त्री का स्वास्थ्य बनाये रखना अनिवार्य है। यदि गर्भवती स्त्री स्वस्थ होगी तो एक स्वस्थ बच्चे का जन्म होगा। यदि वह अस्वस्थ होगी तो एक दुर्बल और अस्वस्थ बच्चे का जन्म होगा या गर्भस्राव (abortion), गर्भपात (miscarriage) अथवा कालपूर्व प्रसव (premature delivery) हो सकता है। कभी-कभी एक विकृत बच्चे का जन्म होता है।

सामान्य गर्भावस्था तथा प्रसव के लिए गर्भाधान से पूर्व अनुकूलतम भार पर विचार होना चाहिए। मोटी माताओं में बहुधाा गर्भहेतुक विषरक्तता (toxemia of pregnancy) उत्पन्न हो जाती है। यदि माँ का भार कम है तो कालपूर्व प्रसव होने की सम्भावना हो जाती है। गर्भावस्था के दौरान प्रथम त्रिमास में अनुकूलतम भार वृद्धि लगभग 1.5 किलोग्राम होती है। द्वितीय त्रिमास में औसत भार वृद्धि प्रति माह लगभग 1.5 किलोग्राम अर्थात् तीन महीनों में लगभग 4.5 किलोग्राम होनी चाहिए। अन्तिम त्रिमास में भार वृद्धि कुछ अधिाक होनी चाहिए। गर्भावस्था की अवधिा पूर्ण हो जाने पर भार की कुल वृद्धि लगभग 10-12 किलोग्राम होती है, प्रारम्भिक गर्भावस्था के दौरान लगातार उल्टियाँ होने पर भार में कुछ कमी हो सकती हैं। अचानक ही भार में परिवर्तन (वृद्धि या कमी) होना भी हानिकारक हो सकता है।

गर्भावस्था की अवधि पूर्ण होने पर भार वृद्धि 9 किलोग्राम से कम तथा 13.5 किलोग्राम से अधिक नहीं होनी चाहिए। यदि यह 9 किलोग्राम से कम है तो गर्भवती को पौष्टिक आहार देकर उसका भार बढ़ाना चाहिए। यदि भार वृद्धि 13.5 किलोग्राम से अधिक है तो इसे घी, तेल तथा कार्बोहाइड्रेट-युक्त खाद्य पदार्थों जैसे चावल और मिठाइयों आदि की मात्रा घटाकर कम करना चाहिए।

एक गर्भवती स्त्री को निम्नलिखित कारणों से एक अच्छे संतुलित आहार की आवश्यकता होती है।

1. गर्भवती स्त्री के स्वास्थ्य को बनाये रखने के लिए।

2. गर्भस्थ भ्रूण की आवश्यकताओं की पूर्ति के लिए। एक भ्रूण माँ के लिए परजीवी होता है और वह माँ के आहार से पोषणाहार उपलब्ध करता है। यदि माँ का पोषण अपर्याप्त है तो उसके शरीर के भण्डार खाली हो जाते हैं और इस प्रकार कालपूर्व प्रसव होने की सम्भावना हो जाती है, इसलिए माँ को गर्भावस्था के दौरान अच्छा पौष्टिक भोजन ग्रहण करना चाहिए।
3. माँ को दुग्धास्रवण के लिए तैयार करना।
4. गर्भावस्था के मामूली विकारों को दूर करना।
5. शरीर में प्रतिदिन होने वाली टूट-फूट की मरम्मत करने के लिए।

गर्भावस्था के दौरान पोषण (Nutrition During Pregnancy)

ऊर्जा–माँ और भ्रूण के अंगों तथा संस्थानों की एवं अपरा (placenta) की वृद्धि और विकास को सहारा देने के लिए गर्भावस्था के दौरान ऊर्जा अन्तर्ग्रहण में वृद्धि होनी चाहिए।

त्रिमास रीति से कैलोरियों में वृद्धि निम्न प्रकार से होती है–

प्रथम त्रिमास में–10 किलोकैलोरियाँ प्रतिदिन

द्वितीय त्रिमास में–90 किलोकैलोरियाँ प्रतिदिन

तृतीय त्रिमास में–200 किलोकैलोरियाँ प्रतिदिन

अगर्भा (Non-pregnant) स्त्री को प्रतिदिन लगभग 2000 कैलोरियाँ की आवश्यकता होती है जबकि सगर्भा या गर्भवती स्त्री को पूर्णकालिक गर्भावस्था में अधिक कैलोरियों की अर्थात् 2200 किलोकैलोरियों की प्रतिदिन आवश्यकता होती है।

प्रोटीन–एक वयस्क के लिए सामान्य रूप से प्रोटीन की आवश्यकता लगभग 60 ग्राम प्रतिदिन है। यह गर्भावस्था के दौरान लगभग 20 ग्राम प्रतिदिन बढ़ जाती है अर्थात् प्रतिदिन लगभग 80 ग्राम प्रोटीन उपलब्ध करानी चाहिए। प्रोटीन के दो स्रोत हैं।

A. जन्तु स्रोत–जन्तु उद्गम की प्रोटीन दूध, पनीर, अण्डों, मछली और मांस आदि में पाई जाती हैं। ½ लीटर गाय के दूध में लगभग 20 ग्राम प्रोटीन होती हैं।

B. वनस्पति तेल–वनस्पति प्रोटीन अनाजों, छोटे अनाजों, दालों, काष्ठफलों, तिलहनों, सब्जियों तथा फलों में पाई जाती हैं।

गर्भवती स्त्री को 350 ग्राम अनाज, 90 ग्राम दालें तथा 800-900 ग्राम दूध देना चाहिए। शाकाहारी स्त्री को 80 ग्राम मूँगफली की गिरी तथा मांसाहारी को एक अण्डा और लगभग 90 ग्राम मांस तथा मछली दी जा सकती है।

निम्नलिखित कारणों से अतिरिक्त प्रोटीन लेने की आवश्यकता होती है:

- भ्रूण की शीघ्रगामी वृद्धि के लिए।
- गर्भाशय, अपरा या प्लेसेन्टा तथा स्तनीय ग्रन्थियों की वृद्धि के लिए।
- अमीनो एसिडों के माँ से भ्रूण में स्थानान्तरण के लिए।
- प्रसव को आसान बनाने के लिए उल्वोदक या गर्भोदक (amniotic fluid) का निर्माण करने के लिए।
- माँ में परिसंचारी रक्त का आयतन बढ़ जाने और फिर प्लाज्मा प्रोटीन की बढ़ी मांग के कारण अतिरिक्त प्रोटीन की आवश्यकता होती है।

यदि गर्भावस्था के दौरान प्रोटीन की माँग पूरी नहीं होती है तो निम्न अवस्थायें उत्पन्न हो सकती हैं–

- शिशु की वांछित वृद्धि प्राप्त नहीं होती है।
- गर्भाशय में शिशु माँ के सहारे ही पनपता है।
- ऊतकों की कोशिकाएँ, विशेष रूप से शिशु के मस्तिष्क की कोशिकाएँ अल्प विकसित होती हैं।
- गर्भावस्था के दौरान कैलोरियों और प्रोटीन की कमी होने के परिणामस्वरूप जन्म के पश्चात् शिशु के द्वारा भोजन का उपभोग अपर्याप्त होता है।

वसाएँ–गर्भवती स्त्री को प्रतिदिन 40 ग्राम घी या मक्खन लेना चाहिए।

कार्बोहाइड्रेट–गर्भवती स्त्री को प्रतिदिन 80 ग्राम आलुओं का, 100 ग्राम चावल तथा 350 ग्राम अनाज के अतिरिक्त 60 ग्राम गुड़ का उपभोग करना चाहिए। यदि गर्भवती स्त्री मधुमेह से पीड़ित है तो गुड़ को त्याग देना चाहिए और कार्बोहाइड्रेट की मात्रा कम कर देनी चाहिए।

विटामिन (Vitamins)

वसा में घुलनशील विटामिन (Fat-soluble Vitamins)

विटामिन A–विटामिन A एक संक्रमणरोधी विटामिन है अर्थात् यह शरीर की संक्रमण से रक्षा करता है और यह बच्चे के शरीर की वृद्धि के लिए आवश्यक है।

गर्भवती स्त्री की प्रतिदिन के लिए इसकी आवश्यकता 3500 IU है। गर्भवती स्त्री को विटामिन A के लिए गाजर, पालक, पत्तागोभी, टमाटरों का, पके पपीते, पके आम, दूध, पनीर, मक्खन या घी का उपभोग करना चाहिए। इनके अतिरिक्त विटामिन A अण्डे की ज़र्दी, मछली के जिगर के तेल जैसे शार्क लीवर ऑयल या कॉड लीवर ऑयल तथा मांस आदि से भी उपलब्ध होता है। मछली के जिगर के तेल विटामिन A के प्रचुर स्रोत हैं। एक चाय की चम्मच-भर कॉड लीवर ऑयल या शार्क लीवर ऑयल में लगभग 6000 IU विटामिन A होता है।

विटामिन D—यह आँत से कैल्सियम तथा फॉस्फोरस के अवशोषण में मदद करता है और इसलिए यह गर्भाशय में शिशु की हडिड्यों के बनने तथा उनके विकसित होने के लिए आवश्यक है। इसकी आवश्यकता गर्भावस्था के दौरान बढ़ जाती है, प्रतिदिन 10 माइक्रोग्राम या 400 IU विटामिन D की आवश्यकता होती है। यदि गर्भवती स्त्री को अतिरिक्त विटामिन D नहीं दिया जाता है तो उसका गर्भाशय में विद्यमान शिशु विकृत हो जाता है और जन्म के पश्चात् वह बालास्थिविकारग्रस्त (rickety) हो जाता है। विटामिन D दूध, पनीर, मक्खन, अण्डे की ज़र्दी और मछली के तेल आदि में पाया जाता है। अतः गर्भवती स्त्री को दूध और अण्डे देने चाहिएँ और उसे प्रतिदिन कॉड लीवर ऑयल का एक कैप्सूल लेने का परामर्श देना चाहिए।

विटामिन E—इसे बन्धयतारोधी (anti-sterility) विटामिन भी कहा जाता है। यह बन्धयता या बाँझपन को दूर करता है। इसकी कमी होने से बन्धयता या बाँझपन हो जाता है या यदि गर्भाधान हो जाता है तो गर्भस्राव (abortion) होने की सम्भावना हो जाती है। यह विशेष रूप से अंकुरित गेहूँ तथा हरी सब्जियों में पाया जाता है। गर्भवती को इसकी 100, 200 या 400 मिग्रा. की गोली देकर इसे अनुपूरक के रूप में उपलब्ध कराया जा सकता है।

विटामिन K—इसे रक्तस्रावरोधक कारक भी कहा जाता है। इसकी कमी होने से नवजात शिशु का काला मल (melena neonatorum) या नवजात शिशु का रक्तस्रावी रोग होता है। यह सामान्यतः गहरी हरी पत्तियों वाली सब्जियों तथा टमाटरों, सोयाबीन, दूध, अण्डे, मछली के जिगर और मांस आदि में पाया जाता है, गर्भवती स्त्री को इन खाद्य वस्तुओं का उपभोग करना चाहिए। बच्चे का जन्म होते समय माँ को सामान्यतः विटामिन K का 1 मिग्रा. का एक अन्तःपेशीय इन्जैक्शन लगाया जाता है क्योंकि कालपूर्वता (prematurity) होने की दशा में हमेशा रक्तस्राव होने का खतरा हो जाता है।

जल में घुलनशील विटामिन (Water-soluble Vitamins)

विटामिन B Complex–विटामिन B में बहुत से कारक होते हैं अतः इसे विटामिन B Complex कहा जाता है।

विटामिन B_1 (थायामीन हाइड्रोक्लोराइड)–यह तन्त्रिकाओं के स्वस्थ बने रहने के लिए आवश्यक है अतः इसे गर्भावस्था में अपसंवेदन (paresthesia) की चिकित्सा में प्रयोग में लाया जाता है। यह अनाजों (गेहूँ तथा चावल), दालों, सब्जियों, फलियों, फलों, तिलहनों, काष्ठफलों विशेष रूप से मूँगफली, दूध, यीस्ट, अण्डे, मछली और और मांस आदि में पाया जाता है। गर्भवती स्त्री के लिए विटामिन B_1 की दैनिक आवश्यकता 1.5 मिग्रा. है।

विटामिन B_2 (रिबोफ्लेविन)–इसका सम्बन्ध भ्रूण की वृद्धि और उसके विकास से होता है और माँ में इसकी कमी होने से भ्रूण की अस्थियों में विकृतियाँ हो जाती हैं और शिशु में खण्डतालु (Cleft palate) हो जाता है। यह प्रचुर मात्रा में हरी पत्तियों वाली सब्जियों, दूध और दूध के उत्पादों, मूँगफलियों, यीस्ट, अण्डे, मुर्गा-मुर्गी, मछली तथा मांस आदि में पाया जाता है। गर्भवती के लिए इसकी दैनिक आवश्यकता 1.7 मिग्रा. है।

विटामिन B_6 (पाइरीडॉक्सीन हाइड्रोक्लोराइड)–इसका सम्बन्ध मुख्यतः केन्द्रीय तन्त्रिका-तन्त्र के सामान्य रूप से कार्य करने से है। इसकी कमी होने से मानसिक क्षोभ्यता होती है, आक्षेप आने (दौरे पड़ने) लगते हैं, अवसाद या खिन्नता होती है तथा उल्टियाँ होने लगती हैं। इसे गर्भावस्था में सामान्यतः उल्टियाँ होने पर दिया जाता है। इसके स्रोत अनाज, दालें, सब्जियाँ, फल, सोयाबीन, फलियाँ, दूध, पनीर, अण्डे की ज़र्दी, मूँगफलियाँ, मछली तथा मांस आदि हैं। गर्भवती स्त्री के लिए इसकी दैनिक आवश्यकता 2.5 मिग्रा. है।

विटामिन B_{12} (सायनोकोबालामिन)–यह अस्थि मज्जा में लाल रक्त कोशिकाओं के निर्माण एवं उनके विकास के लिए आवश्यक है अतः इसे रक्तवर्द्धक तत्त्व (hematinic principle) या रक्ताल्पतारोधी (anti-anemic) कारक कहा जाता है। इसका संबंध तन्त्रिकाओं की आवेगों के संचारित करने की क्षमता से होता है। इसकी कमी होने से प्रणाशी रक्ताल्पता (pernicious anemia) तथा सुषुम्ना रज्जु का अनुतीव्र संयुक्त ह्रास (subacute combined degeneration of the spinal cord) हो जाता है। विटामिन B_{12} जन्तु उद्‌गम के खाद्य पदार्थों में पाया जाता है। यह दूध, पनीर, अण्डे, मछली, यकृत तथा मांस आदि में पाया जाता है और यह आँत में जीवाणुओं द्वारा भी संश्लेषित होता है। यह वनस्पति उद्‌गम के खाद्य पदार्थों में नहीं पाया जाता। गर्भवती स्त्री को इसकी दैनिक आवश्यकता 1.5 माइक्रोग्राम है।

नियासिन या निकोटिनिक एसिड–इसकी कमी होने से पैलाग्रा (pellagra) रोग उत्पन्न होता है अतः इसे पैलाग्रा-निरोधक घटक (pellagra preventing factor) भी कहा जाता है। यह त्वचा के सामान्य रूप से कार्य करने के लिए आवश्यक है अतः आहार में पर्याप्त मात्रा में नियासिन होने पर त्वचा रोग नहीं होते। यह तन्त्रिकीय तंत्र के सामान्य रूप से कार्य करने के लिए भी आवश्यक है। इसकी अत्यधिक कमी होने पर विखण्डित मनस्कता या शाइज़ोफ्रेनिया तथा पक्षाघात के लक्षण उत्पन्न हो सकते हैं। नियासिन या निकोटिनिक एसिड अनाजों (सम्पूर्ण गेहूँ, चावल), दालों, दूध, यीस्ट, मूँगफलियों, मुर्गा-मुर्गी, मछली, जिगर तथा मांस आदि में पाया जाता है। गर्भवती स्त्री को प्रतिदिन लगभग 16 मिग्रा. नियासिन की आवश्यकता होती हैं।

फोलिक एसिड–यह अस्थि मज्जा में लोहितकोशिकाजनन (erythropoiesis) या लाल रक्त कोशिकाओं के बनने के लिए आवश्यक है। गर्भावस्था के दौरान यह शिशुओं का जन्म का भार बढ़ाता है तथा कम भार वाले बच्चों के पैदा होने की सम्भावना को कम करता है। लगभग 1/3 गर्भवती स्त्रियों में फोलिक एसिड की कमी गर्भावस्था के अन्तिम सप्ताहों में होती है जिससे महालोहितकोशिकाप्रसू-रक्ताल्पता (megaloblastic anemia) होती है जिसमें लाल रक्त कोशिकाएँ बड़ी होती हैं तथा अपरिपक्व और भगुंर होती हैं। इसके अतिरिक्त फोलिक एसिड की कमी से गर्भस्थ शिशु की वृद्धि एवं विकास बाधित हो जाते हैं। फोलिक एसिड प्रचुर मात्रा में ताजी हरी पत्तियों वाली सब्जियों, सोयाबीन, मटर, फलों तथा दालों और जिगर आदि में पाया जाता है। गर्भावस्था के दौरान प्रतिदिन लगभग 400 माइक्रोग्राम फोलिक एसिड की आवश्यकता होती है। गर्भावस्था के दौरान रक्ताल्पता को रोकने के लिए इसे स्त्री को गोली या कैप्सूल के रूप में दिया जाता है, सामान्यतः फोलिक एसिड की गोली में विटामिन B_{12} भी होता है।

विटामिन C या एस्कॉर्बिक एसिड–इसे एन्टी-स्कॉरब्यूटिक (Anti-scorbutic) विटामिन भी कहा जाता है क्योंकि इसकी कमी होने से स्कर्वी रोग हो जाता है और

यह स्कर्वी के प्रतिकूल कार्य करता है। विटामिन C की कमी होने से स्थानीय रक्तस्राव होता है और हडिड्याँ सहज में ही टूट जाती हैं। यह शरीर की संक्रमण से रक्षा करता है। यह ज़ख्म के भरने में मदद करता है। इसकी लोहे के अवशोषण और चयापचय में एक महत्त्वपूर्ण भूमिका होती है। गर्भावस्था के दौरान विटामिन C कम ग्रहण करने से भ्रूणीय झिल्लियाँ समय से पूर्व फट जाती हैं और इसलिए भ्रूण की मृत्यु हो सकती है। विटामिन C आमले, नीम्बू या नीम्बू रस, टमाटरों, हरी पत्तियों वाली सब्जियों जैसे पालक और पत्तागोभी आदि में, मूल सब्जियों जैसे शलज़म और मूली आदि में पाया जाता है। फलों में जैसे अमरूद, सन्तरे, पके आम, पके पपीते, सेव तथा अनन्नास में भी विटामिन C होता है। अंकुरित दालों जैसे चने की दाल में विटामिन C होता है। माँ के दूध में अच्छी मात्रा में विटामिन C होता है। आमला ताजी तथा सूखी दोनों अवस्थाओं में विटामिन C का सबसे अच्छा स्रोत है। इसके बाद अमरूद का नम्बर आता है। गर्भावस्था के दौरान विटामिन C की दैनिक आवश्यकता 75-80 मिग्रा. है।

खनिज (Minerals)

लोहा–निम्नलिखित कारणों से गर्भावस्था के दौरान लोहे की आवश्यकता बढ़ जाती है।

- गर्भावस्था के दौरान स्त्री का रक्त आयतन बढ़ जाता है और इस लिए लाल रक्त कोशिकाओं की कुल संख्या भी बढ़ जाती है जिनके लिए अधिक लोहे की आवश्यकता होती है।
- गर्भाशय में बढ़ते हुए शिशु तथा अपरा में लोहे का अंश होने के कारण भी लोहे की मांग बढ़ जाती है।

लोहे के स्रोत वनस्पति खाद्य वस्तुएँ जैसे अनाज, हरी पत्तियों वाली सब्जियाँ जैसे पालक तथा फलियाँ, फल जैसे सेव आदि, तिलहन, काष्ठफल, मेवे, जन्तु खाद्य वस्तुएँ जैसे अण्डे की ज़र्दी, मुर्गा-मुर्गी, मछली, मांस तथा जिगर आदि हैं। सगर्भा या गर्भवती स्त्री के लिए लोहे की दैनिक आवश्यकता 38 मिग्रा. है जबकि अगर्भा स्त्री के लिए 30 मिग्रा. है।

कैल्सियम–गर्भावस्था के दौरान स्त्री को अगर्भा स्त्री की अपेक्षा जिसे प्रतिदिन 500 से 1000 मिग्रा. कैल्सियम की आवश्यकता होती है, गर्भाशय में शिशु की

अस्थियों के निर्माण एवं विकास के लिए प्रतिदिन 1.5 ग्राम कैल्सियम की आवश्यकता होती है। कैल्सियम दूध तथा दूध के उत्पादों जैसे पनीर, दही, मक्खन निकाले हुए दूध तथा मक्खन आदि; हरी पत्तियों वाली सब्जियों जैसे पालक आदि तथा अन्य सब्जियों जैसे मूली, गाजर, चुकन्दर, भिण्डी तथा प्याज आदि; अनाज, छोटे अनाज, दालों, अण्डों तथा मछलियों में पाया जाता है।

गर्भवती स्त्री को गर्भावस्था के तीसरे से आठवें माह तक टॉनिक के रूप में कैल्सियम देना चाहिए। कैल्सियम के अवशोषण को सुसाध्य बनाने के लिए सामान्यत: कैल्सियम टॉनिक में कैल्सियम के साथ विटामिन D को भी मिलाया जाता है। कैल्सियम तथा विटामिन D अनुपूरकों का उपयोग करने से गर्भावस्था के दौरान पेशीय ऐंठन कम हो जाती हैं।

मैग्नीशियम–यह मस्तिष्क, सुषुम्ना रज्जु तथा सभी तन्त्रिकाओं के ठीक प्रकार से कार्य करने के लिए अनिवार्य है। इसकी कमी होने से गर्भवती स्त्री को नींद नहीं आती। वह ज़रा-सी आवाज सुनने पर ही अचानक अस्त-व्यस्त हो जाती है, उसके हाथ-पैर काँपने लगते हैं और दिल की धड़कन बढ़ जाती है। मैग्नीशियम अनाजों, दूध, पनीर, अण्डों, हरी सब्जियों तथा फलों में पाया जाता है। फलों में केला मैग्नीशियम का सबसे अच्छा स्रोत है। गर्भवती स्त्री के लिए मैग्नीशियम की दैनिक आवश्यकता कैल्सियम की आवश्यकता से आधी अर्थात् 750 मिग्रा. होती है।

तरल–गर्भवती स्त्री को मौसम के अनुसार प्रतिदिन 1 से 1.5 लीटर पानी पीना चाहिए।

आहार (Diet)

गर्भवती स्त्री को अधिक भोजन की आवश्यकता होती है, अपने लिए तथा साथ ही अपने गर्भस्थ शिशु के लिए, परंतु फिर भी उसे अधिक भोजन ग्रहण नहीं करना चाहिए। एक संतुलित आहार का उपभोग होना चाहिए जिसे थोड़ी-थोड़ी मात्रा में बारम्बार लेना चाहिए। अत्यधिक खाना खाते रहने से गर्भस्थ शिशु का अतिविकास (परिमाण में बड़ा होना) हो जाता है जिससे प्रसव में कठिनाई होती है। अधिक खाने से गर्भवती में गर्भाक्षेप (eclampsia) हो सकता है। अत्यधिक घी या तेल से युक्त भोज्य वस्तुओं का अधिक भक्षण करने से पेट में जलन होती हैं, शरीर का भार भी बढ़ जाता है और हृदय रोग होने की संभावना हो जाती है। मधुमेह उत्पन्न होने का खतरा उत्पन्न हो जाता है यदि आहार में अधिक मात्रा में कार्बोहाइड्रेट से युक्त खाद्य वस्तुओं का उपभोग किया

जाता है या मिठाई अधिक खाई जाती है। गर्भवती स्त्री को ताजे फलों तथा सब्जियों को अधिक लेने के लिए प्रोत्साहित करना चाहिए। इनसे कब्ज नहीं होता।

भोजन की कमी होने पर भ्रूण का विकास नहीं होता और एक कमजोर तथा दुबले-पतले बच्चे का जन्म होता है, कालपूर्व बच्चे का जन्म होता है एवम् गर्भवती स्त्री में रक्ताल्पता हो जाती हैं।

गर्भवती स्त्री को प्रतिदिन 4-8 ग्राम साधारण नमक (सोडियम क्लोराइड) लेना चाहिए। उच्च रक्त-चाप और वृक्क रोग होने पर तथा गर्भावस्था के बाद के अर्द्ध भाग में गर्भवती स्त्री को अधिक नमक लेना अच्छा नहीं होता।

गर्भवती स्त्री को चाय अधिक नहीं पीनी चाहिए। इससे हृद्‌दाह (heart burn) होता है तथा मूत्रण बढ़ जाता है।

तालिक 65 : सामान्य, गर्भवती, दूध पिलाने वाली महिलाओं के लिए संतुलित आहार (सामान्य मूल्य)

भोज्य-पदार्थ (ग्राम में)	सामान्य महिला			अतिरिक्त पूर्ति	
	बैठ कर कार्य करने वाली	साधारर्ण कार्य	भारी कार्य	गर्भावस्था	दूध पिलाने की स्थिति में
अनाज	260	310	440	—	110
दालें	60	60	60	40	—
सब्जियाँ (हरी पत्ती वाली)	100	100	100	—	—
सब्जियाँ (अन्य)	75	75	100	—	—
कन्दमूल	50	75	100	—	—
दूध	400	400	400	400	600
फल	60	60	60	50	50
मांस और मछली	60	60	60	25	40
अण्डे	30	30	30	—	—
वसा और तेल	30	35	40	—	20

दूध पिलाने वाली माँ का आहार (Diet of the Lactating Mother)

दूध पिलाने वाली माँ की दैनिक पौषणिक आवश्यकता निम्नलिखित के लिए होनी चाहिएँ।

1. उसकी अपनी दैनिक आवश्यकता के लिए।
2. बढ़ते हुए शिशु को पर्याप्त पोषणाहार उपलब्ध कराने हेतु।
3. दुग्ध उत्पादन के लिए ऊर्जा उपलब्ध कराने के लिए।

किसी दूध पिलाने वाली माँ में औसत दैनिक दुग्ध उत्पादन लगभग 650 मिली. होता है, यद्यपि कुछ स्त्रियों में दुग्धा उत्पादन अधिक होता है। आहार का जो नमूना गर्भावस्था के दौरान प्रयुक्त हुआ है, वही दुग्धस्रवण काल में भी जारी रखना है। दुग्ध स्रवण काल में बढ़ी हुई आवश्यकताओं की पूर्ति के लिए अच्छा सन्तुलित आहार होना चाहिए। किसी विशिष्ट भोज्य वस्तु का परिहार करने की आवश्यकता नहीं हैं जब तक उससे माँ को कोई कष्ट न होता हो। शराब पीना और तम्बाकू चबाना छोड़ देना चाहिए क्योंकि इनसे बच्चे पर हानिकारक प्रभाव हो सकता है।

तालिक 66 : दूध पिलाने वाली माँ के दूध में पाये जाने वाले पोषक तत्त्व

पोषक तत्व	600 मिली. माँ के दूध में पोषक तत्वों की मात्रा
केलोरीज (KCal)	420
प्रोटीन्स (g)	7.2
आयरन (mg)	0.75
कैलशियम (mg)	205
विटामिन A (μg)	300
विटामिन B_{12} (μg)	0.14
एस्कॉर्बिक एसिड (mg)	15-30
नियासीन (mg)	1.2
थायमिन (mg)	0.09
रिबोफ्लेवीन (mg)	0.37
फोलिक एसिड (μg)	6

❑ ❑ ❑

शिशुओं की पौषणिक आवश्यकताएँ (Nutritional Requirements of Infants)

पोषण की शैशव काल में एक महत्त्वपूर्ण भूमिका होती है और शिशु की वृद्धि तथा विकास शीघ्रता से होता है यदि उसे उपयुक्त पोषण उपलब्ध कराया जाता है।

प्रारम्भिक शैशव काल में स्तनों के दूध से अधिकांश पोषक आवश्यकताओं की आपूर्ति हो जाती है और चार-पाँच माह पश्चात् शिशु को दूध पीना छोड़ देने के बाद का आहार देना चाहिए।

ऊर्जा–शिशु को ऊर्जा की आवश्यकता अधिक होती है। शिशुओं को प्रति किलोग्राम शरीर के भार पर 120 किलोकैलोरियों की आवश्यकता होती है। एक शिशु की ऊर्जा आवश्यकताएँ निम्नलिखित हैं–

इण्डियन कौंसिल ऑफ मेडिकल रिसर्च (ICMR) द्वारा भारतीय शिशुओं के लिए अनुशंसित ऊर्जा

3 माह से कम आयु के लिए	–	120 किलोकैलोरियाँ प्रति किलोग्राम शरीर का भार
3 से 5 माह की आयु के लिए	–	115 किलोकैलोरियाँ प्रति किलोग्राम शरीर का भार
6 से 8 माह की आयु के लिए	–	110 किलोकैलोरियाँ प्रति किलोग्राम शरीर का भार
9 से 11 माह की आयु के लिए	–	105 किलोकैलोरियाँ प्रति किलोग्राम शरीर का भार
1 वर्ष की आयु के लिए	–	112 किलोकैलोरियाँ प्रति किलोग्राम शरीर का भार

प्रोटीन–शिशु में प्रोटीन की आवश्यकता बढ़ी होती है। प्रारम्भिक महीनों में माँ के दूध से शिशु की वृद्धि के लिए जरूरी आवश्यक अमीनो एसिड उपलब्ध हो जाते हैं।

शिशु की प्रोटीन आवश्यकताएँ निम्नलिखित हैं–

0 — 3माह	–	2.3 ग्राम/कि.ग्रा. (दुग्ध प्रोटीन के शब्दों में)
3 — 6माह	–	1.8 ग्राम/कि.ग्रा. (दुग्ध प्रोटीन के शब्दों में)
6 — 9माह	–	1.8 ग्राम/कि.ग्रा. (आंशिक रूप में वनस्पति प्रोटीन भी)
9 — 12माह	–	1.5 ग्राम/कि.ग्रा. (आंशिक रूप में वनस्पति प्रोटीन भी)

यदि प्रोटीन तथा कैलोरियों की आवश्यकताओं की पर्याप्त रूप में आपूर्ति नहीं होती है तो प्रोटीन-ऊर्जा कुपोषण (PEM) हो सकता है।

वसाएँ–शैशव काल की प्रारम्भिक अवस्थाओं में लगभग 35-45% कैलोरियाँ वसाओं से उपलब्ध होती हैं तथा बाद की अवस्थाओं में अनुपूरक (अर्द्धठोस या ठोस) खाद्य पदार्थों का समावेश होने पर उनसे भी आवश्यक मात्रा में वसाएँ उपलब्ध होती हैं।

कार्बोहाइड्रेट–कार्बोहाइड्रेटों से शिशुओं में 35-45% कैलोरियाँ उपलब्ध होती हैं जो दूध में लैक्टोज के कारण होती हैं।

विटामिन–विटामिन शिशु की शीघ्रगामी वृद्धि और विकास के लिए अनिवार्य होते हैं। स्तनों के दूध से लगभग सभी विटामिन उपलब्ध होते हैं जो शिशु के लिए पर्याप्त होते हैं। गाय के दूध में थोड़ी मात्रा में विटामिन C तथा विटामिन D होता है जिनका उपभोग बहुधा बच्चे में माँ का दूध पीना छोड़ देने के पश्चात् होता है। विटामिन C तथा D माँ का दूध पीना छोड़ देने वाले शिशुओं को अनुपूरक के रूप में उपलब्ध कराया जाता है।

खनिज–शिशु की शीघ्रगामी वृद्धि एवम् विकास के लिए अधिक मात्रा में खनिजों की, विशेष रूप से कैल्सियम और फॉस्फोरस की आवश्यकता होती है। यद्यपि माँ के दूध में कैल्सियम कम होता है परंतु इसका स्तन-दुग्ध से संतोषजनक अवशोषण हो जाता है। गाय का दूध पिलाने से उसमें फॉस्फेट अंश अधिक होने से अल्पकैल्सियमरक्तता (hypocalcemia) हो जाती है।

तरल–पूर्णकालिक शिशु को प्रथम दिन प्रति किलोग्राम शरीर के भार पर लगभग 60 मिली. तरल की आवश्यकता होती है जो दूसरे और तीसरे दिन बढ़ कर प्रति किलोग्राम शरीर के भार पर 100-120 मिली. हो जाती है। कालपूर्व शिशु को प्रथम दिन प्रति किलोग्राम शरीर के भार पर 70 से 100 मिली. तरल की आवश्यकता होती

है जो अगले 3 या 4 दिनों के लिए बढ़कर प्रति किलोग्राम शरीर के भार पर 150-170 मिली. हो जाती है। जैसे ही माँ का दूध पीना छोड़ दिया जाता है, बच्चे को ताजे फलों और फलों के रसों या सब्जियों के सूप के साथ उबाला हुआ तथा ठण्डा किया गया पानी देना चाहिए।

तालिका 67 : मानव दूध, गाय के दूध तथा भैंस के दूध का संघटन (प्रति 100 मिली.)

पोषक	मानव दूध	गाय का दूध	भैंस का दूध
जल (मिली.)	88	87	81
प्रोटीन (ग्राम)	1.1	3.2	4.3
वसा (ग्राम)	3.4	4.1	6.5
शुगर (ग्राम) लैक्टोज़	7.4	4.4	5.1
कैल्सियम (मिग्रा.)	28	120	210
फॉस्फोरस (मिग्रा.)	11	90	130
लोहा (मिग्रा.)	–	0.2	0.2
थायामीन (मिग्रा.)	20	50	40
रिबोफ्लेविन (मिग्रा.)	20	290	100
नियासिन (मिग्रा.)	–	100	100
विटामिन A (माइक्रोग्राम)	42	52	48
विटामिन C (मिग्रा.)	3	2	1
कैलोरियाँ	65	67	117

स्तन-पान (Breast Feeding)

अधिकांश शिशुओं का मुख्य आहार स्तनों का दूध है। बहुत से शिशु तो जन्म के कुछ घंटों बाद ही माँ का दूध पीना शुरू कर देते हैं। प्रसव के पश्चात् प्रथम कुछ दिनों में स्तनों से एक पतला पीला-सा तरल स्रवित होता है जिसे प्रथमस्तन्य (colostrum) कहा जाता है जिसमें इम्यूनोग्लोबुलिन गामा A (Immunoglobulin gamma A, IgA) एन्टीबॉडी के अतिरिक्त जो शिशु के जीवन के प्रथम कुछ महीनों में कुछ संक्रमणों के प्रति रोगक्षमता प्रदान करती है, अधिक प्रोटीन, विटामिन A तथा कैलोरियाँ होती हैं।

माँ जब बच्चे को दूध पिलाती है तो बच्चा चूचुक को तथा स्तन के कुछ भाग को अपने मुँह में खींचता है, वह जबड़ों से स्तन को काटता है तथा मुख में तालु के प्रति चूचुक को निचोड़ लेता है और तब कोलस्ट्रम या दूध बच्चे के आमाशय में पहुँच जाता है।

प्रसव के पश्चात् तीसरे या चौथे दिन से दूध का उत्पादन शुरू हो जाता है। जब स्तन दूध से भर जाते हैं तो वे रक्तसंकुल (engorged) हो जाते हैं। बच्चा स्तनों को चूस कर दूध पीता है जिससे स्तन खाली हो जाते हैं और उनका रक्ताधिक्य विलीन हो जाता है। कुछ भी दूध होने पर जिसे बच्चा नहीं पीता है, स्तनों को निचोड़ कर निकाल देना और स्तनों में दूध का दबाव कम करना बहुत आवश्यक है। यदि स्तनों को भरा रहने दिया जाता है तो उनमें विद्यमान दूध सूख जायेगा और फिर संक्रमण होने की संभावना हो जायेगी।

भारतीय माताएँ प्रतिदिन 450 से 750 मिली. दूध स्रवित करती हैं। शुरू के महीने में बच्चे को दिन में 8-10 बार दूध पिलाने की आवश्यकता होती है, जबकि दूसरे महीने के अंत में उसे 5-6 बार दूध पिलाने की आवश्यकता होती है, दूध पीने के बाद वह गहरी नींद सोता है।

स्तन-पान के लाभ (Advantages of Breast Feeding)

- शिशु को दूध पिलाते समय उसको गोद में लेने पर सुख मिलने से उसे सुरक्षा अनुभव होती है और वह अपने को माँ का समझने लगता है। माँ तथा शिशु के बीच अटूट बन्धन हो जाता है।
- स्तनों का दूध साफ और स्वास्थ्यकर होता है क्योंकि यह संदूषण रहित होता है अतः स्तनों का दूध पीने वाले शिशुओं को कोई जठरान्त्रीय समस्यायें (पेट में गड़बड़ियाँ) नहीं होतीं। उनमें मृत्यु दर कम होती है।
- स्तनों का दूध सही तापमान पर उपलब्ध होता है अतः इसे गर्म करने आदि में समय लगाने की आवश्यकता नहीं होती।

- स्तन-पान सस्ता होता है।
- स्तनों के दूध में सभी पोषक उचित रूप में तथा उचित अनुपात में होते हैं जिनका बच्चे में पाचन हो जाता है।
- माँ का दूध पीने वाले बच्चों में कब्ज होने की सम्भावना नहीं होती।
- माँ का दूध पीने वाले बच्चे में एलर्जी होने की सम्भावना नहीं होती क्योंकि मानव दूध की प्रोटीन से एलर्जी नहीं होती।
- जबड़े तथा दाँत ठीक प्रकार से विकसित होते हैं और दाँत एक दूसरे पर नहीं चढ़ते क्योंकि शिशु को स्तन से दूध निकालने में कठोर श्रम करना पड़ता है।
- स्तन-पान से माँ का भार कम होने में मदद मिलती है।
- स्तन-पान करने वाले बच्चे मोटे कम ही होते हैं।
- स्तनों के ठीक प्रकार से खाली हो जाने पर स्तनशोथ (mastitis) होने की सम्भावना कम हो जाती है।
- जिन स्त्रियों ने कभी भी स्तन-पान कराने के लिए अपने स्तनों का उपयोग नहीं किया होता है, उनके स्तन में कैंसर होने का खतरा बढ़ जाता है।
- स्तन-पान का गर्भनिरोधक प्रभाव होता है अतः यह जन्म नियंत्रण में मदद करता है। बच्चे को दूध पिलाने की अनुक्रिया में अग्रज पीयूष ग्रन्थि से प्रोलैक्टिन नामक एक हार्मोन स्रवित होता है जो डिम्बग्रन्थि के हार्मोनों के संश्लेषण को कम करके डिम्बोत्सर्जन (ovulation) को स्थगित करता है जिससे बच्चा पैदा होने के बाद कुछ दिनों तक गर्भाधान नहीं हो पाता।
- स्तन-पान से गर्भाशय से रक्तस्राव होना बंद हो जाता है।
- बच्चे के द्वारा स्तनों को चूसने से पश्चज पीयूष ग्रन्थि से ऑक्सीटॉसिन हार्मोन स्रवित होता है जो प्रसूति-काल में गर्भाशय को संकुचित होकर अपने सामान्य परिमाण में आने में मदद करता है।
- स्तनों के दूध में पाए जाते हैं–

  — **इम्यूनोग्लोबुलिन ग्राम A, IgA**–यह एक एण्टीबॉडी होता है जो जठरान्त्रीय पथ की श्लेष्मिक कला की सतह की जीवाणुज तथा विषाणुज संक्रमण से रक्षा करता है।

— **लाइसोजाइम (Lysozyme)**–यह एक एन्जाइम होता है जो जीवाणुओं की भित्तियों को तोड़ कर उन्हें नष्ट कर देता है अतः यह अतिसार (दस्त) तथा श्वसनीय पथ के संक्रमणों के प्रति सुरक्षा प्रदान करता है।

— **लैक्टोफेरिन (Lactoferrin)**–यह एक एन्जाइम है जो शिशु के रक्त में लोहे के साथ संयुक्त हो जाता है। इसके परिणामस्वरूप आक्रामक रोगोत्पादक सूक्ष्मजीवों के लिए लोहा उपलब्ध नहीं होता जिन्हें अपने जनन के लिए लोहे की आवश्यकता होती है।

स्तन-पान के लिए प्रतिबन्ध (Restrictions to Breast Feeding)

माँ में कुछ ऐसे रोग होते हैं जिनमें उन्हें अपने शिशुओं को स्तन-पान कराने का परामर्श नहीं दिया जाता।

- अधिक भीतर को धँसे हुए चूचुक
- चूचुकों में दरारें पड़ जाना या उनका फट जाना
- पूतिजीवरक्तता (Septicemia)
- मलेरिया
- वृक्कशोथ (Nephritis)
- वृक्कीय पात
- सक्रिय यक्ष्मा या क्षय रोग
- टाइफॉयड ज्वर
- तीव्र विक्षिप्ति (Severe neurosis)
- प्रसवोत्तर मनोविक्षिप्ति (Postpartum psychosis)
- गर्भाक्षेप (Eclampsia)
- चौथी श्रेणी का हृद्पात

अल्प भरण (Underfeeding)–बच्चे का प्रतिदिन 30 ग्राम अर्थात् 200 से 250 ग्राम साप्ताहिक शरीर का भार बढ़ना चाहिए। यदि उसका इस गति से भार नहीं बढ़ रहा है तो उसे कम मात्रा में आहार मिलना समझा जायेगा। अल्पाहार लेने वाले

बच्चे में कब्ज हो सकता है। ऐसा बच्चा जिसे दुग्धहार से वंचित कर दिया जाता है, अक्सर थोड़ा. काला, हरा-सा श्लेष्मिक मल विसर्जित करता है जिसे क्षुधा मल (hunger stool) कहा जाता है।

यदि बच्चे को दूध कम मिलता है तो स्तनों के दूध की आपूर्ति बढ़ा कर या बच्चे को अनुपूरक आहार देकर इसे ठीक किया जा सकता है।

प्रत्यावहन (Regurgitation) तथा वमन (उल्टी होना) अधिक दूध पीने के चिह्न होते हैं।

स्तनों के दूध की आपूर्ति बढ़ाना (Increasing the Supply of Breast Milk)

1. **नियमित रूप से स्तनों को खाली करके**—बच्चे को स्तनों का दूध तभी पिलाना चाहिए जब वह भूखा हो जाय। यदि किसी प्रकार वह स्तनों को चूसकर उन्हें खाली नहीं कर सकता तो स्तनों को हाथों से निचोड़ कर या ब्रैस्ट पम्प द्वारा दूध निकालकर खाली कर देना चाहिए और दूध बच्चे को पिला देना चाहिए।
2. **माँ की हालत सुधार**—दूध पिलाने वाली माँ को खूब तरल पदार्थ जैसे दूध और फलों के रस आदि पीने चाहिएँ और उसे प्रोटीन तथा कैल्सियम (जैसे दूध आदि) से भरपूर खाद्य वस्तुओं का उपभोग करना चाहिए। उसके आहार से कम से कम 3000 कैलोरियाँ उपलब्ध होनी चाहिएँ। दूध पिलाने वाली माता को शरीर का भार कम करने वाला आहार ग्रहण नहीं करना चाहिए। चिन्ताओं से तथा माँ के नाखुश रहने से स्तनों से दूध का स्रवण कम हो जाता है या वह समाप्त हो जाता है।

कृत्रिम भरणं (Artificial Feeding)

यद्यपि माँ के दूध का कोई अनुकल्प नहीं है परंतु ''स्तन-पान के लिए प्रतिबन्ध'' शीर्षक के अन्तर्गत बताए गये रोगों के कारण तथा निम्नलिखित अवस्थाओं में कृत्रिम भरण अनिवार्य है।

- जब दुग्धस्रवण काल में गर्भावस्था स्थापित हो जाती है।
- जब बच्चा खण्डतालु (Cleft palate) या खण्डोष्ठ (hare lip) होने के कारण स्तन चूसने के लिए अधिक कमजोर होता है।
- जब स्तनों से दूध थोड़ी मात्रा में उपलब्ध होता है और अन्ततः वह बिल्कुल उपलब्ध नहीं होता।
- जब स्तन-पान कराने के लिए माँ उपलब्ध नहीं होती, विशेष रूप से यदि वह व्यावसायिक महिला है अथवा बच्चे के जन्म के पश्चात् उसकी मृत्यु हो गयी हो।

सामान्यतः बच्चे को गाय का दूध दिया जाता है। इसमें माँ के दूध की अपेक्षा वसा अधिक होती है। इसलिए इसमें साफ पानी मिलाकर इसे हल्का किया जाता है और इसमें थोड़ी-सी शुगर मिलाई जाती है क्योंकि माँ के दूध में शुगर अधिक होती है। एक भाग दूध में दो भाग साफ पानी मिलाया जाता है जिसे बोतल से जीवन के प्रथम सप्ताह में शिशु को दिया जाता है। बाद में धीरे-धीरे पानी की मात्रा कम करते जाते हैं जिससे 6 माह की आयु होने पर शिशु को दिन में 4 चाय की चम्मच-भर शुगर के साथ शुद्ध गाय का दूध मिलता है।

शिशु को दिये जाने वाले दूध को उबालना चाहिए और बोतल को ठीक प्रकार से निर्जीवाणुकृत कर लेना चाहिए।

दूध को उबालने पर विटामिन C नष्ट हो जाता है अतः तीसरे माह से इसे अनुपूरक के रूप में देना चाहिए। 3 चाय की चम्मच-भर सन्तरे के या टमाटार के रस से 5 मिग्रा. विटामिन C उपलब्ध हो सकता है। केवल गाय के दूध पर निर्भर रहने वाले बच्चों में रक्ताल्पता उत्पन्न हो सकती है जिसे शिशु को बच्चों को दी जाने वाली लौह बूँदों को देकर रोका जा सकता है।

बोतल का निर्जीवाणुकरण करने की विधियाँ (Methods of Sterilization of Bottle)

- टोपी, चूचुक तथा बोतल को अलग-अलग करके 10 मिनट के लिए उबलते हुए पानी में रखना चाहिए।

- दुग्ध कणों को हटाने के लिए बोतल को गर्म पानी से और फिर ठण्डे पानी से खंगाल लेना चाहिए।
- बोतल को ब्रुश से साफ कर लेना चाहिए।
- साबुन या डिटर्जैन्ट का प्रयोग नहीं करना चाहिए।
- बोतल को हर बार प्रयोग में लाने के बाद निर्जीवाणुकृत होना चाहिए

बोतल से दूध पिलाने से हानियाँ (Disadvantages of Bottle Feeding)

निम्नलिखित कारणों से शिशु की बीमारियाँ तथा मृत्यु दर बढ़ जाती हैं–

- स्वच्छता के नियमों तथा बोतल के निर्जीवाणुकरण से अनभिज्ञता।
- विशेष रूप से गरीब लोगों में सफाई के लिए साफ पानी की कमी भी होना।
- दूध के फार्मूले की तथा दूध बनाने की जानकारी न होना।
- दूध के फार्मूले में बहुधा पोषकों की अपर्याप्तता होना।

बच्चे का माँ का दूध छुड़ाना (Weaning)

यह वह प्रक्रिया है जिसमें शिशु आहार को धीरे-धीरे तरल भोजन जैसे स्तन-दुग्ध से ठोस खाद्य पदार्थों में बदल दिया जाता है जो स्तन-दुग्ध के अनुपूरक होते हैं। इन्हें शिशु के जीवन के 6 माह पश्चात् मिलाया जा सकता है क्योंकि अकेले स्तनों के दूध से आवश्यक मात्रा में पोषक उपलब्ध नहीं हो सकते और इसलिए स्तनों का दूध इस आयु के पश्चात् शिशु की वृद्धि को कायम नहीं रख सकता। अतः माँ का दूध छुड़ाने का सर्वाधिक महत्त्वपूर्ण पहलू ठोस भोज्य वस्तुओं का लाना तथा स्तनों के दूध को नहीं रोकना है। शरीर को अपेक्षित वृद्धि दर को कायम रखना होता है अतः इसे भली-भाँति पोषित तथा स्वस्थ रहना होता है। इसलिए अनुपूरक आहार को शिशु के जीवन के 4-5 माह से शुरू करना चाहिए।

गरीब लोगों में 1 से 2 वर्ष की आयु तक स्तन-पान जारी रहता है।

अनुपूरक आहार के प्रकार (Types of Supplementary Foods)

5-6 माह की आयु में–कुचला हुआ केला, सेव तथा सपोटा; 7 माह की आयु में–सब्जियाँ (उबाल कर कुचली हुई एवं सूप आदि), कुचलने तथा छानने के पश्चात्

फल जैसे केला, आम तथा पपीता, दलिये या पेस्ट के रूप में अर्द्धठोस खाद्य पदार्थ, खिचड़ी, चावल इडली और सूजी हलवा दिया जा सकता है। ठीक से पकाये गए आलुओं, गाजरों तथा काशीफल को चावलों के साथ दिया जा सकता है।

अण्डों तथा स्टार्च-युक्त खाद्य वस्तुओं को लाया जाता है। शुरू में कठोर उबली हुई अण्डे की ज़र्दी दी जाती है जिसे थोड़ी-सी मात्रा में दिया जाता है। इसकी मात्रा धीरे-धीरे बढ़ा दी जाती है। शिशु के एक साल का होने पर उसे रोटी दी जा सकती है जिसे पहले दूध, दही, मक्खन या दाल के सूप के साथ मिश्रित किया जाता है।

माँ का दूध छुड़ाते समय निम्न कारकों पर विचार किया जाना है :

- शिशु को आहार देने की समय-सारणी उसके भूखे होने के चिह्नों के आधार पर होनी चाहिए, इसका कोई निश्चित समय नहीं होना चाहिए।
- बच्चे की आहार के प्रति सहनशीलता देखने के लिए एक समय पर एक प्रकार का आहार देना चाहिए जैसे-जैसे बच्चे की प्रथम वर्षगांठ का समय आता जाता है, खाद्य पदार्थों की संख्या तथा किस्मों को धीरे-धीरे बढ़ाया जाता है।
- नई खाद्य वस्तु को देने से पूर्व शिशु को उससे सुपरिचित होना चाहिए।
- किसी भी नई खाद्य वस्तु को शुरू में थोड़ी-सी मात्रा में दिन में एक बार देना चाहिए अर्थात् 1 से 2 चाय की चम्मच भर नई खाद्य वस्तु को देना चाहिए।
- आहार पतला होना चाहिए और इसमें तन्तुमय सामग्री नहीं होनी चाहिए।

नोट—कभी-कभी भोजन अन्दर जाने की अपेक्षा बच्चे की जिह्वा द्वारा बाहर को फेंक दिया जाता है क्योंकि बच्चा अभी तक ठीक से निगल नहीं पाता, ऐसा इसलिए नहीं होता कि बच्चे को खाना पसन्द नहीं है।

दूसरे वर्ष के अन्त तक बच्चा सामान्य वयस्क का आहार ग्रहण करने के सक्षम हो जाता है।

माँ का दूध छुड़ाने से उत्पन्न समस्यायें (Problems of Weaning)

अतिसार (Diarrhea)—माँ का दूध छुड़ाने पर बच्चे को अतिसार (दस्त लगने) हो सकता है जिसका सम्बन्ध अपच से होता है जब माँ का दूध छुड़ाने के बाद के आहार को बहुत जल्दी शुरू कर दिया जाता है या पाचक एन्जाइमों की कमी होती है जिससे अतिसार हो जाता है। भोजन कराने में अस्वच्छता जैसे बोतल आदि का साफ न रहना भी अतिसार के लिए उत्तरदायी होती है।

प्रत्यावहन (Regurgitation) तथा उल्टियाँ होना–स्तन्यमोचन आहार (माँ का दूध छुड़ाने के बाद का आहार) से सामान्यत: प्रथम 6 महीनों में प्रत्यावहन (भोजन का आमाशय से वापिस मुँह में आ जाना) तथा उल्टियाँ होती हैं।

मलबद्धता या कब्ज होना–यह अपर्याप्त आहार मिलने के कारण होती है। तरल या शुगर को बढ़ा देना चाहिए और बड़े बच्चों में फलों के रस, अनाज, दालें तथा सब्जियाँ बढ़ा देनी चाहिए।

नई खाद्य वस्तु के लिए अस्वीकृति–यदि बच्चे को कोई विशेष नई खाद्य वस्तु पसंद नहीं है तो वह उसका उपभोग करने के लिए अस्वीकार कर देगा।

मोटापा–वसा या कार्बोहाइड्रेट से भरपूर आहार होने और उसे बार-बार बच्चे को खिलाते रहने से उसमें मोटापा हो सकता है।

न्यूनभार (Underweight)–कम मात्रा में भोजन ग्रहण करने तथा पतली खाद्य वस्तुओं को ग्रहण करने से न्यूनभार बच्चे होते हैं। कभी भी बीमार हो जाने और बार-बार दस्त हो जाने से बच्चे के शरीर का भार कम हो जाता है। इसके लक्षण चिड़चिड़ाहट, बच्चे का बहुत रोना, उसे नींद न आना तथा कब्ज हो जाना है।

एलर्जी–बच्चों के लिए अक्सर गेहूँ, दूध, कुछ फलों के रस, अण्डा, मछली तथा मांस आदि खाद्य वस्तुएँ एलर्जीजन्य होती हैं।

श्वासावरोधा (Choking)–3 वर्ष से कम आयु के बच्चों को फलों के जैसे सेव के या सब्जियों के कठोर और बड़े टुकड़े नहीं देने चाहिएँ जिनसे श्वासावरोध होने के कारण बच्चे की मृत्यु हो सकती है।

अतिसार से पीड़ित शिशुओं के लिए पौषणिक व्यवस्था (Nutritional Management in Infants Suffering from Diarrhea)

अतिसार या दस्तों के दौरान बच्चे को आहार न देना हानिकारक होता है और ऐसे बच्चे में कुपोषण हो जाता है। दस्तों के दौरान उन्हें भोजन कराना जारी रखने के लिए प्रोत्साहित करना चाहिए, इसके पश्चात् खाद्य सामग्री को बढ़ाना चाहिए। स्तन-पान को जारी रखना चाहिए, इसमें कोई बाधा उत्पन्न नहीं होनी चाहिए। अन्य खाद्य सामग्रियों में अतनुकृत (undiluted) गाय का दूध, अनाज और सब्जियों का सत्त देना चाहिए यदि बच्चा 3 माह से ऊपर का हो चुका है। आसानी से पच जाने के लिए खाद्य सामग्री

को कुचल देना चाहिए। केला बहुत लाभदायक होता है। बच्चे को थोड़ा-थोड़ा आहार कई बार अर्थात् प्रतिदिन 6-7 बार लेना चाहिए।

शिशु कृत्रिम आहार के रूप में दूधा का संघनित दूध, वाष्पीकृत दूध, सूखे या पाउडर के दूध का उपभोग कर सकता है परंतु ऐसे बच्चों को विटामिन C देना चाहिए।

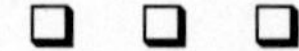

सूचकांक (Index)

अ

आ

इ

ख

ग

च

छ

ज

ट

ड

त

थ

द

ध

न

प

फ

ब

भ

म

श

स

ह

क्ष

❑ ❑ ❑

NOTES

NOTES